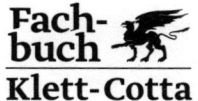

Rüdiger Retzlaff

Spiel-Räume

Lehrbuch der systemischen Therapie
mit Kindern und Jugendlichen

Mit einem Vorwort von
Jochen Schweitzer

Klett-Cotta

Klett-Cotta

www.klett-cotta.de

© 2008 by J. G. Cotta'sche Buchhandlung
Nachfolger GmbH, gegr. 1659, Stuttgart

Alle Rechte vorbehalten

Printed in Germany

Schutzumschlag: Klett-Cotta-Design
unter Verwendung eines Fotos des Autors

Gesetzt aus der Scala von Kösel, Krugzell

Auf säure- und holzfreiem Werkdruckpapier gedruckt und gebunden
von fgb-freiburger graphische betriebe

ISBN 978-3-608-94158-6

Vierte Auflage, 2010

Bibliographische Information der Deutschen Nationalbibliographie

Die Deutsche Nationalbibliothek verzeichnet diese Publikation in der Deutschen
Nationalbibliographie; detaillierte bibliographische Daten sind im Internet über
<http://dnb.d-nb.de> abrufbar.

Inhalt

III Sprach- und handlungsorientierte Interventionen

Vorwort
von Jochen Schweitzer

»Wow«, dachte ich, als ich das Manuskript dieses Buches zum ersten Mal sah, und denke es jetzt noch beim Schreiben dieses Vorworts.

»Alles über (systemische) Kindertherapie« – so könnte dieses Buch auch heißen, weil es in wirklich großer Spannbreite allen Kinder- und Jugendlichentherapeuten ein ungeheuer großes und kreatives systemtherapeutisches Methodenrepertoire anbietet. Wenn einem in Therapien die Ideen auszugehen beginnen, dann kann man künftig vielleicht eine kurze Pause einlegen, an das Bücherregal gehen, in diesem Buch blättern – und dann nach kurzer Zeit mit neuem Schwung zurückkehren.

Ein Praxisbuch also, aber eines mit solider theoretischer und forscherischer Fundierung. Man merkt es dem Buch an, dass der Autor nicht nur ein spielfreudiger großer Junge ist – der diese Spielfreude in langjähriger und wechselvoller Tätigkeit in Schulpsychologie, Erziehungsberatung, Psychiatrie und Psychosomatik behalten und vielleicht noch gesteigert hat und der in diesem Buch viele »pfiffige Ideen« ausbreitet, die er selbst entwickelt oder bei anderen abgeschaut hat. Vielmehr ist er auch in der Theorie der systemischen Therapie gut beheimatet und kennt sich mit der Wirksamkeitsforschung über die systemische Therapie gut aus.

Quasi nebenher und beiläufig bietet dieses Buch einige Anregungen zu aktuellen Entwicklungsdebatten der systemischen Therapie und der Psychotherapie allgemein.

An manchen Fallbeispielen zeigt es, wie unsinnig eine Trennung in Erwachsenenpsychotherapie hier, Kinder- und Jugendlichenpsychotherapie dort ist – und dass die Symptombeseitigung beim einen fast immer mit einer intensiven Beratung des anderen verbunden und verbindbar ist. In einem Fallbeispiel wird ein Kind zum Co-Therapeuten für die Flugängste seiner Mutter. In einem anderen Fall werden mit Kindern und Eltern Wettkämpfe verabredet, wer von beiden seine jeweiligen Macken schneller überwunden haben wird.

Der Autor lädt systemische Therapeuten dazu ein, sich auf die gesamte Geschichte der systemischen Therapie seit ca. 1950 zu besinnen, nicht erst seit der konstruktivistischen Wende um 1980. Damit geraten insbesondere symbolisch-spielerische und handlungsorientierte Therapieformen wieder stärker in den Blick. Mit Kindern kann man viele wesentliche Dinge nicht in Sprache kommunizieren. Vieles lässt sich leichter spielen, malen, singen, durch Symbole ausdrücken – und insbesondere: tun. Narrative Arbeitsformen sind in Rüdiger Retzlaffs Methodenwelt nur Teile einer weit umfassenderen Arbeitsweise.

Dabei wird auch deutlich: Wo verhaltensorientiert gearbeitet wird, geschieht oft keine Verhaltenstherapie, sondern genuin systemische Therapie. Pioniere der systemischen Therapie wie Watzlawick und seine Mitarbeiter am Mental Research Institute in Palo Alto, wie Salvador Minuchin, Cloe Madanes oder Jay Haley, haben oft »eng am Symptomverhalten« gearbeitet und präzise zugeschnittene Vorschläge für die Veränderung von Verhalten gemacht. Aber es geht dabei immer um »Verhalten-im-Kontext«. Die Veränderung von leiderzeugenden Verhaltensweisen ist nicht immer, aber sehr häufig als »Gemeinschaftsleistung« viel leichter möglich.

Die systemische Therapie bei Kindern und Jugendlichen ist weit verbreitet und ist gut evaluiert – besonders bei den »schweren« Störungen, die auch für deren Umwelt schnell und leidvoll bemerkbar werden, wie Drogenmissbrauch, Essstörungen, chronischen Krankheiten und delinquentem Verhalten. Rüdiger Retzlaffs Buch zeigt in seinen Fallbeispielen, dass die Palette der damit gut therapierbaren Probleme weit größer ist, als Evaluationsstudien dies bislang zeigen konnten.

Man merkt beim Lesen, dass der Autor nicht nur mit Kindern und Jugendlichen und deren Eltern, sondern auch mit Ärzten, Lehrern, Jugendhilfeeinrichtungen und Ämtern viel Erfahrung hat. Erfolgreiche Therapie bedarf zumindest bei »schwierigen Fällen« eines gut geknüpften »Zusammenarbeitsnetzes« auch mit den jeweils wichtigen Mit-Behandlern. Und Rüdiger Retzlaff zeigt in Kapitel 5 anschaulich, wie man solche Netze gut knüpfen kann. Solch eine gute Kooperation zwischen Behandlern sollte in allen Psychotherapieweiterbildungen, aber auch in den Finanzierungsrichtlinien von Psychotherapie dringend zum Standard erhoben werden.

Das Buch hat nach meinem Eindruck beste Aussichten, für Weiterbildungen in systemischer Kinder- und Jugendtherapie zum Standardwerk zu werden – also nicht nur »Lehrbuch« zu heißen, sondern es auch zu sein. Elemente von systemischen Techniken werden zunehmend auch in den Weiterbildungsgängen anderer Psychotherapieansätze dargeboten (wenn auch zuweilen unter anderem Namen), deshalb vermute ich, dass man es auch in den Postgraduiertenausbildungen von Psychotherapeuten häufig zur Hand nehmen wird.

Rüdiger Retzlaffs Buch *Spiel-Räume* kann uns anregen, in unserem eigenen Leben mehr Raum zum Spielen zu schaffen. Wer sich mit Kindertherapie beschäftigt, muss zwangsläufig schon spielfreudig sein oder etwas spielfreudiger werden, damit sie oder er und die Kinder dabei Spaß haben. Ich selbst verdanke dem Autor aus gemeinsamer Lehrtätigkeit am *Helm Stierlin Institut* zahlreiche Spielimpulse und vermute: Die Lektüre des Buches wird auch die Spielfreude vieler anderer Leserinnen und Leser anregen.

Prof. Dr. Jochen Schweitzer
Heidelberg, Dezember 2007

Vorwort des Autors

Die systemische Therapie zählt zu den am weitesten verbreiteten Verfahren im Bereich der psychotherapeutischen Behandlung von Kindern und Jugendlichen. Ihre Wirksamkeit ist durch zahlreiche Studien empirisch gut belegt (Cottrell & Boston 2002, Sprenkle 2002, v. Sydow et al. 2006, 2007a). Dies gilt besonders für schwere psychische Störungen mit hohem Leidpotenzial. Nationale Leitlinien empfehlen, Familientherapie bei zahlreichen Beschwerdebildern als Standardbehandlung anzubieten (Scheib & Wirsching 2004). In vielen europäischen Ländern wie Österreich und der Schweiz ist sie ein anerkanntes Psychotherapieverfahren. In Deutschland gehört sie im Bereich der stationären kinder- und jugendpsychiatrischen Versorgung seit über 25 Jahren zum Regelangebot. Die praktische Arbeit vieler niedergelassener Kinder- und Jugendpsychotherapeuten wird zu einem erheblichen Teil von der systemischen Perspektive geprägt. An den Erziehungs- und Familienberatungsstellen verfügt der weitaus größte Teil der Mitarbeiter über eine systemische bzw. familientherapeutische Zusatzqualifikation. Systemische Konzepte und Vorgehensweisen gehören zum alltäglichen Handwerkszeug von Sozialpädagogen und Sozialarbeitern, die im Rahmen der ambulanten und stationären Kinder- und Jugendhilfe tätig sind (v. Sydow et al. 2007b).

Über viele Jahrzehnte wurde für die Arbeit mit Kindern und Jugendlichen ein reicher Schatz an kindzentrierten Interventionen, kreativen Techniken und spezifischen Therapieansätzen entwickelt (Retzlaff 2002, 2005, 2006a). Seit der Diskussion zwischen Milton Erickson und Jay Haley über das Verhältnis von Einzel- und Familientherapie hatten führende Vertreter der systemischen Therapie immer wieder eine stärkere Berücksichtigung der Perspektive von Kindern und eine kinderfreundliche Vorgehensweise in Familientherapien verlangt (Ackerman 1970, Combrinck-Graham 1986, Keith & Whitaker 1981, Minuchin et al. 1967, Ford Sori & Sprenkle 2004, Montalvo & Haley 1973, Satir 1964, Zilbach et al. 1972). Diese Forderung kann heute als erfüllt gelten.

Um den Besonderheiten der systemischen Arbeit mit Kindern und Jugendlichen auch auf der Ebene der Therapieausbildung besser Rechnung zu tragen, habe ich zusammen mit Jochen Schweitzer das Curriculum »Systemische Kinder- und Jugendpsychotherapie« für das Helm Stierlin Institut entwickelt. Heute gibt es Richtlinien deutscher und amerikanischer systemischer Verbände für die Ausbildung in systemischer Therapie mit Kindern und Jugendlichen (DGSF 2005, Ford Sori & Sprenkle 2004). Für spezifische Störungen im Kindes- und Jugendalter werden zunehmend differenziertere systemische Behandlungsmodelle entwickelt (Lebow 2005, 2006, v. Schlippe u. Schweitzer 2006, Wirsching u. Scheib 2002).

Das Handbuch *Spiel-Räume. Lehrbuch der systemischen Therapie mit Kindern und Jugendlichen* stellt die große Bandbreite an Techniken und Interventionen vor, die in den systemischen Kinder- und Jugendlichen-Curricula gelehrt werden und sich für die praktische therapeutische Arbeit als nützlich erwiesen haben. Sie stammen überwiegend aus der systemischen Therapietradition oder wurden gezielt für die Arbeit mit Familien entwickelt. Im Laufe ihrer Entwicklung hat die systemische Therapie viele Impulse aus anderen Therapieverfahren aufgenommen – aus der psychodynamischen Kindertherapie, den humanistischen Therapien, der Verhaltenstherapie und der Hypnotherapie. Umgekehrt integrieren viele Kinder- und Jugendpsychotherapeuten unterschiedlicher Orientierung familientherapeutische Aspekte in ihre Arbeit. So hoffe ich, dass die in diesem Handbuch dargestellten Techniken eine Bereicherung für die Arbeit von Therapeuten unterschiedlicher Orientierung sein werden.

Einige Hinweise für die Leser dieses Buches: Die meisten Techniken eigenen sich für Kinder *und* für Jugendliche, auch wenn dies nicht jedes Mal ausdrücklich gesagt wird. Aus Gründen der besseren Lesbarkeit wird in der vorliegenden Arbeit grundsätzlich die männliche Form verwendet, wobei die weibliche Form selbstverständlich miteinbeschlossen ist. Alle Namen in den Fallbeispielen wurden zur Wahrung der Vertraulichkeit geändert. Bei der Beschreibung von Gesprächsführungstechniken und Interventionen habe ich mich um eine möglichst klare Darstellung des Ablaufs bemüht. Es handelt sich dabei um Empfehlungen, die selbstverständlich abgewandelt und an die Arbeitsweise jedes einzelnen Lesers angepasst werden müssen. Die große Fülle der beschriebenen systemischen Techniken legt es nahe, dieses Arbeitsbuch nicht nur einmal zu lesen, sondern es zum Nachschlagen von Interventionsideen immer wieder in die Hand zu nehmen.

TEIL I Einleitung

1 Kinder und Jugendliche im Kontext systemischer Therapie

1.1 Einführung

Die systemische Therapie ist aus der Arbeit mit Kindern und Erwachsenen heraus entstanden, die an schweren Verhaltensstörungen, Suchtproblemen, Essstörungen oder Psychosen litten oder in widrigen Lebensverhältnissen aufwuchsen, und besser im Kontext ihrer Familien behandelt werden konnten (Hoffman 1982, v. Schlippe & Schweitzer 1996).

Ausgangspunkt der systemischen Therapie ist eine *ökologische Perspektive*: Kinder, die an Beschwerden leiden, leben nicht in einem Vakuum, sondern sind Teil eines sozialen Bezugssystems. Alle Aspekte der Entwicklung von Kindern werden maßgeblich vom familiären Kontext beeinflusst (Combrinck-Graham 1986). Es liegt daher nahe, Kinder nicht isoliert zu behandeln, sondern sie im Rahmen ihrer Familie zu sehen. Die Einbeziehung ihrer Lebenswelt in die therapeutische Arbeit führt zu einem umfassenderen Verständnis von Beschwerden. Der *Fokus* der systemischen Therapie liegt deshalb auf dem *sozialen Kontext* als Bedeutungshintergrund von psychischen Störungen. Will man erfolgreich mit Kindern arbeiten, ist es erforderlich, sich auf ihre Welt und ihre Sprache einzustellen. Therapeuten müssen *spielerisch vorgehen* und kreative Techniken nutzen, die den kindlichen Ausdrucksformen entsprechen (Gammer 2007). Sie sollten aber auch kompetent mit Erwachsenen arbeiten können. Die Therapie von Kindern unterscheidet sich aus systemischer Perspektive nicht grundlegend von der Arbeit mit Erwachsenen – viele Aspekte der systemischen Kindertherapie können als Paradigma für die Behandlung von Erwachsenen gelten (Combrinck-Graham 1989, Keith & Whitaker 1981, Retzlaff 2005).

1.2 Ätiologische Modelle

In der Entwicklungsgeschichte der systemischen Therapie wurden unterschiedliche Erklärungsmodelle für Störungen entwickelt (Rotthaus 2001, Nichols & Schwartz 2004, v. Schlippe & Schweitzer 1996). Bis in die 80er Jahre galten *beobachtbare Interaktionsprozesse* als problemerzeugend, wie beispielsweise starre interpersonelle Grenzen, konflikthafte Dreiecksbeziehungen, Rollenkonfusion zwischen Eltern und Kindern, unklare Kommunikation, generationsübergreifend tradierte Verhaltensmuster und repetitive kontraproduktive Lösungsversuche. In einer zweiten, mehr sprachorientierten Phase der systemischen Theorieentwicklung ab 1980 wurden *Bedeutungsgebungsprozesse,* Glaubenssysteme und einschränkende Narrative als Erklärungsmodell für Verhaltensprobleme herangezogen, beispielsweise negative Zuschreibungen und problemgesättigte Narrative, die das Kind und die Eltern auf problematische Verhaltensweisen festlegen (Ludewig (1992). Heute gelten die unterschiedlichen Techniken, die in diesen Entwicklungsphasen entwickelt wurden, als gleichberechtigte Bestandteile der systemischen »Werkzeugkiste«.

Traditionell wurden *Familien als Entstehungsort von Pathologie* (miss-) verstanden. Die vermeintlich prägende Wirkung der Familie auf die Entwicklung von Kindern ist jedoch keine hinreichende Erklärung für das Auftreten von psychischen Störungen. Zwar lassen sich Problemmuster beschreiben, die Familien anfälliger für das Auftreten von psychischen Störungen machen. Es gibt jedoch *keinen linearen Zusammenhang zwischen familiären Beziehungsmustern und spezifischen Störungen.*

In Anlehnung an das biopsychosoziale Modell von Engel (1977) erscheint es sinnvoll, Aspekte der »harten« Wirklichkeit beim Zugang zu Problemen und Störungen ebenso zu berücksichtigen wie die weichere Wirklichkeitskonstruktion. In meiner Arbeit mit Kindern und Familien interessiert mich daher: Wie sieht die »objektive« Lebenswelt eines Kindes aus – wie ist die Arbeits- und Wohnsituation der Familie, wie sind die Einkommensverhältnisse der Eltern? Wenn die Eltern getrennt sind – können sie miteinander kooperieren, oder gibt es eine Geschichte von Eskalation und Streit? Welche Belastungen, etwa durch Krankheit, Armut, Folgen von Migration oder Flucht, sind gegeben? Über welche Ressourcen verfügt die Familie, etwa in Form von Bildung, guter sozialer Unterstützung, Gesundheit oder einer guten Auffassungsgabe? Welches Temperament hat das Kind, und wie ist die Passung zwischen Kind, Familie und sozialer Umgebung? Ich versuche aber auch zu verstehen, was die Familie aus den Gegebenheiten zu machen weiß, in welcher Weise sie ihre Familien-Geschichte als Ressource nutzt, um gegebene Probleme zu lösen, oder sich als Opfer einer nicht zu beeinflussenden Wirklichkeit sieht.

1.3 Grundprinzipien der systemischen Therapie

In der therapeutischen Arbeit mit Kindern und Jugendlichen werden neben sprachlichen Kommunikationsformen Zugangsmodalitäten genutzt, wie sie von Kindern im Alltag bevorzugt werden: Spiel, Aktion, Singen, Musik und insbesondere Malen und künstlerisches Gestalten (Ackerman 1970, Keith & Whitaker 1981, Retzlaff 2005, Zilbach et al. 1972). Die psychotherapeutische Arbeit mit Erwachsenen verlässt sich überwiegend auf die verbale Kommunikation. Doch sprachliche Austauschprozesse sind nicht zwangsläufig die wirksamste Kommunikationsform in der Psychotherapie (Watzlawick 1977). In Therapien mit Kindern würde man mit ausschließlich sprachlichen Mitteln rasch an Grenzen stoßen: Viele Kinder können sich nicht gut artikulieren oder sprechen noch überhaupt nicht, sind scheu oder speziell im therapeutischen Kontext befangen.

Eine natürliche Ausdrucksform von Kindern ist das Spiel, das weite Bereiche ihres Lebens prägt. Will man Kinder verstehen, muss man deshalb spielerische Modalitäten nutzen (Reiners 2006). Kinder sind gelöster und erzählen spontaner, wenn der Therapeut eine Puppe sprechen lässt oder Geschichten erzählt. Bilder, Puppen, magische Objekte und ein Zauberstab, mit dem man drei magische Wünsche für die Familie aussprechen kann, machen die Arbeit für Kinder interessant. Sie teilen sich gerne mit, wenn man lustig und humorvoll auftritt und vermittelt: »Hier gibt es keine richtigen oder falschen Antworten.« Spielerische Kommunikationsformen erleichtern es ihnen, sich mit ihren Symptomen auseinanderzusetzen.

Kinder artikulieren sich nicht in der unter Erwachsenen üblichen rationalen, diskursorientierten und kontrollierten Form. Erst ab einem Alter von sechs Jahren sind sie kognitiv in der Lage, komplexere zirkuläre Fragen zu verstehen und familiäre Interaktionsmuster zu beschreiben. Es macht wenig Sinn, komplizierte Fragesätze an ein jüngeres Kind zu richten, das sich noch auf der präoperationalen Stufe befindet und nicht in der Lage ist, die Frage zu erfassen (Gelcer & Schwartzbein 1989). Will man eine *Beziehung zu einem Kind aufbauen*, muss man deshalb die eigene Sprache an das Entwicklungsalter des Kindes anpassen (Taffel 1991). Das kann zum Beispiel erreicht werden, indem man die Stimme affektiv moduliert und mit jüngeren Kindern »dramatisierend« spricht (Efron & Rowe 1987). Das Kind muss aktiv in das Geschehen einbezogen werden. Wenn die Therapiesitzung Kinder erreichen soll, muss sie lebendig sein, neue Erfahrungen ermöglichen und die unterschiedlichen Sinnesmodalitäten ansprechen. *»Die besten therapeutischen Gespräche mit Kindern nutzen die besonderen Gaben der Kindheit – Imagination, die Fähigkeit zu Fantasie und Emotionalität«* (Diller 1991, S. 24; Hervorhebung R. R.). Allerdings geht es nicht darum, immer kindzentriert vorzugehen, spielen kann auch zur Vermeidung von Konfliktthemen dienen. In manchen Situationen nimmt man Kinder ernst, wenn man darauf besteht, dass wichtige Anliegen besprochen werden, obwohl sie unangenehm sind (Cooklin 2001).

Das Vorgehen der systemischen Kinder- und Jugendtherapie ist *aktiv und handlungsorientiert*. Probleme werden als eine Herausforderung angesehen. Menschen, die unter widrigen Lebensumständen aufwachsen und dennoch auf lange Sicht gut zurechtkommen, zeichnen sich durch eine aktive Grundhaltung aus (Lösel & Bender 1999). Systemische Therapie verfolgt das Ziel, Klienten von einer ohnmächtigen, hilflosen Position zu einem Gefühl von Selbstwirksamkeit zu führen.

Zu Beginn einer Beratung definiere ich Psychotherapie als Hilfe zur Selbsthilfe. Ich betone, dass ich ein aktiver Therapeut bin, der Vorschläge anbietet und Anregungen gibt. Das Kind oder der Jugendliche und die Eltern werden eingeladen, ein Team zu bilden, das bei der Lösung des Problems zusammenarbeitet und dabei von mir unterstützt wird. Die Vorgehensweise ist symptomzentriert, regt aber gleichzeitig Veränderungen der familiären Organisation an. Gegenüber den Familien beschreibe ich meine Vorgehensweise folgendermaßen: »Nach meiner Erfahrung kommen Familien weiter, die neue Wege ausprobieren und Probleme aktiv anpacken. Viele Eltern glauben, eine Psychotherapie würde wie ein Medikament wirken, das man einfach einnehmen muss. Das stimmt natürlich so nicht. Es geht darum, aktiv zu werden. Manche Eltern glauben, dass sich nur ihr Kind ändern muss. Doch Kinder entwickeln sich am besten, wenn sie von ihren Eltern unterstützt werden. Sie als Eltern sind ein wichtiger Teil dieser Therapie!«

Eine zentrale Aufgabe für den Therapeuten besteht darin, die »Problemtrance« von Kind und Eltern zu überwinden, problemfreie Bereiche zu erkunden und *Hoffnung zu induzieren*. Mit Hilfe von verschiedenen Techniken wird die Familie zu einem *Perspektivenwechsel* eingeladen, um sie an ihre Kompetenzen zu erinnern. Familien-Geschichte(n) über den Umgang mit vergangenen widrigen Lebensumständen werden gewürdigt und die Möglichkeit des Andersseins, im Sinne eines Lebens jenseits der Problemhaftigkeit, eingeführt (Watzlawick 1977).

▶ Der 9-jährige Adrian hatte in seiner Familie die Rolle eines Sorgenkindes inne: Nach mehreren bedrohlichen Asthmaanfällen waren die Eltern verständlicherweise besorgt. Die Eltern fühlten sich zusätzlich durch seine rasch wechselnde Aufmerksamkeit und sein hohes Sprechtempo belastet. Sie waren entnervt von den vielen vergeblichen Versuchen, ihn durch Ermahnungen zu einem geordneten Verhalten hinzuführen. Die 11-jährige Schwester Anna fand es lästig, dass sich alles immer um den kleinen Bruder drehte, und Adrian selbst hatte überhaupt keine Lust auf eine weitere »Psycho-Beratung«, weil er die Erwartung hatte, sowieso wieder den Schwarzen Peter zugeschoben zu bekommen. In dieser Situation bat ich die Kinder, in die Rolle der Eltern zu schlüpfen und das morgendliche Aufsteh- und Frühstücksritual zu spielen, mit der festen Absicht, die »Kinder« ruhig und gelassen auf den Weg zur Schule zu bringen, während die Eltern den Part der Kinder übernahmen. Sehr rasch entstand – unter allgemeinem Gelächter – eine zugespitzte Situation, in der die Kinder als Eltern erlebten, wie lästig es sein kann, zwei schulunlustige große »Kinder« zu wecken, und die Eltern erkannten, dass sie in den Augen der Kinder lange nicht so gelassen auftraten, wie sie selber glaubten. Dieser Perspektivenwechsel in einer anderen affektiven Grundstimmung öffnete das Gespräch für einen Bericht über die erfolgreiche Bewältigung der sehr schweren Krisen, die mit dem Asthma verbunden waren. Dazu gehörte die Erfahrung, dass eine ruhige, besonnene Haltung weitaus förderlicher war als hektische Vorhaltungen. Adrian ging ja inzwischen hochkompetent mit dem Asthma um. Die Gelassenheit der ganzen Familie gegenüber diesem Gesundheitsthema war eine Referenzerfahrung, die sich auf die Aufmerksamkeitsproblematik übertragen ließ: »Wir wissen, wie man damit lebt, es ist eine Einschränkung, doch es gibt eine Menge Dinge, die wir konkret tun können, um es uns leichter zu machen. Ansonsten können wir als Familie eine Menge Spaß haben!«

In manchen Familiengesprächen herrschen laute Töne vor, oder die Stimmung ist gedrückt und resigniert. Dies kann als Ausdruck einer Problemtrance verstanden werden. In Familientherapien kann die Affektlage von kleinen und großen Klienten aggressiv und anklagend sein, oder die Stimmung ist hilflos, defensiv und depressiv. Bestimmte Affektlagen und Aktivierungszustände wirken lähmend, hemmen den Zugang zu Lösungsideen, eigenen Kompetenzen und kreativem Potenzial. Als Therapeut versuche ich, die vorherrschende *Affektlage* der Familie zu beeinflussen, und lade dazu ein, andere Grundmelodien, die den Ton im Alltag bestimmen, zu erkunden und in das eigene Repertoire aufzunehmen. Der Vorgang, Familien affektiv auf eine andere »Wellenlänge« zu bringen, ist weniger verbal vermittelt, sondern primär ein affektiv-physiologisches Geschehen.

Systemische Behandlungen sind *eher kurzzeitorientiert* und dauern in der Regel zwischen fünf und 15 Sitzungen. Bei Kindern, die sehr krank sind, oder wenn bei Eltern erhebliche Beeinträchtigungen bestehen, können Behandlungen durchaus auch länger dauern; die Kurzzeitorientierung ist kein Dogma.

Einer der ersten Schritte zu Beginn einer Therapie ist die *Klärung des Auftrags* der Eltern, des Kindes oder des Überweisenden. In der Regel sind Kinder keine »Kunden« für eine Psychotherapie, sondern kommen auf Veranlassung Dritter. Es fällt ihnen leichter, ihre Anliegen zu formulieren, wenn kindgerechte Fragen gestellt werden und man zum Beispiel nach drei magischen Wünschen fragt, die das Kind für seine Familie hat.

Familiäre Konflikte werden auf dem Hintergrund einer entwicklungspsychologischen und lebenszyklusorientierten Perspektive *normalisiert* und als Phänomen gewertet, das zum Leben und Aufwachsen gehört. Im Laufe der Entwicklung müssen Eltern mit ihren Kindern zahlreiche kleine und große Dramen durchstehen. Familien finden heute bei ihrer Erziehungsarbeit weniger Unterstützung aus dem sozialen Umfeld, als dies in vergangenen Jahrzehnten der Fall gewesen sein mag. Das unmittelbare soziale Umfeld gibt weniger direkte Rückmeldung, und viele Eltern suchen Familientherapeuten auf, um von einer außenstehenden Person eine Einschätzung der familiären Situation zu erhalten. Ob das Verhalten eines Jugendlichen als klinisch relevantes Symptom zu bewerteten ist oder nicht, hängt stark von der Bedeutungsgebung der Umgebung ab. Raufereien zwischen Jungen können als alterstypisches Verhalten, aber auch als aggressive, expansive Verhaltensstörung eingeordnet werden. Es kann hilfreich sein, Symptome als Teil eines größeren Entwicklungsabschnitts zu begreifen, der mit langem Atem angegangen werden sollte.

Probleme zu normalisieren bedeutet jedoch nicht, Fehlverhalten gutzuheißen. Zum Erziehungsjob von Eltern gehören auch das Vertreten von unpopulären Positionen, Grenzsetzungen und das Durchsetzen von Forderungen. Ein zentrales Thema der Familientherapie ist die Frage, wie in sich wandelnden Lebensabschnitten eine Balance zwischen dem Wunsch nach Autonomie und Individuation auf der einen Seite und dem Wunsch nach Bezogenheit und Verbundenheit auf der anderen Seite ausgehandelt werden kann. Die systemische Therapie unterstützt Familien bei dem Aushandlungsprozess von stark belastenden »heißen« emotionalen Themen und Konflikten und bei der Entwicklung von konstruktiven Lösungen.

Die *Position* des Therapeuten ist dabei *allparteilich;* die Rechte von Kindern gegenüber ihren Eltern oder Geschwistern werden unterstützt, gleichzeitig aber auch berechtigte Anliegen der Eltern gestärkt. Das *Menschenbild* der systemischen Therapie ist grundlegend optimistisch und *lösungsorientiert.* Es beruht auf der Annahme, dass Klienten über Kompetenzen und Strategien verfügen, die sich für die Lösung des präsentierten Problems nutzen lassen und nicht erst erlernt werden müssen. Aus Sicht der Salutogeneseforschung sind einschränkende Lebensbedingungen, Krankheiten und Behinderungen keine kritischen Ausnahmeereignisse, sondern ubiquitäre Bestandteile des Lebens (Retzlaff 2006b). Belastende Faktoren wie Armut, körperliche und sexuelle Gewalt, psychische und körperliche Erkrankungen, Sucht, Streit zwischen den Eltern oder Scheidungen haben Folgen (Felitti et al. 1998, Franz 2006). Doch die Resilienzforschung bietet eine Fülle an Belegen, dass Menschen eine enorme Bandbreite an Reaktionen auf Belastungen und widrige Lebensumstände zeigen (Holtz 2006, B. Müller et al. 2006, Retzlaff 2006a, Rutter 1999). Kinder und Familien sind nicht so zerbrechlich, wie manchmal behauptet wird – sie verfügen über das Potenzial, auch mit schwierigen Bedingungen umzugehen (Werner & Smith 1992).

Aus systemischer Perspektive ist Resilienz das Potenzial von Familien, Belastungen abzupuffern. Zu den Merkmalen von Familien, die es verstehen, auch mit schweren Belastungen kompetent umzugehen, zählen eine offene Kommunikation, ein guter affektiver Austausch, Flexibilität beim Aushandeln von Rollen, Macht und Aufgaben, die Nutzung von sozialer Unterstützung und kohärente gemeinschaftliche Glaubenssysteme (Retzlaff 2006a, 2007, Walsh 1998). Familien – als eine Form sozialer Organisation – kommen besser zurecht, wenn ihre Mitglieder wertschätzend miteinander umgehen. Die systemische Therapie will diese *Schlüsselprozesse* von Familien fördern, die zu ihrer Resilienz und Kohärenz beitragen. Die therapeutische Vorgehensweise der systemischen Therapie ist deshalb *ressourcenorientiert*. Das Potenzial des Kindes und seiner Angehörigen wird gewürdigt und im therapeutischen Prozess genutzt (Karpel 1986). Die Aktivierung von Ressourcen gilt als zentraler Wirkfaktor von Psychotherapien.

Die Ressourcenorientierung wurde zunächst in der systemischen Therapie und der Hypnotherapie entwickelt und hat heute breiten Eingang in andere Therapieverfahren gefunden (Borg-Laufs 2001, Grawe & Grawe-Gerber 1999, Klemenz 2003). Erst wenn man gezielt nach Ressourcen fragt, erfährt man vielleicht, dass ein Kind, abgesehen von all den Problemen, zum Beispiel sehr lieb mit kleinen Geschwistern umgeht, ein Haustier zuverlässig versorgt oder hervorragend am Computer arbeitet und sich dabei sehr gut konzentrieren kann. Ebenso werden Eltern nicht auf ihre Defizite festgelegt, sondern als Menschen gesehen, die in ihrem Leben schon zahlreiche Hürden und Sackgassen gemeistert haben.

Eine allzu einseitige Ressourcenorientierung birgt allerdings die Gefahr, soziale Benachteiligung, Ungerechtigkeit und Unterdrückungsverhältnisse zu ignorieren. Die Erwartung, Kinder sollten ihre Probleme alleine mit ihren eigenen Ressourcen lösen, ist eine Überforderung. Sie erinnert an die Legende des Barons von Münchhausen, der sich am eigenen Zopfe aus dem Morast herauszuziehen vermochte.

Insgesamt hat die systemische Therapie mehr den Charakter einer Konsultation, die Hilfe zur Selbsthilfe vermittelt, als den einer Behandlung (Wynne et al. 1986). Diese Grundhaltung impliziert, sich als Berater neben der Familie einzuordnen und zu helfen, die präsentierten Probleme effektiv zu lösen, statt sich über die Familie zu stellen. Auf Wunsch stelle ich mein Expertenwissen den Klienten zur Verfügung und *vermittle Informationen* über entwicklungspsychologische Zusammenhänge, Störungsbilder und das systemische Modell von Verhalten (Minuchin 1985, Resch 1999). Zu einer richtig verstandenen Kundenorientierung gehört auch, Kinder und Familien im Sinne eines *empowerment* darin zu stärken, ihre Angelegenheiten selbst zu gestalten.

Aus einer integrativ-systemischen Perspektive werden Familien als Entwicklungskontext verstanden, in dem Kinder mit unterschiedlicher Ausstattung ihre *Verschiedenartigkeit* entwickeln und den familiären Einfluss für die Entwicklung der eigenen Individualität nutzen. Der Therapeut hilft den Eltern dabei, diese besonderen Fähigkeiten zu erkennen, die individuellen Bedürfnisse des Kindes einzuschätzen und zu berücksichtigen. Veränderungen sind leichter möglich, wenn die *Lebensgeschichte und der soziale Kontext des Kindes* und seiner Familie gewürdigt werden. In Familiengeschichten zeigen sich Muster der Weltauffassung und Sinnstrukturierung. Sie konstituieren einen Bedeutungskontext, der ein umfassenderes Verständnis der aktuellen Situation ermöglicht. Familienmuster zeigen sich in den »Skripten« und »Drehbüchern«, wie mit Schwierigkeiten in der Vergangenheit umgegangen wurde. Neue Handlungsoptionen und Entwürfe lassen sich leichter entwickeln, wenn diese Drehbücher, Narrative und Erzählungen in einem weiteren soziopolitischen und historischen Kontext gesehen werden (Reich et al. 1996, 2007). Symptome sind mehr als dysfunktionales Verhalten – sie können als metaphorischer Ausdruck eines Beziehungsgeschehens verstanden werden. Die systemische Therapie zielt deshalb nicht allein auf die Beseitigung von Symptomen ab, sondern will helfen, den Beziehungskontext von Kind, Familie und sozialer Umwelt in einer Weise zu gestalten, welche die Symptome überflüssig macht.

▶ Der 11-jährige Marek musste immer weinen, wenn er sich von seinen Lehrern ungerecht behandelt fühlte. Er war dann völlig blockiert, und seine Eltern machten sich Sorgen um ihr einziges Kind. Ihr Lösungsversuch bestand darin, dem Jungen zuzureden, er brauche nicht zu weinen. Sein Schluchzen wurde dadurch nur stärker – aus Wut, dass er nicht in der Lage war, seine Tränen zu unterdrücken. Rasch wurde deutlich, dass sich Marek wahnsinnig unter Leistungsdruck setzte. Trotz des niedrigen Einkommens der Familie bekam er Tennisunterricht, in der Hoffnung, er könnte ja vielleicht ein erfolgreicher Tennisprofi werden. Seine Eltern waren als Spätaussiedler unter schwierigen Umständen nach Deutschland gekommen. Für die Übersiedlung hatte die Familie einen sehr hohen Preis gezahlt. Der Vater hatte eine sehr gut bezahlte Stelle als Künstler aufgegeben. Im Westen hatte er eine weitaus schlechter bezahlte Anstellung als ungelernter Arbeiter gefunden, seine Frau musste als Putzhilfe arbeiten. Die Geschichte der Migration und das Gespräch über all das, was Vater und Mutter aufgegeben hatten, machten die Haltung verständlich: »Es muss sich doch gelohnt haben – wenigstens der Marek soll erfolgreich sein und es einmal besser haben!« Und deshalb litt der Junge so sehr, wenn er sich auf seinem Erfolgsweg aufgehalten und verkannt fühlte. In diesem Fall bestand die Lösung in einer Annahme der eigenen Geschichte. Den Eltern und dem Jungen wurde deutlich, dass es in Ordnung ist, über Enttäuschungen und Ungerechtigkeiten zu weinen, und Marek begann, die Meinung von anderen weniger wichtig zu nehmen.

Anders als in Laborstudien gibt es in vielen Familien mehr als nur ein einzelnes Kind mit einer eng umschriebenen Symptomatik. Oft leiden mehrere Angehörige an klinisch relevanten Beschwerden. In der systemischen Therapie ist es deshalb üblich, *mehr als nur einen Symptomträger* gleichzeitig zu behandeln, statt Familien mit multiplen Problemen von einer potenziell verwirrenden Zahl von Helfern parallel oder konsekutiv zu therapieren.

Systemische Therapeuten bevorzugen ein maßgeschneidertes, *am Einzelfall orientiertes ideografisches Vorgehen*, das auf jede einzelne Familie abgestimmt ist. Für bestimmte Störungsbereiche wie Delinquenz, Drogenabhängigkeit oder körperliche Erkrankungen existieren *manualisierte Therapieprogamme*. Sie haben den Vorzug, Therapieeffekte einer empirischen Erforschung besser zugänglich zu machen (Liddle 1993, Swenson & Henggeler 2005, Szapocznik et al. 2003). Die therapeutische Arbeit mit Kindern macht es häufig erforderlich, *weitere Helfersysteme mit einzubeziehen*, etwa Mitarbeiter des Jugendamtes, Lehrer, Freunde, professionelle Helfer oder Angehörige des erweiterten Familiensystems. Die Therapie ist netzwerkorientiert und hilft, soziale Unterstützung zu mobilisieren (Schweitzer 2001b).

Für Therapeuten ist es wichtig, die eigene Position in einem, zum Teil komplexen, Netz von Helfern richtig einzuschätzen und innerhalb dieses Netzes *kooperativ aufzutreten*. Kinder und Familien existieren nicht in einem sozialen Vakuum, und Kinder-Therapien finden nicht in einem Freiraum statt. Eine solche Netzwerkorientierung ist insbesondere bei komplexen Problemen wie sexuellem Missbrauch für eine gelingende Arbeit von überragender Bedeutung.

1.4 Therapeutische Haltung und Beziehungsgestaltung

Systemische Therapeuten bezweifeln – zu Recht oder zu Unrecht – aus erkenntnistheoretischen Vorbehalten, ob es prinzipiell überhaupt möglich ist, Menschen zu beeinflussen (Rotthaus 1999). Die Kunst der systemischen Therapie besteht jedoch nicht darin, Menschen direktiv zu verändern, sondern darin, einen Kontext zu schaffen, der zu Veränderungen einlädt und Entwicklungsschritte begünstigt. Statt Kinder oder Eltern beeinflussen zu wollen, setzt der Therapeut primär bei sich selbst an, am eigenen Tun und der Art und Weise, wie die therapeutische

Situation gestaltet wird. Dabei steht er nicht außerhalb des Behandlungssystems, sondern ist ein Teil von ihm und wird rekursiv beeinflusst.

Wichtigstes *Instrument der systemischen Therapie ist die Person des Beraters*: Wir nutzen uns selbst als Werkzeug und nehmen eine aktive, kreative und spielerische Haltung ein (Gadamer 2000). Eine gute Stimmung und eine vertrauensvolle Atmosphäre fördern Entwicklungsschritte (Grabbe 2001). Dies bedeutet, dass wir uns als Person mit der Vielfalt unserer Erfahrungen, mit unseren Wesenszügen und Eigenarten in die Therapie einbringen und nutzen, was immer zur Verfügung steht. *Humor* und die Offenheit, über *sich selbst etwas mitzuteilen* und *über sich zu lachen*, führen zu einer wohltuenden Leichtigkeit der Therapie (Smoller 1994). Eine persönliche Entwicklung und eigene Interessen über die Profession hinaus sind wichtige Aspekte der therapeutischen Selbst-Erziehung. Die »Zutaten« für gelingende Therapien werden nur zu einem Teil in den Lernkatalogen der Psychotherapieausbildungen vermittelt.

Systemische Therapeuten sind grundsätzlich optimistisch und vertreten *eine kohärente Position*: »Ja, es gibt Wege, wie es jenseits eures großen oder kleinen Dramas weitergehen kann. Es lohnt sich, diesen Weg zu gehen, ihr habt die erforderlichen Ressourcen oder könnt sie euch erschließen. Auch wenn wir die Einzelheiten des Weges noch gemeinsam ausloten müssen – ich kann euch weiterhelfen.« Menschen, die gut mit Kindern umzugehen verstehen, verfügen über die Fähigkeit, zu faszinieren, zu begeistern und zu inspirieren. Eine oft übersehene Ressource von Therapeuten ist die Fähigkeit, Interesse zu wecken und kleine und große Menschen dafür zu gewinnen, sich auf etwas Neues einzulassen. Auf einer langen Reise mit kleinen Kindern, die unruhig werden, ist es vielversprechender, sie mit einer Geschichte, einem Spiel oder witzigen Liedern in den Bann zu schlagen, als Grenzen setzen zu wollen.

Psychotherapie ist mehr als Sprache. In der psychotherapeutischen Arbeit mit Kindern ist es erforderlich den eigenen *Körper, Bewegung und Berührung als Ausdrucksmittel zu nutzen* – etwa, indem man mit Gesten visuelle Bilder malt oder verbale Aussagen unterstreicht, durch das Aufstellen von Skulpturen oder indem man mit respektvollen Berührungen arbeitet und das eigene Körperempfinden nutzt, welches eine Familie bei einem auslöst. Die Überbewertung von Sprache, kognitiven Prozessen und den subjektiven Bedeutungsgebungen, wie dies in der systemischen Therapie radikalkonstruktivistischer Prägung lange üblich war, und die Reduktion aller menschlichen Probleme und Systeme auf Sprache (Anderson & Goolishian 1990, Dell 1986) führen dazu, dass Kleinkinder, Kinder mit Behinderungen und alte Menschen, die zwar aktiv kommunizieren, aber einen sprachlichen Verständigungs-Code nicht oder nur bedingt meistern, von Therapeuten ignoriert werden.

Für die Arbeit benötigt man *entwicklungspsychologische Kenntnisse* der wichtigsten Entwicklungsaufgaben verschiedener Altersstufen und darüber, wie sich Kinder die Welt aneignen (Schneewind 1999, Seiffge-Krenke 2006). Nach einem alten Ausspruch von Sal Minuchin (1977) muss man Familien mit den Augen eines Kindes sehen können.

Therapeuten, die sowohl *die elterliche als auch die kindliche Seite* in sich vereinen, haben es leichter. Konkret heißt dies, eine Struktur geben zu können, ohne Kontrolle auszuüben, aber auch spielerische und »verrückte« Seiten in der Therapie zu nutzen. Es hilft, wenn man als Therapeut *Kinder mag*, auch in Situationen Spaß hat, in denen nicht alles nach Plan läuft und dabei zentriert bleiben kann.

Klienten bevorzugen Familientherapeuten, die als Person ein greifbares Gegenüber bieten (Green & Herget 1991). Als Therapeut *präsent zu sein* verlangt, nicht wie eine neutrale, blasse Nummer zu wirken, sondern eine *ethisch verantwortliche Haltung* einzunehmen und auf Grundlage der eigenen Werte zu handeln. Ein achtsamer Umgang mit sich und den Klienten und eine gelebte Spiritualität sind Ressourcen für die Arbeit mit Kindern, die schwer krank sind, ausgebeutet wurden oder andere schwere Erfahrungen durchgemacht haben.

Jugendliche durchschauen rasch, wenn man sich anders gibt, als man eigentlich ist. *Echtheit und Kongruenz*, die Bereitschaft, gelegentlich eigene Erfahrungen mitzuteilen und Schwächen zu benennen, wirken überzeugend (Roberts 2005). Therapeuten müssen *zeitlich verfügbar* sein und Präsenz zeigen. Wenn Jugendliche erleben, dass der Therapeut viel redet, ansonsten aber abwesend ist, untergräbt dies seine Glaubwürdigkeit. Manche Entwicklungsschritte benötigen Zeit. Lösungen stellen sich längst nicht immer kinderleicht oder spielerisch wie durch ein Wunder ein. Kinder benötigen angemessenen Rückhalt, auch bei der Lösung von Problemen. Beharrlichkeit und die Bereitschaft, Ziele mit viel Ausdauer zu verfolgen, sind wichtige Qualitäten der systemischen Therapie mit Kindern und Jugendlichen.

Ein *Bewusstsein für die eigenen Stärken und Schwächen* und eine gewisse Toleranz für die eigene Fehlbarkeit machen Therapeuten versöhnlicher und weniger kränkbar. Familien spüren sehr genau, ob ein Therapeut über *Lebenserfahrung* verfügt und schon selbst die eine oder andere Schwierigkeit gemeistert hat. Eigene Kinder sind keine Voraussetzung dafür, erfolgreiche Kindertherapien durchführen zu können, doch gute und leidvolle Erfahrungen in der Erziehung eigener Kinder machen bescheidener und führen dazu, Eltern mit größerer Demut zu begegnen.

Als Metapher für die Beziehung von Therapeut und Familie verwende ich häufig das Bild eines *Bergführers*, der von einer Familie gebeten wird, Wege in einem neuen Gelände zu weisen. Der Bergführer steht im Dienst der Familie und soll helfen, ein bestimmtes verabredetes Ziel zu erreichen. Durch seine Erfahrung von früheren Exkursionen verfügt er über Expertenwissen in bezug auf das Gelände. Er kennt leichte und beschwerlichere Wege, Abkürzungen und Umwege, Aussichtspunkte und Gefahrenstrecken und die Regionen, in denen mit Unwettern und anderen Überraschungen zu rechnen ist. Er weiß, welche Vorbereitung und Ausrüstung erforderlich ist. Ob die Familie den Weg gehen will oder lieber verharrt, ob sie ihn ganz zurücklegen will oder sich mit einer kürzeren Etappe zufriedengibt oder aber auf halber Strecke lieber umkehrt, ist die Entscheidung der Familie. Manche Familien schreiten rascher voran als andere. Ob es eine Abenteuer-Tour oder ein Spaziergang wird, ob es zusammen unterwegs lustig wird oder die Tour eher als Anstrengung erlebt wird, hängt davon ab, wie die Familie an die Sache herangeht. Als Bergführer kann ich Wege und Abwege weisen, aber jedes Familienmitglied muss selbst laufen und eigene Schritte tun, um weiterzukommen. Manche Ziele werden nur mit Geduld und viel Ausdauer erreicht.

1.5 Spielen aus systemischer Sicht

Spielen ist eine Form des emotionalen Austauschs, bei dem neue Regeln des Handelns entwickelt und neue Seiten der eigenen Person entdeckt werden (Fröhlich-Gildhoff 2006, Goetze 2002). Spielen kann als Explorationsverhalten verstanden werden, als Ausdruck von inneren Konflikten und emotionalen Prozessen (Axline 1969, Guerney & Guerney 1989, VanFleet 1994, Zulliger 1995), als inhärente Neugierde, als Form des kindlichen Lernens, als Aneignung von Wirklichkeit (Piaget 1969) oder als Selbstheilungsversuch (Zulliger 1995). In der systemischen Therapie liegt der Fokus nicht primär auf der symbolisch-expressiven Funktion des Spiels, sondern stärker auf neuen Beziehungserfahrungen im familiären Kontext und der Konstruktion von Lösungen (Ariel et al. 1985). Die Vorgehensweise ist nicht betont non-direktiv, sondern stärker themenzentriert (Watzlawick 1977).

Nach Piaget entwickeln sich höhere geistige Prozesse aus der Aneignung von Objekten, Tätigkeiten, Situationen und Rollen durch spielerisches Handeln. Kognitive Fähigkeiten werden geübt, intensiviert, verändert und weiterentwickelt. Er unterscheidet drei Formen von Spielen: *Übungsspiele* (zum Einüben von Funktionen), *Symbolspiel* (das Spiel mit Symbolen und Vorstellungen) und *Regelspiele* (bei denen die soziale Umwelt einbezogen wird).

Auch in der Entwicklungstheorie von Vygotski sind Freude am Spiel und der emotionale Ausdruck von zweitrangiger Bedeutung (West 2001). In seiner Theorie sind gesellschaftliche und soziale Prozesse für die Vermittlung von höheren

Funktionen des Menschen – und insbesondere die kognitive Entwicklung und das Denken – entscheidend. Wenn ein Kind spielt, »Mutter« zu sein, übernimmt es dabei die gesellschaftlichen Regeln, die zu dieser Rolle dazugehören. Beim Spiel »Vater, Mutter, Kind« kann ein Kind die Regeln, wie sich beispielsweise eine Mutter zu verhalten hat, nicht unbedingt explizit benennen. Es ist aber durchaus in der Lage, sie im Spiel handelnd auszudrücken. Kinder entwickeln durch ihr Spiel ein Verständnis des regelgeleiteten Verhaltens anderer Menschen. Sie konstruieren soziale Bedeutungen und verändern ihr Selbst. Ihre Erfahrungen werden überformt und transformiert und es wird eine Basis für künftiges eigenständiges regelgeleitetes Handeln geschaffen.

»So-tun-als-ob-Spiele« sind ein reiches Ausdrucksmittel von Kindern. Sie eignen sich in besonderer Weise für therapeutische Prozesse. Bereits Bateson (1954/ dt. 1981, S. 259) erkannte Übereinstimmungen zwischen Spiel und Psychotherapie: »Die Ähnlichkeit zwischen dem Prozess der Therapie und dem Phänomen des Spiels ist in der Tat groß.« Menschen und einige höhere Tiere, wie etwa Delphine, können ein bestimmtes Verhalten zeigen, sie können es aber auch *spielerisch* zeigen und so tun, *als ob* sie ein bestimmtes Verhalten ausführten. Gleichzeitig wird durch andere Verhaltensweisen ein Kontext markiert, der deutlich macht: »dieses Verhalten ist nur Spiel!«

Nach Bateson ist *Spiel* mehr als ein Name für eine bestimmte Form von Handlungen – es bezeichnet vielmehr einen bestimmten *Rahmen* von Handlungen. Die Bedeutung von Verhalten wird durch die Kontextmarkierung hergestellt. Dieser Rahmen bestimmt, welche Bedeutung einem Verhalten beigemessen wird. Der Kontext für die Einordnung von Verhalten hat eine übergeordnete Bedeutung und ist wichtiger als die Regeln des Verstärkungslernens. Ein Faustschlag kann als schmerzhafte aggressive Handlung, als Ausdruck eines sportlichen Wettkampfs oder als Begrüßung unter Männern gewertet werden, die Reaktion wird entsprechend unterschiedlich ausfallen.

Verhaltensweisen, die den Bedeutungsrahmen von Verhalten markieren, gehören einer anderen, übergeordneten logischen Kategorie an. Durch die Markierung als Spiel ändert sich die Bedeutung des Verhaltens im interaktiven Kontext: Ein Kind, das »Ich bin ein böser Räuber!« spielt, markiert auf einer anderen Ebene gleichzeitig, dass es nicht wirklich böse und sein wildes Verhalten nicht ernst gemeint ist. Dieser metakommunikative Akt ist gleichzeitig eine selbstreferenzielle Botschaft, die eine Aussage über sich selbst macht. Situationen, die als Spiel gekennzeichnet werden, sprechen sowohl den primären als auch den sekundären Prozess an und wirken »rechts- und linkshemisphärisch«.

Für die therapeutische Arbeit mit kleinen und großen Kindern folgt aus dem systemischen Verständnis von Spiel: Schaffe einen Rahmen, der die Bedeutung des Problemverhaltens ändert, indem der »Tanz« um das Problem herum als Spiel markiert und das Symptomverhalten absichtlich ausgeführt wird. Wenn ich spiele, Angst zu haben, ändert sich die Bedeutung, denn: eine gespielte »Angst« ist keine wirkliche Angst. Durch das Spielen einer Problemsituation wird ein besonderer Bezugsrahmen geschaffen, der die Bedeutung dessen verändert, was innerhalb des Rahmens gesagt oder gezeigt wird. Die paradoxe Aufforderung, ein Symptomverhalten absichtlich herbeizuführen oder »frei« zu assoziieren, verleiht dem sonst spontanen, scheinbar unkontrollierbaren Verhalten, Gedanken und Vorstellungen eine »Als-ob«-Qualität. Sie sind ja nicht spontan aufgetreten, sondern »bestellt«.

Grundsätzlich sagen Eltern von Kindern mit Problemen: »Unser Kind hat ein Problem – wir sind hilflos und wissen nicht, wie wir ihm helfen können.« Probleme werden als unerwünschter, aber nicht beeinflussbarer Zustand definiert. Viele systemische Techniken, wie zum Beispiel zirkuläre Fragen, versuchen diese Position zu hinterfragen. Sie machen zur Präsupposition, dass zumindest auf Vorstellungsebene Einflussmöglichkeiten vorhanden sind. Sie laden dazu ein, auf imaginativer Ebene so zu tun, *als ob* der Klient aktiver Gestalter der eigenen Handlungen wäre und das Symptomverhalten beeinflussen könnte. Im Sinne eines Reframings werden damit Verantwortung und Selbstwirksamkeit reattribuiert.

Im Salutogenese-Modell von Antonovsky besteht eine enge Verbindung zwischen körperlicher und seelischer Gesundheit und dem *Kohärenzgefühl* (Antonovsky & Sourani 1988). Das Kohärenzgefühl ist die Glaubenshaltung oder Grundüberzeugung, dass die Welt verstehbar und handhabbar ist, und es erscheint als sinnvoll und lohnend, sich zu engagieren und aktiv Schritte zur Lösung der anstehenden Probleme zu tun. Es besteht die grundlegende Zuversicht, über die erforderlichen Ressourcen zu verfügen und künftige Schwierigkeiten zu meistern. Nach meinem Verständnis ist Psychotherapie ein Prozess, in dem Klienten von einer hilflosen, entmutigten Position zu einer kohärenten Position gelangen.

Dies setzt einen Perspektivenwechsel voraus, der über eine lineare, zweidimensionale Sicht hinausgeht. Die Palo-Alto-Gruppe um Watzlawick geht von der Annahme aus, dass Probleme aus repetitiven, kontraproduktiven Lösungsversuchen heraus entstehen. Diese kontraproduktiven Lösungsversuche erscheinen auf dem Hintergrund der Weltsicht der Klienten und ihrer Biografie als schlüssig. Positive Entwicklungen werden eher möglich, wenn die Welt nicht als *Universum*, sondern als »Multiversum« erkannt und die »Möglichkeit des Andersseins« eingeräumt wird (Bateson 1972, Watzlawick et al. 1974). Aus entwicklungspsychologischer Sicht entspricht dies dem Vorgang des Dezentrierens, welcher den

Übergang von einer präoperationalen Stufe zu einer konkret-operationalen Stufe markiert. In dem bekannten Drei-Berge-Experiment betrachtete Piaget zusammen mit einem Kind von verschiedenen Seiten aus drei Sandhaufen mit verschiedenen Gegenständen (Montada 1995). Es zeigte sich: Wenn man Kinder, die auf einer präoperationalen Entwicklungsstufe stehen, bittet, zu beschreiben, was der Versuchsleiter von seiner Seite des Bergs aus sieht, können sie diesen Perspektivenwechsel noch nicht vornehmen und sich nicht in die andere Person hineinversetzen. Das Denken der präoperationalen Stufe ist egozentrisch, nicht-relational und von magischen Vorstellungen und eher wenig realistischen Erwartungen geprägt, es lässt einen Perspektivenwechsel nicht zu.

Nach Gelcer und Schwartzbein (1989) neigen Kinder, die wegen psychischer Beschwerden behandelt werden, dazu, in sozialen Problemlöse-Situationen auf einen präoperationalen Denkstil zurückzugreifen, obwohl sie bereits eine konkret-operationale Stufe erreicht hatten. Auch das Denken von Erwachsenen, die unter psychosozialem Stress stehen, kann auf eine präoperationale Stufe zurückfallen. Diese Form des Denkens herrscht zudem vor, wenn Eltern allein das Kind als Problem sehen, bestimmte Aspekte einer Situation selektiv beachten, rigide an ihrer Sicht festhalten und nicht relational denken. Viele klassische systemische Gesprächsführungstechniken – wie relationale Fragen, Fragen nach Interaktionsfolgen, hypothetische Fragen und die Wunderfrage – führen zur Hinterfragung eines egozentrischen Standpunktes im Sinne von Piaget und ändern die lineare Epistemologie der Familie. Zirkuläre Fragen vermitteln ein systemisches Modell, sie laden zu Vergleichen ein und setzen das Tun des Einen und das Tun oder Lassen der Anderen miteinander in Verbindung (Tomm 1994). Die dabei erforderlichen kognitiven Prozesse entsprechen der konkret-operationalen Stufe: Aus entwicklungspsychologischer und systemischer Sicht können Probleme als Resultat eines rigiden Verharrens in einer linearen, egozentrischen Position verstanden werden: »So wie ich die Welt sehe, ist es richtig – basta!« Der Prozess des Heranwachsens geht einher mit einer zunehmenden Entwicklung der Kompetenz, unterschiedliche Rollen und Perspektiven zu übernehmen. Es mag vorteilhaft sein, die Welt eindimensional aus der eigenen Perspektive wahrzunehmen; doch wenn man sich in Probleme verrannt hat, ist es nützlich, die Dinge von einer anderen Warte aus sehen zu können und im Sinne von Piaget zu dezentrieren.

Nach Keith und Whitaker (1981) ist eine gute Familientherapie immer eine Form von Spieltherapie, die Klienten hilft, ihre kreativen und spielerischen Seiten wiederzuentdecken und diese bei der Lösung ihrer Probleme zu nutzen. Die Fähigkeit zu dezentrieren und die Flexibilität, einen Perspektiven- und Rollenwechsel vorzunehmen, sind Schlüsselprozesse der systemischen Therapie. Viele

Techniken, die in diesem Buch dargestellt werden – wie systemische Rollenspiele, Externalisierungen, kreatives Gestalten, die Arbeit mit Geschichten, Handpuppen und systemische Aktionstechniken und Imagination –, regen diese Fähigkeiten an.

2 Rahmenbedingungen der systemischen Therapie

2.1 Flexible Gestaltung des Settings

In der Regel sind die Eltern Auftraggeber einer Psychotherapie. Wenn ein Kind als Indexpatient angemeldet wird, beginne ich die Behandlung am liebsten mit der gesamten Familie. Im Verlauf des ersten Gesprächs wird dann ausgehandelt, wer an weiteren Sitzungen teilnehmen soll. Auf Wunsch der Eltern oder bei einer langen Behandlungsvorgeschichte biete ich ein oder zwei Elterngespräche an, bevor ich die gesamte Familie einlade. Abhängig vom therapeutischen Prozess und den Bedürfnissen der Klienten sind auch Sitzungen mit Teilen der Familie möglich, etwa Einzelgespräche mit einem Jugendlichen, mit den Eltern oder Geschwistern oder andere Konstellationen (Carr 1990). In spätere Sitzungen lade ich gerne die Freunde von Jugendlichen und andere Personen aus dem weiteren sozialen Netz ein (Framo 1965). Therapeutischen Modellen, welche die Kinder aus dem therapeutischen Prozess ausschließen, stehe ich ebenso skeptisch gegenüber wie einer Vorgehensweise, die es versäumt, Eltern als Ressource für die Behandlung zu gewinnen und ihre Kompetenzen zu nutzen.

Häufig arbeite ich parallel im Einzel- und im Familiensetting. Die systemische Arbeit ist für mich befriedigender und effektiver, wenn es zu einem aktiven Austausch und Aushandelungsprozessen über Generationsgrenzen hinweg kommt und Eltern und Kinder in einer neuen, bedeutsamen Weise miteinander in Kontakt kommen.

Die *Zeitstruktur* der Gespräche muss auf kindliche Bedürfnisse abgestimmt werden. Sitzungen mit kleinen Kindern sind deutlich kürzer und finden in engeren Abständen statt. *Gesprächspausen* zur Besprechung mit Teamkollegen mache ich wegen des damit verbundenen hohen Aufwands nur bei Konsultationen und bei außerordentlich komplexen Fällen.

2.2 Räumliches Setting

Therapieräume sollten kindgerecht gestaltet sein. Dies beginnt mit der Ausstattung des Wartezimmers, einer Garderobe, die für Kinder erreichbar ist, und einer kindgerechten Toilette. Im Wartebereich sollte Lesestoff für Erwachsene und für

Kinder ausliegen. Es geht weniger darum, pädagogisch wertvolles Lesematerial anzubieten, aber das Angebot sollte Kinder und Eltern ansprechen und ihnen signalisieren: »Dies ist eine kinderfreundliche Zone!«

Empfehlenswert ist eine Dreiteilung des Therapiezimmers in einen Gesprächsbereich, eine Spielecke und einen Beobachtungsbereich. Möbel für Kinder sind für Erwachsene oft unbequem. Umgekehrt fühlen sich Kinder in zu hohen Stühlen leicht unsicher, weil ihre Füße nicht den Boden berühren. Neben Sitzmöbeln für Erwachsene im Gesprächsbereich gibt es deshalb bei mir einige Kindermöbel in der Spielecke. Der Spielbereich sollte räumlich etwas von der Gesprächszone abgetrennt sein. Gerne arbeite ich auf einem Drehstuhl, mit dem ich flexibel Nähe oder Abstand schaffen kann. Leichte, bewegliche Sessel gestatten es, das Sitzarrangement umzugruppieren, wenn man mit Teilfamilien arbeitet. Nützlich sind einige Decken, um sich auf den Boden legen zu können – Kindertherapien müssen nicht zwangsläufig auf Stühlen stattfinden.

Arbeitet man in einer Einrichtung, in der mehrere Therapieräume zur Verfügung stehen, ist es sinnvoll, stets denselben Raum zu belegen, um eine Gefühl der Konstanz und Sicherheit zu fördern. Ein separater Beobachtungsbereich mit Spiegelscheibe ist eine aufwendige, aber sinnvolle Investition. Videokameras filtern die emotionale Atmosphäre eines Gesprächs sehr viel stärker heraus, als dies bei der Beobachtung durch eine Einwegscheibe der Fall ist. Günstig ist ein zusätzliches Warte- oder Spielzimmer, falls eine Sitzung geteilt werden soll. Eine ökopsychologisch durchdachte Gestaltung des Raumes gewährleistet, dass man nicht ständig darauf achten muss, dass ein Kind sich wehtun oder etwas zerbrechen könnte. Schalldichte Türen sind ein Muss. Wegen der Gefahr für kleine Kinder sollten Steckdosen mit Kindersicherungen versehen sein, und es sollte auf Pflanzenkübel mit Blähton verzichtet werden (Proshansky et al. 1970).

Alle Räume der Einrichtung können für die Therapie genutzt werden. Kinder, die sich fürchten, alleine zu sein, schicke ich auf eine Entdeckungstour durch das Haus, um die Toiletten auf allen Stockwerken zu zählen und dem Kiosk auf der Straßenseite gegenüber einen Besuch abzustatten. Gerne lade ich Familien hinter die Einwegscheibe ein. Kinder sind meist total begeistert, vom Regieraum aus zuschauen zu können.

2.3 Ausstattung des Therapiezimmers

Der Therapieraum sollte kindgerecht ausgestattet sein, ohne zu viele Spielsachen zu enthalten. Ein Teil des Spielmaterials wird deshalb in Schränken verwahrt. Ich mache gerne ein strukturiertes Angebot und wähle für eine Sitzung gezielt zwei oder drei Spielsachen aus.

Das Spielmaterial sollte einige Kriterien erfüllen: Es sollte sicher sein, nicht verschluckt werden können und nicht zu sehr ablenken oder zu kompliziert sein. Auf Rasseln und andere lärmerzeugende Dinge verzichtet man lieber. Besser als Klötze sind weiche Steckspielteile, die weniger Lärm erzeugen und deshalb eher in Körben statt in Holzkästen aufbewahrt werden sollten. Material, das auch einen Aufforderungscharakter für Erwachsene hat und kreative und interaktive Spiele ermöglicht, ist besser geeignet als repetitive Spiele (Keith & Whitaker 1981, Zilbach 1986, Zilbach et al. 1972).

Vorschläge für die Ausstattung einer kinderfreundlichen Praxis

- Mal- und Zeichenutensilien, Malblöcke und Papier in verschiedenen Farben, Buntstifte, Fingerfarben, Posterpapier, Weißwandtafel mit Spezialstiften;
- Bastelmaterial, Knete, Glitter, Federn, Kleber, farbiges Papier, Kinderscheren, Fimo-Modelliermasse, farbiger Karton;
- Steck- und Bauspiele, zum Beispiel aus Magnet-Teilen, Brettspiele;
- Mini-Figuren (s. Kap. 18);
- ein Puppenhaus;
- Kästen oder ein Tablett mit Sand, oder ein großer Sandkasten; Matschraum;
- Handpuppen, Menschenpuppen, Tierfamilien, einige ausdrucksstarke Monster- und Dinosaurierfiguren (s. Kap. 15);
- Utensilien – Batakas (Schaumstoffschläger für Spiele zum Umgang mit Aggressionen), große Schaumstoffwürfel, Autos, Zauberstäbe, Symbolsteine, Kiesel, Halbedelsteine, zwei Telefone, Mikrofon, »Problem-Steine«, Hoffnungssymbole, Babyflasche, Küchenutensilien, Spielgeld, Kopiergeld, Kaleidoskop, Verbandskasten;
- farbige Seile aus weichem Material, verschiedene Längen und Muster (nicht aus Nylon);
- Podeste (40 cm x 40 cm, 50 cm x 40 cm, 65 cm x 40 cm);
- Matten, bunte Kissen in verschiedenen Größen, ein oder zwei farbige Decken, großes regenbogenfarbenes Seidentuch, bunte Jongliertücher;
- Verkleidungskiste mit Hüten, Tüchern, Gürteln, Waffen, Schuhen;
- Obst, Kekse, Rosinen, Nüsse, Wasser, Saft;
- einige faszinierende Objekte;
- technische Geräte: Mikrofon, MP3-Player mit Aufnahmefunktion, Digitalfotoapparat, Sofortbildkamera, tragbare Videokamera zum Verleihen;
- Kinderbücher, zum Beispiel zu Themen wie *Trennung und Scheidung* und *Kinder im Krankenhaus*.

2.4 Regeln im Therapiezimmer

Die Vorgabe einiger klarer Regeln gibt dem Kind Sicherheit und unterstreicht die
Verantwortlichkeit des Therapeuten für den Rahmen. Einfache Regeln beziehen
sich auf:

- den Zeitrahmen des Gesprächs;
- das Verlassen des Raumes;
- das Aufsuchen der Toilette;
- den sorgsamen Umgang mit Spielsachen und Gegenständen;
- essen und trinken im Raum;
- das Aufräumen am Ende der Sitzung.

In lebhaften Familien mit Kindern, die alle gleichzeitig reden möchten, kann ein
»Redehut« oder ein anderes Symbol markieren, wer gerade an der Reihe ist (Hennig & Knödler 1987). Falls Kinder das Zimmer in eine Turnhalle verwandeln oder
die benachbarten Therapiezimmer stürmen wollen, bitte ich die Eltern, dafür zu
sorgen, dass ein Rahmen gewahrt wird, der therapeutisches Arbeiten zulässt.
Grundsätzlich bin ich als Therapeut für einen gelingenden Ablauf der therapeutischen Gespräche verantwortlich. Bei Regelverstößen – wenn sich beispielsweise
ein Kind chaotisch verhält – ist es sinnvoll, die Eltern zum Handeln zu bringen
und aufzufordern, für die Einhaltung der Regeln zu sorgen. Nur wenn ein Kind
versucht, Sachen zu zerstören, oder auf den Therapeuten losgehen will, ist es
geboten, direkt einzuschreiten und das eigene Territorium zu schützen. Dies gilt
auch für die seltenen Fälle, in denen ein Kind sich in Gefahr bringt und die Eltern
untätig bleiben, obwohl es beispielsweise droht, auf die Straße zu rennen. Der
Therapieraum darf nicht zur Bühne für therapiewidriges Verhalten werden. Dies
zu garantieren gelingt sehr viel leichter, wenn man Kinder fasziniert, einen
gemeinsamen Aufmerksamkeitsfokus herstellen kann und Spielsachen anbietet,
die die Sinne ansprechen, und die kindliche Lust an spielerischem Lernen und
Ausprobieren zu nutzen weiß.

2.5 Besondere Settings der systemischen Therapie

Die *aufsuchende Familientherapie* erreicht Familien, die von den üblichen therapeutischen Angeboten mit »Komm-Struktur« wenig profitieren (Conen 2002).
Hausbesuche intensivieren die therapeutische Arbeit (Minuchin & Fishman 1983,
Moynihan 1974). Beratungen in der Wohnung der Klienten sind eine wirksame,
hoch kosteneffektive Form der Behandlung (Crane 2007). Jugendlichen, denen
es schwer fällt, in die Praxis zu kommen, kann man entgegenkommen und zu

ihnen fahren, man kann im Auto mit ihnen sprechen, unter freiem Himmel arbeiten oder zusammen durch die Stadt bummeln. Die Koppelung von materiellen Zuwendungen und Sozialleistungen an die Teilnahme an einer Therapie ist eine empirisch bewährte, aber nicht sehr geläufige Setting-Variante, die sich unter anderem bei obdachlosen Familien bewährt. Bei körperlich kranken Kindern, Delinquenz, Anorexie oder Behinderungen wird zunehmend die *Multi-Familientherapie* angewandt (Asen 2006, Steinglass 1998). Die *systemische Gruppentherapie* für Kinder und Jugendliche (Caby 2002, Hubert & Vogt-Hillmann 2002, Selekman 1997, Schmidt 2001) und für Eltern (Selekman 1993, Zimmerman & Protinsky 1990) ist überwiegend ressourcen- und lösungsorientiert ausgerichtet. Antworten auf die wachsende elterliche Hilflosigkeit sind das *systemische Elterncoaching* (Omer & v. Schlippe 2004, Price 1996) und die *videounterstützte systemische Elternarbeit* bei Säuglingen, Kindern mit Bindungsstörungen und speziellen Entwicklungsproblemen. Sie zielen auf eine Stärkung elterlicher Kompetenzen ab (Cierpka et al. 2002, Sirringhaus-Bünder 2005, Thiel-Bonney 2002, s. Kapitel 21).

Systemische Therapien mit Kindern können in eine Einzeltherapie oder eine Paartherapie übergehen, wenn die präsentierten kindbezogenen Probleme gelöst sind. Zu Beginn einer Einzeltherapie mit Erwachsenen lade ich gerne die Kinder für ein oder zwei Sitzungen mit ein, um sie kennenzulernen und um direkt zu erleben, wie die Klienten in ihrer Rolle als Eltern auftreten.

▶ Eine alleinerziehende 32-jährige Mutter kam in Behandlung, weil sie gerne in ihren Beruf zurückkehren wollte, sich diesen Schritt wegen ihrer Angst vor öffentlichen Auftritten und vor dem Fliegen jedoch nicht recht zutraute. Sehr rasch fand sie eine attraktive Stelle, in der sie allerdings erwartungsgemäß regelmäßig zu Firmen fliegen und Vorträge halten sollte. Für die Sitzung kurz vor dem ersten Geschäftsflug war eine intensive symptomorientierte hypnotherapeutische Übung verabredet. Überraschenderweise erschien sie mit ihrer zweieinhalbjährigen Tochter, weil kurzfristig die Kinderbetreuerin erkrankt war. Das kleine Mädchen präsentierte stolz ein broschiertes Kinderbuch mit Müllautos, der Feuerwehr und verweilte dann bei den Seiten, die einen Flughafen zeigten. Ein Gespräch mit ihr über den nahegelegenen Frankfurter Flughafen, über kleine und große Flieger und Flugreisen löste bei dem Mädchen Faszination, bei der Mutter dagegen eine gewisse Anspannung aus. Rasch entstand ein Spiel, bei dem ich zusammen mit dem Mädchen mit ausgestreckten Armen im Therapieraum herumsegelte und wir »Starten und landen« spielten; die Mutter wurde in dieses von lauten Geräuschen begleitete Spiel einbezogen. In einer weiteren Runde wurde das Therapiezimmer in ein Flugzeug mit Stühlen in Sitzreihen verwandelt. Die flugerprobte Mutter wurde gebeten, ihrer Tochter den Vorgang des Startens und Landens genau zu erklären und sie zu beruhigen, wenn es wegen des Rumpelns beim Abheben und Landen im Bauch kribbelte. Die Sitzung wurde in fröhlicher Stimmung beendet, und die Klientin hatte durch dieses »Als-ob-Spiel« im Rahmen dieser »Familien-Spieltherapie« ihre Zuversicht wiedergewonnen.

TEIL II Der Aufbau eines therapeutischen Systems mit Kindern und Jugendlichen

3 Das Erstgespräch

3.1 Vor dem ersten Gespräch

Im Erstgespräch stellen sich dem Therapeuten eine Reihe von Aufgaben: Eine kooperative Beziehung muss – als Basis für eine gute therapeutische Zusammenarbeit – aufgebaut werden, die Wirklichkeitssicht der Familie muss umgedeutet und eine weiter gefasste Wirklichkeit definiert werden, um die Hoffnung zu wecken, dass Veränderungen möglich sind, Therapeut und Familie müssen Ziele vereinbaren und erste kleine, greifbare Schritte verabreden.

Telefonischer Erstkontakt. Der erste Kontakt erfolgt in der Regel per Telefon. In Institutionen werden die Anmeldedaten meist von einer Mitarbeiterin des Anmeldesekretariats erhoben. Der Anmeldegrund, das Alter des Kindes, die besuchte Schule und der Beruf der Eltern sowie Angaben zum Überweisungskontext werden erfragt. Zur Terminvereinbarung rufe ich gerne persönlich zurück, um einen Kontakt herzustellen, weitere Informationen einzuholen und mir einen eigenen Eindruck zu verschaffen. Dabei achte ich darauf, welches Familienmitglied angerufen hatte. Handelt es sich bei dem Indexpatienten um einen Jugendlichen, der älter als 16 Jahre ist, so bitte ich, ihn ans Telefon zu holen.

Nach einer kurzen Zusammenfassung der Vorinformationen lasse ich mir den Anlass für die Beratung schildern. Die Schilderung der Beschwerden wird aufgegriffen und durch kontextorientierte Fragen erweitert. Ich stelle präzisierende Fragen, bis ich mir das präsentierte Problem szenisch vorstellen kann, und erkundige mich, durch wen der Anrufer von mir gehört hat. Von besonderem Interesse sind Vorinformationen und Erwartungen an die Therapie, die vielleicht von der vermittelnden oder überweisenden Person geweckt wurden. Oft haben Familien Adressen von weiteren Beratern erhalten. Deshalb frage ich: »*Bei wem sind Sie gegenwärtig noch in Behandlung? Wo haben Sie sich noch für eine Beratung angemeldet?*«

Neben der Schilderung des Anliegens achte ich auf paraverbale Aspekte: Steht die Person unter Druck, oder ist das Anliegen eher weniger dringend? Ist die Position anklagend, fordernd, ratlos oder proaktiv? Wird erwartet, dass ein gravierendes Problem noch schnell vor den Sommerferien in ein, zwei Gesprächen gelöst wird, oder sucht der Anrufer nach einer längeren Unterstützung?

Viele Familien sind durch schulische Aktivitäten, durch Sport, Nachhilfeunterricht oder die Berufstätigkeit der Eltern terminlich stark eingebunden. Will man berufstätige Väter und Mütter in die Therapie einbeziehen, muss man der Familie bei den Terminen entgegenkommen und unter Umständen auch Abendtermine anbieten. Im telefonischen Erstkontakt müssen Abrechnungs- und Honorarfragen geklärt werden. Schließlich wird verabredet, wer zum ersten Gespräch erscheinen soll.

Der telefonische Erstkontakt ist bereits eine erste Intervention und stellt Weichen für die weitere Therapie. Gegen Ende des Telefonats, das selten länger als zehn Minuten dauert, wecke ich eine positive Erwartungshaltung und lenke die Aufmerksamkeit der anrufenden Person auf Ressourcen und kleine oder große Ausnahmen vom Problem, die sich in der Zeit bis zum Erstgespräch einstellen können und in diesem aufgriffen werden (Prior 2006): »*Bringen Sie als Material für unser Gespräch in zwei Wochen ein oder zwei Ausnahmen von dem üblichen Problemmuster mit – kleine Situationen, in denen Sie denken:* ›*Wenn es öfter so wäre wie jetzt, wäre dies ein kleiner Schritt in eine richtige Richtung!*‹«

Der Familie kann eine schriftliche Einladung mit Anmeldebögen, Informationen über mögliche Videoaufzeichnungen der Gespräche, Fragebögen und eine Wegbeschreibung zugesandt werden, um die erste Begegnung von bürokratischen Formalitäten zu entlasten.

Hypothesenbildung.   Auch bei einer offenen, neutralen Haltung fließen unsere Vorerfahrungen und Erwartungen in die erste Begegnung ein. Vorannahmen und Hypothesen gründen auf Erfahrungen mit ähnlichen Familien, Problemen und Interaktionsmustern und Phasen im Lebenszyklus. Unser Allgemeinwissen, systemische Konzepte und entwicklungspsychologisches Grundlagenwissen fließen in die Hypothesenbildung ein, aber auch Kenntnisse über die Lebensbedingungen der Region und soziale und soziologische Gegebenheiten (Fleuridas et. al. 1986, Selvini Palazzoli et al. 1981). Hypothesen geben den therapeutischen Fragen eine Richtung und helfen uns, die Informationen sinnvoll zu ordnen.

1. Entwickele Hypothesen, die den folgenden Kriterien entsprechen:
   – nützliche Hypothesen: Es gibt keine »richtigen« Hypothesen. Das Ziel ist nicht so sehr, die »Wahrheit« zu erkennen, sondern vielmehr, die zum gegenwärtigen Zeitpunkt für die Familie nützlichste Hypothese zu formulieren;
   – systemische Hypothesen: Sie müssen alle Teile der Familie umfassen und eine Aussage über die Gesamtheit der Beziehungsfunktionen treffen;

- Hypothesen müssen sich auf die Sorgen der Familie beziehen;
- sie müssen sich von den Hypothesen der Familie unterscheiden und damit dem System neue Information bieten.

2. Überprüfe diese Hypothesen im Verlauf des Gesprächs. Trenne dich von Hypothesen, die sich nicht bestätigt haben, und folge Hypothesen, die sich als nützlich erweisen.

3.2 Phasen des Erstgesprächs – die Begrüßung

Die erste Begegnung findet in der Regel vor dem Therapiezimmer statt und dauert etwa fünf Minuten. Die Situation, die man im Wartebereich vorfindet, vermittelt ein Bild des Familiensystems: Erscheint die Familie deutlich zu früh oder verspätet, mit dem Vorwurf an den Therapeuten: »Sie sind aber schwer zu finden!«? Stürmen die Kinder voller Energie herein, oder werden sie widerstrebend von den Eltern hinterhergezogen? Prognostisch ungünstig ist es, wenn Rahmenbedingungen nicht eingehalten werden und versäumt wird, Anmeldeunterlagen oder Honorarvereinbarungen auszufüllen und mitzubringen (Viaro & Leonardi 1983). Im Therapieraum sorge ich dafür, dass für alle erwarteten Personen ein Stuhl bereitsteht; meinen eigenen Platz mache ich vorab kenntlich.

1. Stelle dich dem Kind und der Familie vor.
2. Begrüße alle Mitglieder der Familie und gib ihnen die Hand. Man kann mit den Erwachsenen oder mit den Kindern beginnen. Achte darauf, auch kleinere Kinder anzusprechen und zu begrüßen.
3. Wenn Video- oder Audioaufnahmen gemacht werden sollen, können die erforderlichen Unterschriften bereits im Wartezimmer eingeholt werden. Jugendliche ab dem 16. Lebensjahr müssen ihr Einverständnis schriftlich erklären. Erläutere, dass Videoaufnahmen eine wichtige Unterstützung der Arbeit sind, und biete an, gelegentlich Ausschnitte aus den Aufzeichnungen gemeinsam anzuschauen.

3.3 Die Eröffnungsphase

Das Ziel der etwa zehn Minuten dauernden Eröffnungsphase besteht darin, die Familie besser kennenzulernen und dafür zu sorgen, dass eine sichere und förderliche Atmosphäre geschaffen wird. Familien finden leichter Zugang zu ihrem kreativen Potenzial, wenn die Sitzung in einer positiven, kooperativen Grundstimmung stattfindet. Der positive Fokus zu Beginn der Therapie dient implizit dazu, kontraproduktive Muster, etwa in Form von wechselseitigen Vorwürfen, zu unterbrechen.

Zu Beginn der Therapie besteht einer der ersten Schritte im Herstellen eines guten Kontakts. Unter *Joining* versteht man den Prozess, sich als Therapeut auf die Familie, auf ihre Regeln und ihre Weltsicht einzustimmen. Es soll ein gemeinsames therapeutisches System gebildet werden, welches einen Kontext für eine gute Kooperation bei der Lösung der präsentierten Probleme bietet (Minuchin 1977). Die Methode des Joinings ist für alle familientherapeutischen Ansätze kennzeichnend (Simon et al. 1999, S.155). In der Hypnotherapie wird von *Rapport* (Erickson et al. 1978, Mrochen & Bierbaum-Luttermann 2000), im Neurolinguistischen Programmieren (NLP) von *pacing* und *leading* gesprochen (Bandler & Grinder 1982). Eine gute therapeutische Arbeitsbeziehung gilt als einer der wichtigsten Wirkfaktoren von Psychotherapien (Grawe 1995).

Joining ist mehr als eine Technik, es ist eine ressourcenorientierte Haltung, die von einem aufrichtigen Interesse an den Fähigkeiten, Besonderheiten, Nöten und Sorgen des Kindes, des Jugendlichen und seiner Eltern getragen wird. Ausgehend von einem optimistischen Menschenbild, wird vermittelt: »Auch wenn ihr momentan feststeckt – ich sehe euch als normal an, als Familie verfügt ihr über das Potenzial, eure Probleme zu lösen!«

Dabei wird zur ganzen Familie und den Subsystemen Kontakt hergestellt, und alle Familienmitglieder werden angesprochen. Innerlich stellt man sich auf die Seite des Angehörigen, mit dem man gerade spricht. Das Joining kann warm und herzlich, aber auch sachlich und nüchtern erfolgen. Manchmal berichten Familien gleich im Erstgespräch von aktuellen tragischen Ereignissen, etwa der Diagnose einer schweren Erkrankung oder dem plötzlichen Verlust eines Angehörigen. Eine respektvolle Form des Joinings in solchen Situation ist das Eingeständnis, nicht annähernd nachvollziehen zu können, was dies für die Familie bedeutet. Zentral für systemische Therapeuten ist das *triadische Joining*, also die Fähigkeit, gleichzeitig zu mehreren Personen einen guten Rapport aufzubauen und ihre Beziehung wertzuschätzen.

1. Im Therapiezimmer setzen sich die Familienmitglieder so, wie sie es wünschen. Die Sitzordnung kann diagnostische Hinweise auf die Interaktion der Familie geben. Falls ein Familienmitglied fehlt, bleibt ein Stuhl frei.
2. Beachte das nonverbale Verhalten und die Sprache jedes Familienmitglieds und versuche, sich auf sie einzustellen. Nutze den Stil und die Sprache in künftigen Sitzungen, wenn mit dem jeweiligen Familiemitglied gearbeitet wird.

3. Mache die Familie mit dem Therapieraum vertraut, indem zum Beispiel mit den Kindern die Videoanlage und die Einwegscheibe erkundet werden. Zeige, wo sich Spielsachen für die Kinder befinden. Gespräche im Videoraum können mit einem Entdeckerspiel für die Kinder beginnen, bei dem man sie nach den Besonderheiten des Raumes suchen lässt, wie zum Beispiel Mikrofone und Videoanlage: »Was ist besonders in diesem Raum? Wisst ihr, wofür die Mikrofone und der Spiegel da sind?«

4. Erläutere den Gesprächsablauf – die Zeitdauer und eine mögliche Unterbrechung der Sitzung. Einige Grundregeln lauten: »Jeder hat das Recht, sich zu beteiligen und zuzuhören oder dies nicht zu tun, jeder wird um seinen Beitrag gebeten.«

5. Hilf der Familie, sich wohl zu fühlen, indem du ein informelles, lockeres Gespräch in einem plaudernden Ton führst: »Bevor Sie mir berichten, was Sie herführt und welche Themen Sie lösen möchten, würde ich Sie gerne als Person besser kennenlernen.«

6. Suche nach Gelegenheiten, dich normal und menschlich zu zeigen, indem du näher auf den Beruf oder die Interessen eines Familienmitglieds eingehst.

7. Verbessere den Kontakt durch Fragen nach persönlichen demografischen Informationen, die reihum an alle Familienmitglieder gerichtet werden – nach dem Alter, Arbeits- oder Ausbildungsplatz, der Schulklasse, den Namen von Freunden.

8. Frage nach der regionalen Herkunft und der sozialen Verwurzelung am Wohnort. Versuche, an jeder Person etwas Interessantes zu entdecken. Die leitende Frage im Hintergrund ist: »Was für eine Familie ist das – welche interessanten Seiten haben diese Menschen?«

9. Bleibe eine Weile bei diesen Themen. Wenn ein Elternteil anfängt, Beschwerden zu schildern, wird dieses Thema zurückgestellt: »Mir wird deutlich, wie sehr Ihnen das Problem unter den Nägeln brennt. Doch bevor wir darauf zu sprechen kommen und uns ausführlich Zeit für Ihr Anliegen nehmen, würde ich mir gerne noch ein besseres Bild von Ihnen und den übrigen Familienmitgliedern machen.«

10. Frage nach der Familie als Ganzes: »Was für eine Familie seid ihr? Geht es bei euch eher lustig zu, macht jeder etwas für sich? Was unternehmt ihr gerne zusammen? Seid ihr eher ruhig oder lebhaft? Wie ist das bei euch? Was sagen andere Leute über eure Familie?«

11. Strukturiere das Gespräch in einer kinderfreundlichen Weise. Nachdem sich die Kinder vorgestellt haben, ist es empfehlenswert, ihnen Spielsa-

chen oder Malutensilien anzubieten. Dabei wird verabredet, dass sie immer wieder ins Gespräch einbezogen werden: »Jetzt habe ich euch kennengelernt. Da hinten sind ein paar Spielsachen, mit denen ihr gerne spielen könnt. Jetzt werde ich ein paar Minuten mit Papa und Mama reden – wenn wir euch brauchen, rufen wir euch, okay?« (Weber et al. 1985)

Kinder sind ein wunderbarer Zugang zum Herz der Eltern, die voller Stolz berichten, was ihr Nachwuchs schon alles gelernt hat. Umgekehrt erzählen Kinder voller Begeisterung, was der Papa und die Mama alles können. Sie sollten deshalb von Anfang an in das Gespräch einbezogen werden, um zu vermeiden, dass sie innerlich auf »Stand by« geschaltet haben, weil lange Zeit nur mit den Erwachsenen geredet wird. Die Sitzung droht dann langweilig zu werden und nutzt nicht das kreative emotionale Potenzial der Kinder – eine verpasste Chance, zu erleben, wie, die Familienmitglieder spontan miteinander umgehen. Manchmal werden Kinder von ihren Eltern vorgeführt, oder der Therapeut wird getestet: »Mal sehen, ob der an unseren Max herankommt!« In der Phase des Beziehungsaufbaus sollten Situationen vermieden werden, in denen das Kind oder der Therapeut etwas beweisen muss. Inhaltlich wird zunächst über die einzelnen Personen mit ihren Interessen und individuellen Besonderheiten gesprochen, dann über die Lebenssituation der Familie und die besonderen Kompetenzen geredet. Es folgt eine Diskussion der Probleme und der Ziele der Familie, und schließlich werden erste Veränderungsschritte verabredet.

EXKURS: *Mit Kindern reden*

- Lass dir und der Familie Zeit für das Joining. Guter Kontakt lässt sich nicht forcieren. Manche Kinder brauchen eine Weile, um sich auf die neue Situation einzulassen. Warte geduldig auf Kontaktangebote und greife sie dann auf.
- Halte Blickkontakt und *joine* das Kind auf der nonverbalen Ebene. Nimm eine Körperhaltung ein, die der des Kindes entspricht.
- Verwende bei kleineren Kindern kurze Sätze und viele bestätigende Äußerungen – »Hm« und »Mhmhmhm«.
- Stelle direkte, offene Fragen – »Wie heißt du? Wie alt bist du?« – und unterstreiche deine Äußerungen mit ausdrucksvoller, dramatisierender Mimik und Gestik.
- Vermittle das Gefühl, dass es in Ordnung ist, nicht auf Kommando antworten zu müssen: »Du kannst frei erzählen, es ist aber auch in Ordnung, wenn du nichts sagen möchtest.«

- Prüfe, ob das Kind versteht, was gesprochen wird, und erläutere Begriffe der Erwachsenensprache.
- Stelle Fragen nach den Lieblingsspielen, dem eigenen Zimmer, einem Haustier, einer Lieblingsaktivität, dem bevorzugten Fußballverein, der Lieblingsmusikgruppe und Aktivitäten mit Freunden, den Lieblingsfächern und unbeliebten Fächern.
- Stelle Fragen, statt zu deuten oder Zuschreibungen vorzunehmen. »Du und dein Bruder – habt ihr Spaß miteinander und spielt mal was zusammen – oder zofft ihr euch die meiste Zeit?«, anstelle von: »Bestimmt magst du deinen kleinen Bruder.«
- Frage nach Gemeinsamkeiten und Besonderheiten: »Ihr geht beide in dieselbe Schule – und in welche Klasse gehst du?«
- Fasse gelegentlich zusammen, was das Kind gesagt hat: »Du bist also der Alexander, du bist sieben Jahre alt, spielst gerne Fußball und gehst in die zweite Klasse.«
- Lass dem Kind beim Reden den Vortritt.
- Alternativfragen erhöhen bei kleineren Kindern die Wahrscheinlichkeit einer Antwort.
- Biete Wahlmöglichkeiten an – »Möchtest du noch bei uns sitzen bleiben oder lieber mit den Puppen spielen?«
- Durch Wiederholen der Antworten des Kindes entsteht eine zirkuläre Feedback-Schleife; Kind: »Hm, keine Lust.« Therapeut (Th.): »Hm, keine Lust – keine Lust, hier zu sein?«
- Nutze den Namen des Kindes und seine Bedeutung: »Du heißt Alexander. Alexander, weißt du, wer diesen Namen ausgesucht hat und was er bedeutet?«
- Ermutige das Kind, seine Antworten zu erläutern und zu präzisieren.
- Greife Themen der Kinder auf und folge ihnen eine Weile. »Du magst Pferde. Was magst du an Pferden?«
- Manchmal antworten Kinder leichter auf Ratespiele: »Du brauchst nicht zu antworten. Du könntest auch raten – was würdest du raten?«
- Beachte »gelbe« und »rote« Warnleuchten, die Signale für heikle Themen sind – zum Beispiel die Schule. Kehre die Richtung der Frage um und erkunde, welche Fächer besonders unbeliebt sind.
- Stelle dich auf Kinder mit besonderen Bedürfnissen ein, die mehr räumliche Distanz bevorzugen oder Berührungen und Blickkontakt nicht mögen.
- Bei Kindern unter acht Jahren und bei unruhigen Kindern ist es empfehlenswert, nach zehn bis 15 Minuten von der Gesprächsebene zu einfachen Interaktions- und Bewegungsspielen zu wechseln (s. Kap. 19).
  Man kann zu viel oder zu wenig Struktur vorgeben. Ein Übermaß an Druck ist

ebenso kontraproduktiv wie eine Laisser-faire-Haltung. Lange Monologe und viele Fragen sind ungünstig (Chasin & White 1989).

3.4 Die Phase der Problemexploration

Nach der Phase des Kennenlernens und des Beziehungsaufbaus werden Eltern und Kinder gebeten, ihre Sicht der Problemsituation zu schildern, was etwa zehn bis 15 Minuten erfordert. Viele Eltern drängt es, ihre Sorgen mitzuteilen. Die Erwartung, im Therapeuten jemanden zu finden, der ihre Not anhört, kann mit der Haltung eines systemischen Therapeuten kollidieren, weil dieser sich nicht für Probleme, sondern bevorzugt für Ressourcen und Lösungen interessiert. Bei einem einseitigen Gesprächsfokus auf Probleme fühlen sich Kinder schnell angeklagt und vorgeführt. Es kann geschehen, dass man in eine »Problemtrance« gerät und die Familie auf ihre Symptome reduziert. Manche Familientherapeuten lassen sich deshalb zuerst mit Aktionstechniken szenisch die Wünsche und Ziele der Familie zeigen, um nicht einen negativen Problemfokus entstehen zu lassen (Chasin & White 1989, Nemetschek 2006). Umgekehrt kann ein vorschneller Lösungsfokus den Eindruck erwecken, dass den Nöten der Klienten zu wenig Raum gegeben wird.

Die Frage »Weißt du, warum du heute hier bist?« ist geeignet, bei Kindern Spannung zu erzeugen. Leicht entsteht der Eindruck, zum Sündenbock gemacht zu werden. Manchmal wissen Kinder nicht, weshalb sie von ihren Eltern einem Therapeuten vorgestellt werden. Wenn es vor dem Erstkontakt bereits eine Untersuchung durch einen Arzt oder eine frühere Therapie gegeben hat, benenne ich meinen aktuellen Wissensstand. Die Familie könnte sonst annehmen, dass ich mehr Informationen vom Überweiser erhalten habe, als es tatsächlich der Fall ist.

1. Fasse die vorliegenden Vorinformationen zusammen und benenne das Ziel des heutigen Gesprächs. »Sie haben auf Vorschlag Ihres Kinderarztes Dr. Krueger angerufen, der Ihnen vorgeschlagen hat, sich wegen Ihres Sohnes an mich zu wenden. Der Termin heute ist ein Klärungsgespräch, in dem wir uns kennenlernen können und zusammen schauen, wie die Situation zu Hause aussieht.«
2. Wende dich an jedes Mitglied der Familie. Bitte um eine genaue Beschreibung des Problems auf der Verhaltensebene. Für gewöhnlich beginnt man mit dem Erwachsenen, der die größte Distanz zum Problem zu haben scheint: »Ich möchte heute von jedem von euch erfahren, wie ihr das Pro-

blem seht. Wer sieht was als Problem an? Was ist das Hauptproblem für jeden von euch?«

3. Hilf den Familienmitglieder bei konkreten und spezifischen Formulierungen:
    - »In welcher Weise ist dies ein Problem für euch?«
    - »Wann hat das Problem begonnen? Was hat euch dazu bewogen, gerade jetzt in eine Beratung zu kommen? Wie zeigt sich das Problem ganz konkret? Was sind erste Anzeichen dafür, dass es auftritt? Wer tut was mit wem? Wann tut er es? Hat er sich in einem anderen Zusammenhang schon anders verhalten? Seit wann besteht das Problem?«
    - »Inwiefern ist dies für Sie persönlich ein Problem?«
    - »Wie wird das Familienleben im Alltag davon beeinflusst?«

4. Jüngeren Kindern unter sechs Jahren fällt es schwer, problemorientierte Fragen zu beantworten. Sie tun sich leichter damit, globale Ziele zu benennen. Bei kleineren Kindern sage ich »Dies ist ein magischer Raum, in dem wir zusammenkommen und herausfinden, wie ihr mehr Spaß haben könnt«. Ich habe von euren Eltern am Telefon gehört, dass es bei euch viel Stress gibt mit der Schule und immer geschrieen wird. Mama und Papa wollten zu mir kommen, um zu beraten, wie ihr mehr Spaß haben könnt. Möchtest du, dass es lustiger bei euch in der Familie ist?«

5. Setze zielorientierte Rollenspiele und gestalterische Medien zur externalisierenden Darstellung der präsentierten Probleme ein. Lasse das Problem malen, vielleicht in Form einer Fantasiegestalt wie einem Grübelzwerg, der lustige Gedanken klaut, oder als Brülllöwe, der gezähmt werden will.

6. Frage nach den Erwartungen, die an dich als Therapeut gerichtet sind: »Wie kann ich Ihnen bei der Bewältigung dieses Problems behilflich sein?«

7. Kläre, ob es aktuell ein drängendes Problem gibt, das rasches Handeln im Sinne einer Krisenintervention verlangt (Chasin & White 1989, Weber et al. 1985).

Unterschiedliche Sichtweisen des Problems bewerte ich als etwas ganz Normales. Verschiedene Meinungen sind ein Teil des Reichtums von Familien. Probleme werden nicht als Ausdruck von Defiziten, sondern als Anpassungsleistung und Lösungsversuch verstanden – die therapeutische Haltung ist wertschätzend. Die funktionale Hypothese »Diese Familie braucht einen Symptomträger« führt zu einer negativen Einstellung gegenüber Klienten und ist stark vereinfachend.

Mit Hilfe von ressourcenorientierten systemischen Fragen, Umdeutungen und der Veränderung der Affektlage wird *eine weiter gefasste therapeutische Realität* definiert, die Handlungsspielräume eröffnet und das Problem als veränderbar darstellt (Haley 1976, Minuchin 1977, Pleyer 2001). Der Fluss der Ereignisse in einer Therapiesitzung wird in einer Weise interpunktiert, die Ansatzpunkte für eine konstruktive weitere Arbeit bietet. Bereits bei den ersten Problembeschreibungen beginne ich, einen allzu engen Problemfokus auszuweiten und Beschwerden zu kontextualisieren. Die Themen der Klienten werden aufgegriffen und positive Fähigkeiten herausgearbeitet. Hat man einen positiven Fokus gefunden – eine Ressource, die das Kind hat, oder Situationen, in denen das Problem nicht auftritt –, verfolgt man dieses Thema eine Weile und gibt ihm breiten Raum. Hauptmittel der Gesprächsführung ist die Fokussierung der Aufmerksamkeit auf bestimmte Themenfelder, die akzentuiert werden, während man andere Bereiche defokussiert. Über eine Interpunktion von Ereignisfolgen werden gemeinsam eine neue Wirklichkeit und veränderte Narrative konstruiert, die den Weg für positive therapeutische Schritte öffnen. Die Geschichte der Klienten wird behutsam aufgehoben und gemeinsam zu einer neuen, etwas günstigeren Geschichte erweitert.

▶ Die 16-jährige Irma und ihre Eltern waren erschöpft und standen am Rande einer depressiven Anpassungsreaktion. Der Bruder Lars war mit 19 Jahren an Mukoviszidose verstorben, das ganze letzte Jahr vor seinem Tod war von nicht enden wollenden akutmedizinischen Maßnahmen überschattet. Offensichtlich stand die ganze Familie noch immer unter dem Schock der als traumatisch erlebten intensivmedizinischen Behandlungen und des Abschieds. Der Vater kämpfte tapfer gegen seine eigene Niedergeschlagenheit. Die gesundheitlichen Probleme der Mutter hatten sich massiv verstärkt, und Irma deprimierte es, dass sie in der Schule abgesackt und ihre Versetzung gefährdet war. Im Gespräch fokussierte ich zunächst die Interessen der Familie und erfuhr, dass die Mutter trotz ihrer starken Sehbehinderung gerne wanderte, Gitarre spielte und schrieb. Ebenso wie der Vater malte und las sie sehr gerne; der Vater spielte außerdem gerne Theater. Alle drei waren im Judosport aktiv. Die größte Leidenschaft der Familie waren jedoch Reisen in nordische Länder. Ich erfuhr, dass die Familie seit Jahren ausgedehnte Wildnisreisen machte, auch der Bruder Lars habe einen Riesenspaß dabei gehabt. Gerührt erzählten die Eltern, Lars sei überhaupt ein sehr positiver, heiterer Mensch gewesen, der ausgesprochen positiv an die vielen medizinischen Maßnahmen herangegangen sei. Es folgte eine rege Diskussion über viele schöne Momente, die das Familienleben bisher ausgezeichnet hatten. Ich machte Irma und ihre Eltern darauf aufmerksam, dass wir daran arbeiten könnten, den guten und den schlimmen Erinnerungen einen Platz zu geben. Auch die schlimmen Bilder brauchten einen Platz, den man wie ein Familienalbum aufheben könne, das man zur Hand nimmt und aufschlägt, wenn man es will, und schließen und gut verwahren kann, um letztlich die schönen Momente mit Lars besser würdigen zu können.

In einer zweiten Runde von Fragen werden das Problem und sein Entstehungskontext weiter erkundet. Jüngeren Kindern schlage ich vor, währenddessen etwas zu malen oder in der Spielecke etwas zu bauen. Zum Teil lauschen Kinder »mit großen Ohren« auf das, was die Erwachsenen erzählen. Zwischendurch beziehe ich sie immer wieder mit ein und frage sie nach ihrer Einschätzung. Ein zu früher Wechsel zu spielerischen Methoden kann auch ein falsches Signal setzen. Kinder ernst zu nehmen kann auch bedeuten, darauf zu bestehen, dass wichtige Dinge zur Sprache kommen, auch wenn ein Kind sich viel lieber in die Malecke zurückziehen möchte (Cooklin 2001).

Fragen nach dem Überweisungskontext. Die Familie kann sich aus eigener Initiative angemeldet haben oder auf Veranlassung von Bekannten, des Kinderarztes, eines Kinder- und Jugendpsychiaters, eines Lehrers oder Familienrichters. In diesem Abschnitt des Erstgesprächs versuche ich mir ein Bild zu machen, was die Familie über eine Familientherapie und über mich als Person bereits gehört hat. Die Dynamik des Behandlungsdreiecks Familie – Therapeut – Überweiser kann für den weiteren Verlauf eine wichtige Rolle spielen. Die überweisende Person kann sehr spezifische Erwartungen haben, was in der Therapie geschehen soll. Diese Erwartungen können wiederum die Erwartungen der Familie an mich prägen. Die implizite Frage lautet: »Wer will was von wem?« Die Vorstellungen der Familie und des Überweisers können übereinstimmen oder divergieren. Manchmal verlangen Lehrer, dass ein Schüler eine Therapie macht, wenn er weiter an der Schule bleiben will, während die Eltern jedoch kein Problem mit dem Verhalten ihres Kindes haben. Oder ein Jugendlicher kommt mit einer gerichtlichen Auflage in die Therapie, mit der impliziten Erwartung, ich möge ihn von weiteren Alkoholexzessen abhalten. Bei Therapien in Zwangskontexten versuche ich, gemeinsame Ziele auszuhandeln, und kläre die Frage: »Wie kannst du es erreichen, dass du den Druck der Schule los wirst?« Hilfreiche Fragen zur Rahmenklärung lauten:

- »Von wem haben Sie von mir gehört?«
- »Was hat Ihnen der Überweiser über eine systemische Therapie und über mich erzählt?«
- »Was, glauben Sie, erwartet die zuweisende Person, was in einer Therapie geschehen sollte?«
- »Warum wurde die Überweisung gerade jetzt veranlasst?«

■ »Wären Sie einverstanden, wenn ich telefonisch Kontakt mit dem Überweiser aufnehme?«

Mit Hilfe von systemischen Fragen werden der Umgang mit dem Problem und dessen Bedeutung für die Familie erkundet.

Erklärungsfragen beleuchten die subjektiven Theorien der Familie über die Problemsituation: »Die meisten Menschen versuchen, sich einen Reim auf das zu machen, was geschieht – welche Erklärung habt ihr für das Problem? Wie kommt es nach eurer Meinung, dass dieses Problem in seiner jetzigen Form weiterhin besteht?«

Skalierungs- und Prozentfragen. Mit dieser Form von problemorientierten Fragen kann das Ausmaß des Problems veranschaulicht werden. Gleichzeitig vermitteln sie, dass es auch problemfreie Lebensbereiche gibt. Skalierungsfragen können mit Gestaltungstechniken verbunden werden (s. Kap. 14).

■ »Was war auf einer Skala von 0–10 der Tiefpunkt deines Befindens, seit du dieses Problem hast? Und heute, wo stehst du heute?«

■ »Wo standest du in den vergangenen zwei, drei Wochen? Wo stehst du heute?«

■ »Was wäre für dich eine Marke auf dieser Skala, die für dich bedeutet, dass es dir gutgeht?«

■ »Was würde dazu beitragen, dass die Situation um einen Punkt besser wird?« »Wie viel Prozent deiner Energie setzt du für deine Bulimie ein, fürs Nachdenken über das Essen, für Grübeleien? Wie viel Prozent deiner Energie hast du für dich?«

Auch die Bereitschaft, sich zu engagieren, und die Hoffnung auf Veränderung lassen sich mit Skalierungsfragen erfassen:

■ »Wie viel Energie bist du auf einer Skala von 0–100 bereit zu investieren, um im Sommer versetzt zu werden?«

■ »Wie groß ist deine Hoffnung, dass du es schaffen wirst– wieder auf einer Skala von 0–100?«

■ »Für wie wahrscheinlich hältst du es, dass du dein Ziel erreichen wirst – wieder auf der Skala von 0–100?« (Bertolino 2002)

Zirkuläre Fragen fordern dazu auf, das subjektive Bild oder die Einschätzung des Verhaltens und der Beziehung von zwei oder mehreren Angehörigen zu schildern:

■ »Was, glauben Sie, denkt Ihr Mann?«

■ »Und du, als Sohn – wie reagiert nach deiner Wahrnehmung die Mutter auf die gelassene Haltung des Vaters?« »Herr Müller, wenn Ihr Sohn und Ihre Frau streiten, was macht dann Ihre Tochter?« »Paul, wenn deine Schwester versucht zu schlichten und der Vater sich heraushält: wie reagiert da deine Mutter?«

Im Unterschied zu Postulaten der humanistischen Familientherapie soll also über Anwesende »getratscht« werden, es wird »über die Bande gespielt« (Penn 1983, Retzlaff 1985, Tomm 1994). Zirkuläre Fragen werden reihum an alle anwesenden Personen gestellt. Ein Satzteil des Antwortsatzes wird als Ausgangspunkt für die nächste Frage genommen – man lässt sich dabei vom Feedback der Antworten leiten, zum Beispiel: »Mein Mann zieht sich zurück, wenn meine Mutter betrunken runter in unsere Wohnung kommt und mit mir schimpft.« *Th.:* »Wenn Ihr Mann sich zurückzieht, bleibt Ihre Mutter da länger oder weniger lang zu Besuch?«

Die Richtung der Fragen führt von Inhalten zu Prozessen, von der Beschreibung von Tätigkeiten und Eigenschaften zu Beziehungen und Interaktionen und von der Gegenwart über die Vergangenheit in die Zukunft. Sprachlich handelt es sich überwiegend um *»Wenn-dann-Fragen« nach Interaktionsfolgen* und um *vergleichende Fragen.* »Wenn-dann-Fragen« nach Interaktionsfolgen implizieren einen Zusammenhang zwischen dem Tun des einen und dem Tun oder Lassen des anderen. Sie erkunden den »Tanz um das Problem« und vermitteln auf indirekter sprachlicher Ebene ein systemisches Modell: »Wenn dein Bruder nicht lernt, was tut dann deine Mutter?« »Wenn deine Mutter schimpft und dein Vater heimkommt, was tut der dann?« »Wenn sich dein Vater heraushält, was tut dann deine Mutter?« »Und du und deine Schwester – haltet ihr euch eher heraus oder mischt ihr euch ein?«

Vergleichende zirkuläre Fragen verdeutlichen unterschiedliche Positionen von Angehörigen; sie zeigen Subsysteme und Koalitionen innerhalb der Familie ebenso auf wie deren Veränderung über die Zeit hinweg. Sie können sich auf die Gegenwart, Vergangenheit oder Zukunft beziehen. Sprachlich handelt es sich um Komparativfragen oder die Aufforderung zur Bildung von Rangreihen:

■ »Wer ist genauso leicht aufgebracht wie der Vater?« »Wer lässt sich am wenigsten aus der Ruhe bringen?«

■ »Bevor deine Schwester begonnen hat, so sehr auf ihr Gewicht zu achten: wer war ihr da am nächsten? Mit wem hat sie früher am meisten geredet?«

Fragen nach Ausnahmen   lenken die Aufmerksamkeit auf Kompetenzen und Lösungen:

- »Ihr habt mir ein gutes Bild davon gegeben, was aus eurer Sicht das Problem ist. Um mir ein genaueres Bild zu machen, würde ich gerne wissen: ›Was tut ihr, wenn es ausnahmsweise gut läuft?‹«
- »Bitte beobachten Sie bis zum nächsten Gespräch kleine Momente, in denen das Problem nicht auftritt, Momente, von denen Sie sagen können: ›Wenn es öfters wäre wie gerade eben, wäre das ein Schritt in die richtige Richtung!‹«

Resilienz- und Bewältigungsfragen   werden im gesamten Gesprächsverlauf gestellt:

- »Sie haben geschildert, dass die Situation ziemlich schwierig ist. Eigentlich könnte man erwarten, dass eine andere Familie längst den Mut aufgegeben hätte, genau das haben Sie aber nicht getan. Sie sitzen hier und suchen nach Wegen. Was hat Ihnen denn geholfen, dass es Ihnen trotz alledem einigermaßen gut geht?«
- »Was sind Kleinigkeiten, die Sie im Alltag tun – vielleicht gar nicht bewusst –, die dazu führen, dass Sie nicht aufgegeben haben?«

Hypothetische Fragen   arbeiten mit »Als-ob-Wirklichkeiten« und gehören zu den zentralen Techniken der systemischen Therapie. *Verschlechterungsfragen* haben eine paradoxe Note und entfalten sehr häufig eine deutliche therapeutische Wirkung: »Was du erreichen willst, ist, frei von deiner Bulimie zu sein. Lass uns einmal überlegen: Was würde es schlimmer machen? Was müsstest du tun oder dir sagen, damit du so unter Druck bist, dass du dir am nächsten Tag garantiert einen Fressanfall leistest? Natürlich ist das nicht, was du willst: Du willst dich entlasten, auch mal sagen: Mach dir keinen Stress ... Aber angenommen, du wolltest es auf die Spitze treiben ... denn wenn du weißt, wie du die Dinge verschlimmern kannst, wirst du auch mehr verstehen, was du positiv für dich tun kannst. Gefahr erkannt, Gefahr gebannt.«

Hypothetische *Fragen nach zukünftigen Veränderungen* führen auf imaginativer Ebene zum Durchspielen von alternativen Szenarien:

- »Was glauben Sie: Wer von den beiden Töchtern wird früher ausziehen?«
- »Wer in der Familie wäre am meisten überrascht, wenn du dich auf den Hintern setzt, lernst, von den Fünfen wegkommst und versetzt wirst?«
- »Angenommen, irgendwann in den nächsten Monaten wird sie ausziehen, Dinge tun, die andere Frauen in ihrem Alter tun, und das Essen wird für sie wieder etwas ganz Selbstverständliches – wäre ihr da die Mutter immer noch am nächsten? Wem würde diese Veränderung am leichtesten fallen?«

Auch die *Feen- und Wunderfrage* ist ein Sonderfall einer zukunftsorientierten hypothetischen Frage:

- »Angenommen, irgendwann in den kommenden Tagen geschieht über Nacht ein Wunder, und das Problem hat sich aufgelöst: Woran würden Sie das merken?«
- »Was würde Ihr Sohn dann tun, und was würden Sie tun?«
- »Was würden Sie mit Ihrer Energie machen?«

Externalisierungsfragen helfen, chronifizierte oder diffuse Probleme greifbarer zu machen. Das Problem oder Symptom wird als Objekt dargestellt:

- »Sie beschreiben, wie es wieder und wieder zu Streitigkeiten und Motzereien kommt. Es wirkt so, als ob Sie nicht eine fünf-, sondern eine sechsköpfige Familie wären. Immer wieder sitzt da dieser Motzkopf am Tisch und quäkt dazwischen und verdirbt die Laune.«
- »Wie lange kennen Sie den denn schon, diesen Motzkopf?«
- »Ist der immer dabei, oder lassen Sie den auch mal zu Hause, etwa wenn Sie in den Urlaub fahren?«

Analogien und Metaphern für die problematischen Seiten des Systems tragen dazu bei, eine Beobachterperspektive einzunehmen, verändern den Problemfokus und induzieren die Hoffnung auf kreative Lösungen. Man kann nach dem Leitmotiv der Familie, nach der Lieblingsmelodie oder ihrem Mantra fragen:

- »Wie lautet der Satz, der am häufigsten in der Familie zu hören ist?«
- »Was wäre das Leitmotiv der Familie?«
- »Welche Melodie, welche Familien- oder ›National‹-Hymne herrscht vor?«
- »Welcher Slogan, welches Motto gibt am besten die jetzige Lage der Familie wieder?«
- »Angenommen, ihr würdet einen neuen Leitsatz, eine neue Leitmelodie oder ein Motto finden. Wie könnte es lauten?«

Satzergänzungen sind eine einfache effektive Form, Probleme zu erkunden (Branden 1983). Dazu wird eine Reihe von Sätzen zum Problem formuliert, die spontan ohne weitere Überlegung ergänzt werden sollen:

THERAPEUT: »Das Schlimmste an der Schule ist …«

IRMA: »Mein Physiklehrer!«

TH.: »Was ich gar nicht an der Schule leiden kann …«

IRMA: »Den Physikunterricht und Mathe!«

TH.: »Physik und Mathematik erinnern mich an …«

IRMA: »Meinen Lehrer, voll übel!«

Th.: »Was ich gar nicht an meinem Lehrer leiden kann, ist ...«

Irma: »Dass er mich nicht versteht und ein Depp ist!«

Th.: »Was vielleicht an Physik auch Spaß machen könnte ist ...«

Irma: »Dass es eigentlich ganz interessant sein kann, aber mit dem Lehrer habe ich immer Ärger!«

Einschätzung der Veränderungsbereitschaft. Ungeachtet einer gewissen Zurückhaltung gegenüber einer objektivierenden Beschreibung betreiben auch systemische Therapeuten *Diagnostik.* Sie entwickeln eine *Einschätzung der Personen,* machen sich ein Bild des Familiensystems mit seinen individuellen Stärken und Schwächen, der Geschichte der Lösungsversuche, des Kontakts zu Helfersystemen und der Veränderungsbereitschaft. Als Therapeuten stehen wir nicht außerhalb des Systems, sondern beeinflussen wesentlich das Bild, das entsteht: Diagnostische Fragen haben immer auch den Charakter einer Intervention, denn die Art und Richtung der Fragen und ihr latenter Bedeutungsgehalt tragen bereits zur Konstruktion einer neuen Sicht der Wirklichkeit bei (Krause & Echelmeyer 1981, Retzlaff 1985, Selvini-Palazzoli et al. 1981).

Die allermeisten Therapiekontakte dauern nicht länger als drei bis sechs Stunden. Es wäre in der Regel ein Fehler, anzunehmen, dass Menschen, die zu einem Erstgespräch kommen, auch wirklich eine Therapie machen wollen (Carr 1990). Deshalb sind die Bereitschaft zur Veränderung und die Motivationslage zu prüfen.

Der Umgang mit dem Klienten im ersten Gespräch und in den weiteren Gesprächen hängt von seinem Standpunkt ab. Abhängig von ihrer Position lassen sich verschiedene Klienten-Typen unterscheiden (Fisch et al. 1982). Die vermutlich größte Gruppe sind *Klagende,* die ihr Leid mitteilen möchten, ohne bereit zu sein, aktiv Änderungsschritte zu unternehmen, und die sich nicht als aktiven Teil des Lösungsprozesses verstehen, sondern erwarten, dass der Therapeut ihr Kind in Ordnung bringt, oder die keine Hoffnung auf Veränderung haben. *Schaufenster-Kunden* kommen auf Empfehlung einer dritten Person, die das Problem als wichtig und dringend genug ansieht, um eine Therapie zu empfehlen – es ist aber eher der Überweiser, der ein Problem sieht. Typische Beispiele sind Jugendliche, die von ihren Eltern geschickt werden, weil sie zu wenig für die Schule tun, oder Eltern, die ihr Kind nur vorstellen, weil der Lehrer Druck macht. *Schaufenster-Kunden* wollen sich zunächst einmal unverbindlich informieren. Ihre Haltung ist abwartend, das Problem wird als wichtig, aber nicht als sehr dringend angesehen, und der Leidensdruck ist nicht sehr groß. Es besteht die Erwartung, dass der Therapeut aktiv sein soll. In diesen Fällen ist es sinnvoll, zunächst einmal in Erfahrung zu bringen, was die Familie erreichen will, sie über die therapeutischen

Arbeitsweisen und Behandlungsoptionen zu informieren und Ambivalenzen vielleicht mit einem therapeutischen *Splitting* anzusprechen, bei dem zwei unterschiedliche Positionen vertreten werden. Bei diesen Familien ist also zunächst zu prüfen, ob ein Auftrag ausgehandelt werden kann, hinter dem die Familie oder der Jugendliche auch wirklich steht. *Zwangskunden* erscheinen auf Anordnung von Dritten – zum Beispiel eines Lehrers oder des Gerichtes – zur Therapie und müssen mit Nachteilen rechnen, wenn sie dem nicht nachkommen. Oft gibt es für die Betreffenden keinen Anlass, aktiv an Änderungsschritten zu arbeiten, außer vielleicht den Druck der Behörde loszuwerden, von der sie die Therapieauflage erhalten haben (Conen & Cecchin 2007). Therapeutische Arbeit im engeren Sinne ist dann möglich, wenn die Klienten das Gefühl bekommen, dass sie für sich einen Nutzen aus der Therapie ziehen können, und sie zu Kunden werden. »Bitte, verändern Sie mein Kind genau in der Weise, wie ich es will«, wird als *Co-Therapie-Auftrag* bezeichnet (Mücke 1998). *Klienten mit Co-Therapie-Auftrag* haben einen Leidensdruck, sie wollen, dass sich ihr Kind ändert, und haben konkrete Vorstellungen, was genau geschehen soll. Allerdings erwarten sie, dass der Therapeut aktiv wird und genau so ändert, wie sie es sich vorstellen. Von dem Vorschlag, regelmäßig an Sitzungen teilzunehmen, sind sie häufig nicht begeistert. Wirkliche *Kunden* für eine Therapie haben klare Ziele und sind bereit, sich aktiv für die Therapie zu engagieren. Sie formulieren ein eigenes Anliegen, sie haben einen deutlichen Leidensdruck und nehmen eine kohärente Position ein: »Prinzipiell können wir unsere Geschicke in die Hand nehmen und Ressourcen aktivieren, um unser Ziel zu erreichen.« Therapien mit dieser Gruppe sind weniger zeitaufwendig oder sie sind zumindest relativ unkompliziert.

Die Begriffe »Kunde« und »Kundenorientierung« sind der Ökonomie entlehnt. Sie setzen implizit voraus, dass Klienten tatsächlich über Ressourcen, Geld, Informationen und Zeit verfügen, selbstbestimmt einen Auftrag formulieren können und die Freiheit besitzen, die Dienstleistung »Psychotherapie« einzukaufen. Doch für viele Familien und für Kinder und Jugendliche trifft dies nicht zu. Sie erleben sich in einer abhängigen oder vielleicht sogar ohnmächtigen Position, fremdbestimmt durch Eltern, Lehrer oder Amtspersonen.

Ein Teil des therapeutischen Prozesses besteht darin, Entscheidungsfreiheit zu schaffen, indem ich die Familie darüber aufkläre, wie eine systemische Therapie abläuft, was sie vom Therapeuten erwarten kann, was ihr Part ist und welche alternativen Behandlungsmöglichkeiten es gibt.

Die Geschichte des Problems. Die Schilderung der Probleme durch die Eltern enthält oft viele leidvolle Erfahrungen, Anekdoten und Berichte aus der Entwicklung des Kindes und der Familie. Problembeschreibungen werden in den Kontext der Familiengeschichte(n) gestellt, um sinnhaft eingeordnet zu werden und neue Sinnstrukturen zu entwickeln. Voraussetzung dafür ist, dass man die Behandlungsgeschichte, Vorerfahrungen mit Krankheit und Problemen, Ideen über die Ursache, den »Tanz« um das Problem herum sowie die bisherigen Lösungsversuche in Erfahrung gebracht hat. Dabei geht es nicht um die »wahre« Geschichte – Beschreibungen sind immer Teil einer sozialen Konstruktion –, sondern um eine von verschiedenen möglichen Beschreibungen.

Ein übergeordnetes Ziel des ersten Familiengesprächs besteht darin, eine neue Geschichte zu entwickeln, die die Beschwerden aufnimmt, aber auch Stärken und positive Erfahrungen aufgreift, wie in der Vergangenheit Schwierigkeiten gemeistert wurden. Bereits im Erstgespräch werden neue familiäre Sinnstrukturen entwickelt, die zu einer Klärung, einer veränderten Problemsicht und anderen Einstellungen beitragen, Ressourcen aktivieren und Handlungsschritte ermöglichen. Problemgeschichten folgen dem Muster: »Erst war es gut, dann passierte x, danach wurde es schlimm, und hier stehen wir nun!« Die Schilderung bricht also mit der Beschreibung ab, wie man sich in einer Sackgasse befand. Im Interview wird der Fokus erweitert, um eine Fortsetzung der Geschichte zu ermöglichen. Die Fortsetzung der blockierten Narrative beginnt mit einem »Ja, und …«. Diese minimale Veränderung der Geschichte erlaubt es, sie zu einem etwas hoffnungsvolleren Ende zu führen.

▶ Eine Mutter meldete sich mit ihrem Sohn Lukas zur Therapie an: Sie machte sich Sorgen, weil er mit seinen 16 Jahren nicht mehr so offen wie früher mit ihr redete und viel Zeit beim Surfen im Internet verbrachte. Auf ihren Wunsch kam sie zum zweiten Gespräch alleine und berichtete ausführlich von der Familiengeschichte.

In ihrer Herkunftsfamilie war sie über Jahre hinweg für ihre schwer depressive Schwester verantwortlich gewesen. Ihre Partnerschaft mit dem Vater von Lukas war von seiner Unberechenbarkeit und seinen Alkoholexzessen überschattet gewesen. Zahlreiche Versuche, ihn durch gutes Zureden zu einer Entziehungskur zu bewegen, hatten wenig gefruchtet; noch heute musste sie für Schulden geradestehen, weil er impulsiv teure Anschaffungen getätigt hatte, bis sie sich schließlich getrennt hatte.

Lukas erklärte in folgenden Gesprächen, er sei ein anderer Mensch als sein Vater. Seine Mutter konnte unterscheiden, wo sie sich aufgrund ihrer negativen Vorerfahrungen übertriebene Sorgen machte und wo sie zu Recht nicht mit dem Verhalten von Lukas einverstanden war. Sie begann, Lukas mehr die Verantwortung für sein Verhalten zu übertragen, statt zu versuchen, ihn in einer Weise zu kontrollieren, die nur sein Rückzugverhalten bestärkte.

Ein guter Einstieg für die Frage nach der Familiengeschichte sind Genogramme. In der Regel erstelle ich bereits im Erstgespräch ein einfaches Genogramm und bitte die Kinder, mir beim Zeichnen des Stammbaums zu helfen. Diese grafische Darstellung von Lebensthemen bietet einen Verstehenshintergrund, der einen besseren Zugang zu den Eltern ermöglicht. In der zweiten oder dritten Sitzung – nachdem die aktuellen Probleme beschrieben und die Therapieziele geklärt worden sind – erstelle ich zusammen mit der Familie ein ausführliches Genogramm (s. Abschnitt 6.6).

Die Geschichte der Lösungsversuche. Die Art und Weise, wie das Kind und die Familie bislang mit dem Problem umgegangen sind, gibt Hinweise auf familiäre »Glaubenssysteme«, die zu einem Fortbestehen von Problemen beitragen. Ein besonders harmonisierender Erziehungsstil kann beispielsweise von dem Wunsch geleitet sein, Kindern heftige Konflikte zu ersparen, wie sie mit den eigenen Eltern erlebt wurden.

1. Finde heraus, auf welche Weise versucht wurde, das Problem zu lösen, und was die Ergebnisse dieser Lösungsversuche waren:
   - »Was habt ihr früher unternommen, um euer Problem zu lösen?«
   - »Wer tut was bzw. wer sagt was, um dieses Problem zu lösen?«
   - »Was tut ihr gegenwärtig, um das Problem zu lösen?«
   - »Was hat euch früher am meisten geholfen?«
   - »Gibt es etwas, das früher gut gewirkt hat, das ihr aber aus irgendwelchen Gründen zur Zeit nicht machen wollt?«
2. Erkundige dich nach der Beteiligung von Dritten am Problem:
   - »Habt ihr Ratschläge zu diesem Problem erhalten?« »Was haben euch Freunde und Angehörige empfohlen, was ihr tun sollt?«
   - »Was haltet ihr von den Empfehlungen? Haben sie euch weitergeholfen?«
3. Frage nach früheren Behandlungen und der Rolle von weiteren Helfern:
   - »Mit wem redet ihr noch über das Problem?«
   - »Bei wem wart ihr mit diesem Problem schon in Behandlung?«
   - »Wie erklärt ihr euch, dass es nicht geholfen hat?«
   - »Was haben andere Helfer bzw. Therapeuten eventuell übersehen?«
   - »Wie müsste ich es anstellen, um ebenfalls zu scheitern?«
4. Finde heraus, welche Lösungsideen es gibt, die nicht umgesetzt werden:
   - »Was würdet ihr einer anderen Familien mit ähnlichen Problem raten?«
   - »Was würdest du *eigentlich* gerne tun, um das Problem zu überwinden?«

3.5 Die Interaktionsphase

Im ersten Gespräch zeigt die Familie häufig spontan ihr Problemmuster: ein fünfjähriges Mädchen, das auf dem Schoß der Mama sitzt und dieser immer etwas zu essen in den Mund schiebt, wenn sie dem Therapeuten antworten will; ein Vater, der vorwurfsvoll auf seinen 16-jährigen Sohn einredet, der sich schweigend zurückzieht; Kinder, die außer Rand und Band geraten, während sich die Eltern streiten und nichts tun. Solche Situationen bieten neben diagnostischer Information einen Einstieg für Interventionen (s. Abschnitt 9.9).

▶ Meike war wegen einer Anorexie in stationärer Behandlung. Den ersten Teil des Essprogramms hatte sie gut gemeistert. Ich wurde gebeten, mit der Familie ein Konsultationsgespräch zu führen. Rasch zeigte sich, dass der Vater wegen eines progredienten anlagebedingten Hörverlustes teilnahmslos dabeisaß, während die Mutter, Meike und ihre beiden Schwestern diskutierten; er erklärte schließlich: »Ich bin nicht da, ihr könnt besser ohne mich reden!«, und stürmte aus dem Raum. Seine Erkrankung war kurz vor der Gewichtsabnahme von Meike manifest geworden. Mit der Begründung: »Der Vater ist Teil der Familie, er gehört dazu!«, erhielt die Frau die Aufgabe, zusammen mit mir den Vater zurückzuholen, und die Töchter sollten beratschlagen, wie die Familie gut dafür sorgen konnte, dass er am Gespräch teilhatte. Diese Aufgabe machte deutlich, wie verzweifelt die Töchter über die Behinderung des Vaters waren, sie zeigte aber auch die Ressourcen der Familie. Die Mutter begann, aktiv die Rolle der Dolmetscherin zu übernehmen, und entlastete ihre Kinder. Von einem der weiteren verabredeten Gespräche ließen sich die Eltern beurlauben, weil sie eine Wanderung unternehmen wollten, um nach all den Sorgen wieder einmal etwas für sich zu tun – was von Meike und ihren Schwestern mit Erleichterung aufgenommen wurde.

Spontane Probleminszenierungen oder *enactments* können als »Geschenk« der Familie gedeutet werden, mit dem sie mir einen Einblick in ihre typischen Muster gibt. Sie werden von mir mit einem »Gegengeschenk« in Form einer Intervention oder einer Anregung beantwortet (Ritterman 1983). Probleminszenierungen können spontan entstehen oder aktiv ausgelöst werden (Minuchin & Fishman 1983). Das Problem soll in den Therapieraum geholt werden, um ein deutliches Bild der Verhaltensmuster zu erhalten, die sich um das Problem herum eingespielt haben. Die Aktualisierung von Problemen in der Therapiesituation (Grawe 1995) ist ein weiteres zentrales Wirkprinzip von Psychotherapien. Die Familie macht dabei konkrete Erfahrungen, dass Lösungsschritte möglich sind. Diese Phase dauert etwa 15 Minuten.

1. Lass die Familienmitglieder ein Beispiel des Problems demonstrieren: »Zeigt mir, was daheim passiert, wenn die Tochter zu spät heimkommt.«
2. Lehne dich zurück und beobachte die Familie. Höre zu und schaue auf das Interaktionsgeschehen.
3. Beachte insbesondere repetitive Verhaltenssequenzen, die sich um das Problem herum abspielen.
4. Danke der Familie, dass sie dieses Muster zeigt. Nutze in der folgenden Zielsetzungsphase diese Beobachtungen beim Aushandeln einer gemeinsamen Problemdefinition.
5. Arbeite bei der szenischen Darstellung des Problems gegebenenfalls mit paradoxen Musterübertreibungen: »Könnt ihr mir die Mega-Monster-Variante zeigen – den absoluten Tiefpunkt, wie er schlimmer nicht sein könnte?«

Probleminszenierungen können in Lösungsinszenierungen übergehen:

▶ Die Eltern eines 13-jährigen Mädchens waren zunehmend angespannt, weil ihre Tochter bei ihren Forderungen nach längeren Ausgangszeiten, Kinobesuchen und Übernachtungen bei Freundinnen sehr lautstark wurde und »auszurasten« drohte. Anlass für die Beratung waren eskalierende Konflikte bis hin zu Gewaltdrohungen. Bei der Schilderung der Konflikte und des angespannten Familienklimas verdrehte das Mädchen genervt die Augen und schimpfte, keiner würde sie verstehen, während der Vater resigniert daneben saß. Die Familie gab mir damit ein Beispiel des präsentierten Problems als *enactment*. Mit Hilfe einer imaginären Fernbedienung wurde »das Band einige Minuten zurückgespult«, und die Familie wurde aufgefordert: »Spielt es noch einmal«, diesmal in der »Mega-Monster-Variante«, was schließlich zu einem befreienden Lachen führte. In einer Blitz-Zeitreise wurde die Familie dann »auf einem Zeitstrahl« in die nahe Zukunft geführt, an einen Zeitpunkt, »zu dem alles okay ist«, und die Familie zeigte mir ihre Ideen zu einem »reiferen« Umgang mit zukünftigen Konflikten.

3.6 Kooperative Planung der Behandlungsziele

In diesem Gesprächsabschnitt werden die Anliegen der einzelnen Familienmitglieder ermittelt. Um eine Therapie richtig beenden zu können, muss man richtig beginnen und erreichbare Ziele festlegen. Therapien nehmen einen günstigeren Verlauf, wenn Kinder, Jugendliche und Eltern ihre persönlichen Anliegen in den Therapiezielen wiederfinden. Die Behandlungsziele sollten deshalb in Alltagssprache beschrieben werden. Das Aushandeln von Zielen ist bereits eine erste therapeutische Intervention.

Die Zielsetzungsphase kann bereits vor der Schilderung der Probleme erfolgen, etwa wenn die Stimmung der Familie sehr bedrückt ist, wenn akute schwere Belastungen, Verluste oder eine schwere Krankheit das Leben überschatten oder wenn die Gesprächsatmosphäre hochgradig gespannt und aufgeladen ist. Kleine Kinder können Therapieziele szenisch mit Hilfe von Zeitlinien, lösungsorientierten Rollenspielen, Lösungsskulpturen oder mit Handpuppen und Mini-Figuren ausdrücken oder mit kreativen Medien gestalten. Ab einem Alter von drei Jahren kann die »Feenfrage« gestellt werden. Kinder äußern oft als Wunsch, dass zu Hause weniger gestritten wird und es fröhlicher zugeht. Jugendliche können ihre Ziele meist mit bemerkenswerter Klarheit formulieren.

Manchmal werden unrealistische Erwartungen vorgetragen. Kinder müssen gemäß ihrem Entwicklungsstand in der Lage sein, die Ziele zu erfüllen. In Familien mit Heranwachsenden ist »mehr Harmonie« oder »mehr gemeinsame Aktivitäten« kein gutes Ziel. In diesem Entwicklungsabschnitt sind Auseinandersetzungen und der Wunsch, eigene Wege zu gehen, an der Tagesordnung. Ein besseres Ziel wäre daher – statt der Abwesenheit von Konflikten – eine konstruktivere Form der Auseinandersetzung.

Viele Eltern wünschen sich, dass ihr Kind selbständiger wird und sie sich weniger um es kümmern müssen. Diesen Auftrag hinterfrage ich mit dem Hinweis, dass Kinder elterliche Präsenz und Anleitung benötigen. Der verbreitete Wunsch nach einem »Plug-and-play-Kind«, das – einmal »ausgepackt« – ohne weiteres Zutun von alleine funktioniert, freiwillig aufräumt, Vokabeln lernt und sich zuverlässig, ohne Zutun der Eltern, selbst programmiert, ist utopisch. Beschwerden führen oft indirekt dazu, dass Eltern, deren Tagesablauf übermäßig verplant ist, gezwungen werden, sich Zeit für ihr Kind zu nehmen. Das Therapieziel »Unser Kind soll selbständiger werden!« könnte dazu führen, dass es weniger von seinen Eltern hat, wenn es Fortschritte gibt. Aus Kindersicht wäre dieses Ziel nicht erstrebenswert. Sinnvoller ist es, als Ziel zu vereinbaren, bei einem Rückgang der Symptome miteinander mehr Zeit zu verbringen und gemeinsame schöne Aktivitäten zu verabreden.

Werden zu viele oder zu weitreichende Änderungsziele benannt, bremse ich die Familie und bitte, sich auf Prioritäten zu einigen. Mögliche Risiken und Nebenwirkungen von Veränderungen sollten vorab angesprochen werden. Es macht mehr Sinn, mehrere Ziele nacheinander zu erarbeiten, statt von einem Anliegen zum nächsten zu springen. Manchmal verzetteln sich Eltern in Auseinandersetzungen um Nebensächlichkeiten. Sie überfordern sich, während beim

Jugendlichen das Gefühl entsteht: »Ich kann sowieso nichts recht machen!« Kämpfe sollten nur ausgetragen werden, wenn sie konstruktiv gelöst werden können und wenn sich das Thema lohnt.

Als Metapher für Prioritäten verwende ich gerne drei Körbe – einen blauen Korb mit lästigen, aber unwichtigen Themen, einen gelben Korb mit wichtigen, jedoch nicht dringlichen Anliegen und einen roten Korb mit wichtigen, drängenden, aktuellen Themen. Diese Körbe sollen dabei helfen zu entscheiden: »Welches Problem lohnt eine Auseinandersetzung?« Generell empfehle ich, mit einem wichtigen, jedoch überschaubaren Ziel zu beginnen, das nicht allzu brisant ist (Greene 2001). Komplexere Themen sollten erst angegangen werden, nachdem erste konstruktive Schritte erreicht worden sind. Die Vereinbarung von klaren Therapiezielen ermöglicht eine Überprüfung der Therapiefortschritte und dient der Vorbereitung eines guten Abschlusses der Behandlung.

1. Bitte die Familienmitglieder, realistische, klare Erwartungen zu formulieren: »Was genau soll sich ändern?«
2. Hebe Stärken der Familie hervor und betone: »Ich bin mir sicher, dass ihr sehr viel miteinander macht, das euch gefällt. Was soll auf jeden Fall so bleiben, wie es ist?« Diese Frage kann als Aufgabe mitgegeben werden, welche die Familie bis zur nächsten Sitzung bearbeiten soll.
3. Bitte jede Person, ihre eigenen Ziele zu benennen.
4. Bitte um spezifische, positiv formulierte Zielbeschreibungen. Negative Verhaltensbeschreibungen werden in positive Ziele umformuliert. »Sie möchten, dass Ihre Tochter nicht mehr unzuverlässig ist. Wenn sie zuverlässiger ist – was tut sie dann genau? Woran genau würden Sie merken, dass Ihr Ziel erreicht ist?«
5. Lass dir vage Ziele als plastische Szenen schildern: »Ich kann mir noch kein genaues Bild machen, wie es aussehen würde. Beschreiben Sie mir eine Szene, wie es aussieht, wenn es gut läuft. Was genau soll passieren?«
6. Frage nach überprüfbaren kleinen Änderungsschritten: »Was wäre ein erstes kleines Zeichen für eine Veränderung in einer positiven Richtung?« »Woran würdet ihr merken, dass es fünf Prozent besser geworden ist?«
7. Bitte gegebenenfalls um eine schriftliche Liste von Zielen, die in der Sitzung oder als Aufgabe daheim niedergeschrieben werden. Durch das Aufschreiben werden die Ziele prägnanter, die Möglichkeit zu einem Schlagabtausch wird reduziert und die Verbindlichkeit erhöht.
8. Prüfe zusammen mit der Familie, ob die Ziele sinnvoll und realistisch sind.

9. Reiche kleineren Kindern einen Zauberstab, mit den Worten: »Angenommen, du könntest zaubern und hättest magische Wünsche frei. Was würdest du für deine Familie wünschen?«

10. Stelle mit kleineren Kindern die Feen- oder Wunderfrage: »Stelle dir einmal vor, eine gute Fee kommt und verzaubert euch. Über Nacht, während ihr schlaft, sind alle Probleme verschwunden. Was ist am nächsten Morgen anders, nachdem die Fee bei euch zu Besuch war?«

11. Lass dir gegebenenfalls mit Hilfe von Handpuppen oder Mini-Figuren Lösungsszenarien zeigen.

12. Kläre, ob Befürchtungen und Vorbehalte bestehen: »Gibt es etwas, von dem Sie sagen: ›Das sollte auf keinen Fall in Gesprächen passieren oder am Ende herauskommen‹?«

13. Prüfe, welche Nachteile das Erreichen der Ziele haben könnte: »Was wäre ein möglicher Nachteil, wenn das Problem gelöst wäre?«

14. Bitte die Familie, übergeordnete Ziele zu bilden und eine Prioritätenliste der wichtigsten Ziele auszuhandeln.

15. Verabrede Teilziele, die rascher erreicht werden können.

Häufig sind die Ziele und Aufträge von Eltern, Jugendlichen und Kindern nicht deckungsgleich. Es kann erforderlich sein, dass die Familie übergeordnete Ziele herausarbeitet und Prioritäten festlegt. Diesen Prozess unterstütze ich, indem ich an einer Flipchart die Ziele anschreibe, die Beiträge der einzelnen Angehörigen moderiere und dafür sorge, dass es zu einer Entscheidung kommt.

Wenn Eltern völlig konträre Ziele benennen oder gänzlich unvereinbare Vorstellungen haben, arbeite ich mit einer Umdeutung: »Das eigentliche Problem ist nicht, ob ihr den Marian eher strenger behandelt, weil er den Vater mit dem Küchenmesser bedroht hat, oder ihm mehr Verständnis entgegenbringt – das eigentliche Problem besteht darin, dass ihr gegenwärtig keine gemeinsame Basis habt, um euch zu einigen.« In manchen Fällen hat ein Kind überhaupt kein Interesse, dass ein Veränderungsziel verabredet wird, weil es mit dem gegebenen Zustand zufrieden ist und keine Lust hat, in Zukunft aufzuräumen oder die ihm übertragenen Aufgaben zu machen. Den Anspruch, dass Klärungen und Entscheidungsprozesse in Familien gleichberechtigt von Eltern und Kindern zu fällen sind, halte ich für eine Mystifizierung. Bei der Verabredung von Zielen werden die Kinder gehört, die Stimme der Eltern hat größeres Gewicht.

Verdeckte Aufträge. In Verträgen ist es das Kleingedruckte, das zählt. Oft ist kaum zu erkennen, dass heimliche Ziele auf der Liste stehen, die in gerade noch lesbarer Schrift und in Grautönen geschrieben sind. Ein verdecktes Ziel in diesem Sinne kann lauten: »Zeige, dass selbst Experten mit diesem schwierigen Kind nichts erreichen können, jeder Versuch ist sinnlos. Wir wollen die Bestätigung: Es bleibt nur das Heim!« Bei geschiedenen Eltern ist ein verdecktes Anliegen häufig der Beweis, dass ein Kind massiv gestört ist, um zu demonstrieren, wie sehr es unter dem Vater oder der Mutter gelitten hat. Kinder können von Eltern als eine *»Eintrittskarte« für eine eigene Therapie oder eine Paarberatung* gebraucht werden.

Wenn ich vermute, dass verdeckte Ziele eine Rolle spielen, spreche ich dies offen an und versuche zu klären, welche Spielräume es gibt und ob ein Kontrakt für eine therapeutische Zusammenarbeit erreicht werden kann.

Die gemeinsame Problemdefinition.   Nachdem die Familie ihre Sicht der Probleme geschildert hat, möchte sie verständlicherweise erfahren, wie ich als Therapeut die Situation einschätze. Erscheint die Lage als aussichtslos oder ist eine Lösung möglich? Was genau ist zu tun, damit sich etwas ändert?

Die Schilderungen der Symptome und Beschwerden und die Beschreibungen von Wirklichkeit aus Sicht der Familie werden aufgegriffen und umgedeutet. Dieses zentrale Reframing der Problemdefinition soll die wechselseitige Bezogenheit oder Komplementarität des Verhaltens deutlich machen, die interaktionelle Einbettung der Symptomatik darstellen und eine lineare Sicht durch eine zirkuläre Perspektive ersetzen. Häufig werden Probleme normalisiert und in einen Entwicklungskontext eingeordnet. Die zusammenfassende systemische Problemdefinition des Therapeuten sollte die Problembeschreibungen und Anliegen aller Mitglieder wiedergeben und so allgemein gefasst sein, dass sich alle in ihr wiederfinden, aber auch Platz für unterschiedliche Sichtweisen und Ziele lassen. Sie besteht aus der Beschreibung eines Ist-Zustandes und einer ergänzenden Ziel-Definition.

Die Dynamik von Familien ist komplex; entsprechend groß ist die Fülle von Beobachtungen und Hypothesen, die der Therapeut nach dem ersten Gespräch rückmelden könnte. Menschen aktualisieren in sozialen Kontexten immer nur einen Teil von den ihnen zur Verfügung stehenden Möglichkeiten. Neben problematischen Verhaltensweisen und Sichtweisen verfügen Klienten in der Regel über wichtige Ressourcen und Lösungsmöglichkeiten. Das Ziel der systemischen Arbeit besteht darin, die Entwicklungstendenzen und Stärken zu entdecken und zu bestärken, damit das anstehende Problem gelöst werden kann.

Der Therapeut verfügt immer nur über ein begrenztes Wissen bezüglich der Problemsituation und lernt immer nur einen Ausschnitt des Familiengeschehens kennen. Auf der Basis dieses begrenzten Wissens bildet er implizite Hypothesen und eine offene Problemdefinition, die beschreiben, wie sich das symptomatische Verhalten äußert, wie es bisher zu lösen versucht wurde, welche Familienregeln und Strukturen einem spontanen Wandel im Wege stehen und welche Überzeugungen und Prämissen beim Einzelnen und bei der Familie Veränderungen erschweren. Nach meiner Erfahrung ist es sinnvoller, die Komplexität der therapeutischen Hypothesen und impliziten Annahmen zu reduzieren und eine griffige, alltagssprachliche, verständliche Zusammenfassung ohne Fachjargon zu verwenden – im Grunde handelt es sich um ein Reframing. Die gemeinsame Problemdefinition ist die Arbeitsgrundlage für den Therapiekontrakt. Das Vorgehen des Therapeuten und der Klienten wird in eine bestimmte Richtung orientiert.

Eine gute Problemdefinition weckt die Zuversicht, dass Änderungen möglich sind. Sie ist gewissermaßen als Geschäftsgrundlage der weiteren Therapie zu verstehen und wird immer wieder herangezogen, um das konkrete therapeutische Vorgehen zu begründen. Das Kriterium für die Gültigkeit der expliziten Problemdefinition ist ihre Wirksamkeit. Eine gute Problemdefinition stimmt mit der Wirklichkeit der Klienten überein, erweitert sie und zeigt mögliche Lösungswege auf. Auf eine treffende Problemdefinition reagieren die Klienten nonverbal mit einer »Ja-Reaktion«.

3.7 Die Abschlussintervention

Der wichtigste Ort, an dem Veränderungen stattfinden sollten, ist nicht das Therapiezimmer, sondern die Lebenswelt der Klienten. Gegen Ende des Erstgesprächs erläutere ich meine Arbeitsweise: »Jetzt habt ihr mir viele Fragen beantwortet, vielleicht erzähle ich euch etwas zu meiner Person. Ich kann euch ermutigen und Anregungen geben, doch die wesentlichen Schritte könnt ihr nur selbst machen. Ihr werdet von mir konkrete Vorschläge hören, was Sie ausprobieren können. Ohne eure Mitwirkung kann ich so gut wie nichts bewirken. Nach meiner Erfahrung profitieren diejenigen am meisten von einer Therapie, die Dinge aktiv angehen.«

Wenn sich abzeichnet, dass mit dem Kind und der Familie weitergearbeitet wird, gebe ich gegen Ende der Sitzung Anregungen und Aufgaben für die Zeit zwischen den Sitzungen mit. Im Erstgespräch bleibt häufig zu wenig Zeit für eine sorgfältige Erhebung der Therapieziele. In diesem Fall gebe ich eine Beobachtungsaufgabe mit: Bis zum nächsten Gespräch soll die Familie eine schriftliche Liste mit Wünschen mitbringen und Ziele oder positive Ausnahmen notieren, um Anhaltspunkte zu gewinnen, in welche Richtung sich die Familie entwickeln will: »Bitte, bringen Sie auf einem Blatt Papier, einem ›Wunschzettel‹,

Ihre Wünsche mit – wenn Sie nach sechs oder zwölf Terminen sagen können: ›Wir sind wirklich weitergekommen‹ – was genau sollte passiert sein?«

Eine andere Aufgabe ist die Bitte, mir ein Video von einer Situation daheim mitzubringen, eine schriftliche Liste von Ausnahmesituationen mit dem Zielverhalten, eine Liste mit möglichen Nachteilen, die sich aus dem Erreichen der Therapieziele ergeben könnten, oder einen ersten kleinen Veränderungsschritt, der zu einer Verbesserung von maximal fünf Prozent führt. Therapeutische Aufgaben werden im Abschnitt 8.3 beschrieben.

3.8 Die Phase der Therapieabsprachen und Kontrakte

Vor dem Abschluss des Gesprächs ist eine Verabredung zu treffen, ob es zu einer Fortsetzung des Gesprächs kommen soll und wie die Rahmenbedingungen einer Therapie aussehen sollen. Für diesen Abschnitt benötigt man etwa zehn Minuten. Möglicherweise wird eine weitere Beratung nicht gewünscht oder vom Therapeuten nicht für sinnvoll erachtet, oder eine Überweisung an eine andere Einrichtung ist indiziert.

Für die Rahmenbedingungen der Therapie ist in erster Linie der Therapeut verantwortlich. Manche Familien möchten eine bestimmte Anzahl von Sitzungen vereinbaren. Eine wichtige Intervention zu Beginn einer Therapie oder Beratung ist die verabredete Sitzungszahl. Die angekündigte Therapiedauer beeinflusst rekursiv die Wahrnehmung der Problemsituation durch die Familie.

Die Verabredung jeweils eines einzelnen Termins von Sitzung zu Sitzung wirkt unverbindlich. Effektiver ist eine zeitlich begrenzte Therapie mit einer vereinbarten Zahl an Gesprächen. Die Therapiedauer wird mit der Familie fallbezogen und bedürfnisgerecht ausgehandelt. Generell vereinbare ich zunächst sechs oder zehn Sitzungen und kündige an, dass wir nach diesen Gesprächen eine Zwischenbilanz ziehen werden. Viele Klienten haben ihre Ziele bereits nach dieser Zeit erreicht und sind bereit, die Beratung abzuschließen. Andere Familien brauchen weitere Sitzungen oder möchten an neuen Themen arbeiten, nachdem die ersten Ziele erreicht worden sind.

Dies bedeutet nicht, dass Therapien immer kurz sein müssen. Manche Entwicklungen sind nur mit langem Atem zu erreichen. Bei chronifizierten Mustern oder bei Beschwerden, bei denen Veränderungen nur in langen Zeiträumen realistisch sind, sind längere Abstände zwischen den Sitzungen sinnvoll. In Familien mit jüngeren Kindern, bei akuten Verhaltensproblemen und Multi-Problemfamilien, in denen es innerhalb kürzester Zeit viele Veränderungen gibt, ist es sinnvoll, Termine in wöchentlichem Abstand zu legen, um einen verbindlichen Rhythmus in die Therapie zu bekommen.

Zum Schluss werden die verabredeten Therapieziele nochmals zusammen-
gefasst. Falls eine erste therapeutische Hausaufgabe vereinbart wurde, bitte ich
die Eltern zu wiederholen, was jeder tun wird. Wenn Informationen, Befunde
oder Testergebnisse von Überweisern, dem Kinderarzt oder Lehrern benötigt
werden, ist dies der Zeitpunkt, sich eine Entbindung von der Schweigepflicht für
diese Personen geben zu lassen.

1. Frage die Familie gegen Ende des Gesprächs nach dem nächsten Schritt.
   Betone, dass die Entscheidung über weitere Gespräche von der Familie
   getroffen wird: »Wie sollen wir verbleiben?«
2. Falls sich die Familie entschließt, nicht weiterzumachen, kann angeboten
   werden, dass sie sich zu einem späteren Zeitpunkt erneut melden kann
   oder dass sie die Adresse einer anderen Einrichtung erhält, die vielleicht
   günstiger zu erreichen ist.
3. Wird eine Therapie gewünscht, ist zu entscheiden:
   – Sollen weitere Vorgespräche geführt oder soll gleich eine Therapie ver-
     abredet werden?
   – Wer soll am nächsten Gespräch teilnehmen?
   – Sollen wichtige »Außenpersonen« oder weiter entfernt lebende Familien-
     mitglieder, zumindest für ein oder zwei Sitzungen, eingeladen werden?
   – Wie viele Sitzungen werden zunächst verabredet?
   – Welche Zeiten sind für Familie und Therapeut generell möglich?
4. Vereinbare den Folgetermin.
5. Fasse zusammen, an welchen Zielen gearbeitet werden soll.
6. Gehe mit den Eltern die erforderlichen Formalitäten durch – Honorarvereinbarungen, Abrechnungsmodalitäten und Ausfallregelungen.
7. Bitte die Erwachsenen, das Formular mit der Einwilligung zu Videoaufnahmen sowie notwendige Schweigepflichtentbindungen zu unterschreiben,
   um relevante Informationen von anderen Behandlern und Einrichtungen
   zu erhalten, zum Beispiel von Ärzten, Schulen und früheren Therapeuten.
   Eltern erhalten eine Kopie der Videoeinverständniserklärung und des The-
   rapievertrages.
8. Prüfe, ob die Familie weitere Fragen hat.
9. Ein kleines bedeutsames Ritual ist das gemeinsame Aufräumen des Therapiezimmers.
10. Nutze die Verabschiedung und *joine* erneut alle Personen.

3.9 Nach dem Erstgespräch

Bei der Nachbereitung des Gesprächs durch den Therapeuten sollten die Hypothesen überprüft und der Verlauf des Erstgesprächs eingeschätzt werden. Für eine qualifizierte Arbeit kann es, wie gesagt, erforderlich sein, Befunde, Berichte und Einschätzungen der Lehrer, des Kinderarztes oder von Ergotherapeuten, Logotherapeuten und Erziehern einzuholen, um sich ein umfassenderes Bild machen zu können.

1. Verwende die im Erstgespräch gewonnenen Informationen, um die vor dem Interview aufgestellten Hypothesen zu überprüfen und zu präzisieren, sowie zur Vorbereitung des nächsten Gesprächs.
2. Hat man als Therapeut:
   - mit jedem Familienmitglied Kontakt aufgenommen und ihm geholfen, sich möglichst wohl zu fühlen?
   - durch eine klare Strukturierung des Interviews eine Führungsposition eingenommen?
   - eine Arbeitsbeziehung mit der Familie aufgebaut, ohne zu »professionell« oder zu persönlich zu sein?
   - die Stärken der Familie und der Familienmitglieder anerkannt?
   - eine empathische Position bewahrt, Familienmitglieder unterstützt und vermieden, anzuklagen oder zu kritisieren?
   - konkrete Probleme erkannt, mit denen die Familie in die Therapie kam?
   - frühere Lösungsversuche erfragt?
   - begonnen, die Weltsicht der Familie sowie die Sprache, den Stil und die Problemsicht jedes einzelnen Familienmitgliedes kennenzulernen?
   - begonnen, die repetitiven Interaktionen der Familie um das Problemverhalten herum besser zu verstehen?
   - Informationen über wichtige Familienfreunde und Helfer gesammelt, die mit dem Problem zu tun haben?
   - einen Kontrakt mit der Familie ausgehandelt, der von allen akzeptiert werden kann?
3. Fordere Berichte und weitere relevante Informationen von Ärzten, Mitbehandlern, früheren Therapeuten, dem Jugendamt und anderen sozialen Einrichtungen an.
4. Nimm mit dem Überweiser Kontakt auf, falls dieser nicht beim Erstgespräch anwesend war:

- Teile mit, dass du die Familie gesehen hast, und berichte, welcher Therapiekontrakt ausgehandelt wurde.
- Erkundige dich nach der Sicht, welche der Überweiser vom Problem hat.
- Gib eine kurze, erste Einschätzung der Familie und ihres Problems.
- Biete Kooperation als Basis für eine spätere Zusammenarbeit an, die für die Verwirklichung der Behandlungsziele erforderlich werden könnte.

5. Bereite den Ablauf des folgenden Gesprächs vor. Eine schriftliche Abmachung und ein kindgerecht gestalteter »Therapievertrag« erhöhen die Verbindlichkeit weiterer Absprachen.

4 Besonderheiten der Arbeit mit Jugendlichen

4.1 Einführung

Bei der Arbeit mit Jugendlichen sind einige Besonderheiten zu beachten. Therapien finden meist auf Veranlassung der Eltern, des Jugendamtes oder auf Verlangen von Lehrern statt und werden dann oft als lästige Pflichtveranstaltung betrachtet. Eine Stärke der systemischen Therapie sind differenzierte Konzepte für den Zugang zu Klienten, die zunächst nur ein geringes eigenes Interesse an einer Behandlung zeigen (Landau & Garret 2006). Die Einbeziehung des sozialen Umfelds – der Eltern, Freunde und weiterer Angehöriger – schafft Ansatzpunkte für Veränderungen, die bei einer ausschließlich einzeltherapeutischen Arbeit nicht gegeben sind.

Das Erreichen des Jugendalters mit elf bis zwölf Jahren stellt eine Übergangsphase dar. Eltern müssen die wachsende Autonomie und die Rechte achten und sollten einen Jugendlichen nicht mehr als Kind behandeln. Gleichzeitig sind sie noch immer für das materielle, körperliche und psychische Wohlergehen verantwortlich und müssen entsprechend handeln. Rechtlich gesehen dauert nach dem deutschen Kinder- und Jugendhilferecht die Phase der Elternzeit bis zum 27. Lebensjahr. Die verbreitete Empfehlung, die Eltern sollten sich einfach abgrenzen, wenn Jugendliche nicht essen, Drogen nehmen oder in der Schule zu scheitern drohen, ist therapeutisch wenig sinnvoll. Sie vermittelt keine wirklich neuen Informationen, die einen Unterschied zu bisherigen Lösungsversuchen machen sondern setzt ein Muster elterlicher Hilflosigkeit fort und leistet einem elterlichen Rückzug Vorschub. Ein erzieherisches Vakuum, bei dem Jugendliche sich selbst überlassen sind, schwächt die elterliche Präsenz. Vermitteln Eltern dagegen: »Du bist uns zu wichtig, als dass wir zulassen, dass du so einen Mist baust!«, nutzen sie die Kraft positiver Bindung, geben Rückhalt und sorgen für Konstanz und Verbindlichkeit.

Besonders bei Jugendlichen mit schwerwiegenden Problemen hat sich eine aktive engagierte Zugangsweise bewährt. Therapeuten sollten ein klares Beziehungsangebot machen und ein Modell für die Eltern sein. Es ist erforderlich, sowohl zum Jugendlichen als auch zu den Eltern eine gute Beziehung zu schaffen und nicht zum Verbündeten der einen oder der anderen Seite zu werden. Untersuchungen von systemischen Therapieverläufen zeigen, dass es zu einem

Wandel kam, nachdem die Eltern miteinander mehr kooperierten und anders auftraten (Liddle 1993, Szapocznik et al. 1988). Die Therapiefortschritte hatten allerdings nur dann auf lange Sicht Bestand, wenn der Jugendliche für die Therapie gewonnen werden konnte und nicht einseitig elternorientiert vorgegangen wurde. Zur Wahrung der Allparteilichkeit müssen Therapeuten also Allianzen ausbalancieren.

4.2 Gesprächsführung mit Jugendlichen

Auch mit jugendlichen Indexpatienten führe ich das erste Gespräch gerne zusammen mit der Familie. Ab dem 16. Lebensjahr verwende ich die Sie-Form in Verbindung mit dem Vornamen: »*Ist es okay, wenn ich Sie mit Ihrem Vornamen anspreche, Andreas?*«

Nach einigen »geschlossenen« Fragen zum Alter, der Familie und der besuchten Schulstufe gehe ich zu offenen Fragen über. Ich frage nach Stärken und Interessen wie Peers, Freund oder Freundin, Sex, Musikinteressen, dem letzten gesehenen Kinofilm, dem Computer, nach dem Führerschein, Kompetenzen und Zukunftsplänen. Das eigene Handy hat einen zentralen Stellenwert im Leben vieler Jugendlicher, und ich frage als *Joining,* seit wann sie ihr eigenes Handy haben oder welche Musik jeden Tag gehört wird.

Wenn Jugendliche schweigsam sind und vermitteln: *Lass mich in Ruhe!*, schützen sie damit ihre Grenzen und die Grenzen der Familie. Ich empfehle die Fortsetzung dieses Musters und erkläre, dass er gerne schweigen kann, wenn er möchte – ich wäre aber an seiner Meinung interessiert, die sich ja möglicherweise von der Sicht seiner Eltern unterscheidet. Es ist besser, keine Machtkämpfe zu führen und nicht zu versuchen, den Jugendlichen zum Reden zu bringen. Mit hypothetischen zirkulären Fragen und der Technik des Doppelns kann man Ideen, Hypothesen und Vermutungen aussprechen und einem schweigsamen Jugendlichen indirekt eine Stimme geben (Leveton 1991).

Beim »Doppeln«, einer aus dem Psychodrama stammenden Technik, spricht man in der Ich-Form stellvertretend Gedanken und Empfindungen aus, von denen man vermutet, dass sie jemanden innerlich beschäftigen. »Mag sein, dass es Karl voll egal ist … (mehr zu den Eltern gewandt:) … es kann auch sein, dass Karl meint: ›Ihr versteht mich sowieso alle nicht, die Schule habe ich satt, alle hacken auf mir rum, und eigentlich bin ich total fertig, weil ich die Versetzung nicht gepackt habe‹ – wäre ja möglich.« Bei Bedarf schalten sich Jugendliche ein, um *ihre* Meinung darzulegen. Diese Technik ähnelt hypothetischen Fragen, wirkt aber emotionaler.

Auch wenn ein Jugendlicher sich von seinen weniger angenehmen Seiten zeigt, vermittle ich, dass ich ihn als Person achte. Ausgehend von der Annahme, dass es eine Seite gibt, die sich ändern will, versuche ich mich dann mit dem Wesen der Person zu verbünden, welches hinter dem gezeigten Verhalten steht. Eine coole Attitüde wie: »Ich wäre lieber woanders und habe es eigentlich nicht nötig, hier zu sein und zu reden«, greife ich auf und vermittle: »Das ist okay, ich hätte auch was Besseres zu tun, als hier mit dir zu hocken – aber wenn wir schon mal hier sitzen und reden – tun wir mal so, als ob es etwas gäbe, worüber wir reden können ...«

Es hat sich bewährt, Sitzungen zu teilen und den Jugendlichen und anschließend die Eltern eine Weile getrennt zu sehen. Ich mache deutlich, dass ich mich auch als Verbündeter des Jugendlichen verstehe, und vermittle, dass ich für seine oder ihre persönlichen Themen offen bin. Von Anfang an sollte benannt werden, dass manche Dinge vertraulich behandelt werden, andere Themen, die alle etwas angehen, dagegen besser in die Familienrunde gehören.

In einem bestimmten Alter neigen Jugendliche dazu, sich vorgeführt, ausgefragt, bedrängt und befangen zu fühlen, als ob sie im Rampenlicht stünden. Ein vorzeitiges Ansprechen von Problembereichen, etwa den Leistungen in der Schule, und direkte Fragen nach Gefühlen sind deshalb taktisch ungeschickt. Sie lösen leicht eine abwehrende Haltung aus. Weniger verfänglich sind beziehungsorientierte Fragen nach anderen Personen und nach Aktivitäten. Eine parallele kommunikative Situation schafft eine entspannte, sichere Atmosphäre, in der man leichter etwas über die Lebenswelt des Jugendlichen in Erfahrung bringen kann als bei einer »Face-to-face-Interaktion«. Ich lasse mich von der Neugierde auf die Lebenswelt des Jugendlichen leiten und nehme mir Zeit, empathisch zuzuhören. Manchmal diskutiere ich weltanschauliche Fragen oder ein aktuelles politisches Ereignis und nutze den Wunsch junger Menschen, mitreden zu wollen.

Wünsche nach Nähe und Distanz, nach Autonomie und nach Rückhalt können in dieser Entwicklungsphase rasch wechseln. Das Beziehungsangebot kann mal sehr erwachsen sein, dann aber dazu einladen, den Jugendlichen wie ein Kind zu behandeln. In Konflikten geht es häufig um Verhalten, das die Eltern verantwortungslos und wenig erwachsen finden. Solche Probleme sollten nicht bagatellisiert, aber auch nicht überbewertet werden. Manchmal glauben Eltern, einen Kampf ausfechten zu müssen; dies ist eine denkbar ungünstige Metapher für Menschen, die sich eigentlich mögen sollten. Das Bild eines Kampfes versuche ich durch die Metapher von Verhandlungen um Rechte und Pflichten zu ersetzen, bei denen beide Seiten gewinnen und ihre neue Rolle neu definieren.

Statt den Jugendlichen mit seiner Persönlichkeit als Problem anzusehen, wird mit Hilfe von freundlich-provozierenden Fragen das Problemverhalten von seiner Person unterschieden: »Hilf mir zu verstehen – wie kann es sein, dass sich ein aufgeschlossener, sympathischer junger Mann so verhält? Hast du das nötig?« Minuchin (1977) bezeichnet die Technik der humorvollen Konfrontation als *kick and stroke* – treten und streicheln. Diese Technik setzt eine liebevolle Verbundenheit und die Fähigkeit zur ausgleichenden Kommunikation voraus (vgl. Farrelly & Brandsma 1974). Während einer verbalen Herausforderung wird nonverbal signalisiert: »Ich stehe auf deiner Seite und traue dir zu, dass du weiterkommst.« Mir hilft dabei das Wissen, dass viele Erwachsene gut im Leben stehen, obwohl sie in ihrer Jugendzeit einiges angestellt haben.

Eltern sollten Jugendliche ernst nehmen, ihnen etwas zutrauen, aber auch Verständnis für regressive und kindliche Seiten aufbringen. Therapien verlaufen deutlich erfolgreicher, wenn jugendliche Indexpatienten für die Behandlung gewonnen werden. Deshalb betone ich, dass eine Therapie auf Zusammenarbeit basiert und der Jugendliche die Freiheit hat, sich für oder gegen eine Mitarbeit zu entscheiden. Therapiegespräche werden von mir als Gelegenheit definiert, die dem Jugendlichen die Chance bietet, eigene Ziele zu erreichen: vielleicht doch einen Schulabschluss zu bekommen, der Verbleib in der alten Klassengemeinschaft oder weniger Ärger mit Behörden oder Eltern.

In Einzelgesprächen ist es günstig, sich nebeneinander zu setzen, in eine Richtung zu schauen und sich gemeinsam das Problem oder den Schlamassel anzusehen. Anbiederungsversuche durch Pseudo-Jugendsprache unterlässt man besser. Therapeuten werden als Autoritätspersonen angesehen, Jugendliche reagieren eher skeptisch, wenn man sich kumpelhaft gibt. Mit einer offenen, direkten Sprache und einer guten Portion Humor fährt man besser, als wenn man alles immer zu ernst nimmt.

Eine Ressource für die Therapie ist das Expertenwissen von Jugendlichen über neue Medien. Ich schlage vor, mir ihre Lieblings-DVD zu zeigen, auf dem MP3-Player oder iPod eine Auswahl an Power-Musik zusammenzustellen, mit dem Foto-Handy eine Reportage über coole Momente und wichtige Szenen aus dem Alltagsleben zu machen oder Bilder von Freunden mitzubringen. Bei älteren Jugendlichen frage ich gerne, wer von den Freunden als Unterstützer wirken kann. Entweder können Freunde mit zu einer Sitzung kommen oder sie können per SMS oder Anruf per Handy in schwierigen Zeiten Rückhalt geben.

EXKURS: *Mit Jugendlichen reden*

- Nutze Metaphern aus der Welt des Jugendlichen – Therapiesprache ist altmodisch. Vergleiche Jugendliche mit einem Computer, der irgendwie nicht gut programmiert ist, oder frage, welche Stücke auf dem »inneren MP3-Player« »laufen.«

- Wecke Hoffnungen – zeige konkrete praktische Schritte auf, die weiterführen, und vermittle das Gefühl: »Du kannst etwas bewegen!«
- Konzentriere dich auf einige zentrale Themen – etwa den Schulabschluss oder den Umgang mit Drogen. Versuche, einen fast erwachsenen Menschen nachträglich zu erziehen, sind kontraproduktiv.
- Benenne ein Dilemma und lade den Jugendlichen dazu ein, Vorschläge zur Lösung von Problemen zu machen: »Du hast einen Türsteher verprügelt, im Suff zwei Polizisten attackiert und einen auf ›Psycho‹ gemacht. Du bist froh, mit einer Bewährungsstrafe davongekommen zu sein. Was willst du tun, um nicht doch noch in den Knast zu kommen?«
- Entwickele eine Zielliste, die für den Jugendlichen interessant ist – faire Ausgangszeiten, ein eigenes Handy, die Erlaubnis, den Führerschein zu machen, weniger Ärger mit Behörden und Polizei und Unterstützung bei Konflikten.
- Fördere eine gute Beziehung zwischen Jugendlichen und Eltern. Heftige Konflikte verstellen leicht den Blick für die verborgene Bindung innerhalb der Familie. Auch wenn dies nicht offen eingestanden wird, bleibt die Familie selbst bei massiven Verhaltensproblemen ein wichtiger Rückhalt für den Jugendlichen (Stanton & Todd 1982).
- Fördere Aushandlungsprozesse. Jugendliche und Eltern müssen konflikthafte Themen schrittweise klären und ihre Rollen neu aushandeln.
- Jugendliche ernst zu nehmen heißt auch, altersangemessenes Verhalten zu verlangen: »Ich werde dir etwas zumuten und abverlangen und deinen Eltern ebenso!«
- Nutze Taktiken zur Deeskalation. Nach zahlreichen missglückten Konfliktlöseversuchen und bei einem »schnellen« Temperament kann es zu emotional explosiven Reaktionen kommen. Stärke die innere Souveränität und sorge dafür, dass sich der Jugendliche und seine Eltern affektiv regulieren und aus symmetrischen Sackgassen aussteigen können.
- Zeige therapeutische Präsenz – sei verfügbar. Jugendliche Klienten wollen keine »blasse Nummer« als Therapeuten, sondern ein Gegenüber, das Stellung bezieht und riskiert, einen eigenen Standpunkt zu vertreten.
- Zeige dich als Person, indem du gelegentlich auch etwas von dir preisgibst, etwa eigene Nöte und Krisen, die gemeistert wurden.
- Bleibe flexibel im Vorgehen – verhindere ein vorschnelles Aufgeben. Es lohnt sich, mit langem Atem Gelegenheiten für gute Momente zu schaffen. Sie sind ein Fundament dafür, das der Gesprächsfaden auch in Krisenzeiten erhalten bleibt. Wenn Eltern versuchen, das heftige ausagierende Verhalten eines willensstarken, autonomiebedachten Jugendlichen zu unterbinden, werden sie schnell rigide oder wechseln zwischen einem Muster heftiger ineffektiver Kon-

frontation, resigniertem Rückzugsverhalten und Drohungen von Beziehungs-
abbrüchen. Beziehungsabbrüche haben in den allermeisten Fällen keine positive Wirkung (Madanes 1997).

- Bitte den Jugendlichen, die Rolle eines Experten einzunehmen: »Was würdest
du an Stelle deines Lehrers mit einer Klasse tun, die völlig angenervt ist und
sich voll daneben benimmt?«

- Setze die Macht der Ohnmacht ein – durch eine Position gezielter Ahnungs-
losigkeit können Ideen und festgefügte Annahmen hinterfragt werden: »Das
verstehe ich nicht – du willst erwachsen behandelt werden und hältst dich
nicht an Absprachen – wie passt das zusammen?«

- Nutze Freunde als Co-Therapeuten: Freunde sind sehr häufig eine wertvolle
soziale Unterstützung. Sie können ganz anders konfrontieren als die Eltern
oder der Therapeut und sind eine wesentliche Ressource für die Therapie.

- Setze auf lange Zeiträume – aus einer Entwicklungsperspektive sind Veränderungen unausweichlich. Manchmal hilft die Ermutigung, dass es sich lohnt,
eine schwierige Phase durchzustehen.

5 Kooperation und Netzwerke

5.1 Einführung

Die Therapie von Kindern und Jugendlichen ist notwendigerweise netzwerkorientiert und multisystemisch angelegt. Psychotherapeuten haben keine exklusive Beziehung zu den Kindern und Jugendlichen, die von ihnen beraten werden, sondern sind Teil eines Helfersystems aus Erziehern, Lehrern, Frühförderern, Ergotherapeuten, Heilpädagogen, Logopäden, Mitarbeitern des Jugendamtes, Ärzten und Psychologen. Familien mit multiplen Problemen können weit mehr als ein Dutzend Helfer beschäftigen. Die Bereitschaft, über das Therapiezimmer hinauszuschauen und aktiv weitere Systeme einzubeziehen, ist Teil des systemischen Arbeitsmodells (Imber-Black 1992).

Die Kooperation mit Institutionen ist nicht immer einfach und verlangt von Familien und Therapeuten ein hohes Maß an sozialer Kompetenz. Das perfekte Versorgungssystem, in dem die beteiligten Einrichtungen Hand in Hand arbeiten, ist ein Wunschbild (Schweitzer 2001b). Mangelnde Kooperation zwischen Diensten, Abschiebe- und Abschottungstendenzen und Konkurrenz sind nicht ungewöhnlich. Leicht passiert es, dass eine Familie mit konkurrierenden Institutionen in eine konflikthafte Dreiecksbeziehung gerät.

Häufig übernehme ich die Rolle eines Lotsen, der Wege durch das psychosoziale Versorgungsnetz weist, Informationen bündelt und der Familie ein Coaching gibt, wie sie gegenüber Helfern und Einrichtungen auftreten muss, um ihre Ziele zu erreichen (Minuchin et al. 2000). Interventionen auf der Ebene von Helfersystemen schaffen Spielräume für eine effektive therapeutische Arbeit mit dem Indexpatienten (Imber-Black 1992). Deshalb lohnt es sich, ein Netz an Kontakten zu den oben genannten Gruppen und Einrichtungen aufzubauen, mit denen die Zusammenarbeit konstruktiv und angenehm ist. Der Austausch kann eher informell durch lose Telefonkontakte stattfinden, es können regelmäßige Besprechungen oder Rückmeldungen über Hefte oder Protokolle ausgemacht werden oder – als aufwendige Lösung – Familienhelferkonferenzen stattfinden.

5.2 Kooperation mit dem medizinischen System

Wenn mir ein Kind vorgestellt wird, bei dem gesundheitliche Probleme bestehen, erläutere ich, dass ich in der Regel mit Mitbehandlern eng zusammenar-
beite. Ich bitte um das Einverständnis, mit dem behandelnden Arzt telefonieren
und mit ihm über den Verlauf der Behandlung sprechen zu dürfen. Aus fami-
lienmedizinischer Sicht ist es günstig, wenn sich Arzt, Familie und Therapeut als
Mitglieder eines Teams begreifen und Zeit investieren, um sich über den jungen
Patienten und die Behandlung auszutauschen. Bei Störungen wie Magersucht,
Bulimie, Gewalt und Vernachlässigung ist eine solche Erlaubnis Voraussetzung
dafür, dass ich eine Behandlung übernehme. Im Beziehungsdreieck *Arzt – Familie – Therapeut* entstehen leicht symmetrische Muster, die eine Behandlung
erschweren und die Gesundheit des Kindes gefährden.

Allerdings honoriert unser Krankenkassensystem derzeit die Zusammenarbeit
von Behandlern nicht in angemessener Weise. Intensivere Formen der berufs-
gruppenübergreifenden Kooperation, wie familienmedizinische Fallkonferenzen
oder Netzwerke zur Behandlung und Prävention zum Beispiel von Magersucht,
sind deshalb noch eine Ausnahme (Cierpka et al. 2001, Kröger et al. 2000).

- Rufe zu Beginn der Therapie eines Kindes oder Jugendlichen mit gesund-
  heitlichen Problemen den behandelnden Arzt an.
- Hole relevante Befunde ein und bitte um seine oder ihre Einschätzung.
- Welche Maßnahmen hält der Arzt aus medizinischer Sicht für geboten?
- Erläutere kurz die geplante Therapie.
- Bitte gegebenenfalls um Unterstützung bei konkreten Behandlungsproble-
  men.
- Kläre, ob und in welcher Weise der Arzt über den Verlauf der Behandlung
  informiert werden möchte.
- Baue ein Überweisungsnetz mit Fachärzten, Ergotherapeuten und Physio-
  therapeuten etc. auf, mit denen sich die Zusammenarbeit bewährt hat.

5.3 Kooperation mit dem Schulsystem

Die Schule ist für Kinder *das* zentrale System, welches ihr Leben prägt – hier verbringen sie einen großen Teil ihrer Zeit, hier finden wichtige Kontakte zu Gleichaltrigen statt. Lehrer haben einen großen Einfluss darauf, wie es Kindern geht.
Schulprobleme sind ein häufiger Grund für die Vorstellung zu einer systemischen Beratung. Das Verhältnis von Eltern und Schule ist oft von wechselseitigen

Schuldzuweisungen, mangelnder Kooperation und sogar Zwang geprägt (Durrant 1995). Bei Problemen in der Schule erwarten Eltern häufig, dass die Lösung vom Lehrer kommt – und umgekehrt. Das System Schule ist stark binnenorientiert und nicht darauf ausgerichtet, Verhalten von Schulkindern aus interaktioneller Perspektive zu betrachten. Aus systemischer Sicht werden Probleme als interaktionelles Geschehen verstanden. Lösungen resultieren aus einem veränderten Zusammenspiel von Schüler, Eltern und Lehrer, die das maßgebliche System für Veränderungen sind (Aponte 1976).

Eine systemische Therapie zielt darauf ab, ein Klima der Kooperation zu schaffen. Die Zusammenarbeit von Lehrern, Eltern und Schüler ist ein wichtiger Schlüssel für Veränderungen. Einige hilfreiche Annahmen für den Umgang mit Schule, Elternhaus und Schüler lauten: Eigentlich möchten Kinder gerne lernen und sind neugierig. Für ihre Schwächen schämen sie sich insgeheim und wissen nicht, wie sie es besser machen können. Manchmal können Kinder aber auch richtig »nerven«. Familien geben ihr Bestes, sind oft überlastet, Lehrer wollen ihre Arbeit gut machen, sind jedoch oft in andere Aufgaben eingebunden (Stern 2002).

Zunächst kann man das Kind über den Lehrer interviewen, um sich ein Bild zu machen:

- »Ist der Lehrer ein guter Zuhörer? Gilt er als streng?«
- »Ist er ruhig und kann sich Gehör verschaffen?«
- »Ist das Fach leicht oder schwer?«
- »Hat das Kind das Gefühl, vom Lehrer akzeptiert zu werden?«
- »Was müsste ein Kind tun, um sicherlich in Schwierigkeiten zu geraten?«

Die Schule ist der wichtigste Ort für Peerkontakte, viele soziale Probleme von Kindern spielen sich im schulischen Kontext ab, und man kann das Kind über Peers interviewen:

- Hat der Schüler Freunde?
- Wird er gehänselt oder schikaniert?
- Gehört er zu einer bestimmten Gruppe, die ein besonders Image hat?
- Gibt es Ärger mit irgendwelchen Schülern, eventuell auch auf dem Schulweg?

Ein einfacher Schritt besteht darin, Kontakt herzustellen und mit dem Lehrer zu sprechen – entweder persönlich oder, falls ein Besuch der Schule schwer zu realisieren ist, per Telefon. Das Gespräch wird mit einer Problemlöseorientierung geführt:

- Welche Sicht hat der Lehrer von dem Schüler?

■ Was sind persönliche und schulische Stärken und Schwächen? Wie sind die Beziehungen zu Mitschülern?

■ Hat der Schüler Freunde oder befindet er sich in einer Außenseiterrolle? Welche Probleme gibt es, die gelöst werden sollten?

■ Welche Ausnahmen gibt es von dem Problem?

■ Was wäre ein erstes kleines Zeichen für einen Wandel?

■ Woran könnte man Fortschritte ablesen?

Neben der persönlichen Einschätzung des Lehrers interessiert besonders, ob Absprachen getroffen werden können und eine intensivere Kooperation möglich ist – etwa in Form eines Rückmeldebuches, in das Botschaften von Eltern und Lehrer eingetragen werden, durch regelmäßige Telefonate oder Gespräche mit dem Schülern. Viele Eltern sind stark verunsichert, wenn sie mit Lehrern reden sollen, und geraten rasch in eine defensive oder anklagende Position. Mit ihnen mache ich ein Elterncoaching und bereite Telefongespräche oder Eltern-Lehrer-Gespräche in Rollenspielen vor. Ebenso coache ich Schüler, wie sie anders mit dem Lehrer reden können und sich zum Beispiel erkundigen können, welche genauen Erwartungen an sie gestellt werden.

Weitere systemische Interventionen für zugespitzte Konfliktsituationen sind strukturierte Multi-Familiengruppen in Schulen, Unterstützerkreise für Eltern und Hausbesuche. Probleme wie Mobbing und fortgesetzte Schikanen – auch als *bullying* bezeichnet – erfordern Interventionen auf Ebene des Gesamtschulsystems, zum Beispiel Patenschaften, bei denen ältere Schüler von *Bullying* betroffene Schüler schützen, oder eine Anti-Gewalt-Agenda. Wenn Lehrer bedroht werden, kann ein Unterstützerkreis von Kollegen Präsenz zeigen und Öffentlichkeit herstellen (Asen et al. 2001).

5.4 Kooperation mit dem Jugendhilfesystem

Ebenso wie mit Helfern aus dem Gesundheitsbereich und dem Schulsystem ist eine Kooperation mit dem Jugendhilfesystem erforderlich, um Kinder und Jugendliche angemessen beraten zu können (Ritscher 2005). Bei Jugendlichen, die in einem Heim oder in einer Wohngruppe leben, lade ich zu Beginn einer Therapie immer die Betreuer mit ein und verabrede gegebenenfalls einen intensiven Austausch. In komplexeren Fällen mit einer hohen Zahl an beteiligten Systemen und bei geplanten teilstationären oder stationären Unterbringungen sind Familien-Helferkonferenzen eine sehr hilfreiche, wenn auch aufwendige Intervention. Bei Jugendhilfemaßnahmen sind regelmäßige Gespräche zwischen dem Jugendlichen, den Erziehungsberechtigten und den beteiligten Helfern gesetzlich vorgesehen, um die Ziele und die Umsetzung der Maßnahmen konkret abzustimmen. Selbstverständlich können auch im schulischen Kontext oder im Gesundheitswesen Helferkonferenzen einberufen werden (Imber-Black 1992, Selekman 1993).

Helferkonferenzen. Wegen der meist vollen Terminkalender ist es erforderlich, bei der Einberufung eines Runden Tisches eine lange Vorlaufzeit einzuplanen. Nach Möglichkeit sollten alle relevanten Helfersysteme eingeladen werden, was aber nicht immer zu realisieren ist. Das Gespräch wird mit der Familie vorbereitet.

- Wer sollte aus Sicht der Familie und des Therapeuten eingeladen werden?
- Soll das Gespräch mit der Familie stattfinden, oder gibt es gute Gründe, sie nicht zu beteiligen?
- Welche Helfer sind mögliche Unterstützer?
- Welche Ziele und Erwartungen haben die Eltern und der Jugendliche an das Gespräch?
- Was sollte dabei herauskommen, was sollte nicht passieren?
- Welche Einrichtung oder welche Person ist in der besten Position einzuladen?
- Welche Person ist am besten geeignet, das Helfergespräch zu moderieren?

Vorab ist eine Schweigepflichtenbindung einzuholen. Bereits bei der Einladung der verschiedenen Helfer sollten der Anlass und die Ziele der Gesprächsrunde betont werden.

Ablauf einer Helferkonferenz

1. Bitte die Anwesenden, sich selbst, ihre Einrichtung und ihre Position vorzustellen:
   - In welcher Funktion sind sie an dem Fall beteiligt?
   - Wie ist die Geschichte des Kontakts zwischen den jeweiligen Helfern und der Familie?
   - Beschreibe die aktuelle Situation und benenne den Anlass des Gesprächs.
2. Bitte alle Anwesenden um eine Einschätzung der aktuellen Lage und ihre Sicht des Problems.
3. Kläre die Ziele und Anliegen der Helfer und der Familie:
   - Geht es um die Fortsetzung einer teilstationären Maßnahme, eine vorübergehende stationäre Aufnahme, einen Sorgerechtentzug?
   - Bestehen widersprüchliche Anliegen zwischen den Einrichtungen oder der Familie?

4. Stelle hypothetische zukunftsorientierte Fragen, um potenzielle Auswirkungen von verschiedenen Lösungsvorschlägen durchzuspielen.

5. Wenn die Vertreter verschiedener Einrichtungen sehr unterschiedliche Positionen vertreten, ermöglichen Umdeutungen eine wertschätzende Atmosphäre.

6. Nutze Techniken wie positive und negative Zukunftsszenarien, Zeitlinien, praktische Aufgaben und Selbstverpflichtungen, um im weiteren Vorgehen Ziele abzusprechen.

7. Fasse die Ergebnisse zusammen:
   - Welche konkreten Schritte sollen getan werden?
   - Triff eine Verabredung, was jede Person in der nächsten Zukunft tun wird, um die genannten Ziele zu erreichen.
   - Fasse zusammen, was ins Ergebnisprotokoll aufgenommen werden soll.
   - Verabrede gegebenenfalls einen Termin für das nächste Treffen.

8. Sende das Protokoll an alle anwesenden Personen und an weitere Helfer, die nicht teilnehmen konnten.

5.5 Medikamente

Die Einstellungen zur Gabe von Medikamenten – wie beispielsweise Stimulanzien bei Hyperaktivität – reicht von vollständiger Ablehnung bis hin zur vehementen Befürwortung und weitreichenden Heilungserwartungen. Ich habe wiederholt Jugendliche nach einer psychotischen Krise behandelt, die keinerlei »chemische« Psychopharmaka nehmen wollten, aber ihre Freiheit betonten, psychotrope Substanzen in Form von Cannabisprodukten und Designerdrogen zu sich zu nehmen. Parallel zu einer systemischen Therapie erhalten viele Kinder Medikamente, die von einem Arzt verordnet wurden. Weit verbreitet ist die ergänzende Medikation– oft ohne Wissen des Arztes – mit Homöopathika, pflanzlichen Präparaten und Vitaminkomplexen. Diese Mitbehandlung ist ein wichtiger Faktor im System, über den man informiert sein sollte.

Eine Entweder-oder-Haltung gegenüber Medikamenten und medizinischen Hilfsmitteln würde zu einer Reduktion statt zu einer Erweiterung von Optionen führen und wäre aus meiner Sicht nicht mit systemischem Denken zu vereinbaren. Technische Hilfsmittel wie Klingelmatrazen bei Bettnässen lassen sich gut in eine systemische Therapie integrieren (Oaklander 1969, Steiner & Berg 2005). Allerdings verknüpfe ich diese Maßnahmen gerne mit systemischen Interventionen – zum Beispiel einem Wettkampf, wann die innere Klingel des Kindes besser funktionieren wird als das Klingelgerät.

Maßnahmen, die auf körperlicher Ebene ansetzen, sind im biopsychosozialen

Modell von Erkrankungen eine gültige Behandlungsoption. Bei Beschwerden wie einer Neurodermitis, bei Allergien und bei Kopfschmerzen machen viele Familien mit einer Kombination von medizinischen Maßnahmen, Ernährungsumstellung und psychologischen Schritten gute Erfahrungen. Bei Krankheiten wie Asthma oder Diabetes ist die Frage nicht, ob, sondern wie mit Medikamenten umgegangen wird. Medikamente können eine Chance eröffnen, dass eine Psychotherapie oder Familientherapie besser genutzt werden kann. Sie können auch Chronifizierungsprozesse verhindern und der sozialen Ausgrenzung eines Kindes entgegenwirken (McDaniel et al. 1997).

Zu einer kundenorientierten systemischen Vorgehensweise gehört es, Eltern auf medizinische Behandlungsmöglichkeiten hinzuweisen. Im Behandlungsdreieck *Arzt – Familie – Therapeut* unterstütze ich die Eltern als Auftraggeber der Therapie (Cierpka et al. 2001). Manchmal wird von dritter Seite – zum Beispiel von Lehrern – gefordert, dass Medikamente verordnet werden. Oder zwischen Eltern und dem behandelnden Arzt kommt es zu einer Triangulation über die Frage, ob schul- oder alternativmedizinische Maßnahmen geboten sind. Zum kompetenten Einsatz von Medikamenten durch einen Pädiater, Kinderneurologen oder Kinder- und Jugendpsychiater gehören sorgfältige Kontrolluntersuchungen und zum Teil neuropsychologische Tests, um internistische und neurologische Schwächen auszuschließen.

Die Möglichkeiten und Grenzen einer medikamentösen Therapie sollten realistisch eingeschätzt werden. Im Gegensatz zu körperlichen Erkrankungen gibt es für viele psychische Beschwerdebilder– beispielsweise Magersucht – nur relativ unspezifisch wirkende Medikamente wie Antidepressiva, die an der eigentlichen Symptomatik wenig ändern. Für die Behandlung von Lernstörungen wurde bislang noch kein Wirkstoff entwickelt. Ein großer Teil vermeintlich aufmerksamkeitsgestörter Kinder erscheint unausgeschlafen und nach übermäßigem Fernsehkonsum übermüdet in der Schule und leidet unter Bewegungsmangel. Die Beratung über eine medikamentöse Behandlung ist Aufgabe des Arztes. Aus systemischer Sicht ist bedeutsam, welche Erwartungen und Einstellungen die Familie an die Medikamente richtet. Medizinische Maßnahmen wirken auf lange Sicht besser, wenn sie bejaht werden und das Kind und die Familie aktiv in die Behandlung einbezogen werden. Zu einem verantwortlichen Umgang mit medikamentösen Verordnungen gehört, dass Kind und Eltern aktiv mit einbezogen werden, zum Beispiel durch Therapietagebücher, Protokolle über Wirkungen und Nebenwirkungen und Symptomsteckbriefe zum Erkennen von sich anbahnenden Verschlechterungen.

Über Medikamente reden

- Nimm eine neutrale Position gegenüber der Verordnung von Medikamenten ein.
- Prüfe die Vor- und Nachteile aus Sicht der Familie.
- Arbeite mit der Familie heraus: Warum werden Medikamente empfohlen?
- Welche Symptome sollen gebessert werden?
- Was sind die Vorteile, was sind mögliche Nebenwirkungen aus Sicht der Familie?
- Besteht die Gefahr von Schäden – was wären Zeichen für Schäden?
- Wie ist die Kosten-Nutzen-Relation?
- Fühlt sich die Familie ausreichend über notwendige Voruntersuchungen informiert?
- Welche Veränderungen sind durch ein Medikament zu erwarten?
- Von wem werden Veränderungen protokolliert?
- Wie lange sollen die Medikamente genommen werden?
- Was passiert, wenn das Kind die Tabletten vergisst oder nicht einnehmen will?
- Welche Erklärung kann man dem Kind für die Einnahme des Medikaments geben?
- Ist das Kind bereit, die erlebten Veränderungen zu zeichnen oder ein Protokoll zu führen?
- Versuche, die Unterstützung aller Personen für die Entscheidung über die Gabe von Medikamenten zu erhalten.

6 Diagnostik und systemische Therapie

6.1 Einführung

Die Einschätzung des Entwicklungsstandes eines Kindes, das Profil seiner individuellen Stärken und Schwächen, die Beurteilung von körperlichen und psychischen Symptome, die Funktionsweise der Familie und ihres sozialen Netzes – all dies gibt wichtige Hinweise für die Therapie. Parallel zur systemischen Beziehungsdiagnostik werden Ansätze der klinischen Diagnostik, standardisierte Fragebögen, Interviews und Beobachtungsverfahren genutzt (Davidson et al. 2003, Kaslow 1996, v. Sydow et al. 2007a). Die Kunst der doppelten Beschreibung von Klienten aus unterschiedlichen Blickwinkeln ermöglicht ein komplexeres Verständnis von Systemen (Bateson 1972, Benson et al. 1992). Sie ist auch in anderen Therapieverfahren üblich – in der Verhaltenstherapie wird neben einer ICD-10-Diagnose eine Bedingungsanalyse als zweite Diagnose vorgenommen, in der psychodynamischen Therapie eine Konfliktanalyse oder ein Strukturbefund.

Traditionell nimmt die systemische Therapie eine kritische Position zu Diagnosen ein. Anstatt Merkmale festzuschreiben, sollen Zuschreibungen verflüssigt und dekonstruiert werden (Imber-Coppersmith 1982, v. Schlippe & Schweitzer 2007). Von systemischer Seite wurden die klassische Testdiagnostik und die klinische Diagnostik kritisiert. Das Menschenbild ist dort eher statisch und individuumszentriert. Die Bedeutung des Auftraggebers von Testuntersuchungen und Diagnosen wird vernachlässigt. In der Untersuchungssituation wird eine therapeutisch ungünstige Beziehung zum Kind geschaffen. Statt das Wissen des Kindes und der Eltern zu nutzen, tritt der Untersucher als Experte für das Kind auf.

Diagnosen sind soziale Konstruktionen von Wirklichkeit (Spitczok von Brisinski 1999). Die Interessen des Untersuchers und die verfügbaren Behandlungsoptionen haben einen Einfluss auf diagnostische Urteile. Ein Mitarbeiter einer stationären Einrichtung, die Betten frei hat, wird zu einer anderen Einschätzung eines Jugendlichen neigen als Mitarbeiter eines Jugendamtes, das wegen der angespannten Haushaltslage ambulante Erziehungshilfemaßnahmen bevorzugt.

Eine psychologisierende Reduktion von Diagnosen auf sprachliche Bedeutungsgebungsprozesse kann zu therapeutischen Fehleinschätzungen führen, wenn die biologische Prozesse übersehen werden. Unabhängig von ihrer klinischen Definition verweist das Vorliegen einer Diagnose auf Einschränkungen von Freiheitsgraden bei der Lebensgestaltung.

Diagnosen sind nicht an und für sich gut oder schlecht – es kommt darauf an, wie sie verwendet werden. Aus der Sozialpsychologie ist bekannt, dass die Antwortvorgaben in Tests die Einschätzung des Betrachters prägen. Viele standardisierte Untersuchungsinstrumente legen Kinder suggestiv auf Probleme fest und fragen nicht nach positiven Bewältigungsaspekten. Diagnostische Etikettierungen können Kinder in negativer Weise festlegen oder eine befreiende Wirkung haben. Das Akzeptieren des *labels* »chronisch krank« oder »behindert« kann Familien entlasten und eine positive Adaptation fördern (Grunebaum & Chasin 1978, Rolland 1994, de Shazer u. Lipchik 1982, Retzlaff 2006b). Wenn sich ein Schüler quält, weil er an seiner Schule intellektuell überfordert oder unterfordert ist, können Leistungstests helfen, ihn besser einzuschätzen und einen Lernkontext zu entwickeln, der ihm besser gerecht wird. Bei sozial unsicheren Kindern im Vorschul- oder Grundschulalter, die zur Beratung angemeldet werden, bestehen häufig motorische Entwicklungsverzögerungen, bei denen bewegungstherapeutische und physiotherapeutische Behandlung gezielter wirken als eine reine Psychotherapie. Bei vielen Kindern wird die Diagnose einer Aufmerksamkeitsstörung oder einer Hyperaktivität gestellt, während eine Abklärung der oft gleichzeitig bestehenden motorischen Entwicklungsverzögerungen oder rezeptiven und expressiven Sprachstörungen jedoch oft versäumt wird.

Aus Perspektive der systemischen Therapie und des biopsychosozialen Modells bilden Therapeuten und Patienten ein gemeinsames System. Als Betrachter sind wir nicht unabhängig von dem Gegenstand, der untersucht werden soll. Die Diagnostik hat nicht nur einen Einfluss auf das Kind, sondern rekursiv auch auf uns Therapeuten. Die Übergänge zwischen Diagnostik und Intervention sind fließend. Diagnostische Maßnahmen wie zum Beispiel systemische Fragen, die Erhebung eines Genogramms oder einer Familienskulptur sind gleichzeitig immer auch therapeutische Maßnahmen und werden im Behandlungsprozess entsprechend genutzt. Fragen können eine neue Sicht auf die Welt eröffnen bzw. die alte Sichtweise umstrukturieren.

Klinische Ratinginventare und psychodiagnostische Tests reduzieren die Komplexität von Zusammenhängen. Praktisch ist es nicht möglich, ein vollständiges Bild von der Wirklichkeit zu erhalten – Diagnosen sind Bilder, die wie eine Landkarte dabei helfen, uns auch mit einem beschränkten Wissen zurechtzufinden.

In der systemischen Therapie wird die beziehungsgestaltende Wirkung diagnostischer Maßnahmen reflektiert (v. Sydow et al. 2007a). Eine Diagnostik sollte das Kind nicht zu einem Objekt machen, das von einem Experten beurteilt wird, der einseitig über Definitionsmacht verfügt. Eine systemische Diagnostik kann als eine *Konsultation* verstanden werden; als Therapeut handele ich im Auftrag der Klienten und stelle mein Expertenwissen zur Verfügung. Auf eine kooperative Gestaltung des Therapeuten-Patienten-Verhältnisses im Prozess der Diagnostik wird großer Wert gelegt. Eine solche kooperative »subjektivierende Diagnostik« betont die Entscheidungskompetenz und die Verantwortung der Familie. Klinische Diagnostik und Testverfahren sollten in einer Weise durchgeführt werden, durch die sich Kind und Eltern gestärkt fühlen, und zu einem *empowerment* der Klienten führen. Bei der Auswahl, Durchführung und Auswertung diagnostischer Verfahren wird darauf hingewirkt, dass die Kompetenzen der Familie gestärkt werden. Testsituationen, die Kinder einseitig auf ihre Defizite festlegen, können beschämen. Untersuchungen sollten zu einer guten Erfahrung gemacht werden, zu einer Entdeckungsreise, bei der herausgefunden wird, was das Kind alles kann (Kilian 1990). *Ressourcenorientierung* ist ein zentraler Aspekt von systemischer Diagnostik (Schiepek & Cremers 2003). Ein einseitiger Fokus auf Defizite oder Ressourcen würde Familien wesentliche Informationsquellen vorenthalten.

Aus Sicht der Resilienzforschung, des Salutogenese-Modells und der Familien-Stressforschung sind nicht Schwierigkeiten und Beschwerden maßgeblich, an denen Kinder leiden – entscheidend für eine günstige Entwicklung ist die Balance von Belastungen und Ressourcen. Die systemische Diagnostik legt deshalb neben der Erfassung von Schwächen und Problemzonen besonderen Wert auf die Erfassung von Kompetenzen. Eine vornehmlich defizitorientierte Beschreibung stellt nur eine eingeschränkte Basis für eine Therapie dar.

Ein neuer Diagnoseschlüssel der Weltgesundheitsorganisation, die *Internationale Klassifikation der Funktionsfähigkeit, Behinderung und Gesundheit* (ICF, DIMDI 2002) orientiert sich nicht primär an medizinischen Diagnosen, sondern liefert ein umfassendes Profil von einigen hundert persönlichen Stärken und Schwächen, über die Menschen potenziell verfügen.

Ressourcen werden üblicherweise in individuelle Ressourcen des Kindes und der Eltern, familiäre Ressourcen und Umweltressourcen unterteilt, zu denen soziale, ökonomische und ökologische Ressourcen gerechnet werden (Klemenz 2003). Zu den individuellen oder personalen Ressourcen des Kindes gehören seine besonderen Begabungen, persönlicher Charme, emotionale Ausgeglichenheit, die Fähigkeit, zu kommunizieren, und Selbstberuhigung. Neben den Ressourcen des Indexpatienten ist es sinnvoll, die Stärken der Angehörigen herauszuarbeiten. Zu den Ressourcen der Bezugspersonen zählen Gesundheit, Problemlösefertigkeiten, Persönlichkeitsmerkmale wie Optimismus, Extraversion, Humor oder Bildungsstand, sozioökonomischer Status, Überzeugungen und Wertevorstellungen, positive Eigenschaften, Überzeugungen und Handlungsmuster (Retzlaff 2006b). Ressourcenorientierte Fragebögen wurden auch von Holtz (Holtz et al. 1998) und Vogt-Hillmann (2002) entwickelt.

6.2 Individuelle Diagnostik

Bei jüngeren Kindern geben die Ergebnisse der Entwicklungsuntersuchungen beim Kinderarzt wichtige Hinweise. Kinder entwickeln sich sehr unterschiedlich, Teilbereiche der Entwicklung können vorauseilen oder zurückbleiben (Burr-Fulda 1999). Es gibt nicht eine, sondern vielfältige Formen von Intelligenz – die künstlerische Intelligenz, die musische Intelligenz, die intra- und interpersonelle Intelligenz und andere mehr (Gardner 1993). Aus der Kombination dieser Begabungen ergibt sich, welche Stärken zur Verfügung stehen. Kinder sind nicht alle gleich – es gibt unzählige Möglichkeiten, wie das Gehirn vernetzt sein kann.

Alle Menschen haben Stärken und Schwächen, die sie einzigartig machen. Wenn es schwerfällt, so zu lernen wie andere Menschen, wird dies als Lernstörung bezeichnet – doch eigentlich sind Lernstörungen Unterschiede im Lernstil. Ob es sich um eine »Störung« handelt oder nicht, ist immer eine Frage der gesellschaftlichen Definition. Die Würdigung der Verschiedenheit von Kindern führt zu einem respektvollen Umgang mit ihnen. Eine wichtige elterliche Kompetenz ist die Fähigkeit, die Kompetenzen des Kindes realistisch einzuschätzen und es nicht zu idealisieren (Li-Tsang et al. 1999).

Ob ein Kind auf einer altersgerechten Entwicklungsstufe steht, lässt sich durch psychodiagnostischen Testverfahren erschließen. Erste einfache Hinweise erhält man, wenn man sich die Schulaufgaben und Zeichnungen anschaut. Kinder und Erwachsene mit Lern»störungen« haben häufig Fähigkeiten und Talente, die in unserem Schulsystem nicht anerkannt und gewürdigt werden. Eltern von kleinen Kindern wissen, mit welch unterschiedlichen Ausstattungen Babys auf die Welt kommen – sie unterscheiden sich darin, ob sie einen stabilen Biorhythmus beim Schlafen, Essen und der Ausscheidung haben oder nicht, auf neue Reize offen oder abwesend reagieren, leicht irritierbar oder ausgeglichen sind, ob sie aktiv oder eher gemütlich sind, und in der Tönung der Stimmungslage (Zentner 1998). Das Temperament des Kindes, der Eltern und der sozialen Umgebung können zueinander passen – oder zu Konflikten führen.

Entwicklungsaspekte
■ Wie waren die Geburt des Kindes und die Entwicklung in den ersten beiden Lebensjahren?

- Wie ging es der Mutter bzw. den Eltern während der Schwangerschaft und in den ersten beiden Jahren?
- Gab es gesundheitliche Probleme oder Regulationsstörungen – Schlafprobleme, exzessives Schreien oder Fütterprobleme?
- Wie war die motorische Entwicklung im Alter von einem, zwei und vier Jahren?
- Entspricht das Kind dem Entwicklungsstand von Gleichaltrigen, oder wirkt es bezüglich der Entwicklung zurückgeblieben?

Bindungsverhalten und -störungen
- Welche kommunikativen Strategien nutzen das Kind und seine Eltern, um Kontakt herzustellen?
- Wie reagiert das Kind emotional in Trennungssituationen?
- Welche beziehungsorientierten Bewältigungsstrategien stehen zur Verfügung?

Temperament
- Aktivität   hoch vs. niedrig
- Biorhythmik (Schlaf, Essen, Ausscheidung)   stabil vs. instabil
- Reaktion auf neue Reize   Annäherung vs. Vermeidung
  (Menschen, Orte, Dinge)
- Anpassungsfähigkeit   flexibel vs. beharrend
- Stimmung   angenehm u. freundlich vs. unangenehm u. unfreundlich
- Reizschwelle   ausgeglichen vs. irritierbar
- Reagiert das Kind negativ wegen einer schlechten Passung zwischen seinem Temperament und seiner Umgebung?

Individuelle Ebene
- Wie wirken Kind und Eltern jeweils als Person?
- Welche besonderen Stärken, Gaben und Schwächen hat das Kind? Wie sind die Fähigkeiten des Kindes in den folgenden Bereichen ausgebildet:
  - expressive und rezeptive Sprache;
  - Grob- und Feinmotorik;
  - Auffassungsgabe.
- Macht dem Kind die Schule Spaß oder gibt es Lernprobleme?
- Wie ist die Aufmerksamkeitsspanne?
- Finden sich Hinweise auf Probleme im Bereich von Wahrnehmung, Konzentration, Verarbeitung oder im visuell-motorischen Bereich?

■ Wie ist die sprachliche Ausdrucksfähigkeit des Kindes?
■ Wie geht es mit Emotionen um?
■ Wie ist das Selbstbild?

Soziale Kompetenz
■ Wie nimmt das Kind Kontakt auf?
■ Bleibt es im Gesprächskontakt?
■ Wie vermag sich das Kind mitzuteilen?
■ Wie vermag sich das Kind in andere hineinzuversetzen?
■ Wie ist der Kontakt zu Freunden?
■ Wie geht es mit Druck und Frustration um?

Testergebnis von _____

Fertigkeiten, Kompetenzen und Fähigkeiten	– – sehr gering	– unter dem Durchschnitt	O durch- schnittlich	+ über dem Durchschnitt	++ ausge- zeichnet
Lesen					
Mathematik					
Buchstabieren					
Sprechen					
Sprache (rezeptiv & expressiv)					
Wahrnehmungs- diskrimination					
Aufmerksamkeit & Konzentration					
Gedächtnis					
motorische Fertigkeiten					
Aktivität					
Persönlichkeit					

Abb. 1: Testbefunde

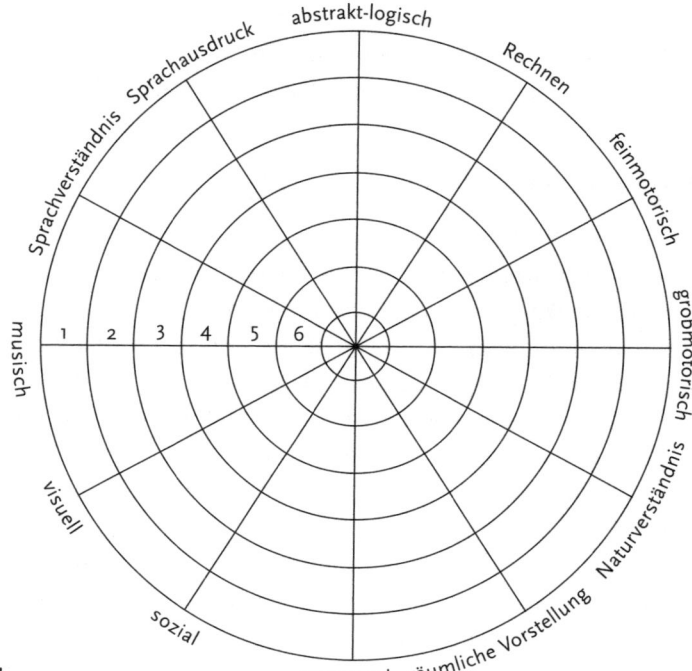

Abb. 2:
Der Kompetenzstern

Ein gutes diagnostisches Vorgehen zeigt Handlungsoptionen auf. Um die Vielzahl von Testbefunden zu bündeln, die über manche Kinder vorliegen, verwende ich Übersichtstabellen (Stern 2002) und Kompetenzsterne (Vogt-Hillman 2002). Testbefunde, die von verschiedenen Einrichtungen vorliegen, werden zusammen mit dem Kind und seinen Eltern durchgesprochen. Die Kernaussagen werden in eine Übersichtstabelle oder einen Kompetenzstern eingetragen, um ein anschauliches Bild der Stärken und Schwächen zu erhalten.

6.3 Symptombezogene Diagnostik

Wie in anderen Therapieverfahren wird die *Symptomatik des Kindes* und gegebenenfalls weiterer Familienmitglieder über ein Gespräch diagnostiziert. Standardisierte Interviews und symptombezogene Fragebögen werden in der systemischen Praxis sehr viel seltener eingesetzt. Wie in dem Abschnitt über das Erstgespräch beschrieben wurde, gehören neben der Erfassung der aktuellen Probleme und Beschwerden der Familienmitglieder auch die Erfassung wiederkehrender Interaktionsmuster, zugrunde liegender Prämissen und Regeln der Familie und die Erhebung der Geschichte des Problems und der Lösungsversuche zu einer umfassenden Diagnostik. Ressourcen helfen Familien bei der Bewältigung von Belastungen und haben eine protektive Wirkung. Ein zentraler Faktor für den Umgang mit Belastungen ist die Balance von Stressoren und Ressourcen.

6.4 Familiendiagnostik

Neben der Symptomatik und den Beschwerden des Indexpatienten und der Angehörigen werden auch die familiären Interaktionen und der soziale Kontext erfasst. Die Diagnostik individualpsychologischer Zustandsbilder wird durch eine differenzierte Beobachtung von Kommunikationsabläufen und -mustern in Familien, der Eltern-Kind-Beziehung, der Geschwisterbeziehungen und durch die Einschätzung des Erziehungsstils ergänzt (Cierpka 2003, Schneewind 1999). Klinisch-psychiatrische Diagnosen bieten keine hinreichenden Informationen für eine systemische Therapie. Beziehungsprobleme können mit dem DSM und dem ICD nur bedingt erfasst werden, am ehesten noch mit der GARF-Skala zur Erfassung des interpersonellen Funktionsniveaus (Stasch & Cierpka 2006).

Im Mittelpunkt der Diagnostik steht das *Familiengespräch*. Die meisten Familientherapeuten gewinnen ihre diagnostische Einschätzung primär über die direkte Beobachtung der Familien*interaktionen und der Interaktion der Familienmitglieder* mit dem Therapeuten. In dieses Bild gehen Aussagen über das aktuelle Beziehungs*erleben und Befinden* ein. Informationen über die objektive *materielle und soziale Lebenslage* der Familie und Berichte über die Familien-*Geschichte* ergänzen das Bild.

Videoanalysen der Familieninteraktion, auch mit Unterstützung eines reflektierenden Teams, und standardisierte Interaktionsaufgaben sind weitere verbreitete Formen der systemischen Diagnostik (Sherman & Fredman 1986). Standardisierte Fragebögen zur Familie als Ganzes werden eher in der Familienforschung als in der klinischen Praxis eingesetzt. Eine ausgezeichnete Übersicht geben Cierpka (2003) und Minuchin et al. (2006). Als Ressourcen des Familiensystems gelten Strukturen innerhalb der Familie, wie Kohäsion, Integration, Anpassungsfähigkeit, Flexibilität, Ausdruck von Emotionen, emotionale Verbundenheit, offene Kommunikation und die Qualität der Ehebeziehung (Patterson 2002). Diese Faktoren entsprechen weitgehend den Schlüsselprozessen der Familien-Resilienz (Walsh 1998).

Fragen zur Familiendiagnostik

Grenzen und Muster von Nähe und Distanz
- Werden interpersonelle Grenzen geachtet?
- Können angemessene Nähe und Distanz hergestellt und aufgelöst werden?
- Sind die Generationsgrenzen klar definiert?

Hierarchie und Rollenstruktur
- Wer bestimmt und gibt den Ton an, wer scheint kein Stimmrecht zu haben?
- Nehmen Eltern und Kinder ihre Rollen ein, oder besteht ein Rollentausch und eine Hierarchieumkehr?
- Ist die Familie kindzentriert, elternzentriert oder familienzentriert?
- Wie ist die Rollenaufteilung der Familie? Gibt es besondere Rollen – »Sprachrohr der Familie«, »emotionale Tankstelle«, »kleine Mama« oder »kleiner Papa«?
- Gibt es offene oder verdeckt Teams?

Aufgabenerfüllung
- Wie flexibel werden Aufgaben in der Familie verteilt?
- Werden Aufgaben erfüllt?

Kommunikation
- Ist die Kommunikation klar oder uneindeutig?
- Werden Regeln klar kommuniziert?
- Werden Aufforderungen von den Eltern kongruent vermittelt?
- Können die Eltern Nähe herstellen und Sicherheit vermitteln?
- Können sie Grenzen setzen und konsistent für ihre Einhaltung sorgen?

Emotionaler Ausdruck
- Wie ist der Umgang mit Gefühlen?
- Wie ist die bevorzugte Stimmungslage?
- Haben sich die Familienmitglieder gern?
- Dominieren Gefühle von Liebe und Zuneigung oder Unsicherheit, Kampf und Trauer?
- Gehören Humor, Witz und Begeisterung zum Repertoire?
- Wie wird auf die Bedürfnissen des Kindes eingegangen, wenn es gestresst, müde oder traurig ist oder sich ein Jugendlicher nicht verstanden fühlt?

Kohäsion
- Wie ist der Zusammenhalt – ist die Familie ein Team oder kämpft jeder für sich?

Problemlöse- und Konfliktmuster
- Gibt es offene oder verdeckte Dreiecke und Koalitionen?
- Gibt es schwelende Dauerkonflikte?
- Wie sind die Problemlösefertigkeiten der Familie?
- Verfügt die Familie über ein Vertrauen in die eigene Kompetenz, Probleme zu lösen, oder dominiert das Erleben von Hilflosigkeit?

Flexibilität
- Ist das Alltagsleben der Familie gut organisiert, chaotisch oder rigide?
- Sind die Abläufe in der Familie flexibel oder weitgehend festgelegt?

Geschwister
- Gehen Geschwister fürsorglich miteinander um, oder dominieren Neid und Rivalität?
- Wie gut versteht sich das Kind mit Geschwistern oder Stiefgeschwistern?

Eltern
- Wie kompetent ist das Erziehungsverhalten?
- Wie ist die Feinabstimmung zwischen Eltern und Kind?
- Wie wirken die Eltern als Team – gut eingespielt, wie zwei Alleinerziehende, oder ziehen sie in unterschiedliche Richtungen?
- Mögen die Eltern sich, haben sie als Partner Freude aneinander?
- Gibt es Eskalationsschleifen – Kritik, Vorwürfe oder defensives Verhalten?

Familienklima
- Wie ist das Grundgefühl der Familie?
- Wie sind das Temperament und der Takt der Familie – gemächlich oder schnell?

Selbstbild der Familie
- Welches Bild hat die Familie von sich?
- Gibt es ein Wir-Gefühl?
- Wie lautet das offene oder geheime Motto der Familie?

Geteilte Glaubenssysteme von Familien

- Wie ist die Familienweltanschauung – aktiv und optimistisch oder passiv und fatalistisch?
- Wird die Welt als ein guter Ort angesehen?
- Wie ist das Familienkohärenzgefühl? Wird das Leben als eine Herausforderung angesehen, das verstehbar, bewältigbar und sinnhaft ist?
- Welche Bedeutung haben religiöse und spirituelle Vorstellungen?

Lebenszyklusphasen

- In welcher Lebenszyklusphase befindet sich die Familie?
- Welche Themen und Schritte ergeben sich aus dieser Entwicklungsphase?
- Wie passen besondere Anforderungen – eine zweite Partnerschaft, Krankheit etc. – zu der Lebenszyklusphase?

Stärken und Ressourcen

- Was sind die besonderen Stärken der Familie?
- Was hat der Familie in der Vergangenheit und bei der Bewältigung von Krisen geholfen?
- Wie gut kann sich die Familie an Veränderungen anpassen?

Soziales Netzwerk der Familie

- Welche sozialen Unterstützungsmöglichkeiten hat die Familie?
- Gibt es ein Netz an Freunden, Angehörigen und anderen Personen, welches der Familie hilft?
- Hat die Familie Zugang zu einem Netz von professionellen Helfern?
- Welche Unterstützungsmöglichkeiten sind in der Gemeinde gegeben?
- Wie gut ist die Zusammenarbeit mit Ämtern und Behörden?
- Wird die Hilfe von Außenstehenden akzeptiert?

Materielle Ressourcen

- Welchen Spielraum oder welche Einschränkungen bietet das Einkommen der Familie?
- Welche zeitlichen Ressourcen sind verfügbar?
- Welche Freiheiten oder Einschränkungen bestehen bei der Gestaltung der Arbeitszeit?

Ökopsychologische Ressourcen

- Wie sind die Wohnverhältnisse der Familie?
- Wie kindgerecht ist das Wohnumfeld?

■ Ermöglichen die Verkehrsverhältnisse eine leichte Erreichbarkeit von Einrichtungen?

Familiengeschichte
■ Wie wurden ähnliche Schwierigkeiten von der Familie in der Vergangenheit gemeistert?
■ Welche Ressourcen, welche Belastungen ergeben sich aus Mehrgenerationsperspektive für den Umgang mit dem aktuell bestehenden Problem?

Einschätzung von Belastungen und Stressoren
■ Gab es kritische Lebensereignisse in den zurückliegenden Jahren?
■ Bestehen Probleme mit der Wohnung oder am Arbeitsplatz?
■ Haben Angehörige gesundheitliche Probleme?
■ Bestehen finanzielle Sorgen?
■ Gibt es langwierige juristische Konflikte um Unterhalt oder das Sorgerecht?

6.5 Die Resonanz des Therapeuten als diagnostische Information

Die Arbeit mit dem Kind und seiner Familie löst beim Berater ganz persönlich Reaktionen aus. Unsere Resonanz – unsere Fantasien und Bilder, spontanen Einfälle, persönliche Themen, die angeregt werden, und unsere affektiven und kinästhetischen Reaktionen – sind ein weiteres Wahrnehmungsinstrument, das bei der Einschätzung des Familiensystems genutzt werden kann. Satir (Bandler et al. 1976) leitete aus ihrer kinästhetischen Reaktion auf eine Familie Hypothesen über das Familiengeschehen ab. Cecchin (1987) beschrieb, dass Körpersymptome des Therapeuten wie ein beginnendes Kopfweh oder ein Knoten im Bauch Hinweise darauf sein können, dass eine neutrale Position verlorenzugehen droht und einseitig und parteiisch zu werden beginnt. Diese Signale werden nur dann erkannt wenn das innere Erleben offen und geduldig beachtet wird, ein guter Selbstkontakt besteht und mit dem eigenen Befinden achtsam umgegangen wird. Wichtige Fragen, die sich der systemische Therapeut oder Berater in diesem Zusammenhang stellt, sind:
■ Welche körperliche Reaktion löst die Familie aus?
■ Lösen die Familienmitgliedern Zuwendung oder Abwendung aus?
■ Welche Gefühle stellen sich ein, wenn man an die Familie denkt oder mit ihr zusammen ist?

6.6 Symbolisch-metaphorische Techniken

Mit Hilfe von Genogramm und Familienskulptur können wichtige familiäre Daten und Beziehungen symbolisch-visuell dargestellt werden (Schneewind 1999). Sie sind sowohl diagnostische Instrumente als auch Interventionen. Weitere symbolisch-metaphorische Verfahren sind biografische Zeitlinien, Familien-Strukturkarten, Soziogramme, Aufzeichnen des Wohnungsgrundrisses und Öko-Karte.

Die Familienskulptur (Schweitzer & Weber 1982) ermöglicht die symbolisch-metaphorische Darstellung emotionaler Bindungen und hierarchischer Strukturen in der Familie. Sie kann entweder mit menschlichen Darstellern als »lebende Skulptur« oder mit Stellvertreterfiguren durchgeführt werden. Dafür eignen sich der Skulpturtest nach Kvebaek bzw. Cromwell et al. (1980), der Familien-System-Test (FAST, Gehring 1998), das Familienbrett (Ludewig & Wilken 2000) oder die Familienskulptur mit Playmobil-Figuren (FSPlay; v. Sydow et al. 1999). Die therapeutische Arbeit mit Skulpturen wird ausführlich in Abschnitt 17.2 dargestellt.

Genogramm-Arbeit. Genogramme stellen eine Art grafische Benutzeroberfläche dar, mit deren Hilfe lebensgeschichtliche Daten der Familie auf eine anschauliche Weise organisiert werden können. Das Genogramm (Familienstammbaum) ist eine visuelle, skizzenhafte Darstellung der Familienkonstellation und der Entwicklungsgeschichte der Familie über mehrere (mindestens drei) Generationen hinweg. Ein erstes, einfaches Genogramm erstelle ich bereits beim telefonischen Erstkontakt und ergänze es dann im Erstgespräch. Bei komplexeren Familienverhältnissen nehme ich mir zu Beginn einer Therapie ein oder zwei Sitzungen Zeit, um gemeinsam mit der Familie ein Genogramm zu erstellen.

Der Vorzug des Genogramms ist die übersichtliche zusammenfassende Darstellung von Familienstrukturen und Ereignissen, die dem Therapeuten helfen, wichtige Details in Erinnerung zu behalten: »Genogramme zeichnen in grafischer Form Informationen über eine Familie auf, ermöglichen einen raschen Überblick über komplexe Familienstrukturen und bilden eine reichhaltige Quelle zur Hypothesenbildung, sowohl über die Verknüpfung eines klinischen Problems mit der Familienstruktur als auch über die historische Entwicklung der mit ihr verbundenen Probleme« (McGoldrick & Gerson 1990).

Das Genogramm zeigt den Familienangehörigen ihre Einbindung in den familiengeschichtlichen Kontext. Die Familiengeschichte erscheint in einem anderen Licht, und durch die Einnahme einer distanzierten Metaperspektive werden problematische Familienthemen normalisiert. Über die Genogramm-Arbeit findet man leicht Zugang zu einer Familie, die als »Experte der eigenen Geschichte« von ihren Erfahrungen berichtet. Es geht weniger um verinnerlichte familiäre Strukturmuster als vielmehr um die familiäre Geschichte in Beziehung zu dem sozialen Bezugssystem, dem Milieu und der Region, aus der die Familienmitglieder stammen, den Geschichten der Region, tradierten Mustern von Ablösung, Bildungsentscheidungen, Berufs- und Partnerwahl.

Mit Welter-Enderlin (Welter-Enderlin & Hildenbrand 1996) verstehe ich die Genogramm-Analyse als eine ressourcenorientierte biografische Technik. Sie hilft, Hypothesen über generationsübergreifende Muster herauszuarbeiten, die die Lebenspraxis und Handlungsspielräume einschränken. Sie öffnet aber auch die Sicht auf Ressourcen und Entwicklungsmöglichkeiten. Durch das Erkennen und Aufheben von historisch gewachsenen, einschränkenden Geschichten, die vom Problemsystem reproduziert werden, kann sie befreiend wirken. Die zentralen Fragen bei der Genogramm-Arbeit lauten: »Welche problematischen Entscheidungen und Handlungen sind immer wieder aufgetreten, welche die individuelle Lebenspraxis beeinträchtigt haben? Welche Entscheidungsmuster haben

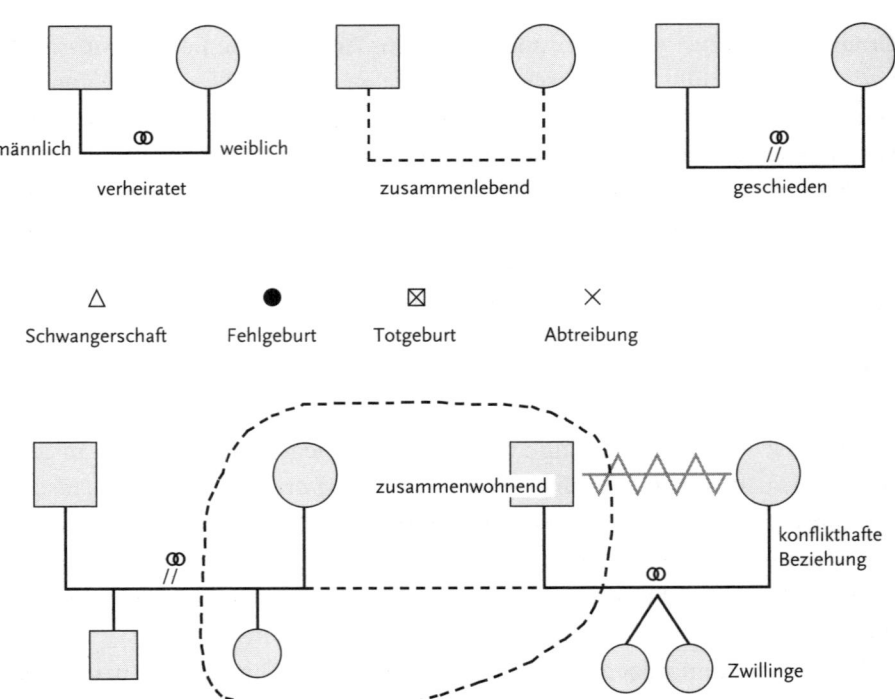

Abb. 3: Symbole zur Erstellung eines Genogramms (McGoldrick & Gerson 1990, Reich et al. 1996)

zu kreativen, die Lebenspraxis erweiternden Schritten geführt?« Aus dem Verständnis vergangener Entscheidungsschritte heraus werden zukunftsorientiert die Gestaltungsspielräume der Familie ausgeweitet (Papp & Imber-Black 1996, Welter-Enderlin & Hildenbrand 1996). Mit Hilfe eines einfachen Zeichensystems werden außerdem Ereignisse wie Ehen und Partnerschaften, Trennungen und Scheidungen, Fehlgeburt und besondere Ereignisse notiert. Das Genogramm kann durch Besonderheiten der Biografie ergänzt werden – generationsübergreifende Suchtprobleme, Krankheiten oder Suizide. Durch die grafische Darstellung der Familienkonstellation wird die Aufmerksamkeit auf wiederkehrende Muster, auf Leitmotive und Sinnstrukturen, aber auch auf Lücken und Brüche in der Familiengeschichte gelenkt. Neben solchen Problemmustern werden anstehende Entwicklungsschritte und Ressourcen der Familie deutlich.

Bei der Genogramm-Analyse mit der Familie lade ich dazu ein, Geschichten zu den einzelnen Angehörigen zu erzählen und von Angehörigen zu berichten, die mit ähnlichen Beschwerden zu tun hatten und Lösungswege gefunden haben. Um die Sitzung spannender zu machen, bitte ich Kinder, beim Malen des Genogramms mitzuhelfen. Je nach Alter zeichne ich die Struktur vor und bitte das Kind, die Namen, den Beruf und weitere Angaben zu ergänzen und mein Bild durch das Zeichnen von Gesichtern zu verschönern (Gil 1994).

1. Frage nach Veränderungen in der Familie in der jüngeren Vergangenheit: Das können zum Beispiel ein Umzug sein, Krankheit, Tod, Stellenwechsel, der Weggang oder die Aufnahme von neuen Mitgliedern in die Familie. Der Fokus bleibt bei dem präsentierten Problem. Beachte gleichzeitig auch Kontextveränderungen des Familiensystems, die das präsentierte Problem beeinflussen und von ihm beeinflusst werden.

2. Ermutige Familienmitglieder, etwas zu jeder Person zu sagen, und bitte um Beispiele für besondere Beziehungserfahrungen. Hilf den Familienmitgliedern, ihre Gedanken zu verdeutlichen. Bewahre eine empathische und nicht wertende Haltung gegenüber jeder einzelnen Person.

3. Würdige die Bedeutung des Beitrags jeder Person. Beachte Meinungsverschiedenheiten von Familienmitgliedern, ohne diese hervorzuheben.

4. Stoppe Unterbrechungen von Seiten anderer ab, wenn sie persistierend sind.

5. Gib zu diesem Zeitpunkt keine Bewertungen oder Ratschläge, auch wenn diese erbeten werden.

Bei der Schilderung achte ich auf die narrative Kohärenz, erzählerische Brüche und problematische Selbstbeschreibungen:

- Was sind zentrale Themen und Leitmotive der Erzählung?
- Wird die Erzählung von einer Opferhaltung dominiert?
- Erscheint die Welt als unverständlich, oder gibt es Akteure in einer Welt, die im Wesentlichen über Handlungskompetenzen verfügen?
- Welchen Sinn findet die Familie in den aktuellen Problemen auf dem Hintergrund der eigenen Familiengeschichte, der besonderen Erfahrungen mit Krankheit und Gesundheit, mutiger oder verzagter Lebensplan-Entscheidungen? Was wären emanzipatorische Schritte, was eine mögliche Fortsetzung von tradierten Problemmustern?

Biografische Zeitlinien.   Zeitlinien sind eine einfache Form, Daten über wichtige Ereignisse der Familie zu organisieren. Bei Familien mit komplexen Lebensgeschichten, wie zum Beispiel Patchwork-Familien oder Familien mit multiplen Problemen und Krisen, hilft es, die Ereignisse auf einer Zeitachse zu ordnen. Neben besonderen Ereignissen wie Veränderungen der Familienstruktur, der Wohnarrangements, Krankheiten, Auftreten und der Entwicklung von Symptomen trage ich auch die jeweiligen Lebenszyklusabschnitte ein.

Familien-Strukturkarten.   Sie stellen Familienkonstellationen grafisch dar, statt sie mit Figuren oder Skulpturen zu repräsentieren. Strukturkarten lassen sich unmittelbar in der Sitzung zeichnen. Sie symbolisieren die interpersonellen Grenzen, die Hierarchie, Koalitionen und Konflikte der Familie, wie sie vom

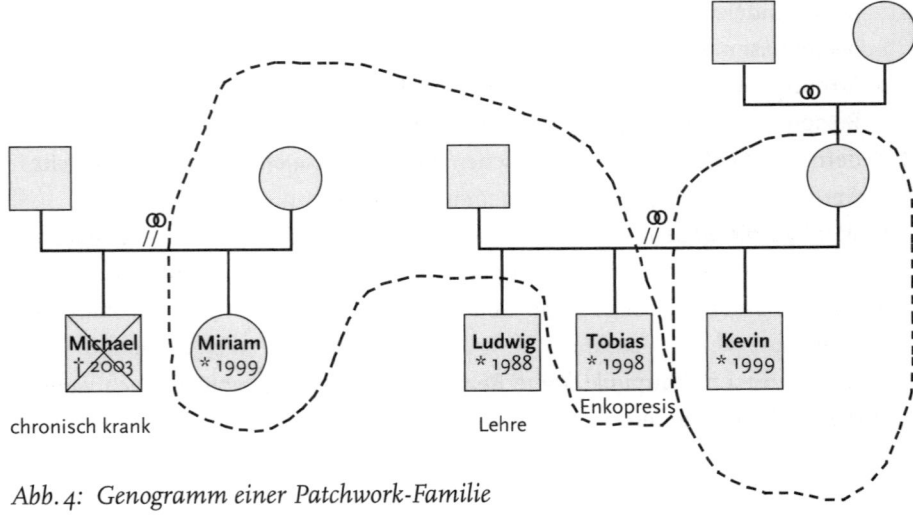

Abb. 4: Genogramm einer Patchwork-Familie

	Jahr	Lebens- zyklus- Phase	Alter Index- Patientin	Belastungen & Ressourcen
Frühjahr	2000		11 J.	Fabienne ist sehr erfolgreich im Gymnasium Die ältere Schwester Simone entwickelt eine anorektische Reaktion
Herbst	2001		12 J.	Ende der anorektische Reaktion von Simone Vater unzufrieden am Arbeitsplatz Konflikte zwischen Mutter und ihrer Schwiegermutter
Januar	2002		13 J.	Großvater vs. erkrankt an Magenkrebs
Sommer		Abschied Ablösung		Tod des Großvaters Simone plant ihre Lehre und den Auszug Mutter wird depressiv Beginn der anorektischen Symptomatik von Fabienne
Herbst				Klassenfahrt (mit anorektischer Freundin)
Dezember				Massive Gewichtsabnahme von Fabienne
Januar	2003		14 J.	Therapiebeginn von Fabienne

Abb. 5: Zeitlinie einer Jugendlichen mit Magersucht

Betrachter wahrgenommen werden. Familien leuchtet dieses plausible Bild des Familiengefüges unmittelbar ein. Untersuchungen von Madanes zeigten beispielsweise, dass sich drogenabhängige Jugendliche systemisch hierarchisch neben ihre Mutter ordneten, dem Vater dagegen oft eine Kindposition zuwiesen (Madanes et al. 1980).

Wichtige Konzepte des strukturell-strategischen Modells sind interpersonelle Grenzen zwischen Einzelpersonen, Subsystemen und Hierarchieebenen. Sie können als *klar und eindeutig* oder als *diffus bzw. als starr* charakterisiert werden. Die Qualität von Beziehungen kann sich durch Distanz, Nähe oder durch Überengagement auszeichnen. Weitere Dimensionen sind offene und verdeckte Konflikte, Konfliktumleitungen und geheime Koalitionen über Generationsgrenzen hinweg.

Entgegen dem landläufigen Vorurteil ging Sal Minuchin davon aus, dass Strukturkarten eine soziale Konstruktion und keine »objektive« Röntgenaufnahme eines Familiensystems darstellen (Minuchin 1983). Die Dimensionen *Nähe – Distanz, Konfliktregulation, Bindung, hierarchische Verhältnisse in Beziehungen* sowie *Autonomie* und *Unterwerfung* finden sich auch in anderen empirisch gut untersuchten psychotherapeutischen Modellen wie der operationalisierten psychodynamischen Diagnostik (Arbeitskreis OPD 2006) und der *expressed emotion-Forschung* (McCarrick Wuerker 1994).

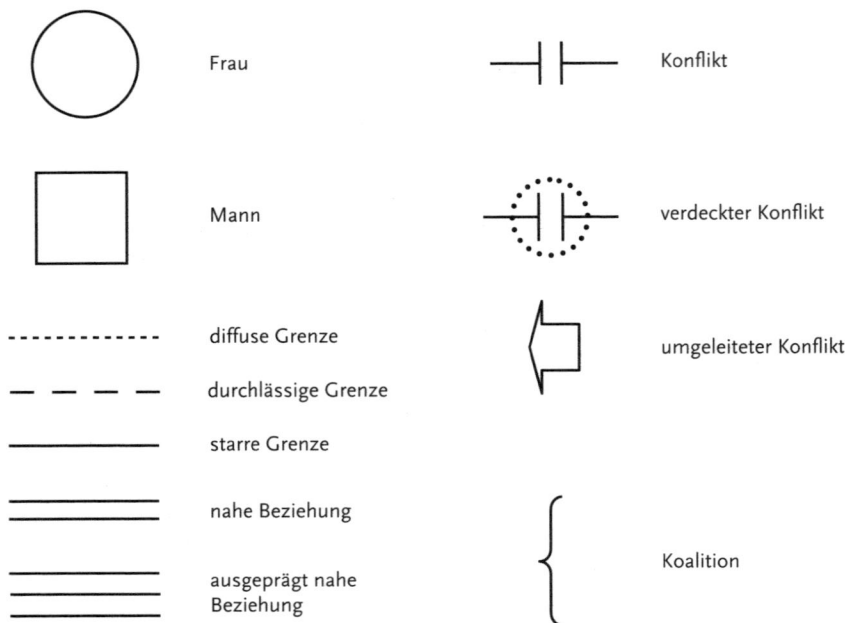

Abb. 6: Symbole für Strukturkarten

Ein häufiges Konfliktmuster in Familien ist eine Triangulation, bei der ein Elternteil insgeheim ein Kind gegen den anderen Elternteil unterstützt. Bei der Parentifizierung gerät ein Kind in die Rolle eines »kleinen Erwachsenen«, in einer Weise, die seine kindliche Entwicklung beeinträchtigt, während ein Elternteil seine Rolle nicht einnimmt.

In meiner Arbeit erstelle ich Strukturkarten zusammen mit der Familie. In Familien mit Kindern verwende ich statt Zeichnungen einfache Symbole. Analog zu den Symbolen für Strukturkarten (Abb. 6) stehen laminierte Quadrate und Kreise für männliche und weibliche Angehörige, bunte Pfeifenputzerkennzeichen stellen nahe oder distanzierte Beziehungen dar; für enge Beziehungen werden mehrere Verbindungslinien gelegt. Diffuse Grenzen werden durch gestrichelte, starre Grenzen durch quer liegende Pfeiffenputzer dargestellt, die eine Blockade der Beziehung kennzeichnen sollen. In Abbildung 9 geben die Kinder Miriam und Tobias den Ton an und stehen über dem (Stief-) Vater und der (Stief-) Mutter, die gezackten »Blitze« zwischen Vater und Mutter und zwischen (Stief-) Mutter und Tobias weisen auf Konflikte hin, die in diesem Fall Anlass für die Beratung waren. Verdeckte Konflikte werden durch eine verhüllende Wolke markiert.

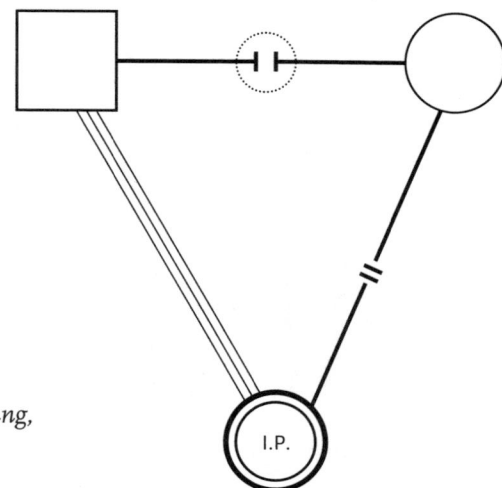

Abb. 7: Triangulation: verdeckter Konflikt auf der Ebene der Ehebeziehung, Konflikt Mutter – Tochter, nahe Vater-Tochter-Beziehung

Nach Erstellung einer Strukurkarte sprechen wir über die Veränderungswünsche der Familie und die Wunschbilder: »Vielleicht stehen Sie wirklich etwas abseits, Herr M. Vielleicht müssen Sie schauen: Wie können Sie in der Familie stärker präsent sein, um Ihrem Sohn aus der Klemme zu helfen?«

Familien-Soziogramme. Klassische soziometrische Techniken eignen sich hervorragend für die Arbeit mit Familien. Wichtige Angehörige und Bezugspersonen werden auf einem Kreis eingetragen, und es werden – anders als bei den Strukturkarten – anschließend Fragen zum Beziehungsgeschehen gestellt. Entweder

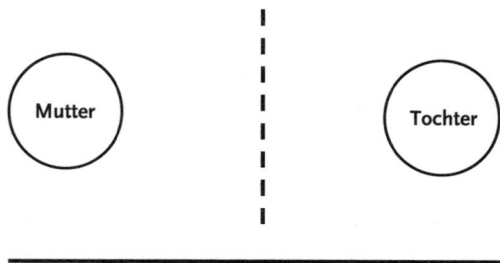

Abb. 8: Parentifizierung: Mutter und Tochter in Führungsposition, Vater in unterlegener Position

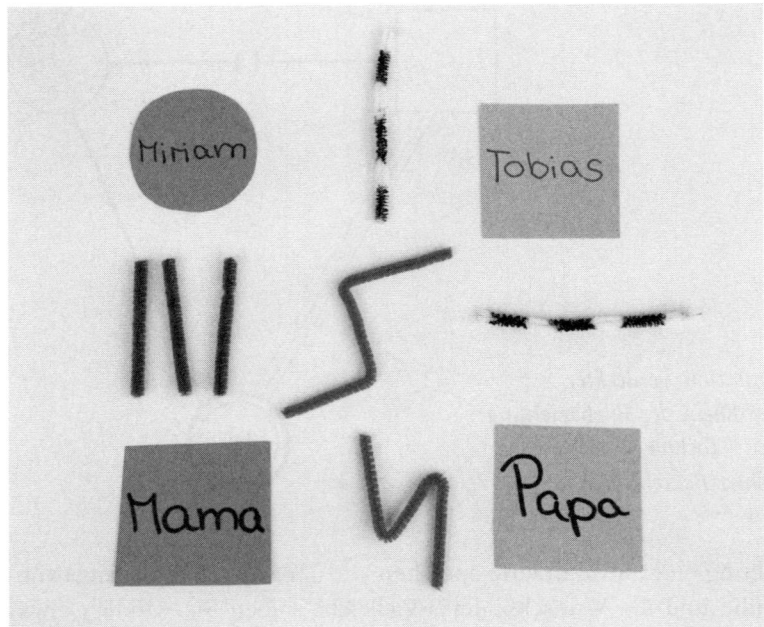

Abb. 9:
Hierarchie-
umkehrung

ich oder der Jugendliche zeichnen dann mit farbigen Strichen die geschilderten Beziehungen in dem Soziogramm ein. Auf diese Weise erhält man ein Soziogramm der Familie und des sozialen Umfeldes, das die Qualität der Beziehung und Nähe, Verstrickung und Blockaden verdeutlicht. Die Technik wird mit der Bemerkung eingeführt:

»Ich möchte gerne verstehen, wie eure Familie funktioniert«:

- ■ »Mit wem in der Familie machst du üblicherweise deine Hausaufgaben?«
- ■ »Mit wem redest du, wenn du wütend bist?«
- ■ »Mit wem machst du Sport?«
- ■ »Durch wen fühlst du dich geschützt?«
- ■ »Wen nimmst du gerne mal in den Arm?«

Die Technik des Soziogramms eignet sich auch zur Darstellung von Konflikten in der Schule, über die man sonst wenig erfährt, wie zum Beispiel Schikanen. Auf dem Kreis können die Mitschüler, in einem Außenkreis die Lehrer eingetragen werden.

Beispiele für Fragen sind: »Wer in der Klasse ist am ehesten auf deiner Seite? Wer schützt dich aktiv? Wer sind deine Freunde? Wer sind die Mitläufer, wer die Anführer? Wen könntest du potenziell als Freund gewinnen?«

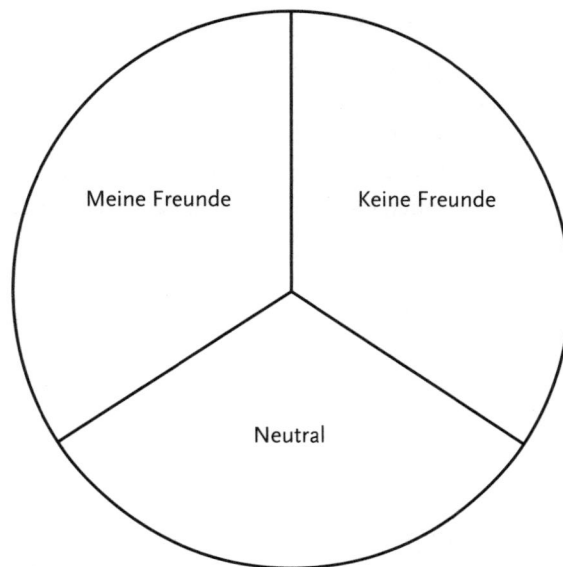

Abb. 10: Meine Schulklasse

Wohnungsgrundriss. Die bauliche Umwelt und das Wohnumfeld sind wichtige kontextuelle Faktoren im Leben von Familien (Kaminski 1976, Welter-Enderlin & Hildenbrand 1996). Territorialität ist ein wichtiger Aspekt des sozialen Lebens. Bereits Virginia Satir hat in Ausbildungskursen Wohnungsgrundrisse zeichnen lassen (Bodin & Ferber 1972). Die Intervention hilft, den Einfluss der räumlichen Umwelt auf die Familieninteraktion besser zu verstehen. Zeichnungen der Wohnung zeigen, wie von Kindern Grenzen und Subsysteme erlebt werden (Coppersmith 1980, Shermann & Fredman 1986). In der Nutzung und Aufteilung des Wohnraums spiegeln sich Beziehungsstrukturen wieder. Muster von Nähe und Distanz, Grenzen und Verstrickung und Macht, Zugehörigkeit und Ausgrenzung werden deutlich (Duhl et al. 1973). Die Technik eignet sich besonders für Scheidungs- und Stieffamilien und vermittelt einen Eindruck von »Papas und Mamas Welt«.

1. Halte ein großes Blatt und dicke Filzstifte bereit.
2. Fordere die Kinder auf: »Bitte zeichnet mir einmal zusammen einen Plan von eurer Wohnung!« Die Eltern schauen zu, oder jeder malt seine eigene Version des aktuellen Raumplanes.
3. Sprich mit der Familie über den Wohnraum:
   – »Gibt es einen Ort, wo man zusammenkommt und einander begegnet?«
   – »Wer hat einen Raum – wer hat kein eigenes Zimmer?«

- »Wie werden Funktionsräume wie das Bad, die Küche oder das Wohnzimmer genutzt? Gibt es einen Rückzugsbereich für die Eltern als Paar?«
- »Gibt es etwas, das ihr ändert möchtet?«
- »Wer teilt mit wem – das Zimmer, das Bett, Durchgangszimmer, den Fernseher, die Stereoanlage, das Telefon oder den Computer?«
- »Gibt es Zimmer, die doppelt belegt sind – zum Beispiel: das Wohnzimmer ist gleichzeitig das Arbeitszimmer des Vaters?«
- »Wer hat wann und wie Zugang zu dem Raum, in dem der Computer steht?«
- »Was begünstigt Kontakt, was hemmt ihn?«
- »Passt die Raumverteilung zu der Entwicklungsphase der Familie?«
- »Gibt es Räume, die Kinder nicht betreten sollen?«
- »Gibt es geheime Verstecke, zu denen die Erwachsenen keinen Zutritt haben?«
- »Wie liegt die Wohnung in Beziehung zu anderen Häusern im Ort?«
- »Was ändert sich, wenn Freunde der Kinder zu Besuch kommen?«
- »Was ändert sich, wenn Gäste der Eltern zu Besuch kommen?«
- »Wo wird gegessen?«
- »Gibt es einen Lieblingsplatz, an dem sich alle gerne aufhalten, oder ein Zimmer, das keiner gerne mag?«

4. Beachte, wie Themen wie Nähe und Distanz, eine eigene Privatsphäre oder das Fehlen dieser Aspekte in der Wohnung erlebt werden.

Öko-Karte. Diese Technik eignet sich zur Darstellung größerer sozialer Netze (Speck & Attneave 1973). Die Verbindungen der Familie zu außenstehenden Personen und Institutionen werden grafisch veranschaulicht und deren Einfluss auf die Familie deutlich gemacht. Öko-Karten zeigen, welche Helfer, Lehrer oder Mit-Schüler emotional als Unterstützung erlebt werden und wo Blockaden bestehen. Die Darstellung des weiteren Beziehungsumfelds oder des »Clans« zielt auf die Wiederherstellung eines sozialen Unterstützungsnetzes im Sinne einer »Re-Tribalisierung« ab (Speck & Attneave 1971). In die Öko-Karte können Symbole für Personen und Beziehungsmuster eingetragen werden, wie sie im Genogramm und den Familien-Strukturkarten gebräuchlich sind. Die Technik hilft, sich bei komplexeren Familiensystemen zu orientieren. Subgruppen in der Familie, wichtige Außenbeziehungen und Cliquen werden sichtbar. Die Karte dient auch dazu, zusammen mit der Familie Ansatzpunkte für Interventionen zu entwickeln.

Vorgehen beim Erstellen von Öko-Karten

Zeichne einen Plan und frage:

- »Wer gehört zu eurer Familie dazu? Wer noch?«
- »Mit wem machst du gerne etwas zusammen?«
- »Wer sind eure Freunde?«
- »Gibt es Nachbarn, die euch helfen?«
- »Wer gehört zur erweiterten Familie? Wie oft seht ihr Oma und Opa, Onkel und Tanten?«
- »Wie nahe sind euch diese weiteren Angehörigen?«
- »Seid ihr in einem Verein, in der Gemeinde oder einer Selbsthilfegruppe aktiv?«
- »Mit welchen Institutionen hat eure Familie Kontakt?«

Bei einer Variante dieser Technik werden die Personen durch Mini-Figuren dargestellt, die auf einem Spielbrett mit sechs konzentrischen Kreisen platziert werden (Berger & Klopfer 2002). Anschließend werden gezielt Fragen nach Ressourcen und nach Sorgen gestellt. »Wer merkt, wie es dir geht? Wer hilft dir, wenn du etwas nicht alleine schaffst? Mit wem spielst du gerne? Wer freut sich mit dir und wer schimpft mit dir? Gibt es einen Menschen, um den du dir Sorgen machst?

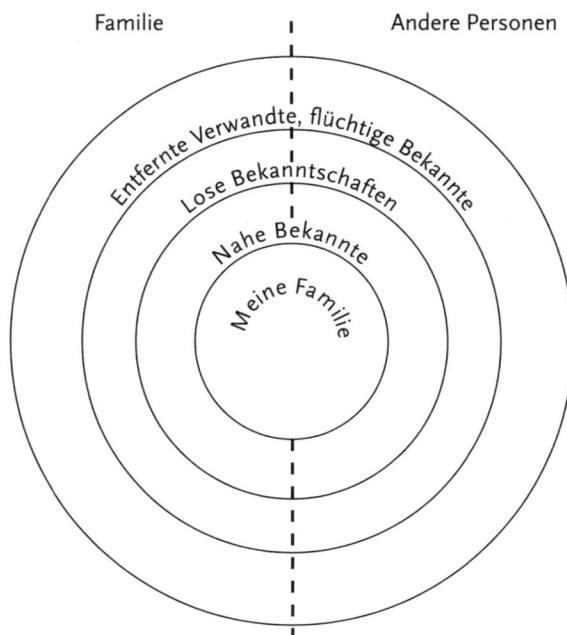

Abb. 11: Soziales Netzwerk

Vor wem hast du Angst? Nenne maximal fünf Personen pro Frage. Wenn du die
Figuren so aufstellen würdest, wie du es am liebsten hättest – wie würde das aussehen?«

6.7 Ziel-Skalierungen

Ein einfaches Instrument der Diagnostik und Qualitätssicherung ist das *goal
attainment scaling*. Die Klienten werden gebeten, auf einem Blatt Papier ihre
Beschwerden und deren Ausprägung einzuschätzen. Es sollen drei Problembereiche bzw. Therapieziele genannt werden. Beim Therapieabschluss oder einem
Katamnesegespräch wird erneut um eine Skalierung gebeten, in welchen Ausmaß ihre Ziele erreicht wurden bzw. ob sie die Probleme hinter sich lassen konnten. Ergänzend frage ich, ob sich weitere Probleme ergeben haben. Kinder können Skalierungen von Problemen und Beschwerden malen.

7 Der weitere Therapieverlauf

7.1 Folgegespräche

Ebenso wie das Erstgespräch folgen weitere Therapiegespräche einer einfachen Struktur. Sie haben eine Anwärm- oder Kontaktphase, einen Mittelteil und eine Abschlussphase.

Die *Anwärm- oder Kontaktphase* dauert nur wenige Minuten. Das Kind und die Familie werden zunächst begrüßt. In der Regel beginne ich mit der Bitte: »Bringen Sie mich auf den aktuellen Stand!«, und erkundige mich nach besonderen Ereignissen der letzten Woche. In Familien mit Kindern ist meist viel los. Fragt man gleich zu Beginn des Gesprächs nach den therapeutischen Aufgaben, erhält die Familie nicht die Gelegenheit, von anderen drängenden Themen zu berichten, die sich in der Zwischenzeit vielleicht ergeben haben. Außerdem möchte ich vermitteln, dass aus meiner Sicht das Familienleben aus mehr besteht als aus der Arbeit an den Therapiezielen. Manchmal mache ich in der Anfangsphase des Gesprächs eine Zentrierungsübung (s. Abschnitt 20.2), um der Familie zu helfen, richtig anzukommen.

Im *mittleren Teil* des Gesprächs frage ich dann nach Erfahrungen mit den Aufgaben, die in der letzten Sitzung verabredet wurden, und nach Veränderungen. Oft berichtet die Familie von sich aus über ihre Erfahrungen mit der Aufgabe, was ich als gutes Zeichen für ihr Engagement werte. Zunächst fasse ich zusammen, was sich die Familie vorgenommen hatte, und frage dann: »Welche Erfahrungen habt ihr mit der Anregung gemacht? Ich hatte vorgeschlagen, dass Ihr Sohn immer, wenn er länger als eine Stunde wach im Bett liegt und grübelt, wann endlich die Mama heimkommt, aufsteht und Mathe-Übungen macht. Wie ist es euch ergangen? Welche Veränderungen habt ihr beobachtet?«

Abhängig vom Umgang und den Erfahrungen mit der Aufgabe wird die Veränderungsarbeit in der Sitzung fortgesetzt. Dabei kommen Techniken wie systemische Rollenspiele, Klärungsgespräche, Problem- oder Lösungsinszenierungen, Aktionstechniken oder therapeutischen Geschichten zum Einsatz – Verfahren, die in den folgenden Kapiteln dargestellt werden. Falls Aufgaben nicht ausgeführt wurden oder Fortschritte ausgeblieben sind, ist zu klären, worauf dies zurückzuführen ist und wie weiter verfahren werden soll.

In der *Abschlussphase* des Gesprächs werden entweder weitere Aufgaben verabredet, um die vereinbarten Therapiezielen umzusetzen, oder bereits gestellte Aufgaben werden abgewandelt und erneut verabredet.

7.2 Umgang mit Fortschritten

Wenn die Aufgaben mit Erfolg umgesetzt wurden, nehme ich mir Zeit, die positiven Schritte und den Einsatz zu würdigen. Oft schenken Familien positiven Entwicklungen zu wenig Beachtung. Deshalb bespreche ich ausführlich, welcher Angehörige konkret was getan hat, das die positiven Veränderungen möglich gemacht hat. Die Fortschritte sollten von der Familie auf das eigene Tun zurückgeführt werden, um ihr Gefühl der Selbstkompetenz zu stärken.

1. Würdige Fortschritte und frage genau nach: »Wie genau habt ihr das erreicht? Was hat geholfen, diese Entwicklung zu machen?«
2. Bitte die Eltern, die Schritte ihrer Kinder zu würdigen.
3. Verweile einige Zeit bei diesem positiven Fokus.
4. Fordere die Familie auf, ihre erfolgreiche Strategie fortzusetzen.

Nach dem Prinzip »never change a winning game« ist es zweckmäßig, Fortschritte zu konsolidieren, bevor weitere Schritte verabredet werden. Ich warne vor allzu raschen Veränderungen und nehme mögliche Rückschritte vorweg, die ich als eine interessante Lernerfahrung definiere (vgl. Abschnitt 10.4). Wenn die positiven Entwicklungen stabil sind, kann gemeinsam geprüft werden, ob es Zeit ist, an einem weiteren Therapieziel zu arbeiten. Wenn es sich um »Kunden« handelt, die ein starkes Interesse an der Therapie zeigen, und die Therapeut-Klienten-Beziehung kooperativ ist, können Therapien sehr geradlinig verlaufen. Das Kind und die Familie nehmen sich eine Aufgabe vor, kommen in der nächsten Sitzung wieder, berichten von Erfolgen und Erfahrungen und verabreden weitere Aufgaben, bis die Ziele erreicht sind. Wir sprechen ab: »Was wäre für euch ein guter nächster Schritt?«, und entwickeln dann Ideen und konkrete Aufgaben für die folgenden Schritte.

Häufig gab es Fortschritte, die Aufgaben wurden jedoch *modifiziert* umgesetzt. Es empfiehlt sich, bei der Verabredung von neuen Aufgaben mehr Spielraum zu geben und in Zukunft mehrere Aufgaben zur Wahl zu stellen.

- Gab es gute Gründe für die Abwandelung der Aufgabe?
- Sollte der Therapiekontrakt neu ausgehandelt werden, um die Ziele des Klienten deutlicher mit den verabredeten Aufgaben zu verknüpfen?
- Macht es Sinn, mit der Familie mehrere Aufgaben auszuarbeiten und Optionen anzubieten, zwischen denen sie sich entscheiden kann?
- Bei einem ausgeprägtem »Ja-Aber-Muster«, wenn kein Vorschlag recht zu sein scheint, kann die Familie gebeten werden, von sich aus Schritte vorzuschlagen, die bis zur nächsten Sitzung unternommen werden sollen.

7.3 Teilerfolge

Manchmal berichten Familien von Teilerfolgen. Dies kann ein Hinweis sein, dass die Aufgaben gezielter auf die Situation der Familie abgestimmt werden müssen. Bei der genauen Auswertung des Vorgehens kann sich aber auch herausstellen, dass die Aufgabe länger und konsequenter hätte umgesetzt werden müssen. Zu klären ist:

- Welche Veränderungen haben konkret stattgefunden?
- Was hat geholfen oder dazu beigetragen, dieses Teil-Ziel zu erreichen?
- Wie wurden die Anregungen konkret umgesetzt? Gab es vielleicht Vorbehalte gegen die Vorschläge des Therapeuten?
- Finden sich der Klient und die Familie mit ihrem Anliegen in den therapeutischen Absprachen wieder?
- Welche Nachteile könnten weitergehende Veränderungen möglicherweise haben?

Statt neue Vorschläge zu machen oder einen Strauß diverser kreativer Techniken zu offerieren, ist es zweckmäßig, die bereits gestellten Aufgaben anders zu verpacken und zu präzisieren. Für das weitere Vorgehen gibt es eine Reihe von Optionen. Man kann der Familie eine Vorhesageaufgabe geben, bei der sie einschätzen soll, ob das Symptomverhalten auftreten wird oder nicht, man kann einen kleinen, fast trivialen Änderungsschritt anregen, man kann mehrere Aufgaben anbieten und wählen lassen, welche am meisten zusagt, oder die Fortsetzung des Problemmusters paradox verschreiben.

Es kann vorkommen, dass eine Aufgabe nicht ausgeführt wurde und es trotzdem erfolgreiche Änderungsschritte gegeben hat. Diese Situation mag nicht so günstig erscheinen, weil die Familie – vielleicht aus dem Wunsch heraus, die Kontrolle zu behalten – sich nicht an eine Absprache gehalten hat. Schaut man sich die Situation zusammen genauer an, zeigt sich in der Regel, dass die Familie doch etwas anders gemacht hat und beispielsweise eine andere Haltung zu dem Kind oder dem Problem eingenommen hat:

▶ Eine Familie stellte sich wegen ihres dreijährigen Jungen vor, dem es schwer fiel, alleine einzuschlafen. Es gab einen ausgedehnten »Tanz«, bei dem der Junge schrie, die Eltern verzweifelt versuchten, ihn zu beruhigen, ein Vorgang, der sich allabendlich über mehr als eineinhalb Stunden erstreckte. Ich erzählte davon, wie wichtig es sei, dem Kind zuzutrauen, dass es alleine einschlafen kann, und bat darum, eine Videoaufnahme des Einschlafrituals mitzubringen. Beim Folgetermin erklärten die Eltern, sie hätten kein Videoband dabei, sie hätten auch keine Aufnahme gemacht, irgendwie hätte ihr Sohn nach dem letzten Gespräch einfach begonnen, selber einzuschlafen.

7.4 Stagnation im Therapieprozess

Wenn über einen längeren Zeitraum hinweg berichtet wird, dass sich nichts verändert habe, obwohl die Aufgaben ausgeführt wurden, zeichnet sich eine therapeutische Sackgasse ab. Aus der Psychotherapieforschung ist bekannt, dass sich in den ersten zehn Therapiestunden substanzielle Fortschritte der Symptomatik zeigen sollten. Ist dies nicht der Fall, macht es wenig Sinn, starr an der eingeschlagenen therapeutischen Vorgehensweise festzuhalten.

Manchmal manifestiert sich in der wiederkehrenden Aussage »Alles ist gleich – nichts ändert sich!« ein negativistisches Muster. Einseitig wird nur das registriert, was gleich bleibt, während Veränderungen selektiv übersehen werden. Präzise schriftlich fixierte Therapieziele, die Verabredung von Teilzielen, eine Liste von Prioritäten, die Skalierungen der Intensität der Beschwerden und Tagebuchaufzeichnungen über die Entwicklung der Therapie sind Techniken, um diesem Muster zu begegnen. Um zu verstehen, was los ist, würdige ich das Engagement der Familie und beginne einen Klärungsprozess:

Fragen an die Familie
- »Wir scheinen auf der Stelle zu treten – sehen Sie das ähnlich?«
- »Was meinen Sie, woran das liegen könnte?«
- »Wie sind Sie genau bei der Umsetzung der Aufgaben vorgegangen?«
- »Können Sie genau beschreiben, was gleich geblieben ist und was anders geworden ist?«

Fragen an den Therapeuten

- Gibt es ein therapeutisches System im eigentlichen Sinne oder befinden sich die Klienten in der Position von Klagenden, Schaufenster-Kunden oder Zwangskunden?
- Gibt es einen klaren Auftrag für eine Therapie?
- Wurde ein wichtiger Aspekt des Systems übersehen – fehlt eine wichtige Person, die eine Ressource für die Behandlung wäre?
- Gibt es eine unsichtbare »dritte« Person, die Fortschritte erschwert?
- Arbeitet man überhaupt mit dem relevanten System? Dies muss nicht unbedingt die Kernfamilie sein, manchmal gehören Lehrer, Heimerzieher oder andere Personen dazu.
- Gibt es Spannungen zwischen dem Überweiser und der Familie?
- Verharrt die Familie in einer passiv-abwartenden Haltung, statt etwas zu unternehmen?
- Wer sollte aus Sicht der Familie aktiv werden – der Therapeut, das Kind oder die Eltern? Werden Kinder nur »zur Reparatur« abgegeben, ohne dass sich Eltern als Teil des relevanten Systems begreifen?
- Ist die Stimmung zu ernst und zu wenig spielerisch, um Lösungen zu finden?
- Gibt es insgeheim einen Groll, der Änderungsschritten im Wege steht, wie zum Beispiel: »Bevor die sich nicht entschuldigt, mache ich gar nichts!«?
- Muss zunächst »der Groll« oder »die Resignation« behandelt werden, bevor Änderungsschritte möglich sind?
- Was ändert sich, wenn das Problem, die Stagnation oder die Hoffnungslosigkeit als externalisierte Gestalt interviewt werden?
- Bestehen starke Ambivalenzen, die durch ein therapeutisches Splitting angesprochen werden können?
- Arbeiten wir am »richtigen« Problem, das für die Familie von Bedeutung ist?
- Spielen Geheimnisse und Tabu-Themen eine Rolle?
- Wie erklärt sich die Familie, dass es immerhin keine Verschlechterungen gegeben hat?
- Warum hat die Familie trotz alledem nicht aufgegeben?
- Wer trägt in welcher Weise zur Sackgassen-Situation bei?
- Was müsste getan oder unterlassen werden, damit sich bis zum nächsten Gespräch weiterhin garantiert nichts ändert?
- Ist das therapeutische Setting intensiv genug? Wäre es sinnvoll, die Zahl der Teilnehmer der Gespräche zu erhöhen und beispielsweise Eltern oder die Freundin des Jugendlichen dazuzuholen oder eine Netzwerkintervention vorzunehmen?

- Erscheint es als sinnvoll, die Zahl der Teilnehmer der Gespräche zu verringern und Einzelgespräche zu führen und den Jugendlichen oder einen Elternteil allein zu sehen? Dies führt oft zu einem besseren Rapport, weil sich der Klient besser verstanden fühlt und den Therapeuten als Unterstützung erlebt.
- Versucht die Familie Dinge zu verändern, die sich nicht ändern lassen, sondern als Einschränkungen akzeptiert werden müssen?
- Kann eine Lösung überhaupt aus dem System heraus entstehen oder müssen Systemparameter verändert werden, etwa durch eine teilstationäre Jugendhilfemaßnahme, eine Trennung oder die Einstellung einer Tagesmutter?

Ein anderer Zugang setzt an der Haltung des Therapeuten zur Familie an (Madsen 1998, Snyder 1995). Wenn es in der Therapie nicht voranzugehen scheint, überprüfe ich meine Haltung zu den Klienten und versuche in ihre Erlebniswelt, ihre Besonderheiten und kulturellen Merkmale einzutauchen:

- Wie würde es mir an der Stelle der Klienten gehen?
- Welche Stärken habe ich noch nicht entdeckt?
- Womit würde ich die Lage sogar noch verschlimmern?
- Was könnte ich stattdessen tun?
- Wer trägt zum Problemmuster bei, wer ist eine Lösungsressource?
- Was kann ich von dieser Familie lernen?

Geht es Klienten in der Therapie konsistent schlechter, steht eine Entscheidung an, die Therapie zu beenden, eine stationäre Behandlung oder eine Jugendhilfemaßnahme einzuleiten oder die Therapie durch eine medikamentöse Behandlung zu ergänzen. Eine Fortführung von Therapien, die Klienten keinen Nutzen bringen, ist nicht zu vertreten.

7.5 Kooperationsprobleme

Eine gute Zusammenarbeit zwischen Therapeut und Familie ist nicht selbstverständlich. Manchmal wird schon der Anmeldebogen nicht oder unvollständig ausgefüllt, der Überweisungsschein fehlt, oder vereinbarte Aufgaben werden gar nicht oder halbherzig umgesetzt. Im Familienalltag kann die Durchführung von Aufgaben weitaus schwerer sein, als man in der Sitzung annimmt. Aufgaben werden häufig zu hoch gesteckt, oder es wird nicht vermittelt, was sie eigentlich bezwecken sollen. Grundvoraussetzung für eine erfolgreiche Arbeit mit Aufgaben ist immer ein gutes Joining. Wenn Aufgaben nicht ausgeführt werden, so bringt dies wichtige Informationen über die Familie. Möglicherweise hat die Familie gute Gründe für ihr Verharren, die sich erst durch einen weiteren Verstehenskontext offenbaren – etwa indem man sich die Familiengeschichten und -muster genauer betrachtet. Der Umgang mit Aufgaben kann als ein Test aufgefasst werden, ob es zu einer kooperativen Zusammenarbeit kommt.

Im Erstgespräch stelle ich immer wieder kleine Aufgaben, die erkennen lassen, ob eine kooperative Beziehung entsteht oder eher ein Tauziehen. Vielleicht prüft die Familie auch die Ernsthaftigkeit des Therapeuten – »Besteht er wirklich auf den verabredeten Aufgaben?« Von einer Ich-Position aus kann man die eigene Fachkompetenz anführen und betonen, dass Aufgaben wichtig sind, um die Therapieziele zu erreichen. Besteht man nicht auf Verbindlichkeit, gibt man eine widersprüchliche Botschaft und entwertet die eigene Position. Telefonate oder ein E-Mail-Kontakt zwischen Sitzungen sind einfache Maßnahmen, um die Zusammenarbeit zu intensivieren und direktes Feedback zu erhalten.

Berichtet die Familie, dass Aufgaben nicht ausgeführt worden sind, so vermeide ich, anklagend aufzutreten, und bitte um Feedback. Dies ermöglicht eine Einschätzung, ob die verabredete Aufgabe vielleicht zu schwer, nicht klar genug formuliert war oder ob unser Arbeitsbündnis noch nicht ausreicht, um schwierige Dinge zu verlangen. Es kann auch sein, dass die Klienten eine andere Problemsicht haben als der Therapeut oder andere Ziele, die noch nicht deutlich geworden sind. Diese Diskussion unterstreicht die Bedeutung, die ich der Ausführung von Aufgaben beimesse.

- Wie kam es, dass die Aufgabe nicht umgesetzt wurde?
- War die Aufgabe zu vage, unklar formuliert oder zu schwer?
- Müssen Aufgaben und Absprachen in der Sitzung besser vorbereitet oder direkt durchgespielt werden?
- Konnte vermittelt werden, inwiefern die verabredeten Schritte zielführend sind?
- Ist die therapeutische Beziehung stabil genug, um von der Familie schwierige Schritte verlangen zu können?
- Hatte die Familien zu viel um die Ohren? In Ferienzeiten oder bei einer akuten Erkrankung haben viele Eltern nicht die Energie, therapeutische Schritte umzusetzen.
- Braucht die Familie mehr Zeit und einen größeren Abstand zwischen den Terminen, um die Aufgaben ausführen zu können?
- Handelt es sich um Zwangskunden, mit denen ein eigenständiger Thera-

piekontrakt ausgehandelt werden muss, zum Beispiel die Auflagen des Jugendamtes loszuwerden? Die Familie kann damit konfrontiert werden, dass sie sich selbst im Stich gelassen und eine Chance verpasst hat. Durch wiederholtes Ansprechen der nicht ausgeführten Aufgabe wird die Intensität der Konfrontation erhöht.

Es kann aber auch sein, dass die Familie gute Gründe hat zu verharren, die erst verständlich werden, wenn man sich die Familiengeschichte genauer anschaut.

Wenn sich herausstellt, dass die Aufgabe als solche in Ordnung war, kann sie erneut mitgegeben werden, eventuell in etwas einfacherer oder leicht abgewandelter Form. Oder ich biete die Wahl zwischen der letzten und einer neuen, ähnlichen Aufgabe. Möglicherweise gibt es ein kooperatives Familienmitglied, das eher bereit ist, aktiv zu werden. Vor Aufgaben, die aktives Handeln verlangen, stelle ich zunächst eine Beobachtungsaufgabe. Aufgaben, die nicht erledigt wurden, können innerhalb der Therapiesitzungen nachgeholt werden – »Sie haben Ihre Zielliste nicht mitgebracht, dann notieren Sie doch einfach jetzt auf diesem Blatt, was Ihre Ziele sind!«

Werden trotz Anregungen Aufgaben wiederholt nicht umgesetzt, kann dies auf einen Wunsch hinweisen, die Autonomie der Familie zu wahren und sich nicht von Außenstehenden hineinreden zu lassen. Es wird dann immer wieder darüber geredet, wie schlimm und unerträglich der gegenwärtige Zustand ist, gleichzeitig werden zahlreiche Argumente vorgetragen, warum es ganz unmöglich war, die verabredeten konkreten Schritte umzusetzen. Bei Familien, die selbst einfachen, einleuchtenden Veränderungsschritten Widerstand entgegenbringen, kann auf eine paradoxe Vorgehensweise umgeschwenkt werden (s. Kapitel 10).

Manchmal leuchten die Vorschläge des Therapeuten nicht ein oder es gibt andere Vorstellungen, wie die Behandlung durchgeführt werden sollte. Ich erläutere dann meine Arbeitsweise und versuche sie plausibel zu machen. Die Familie kann beraten werden, ob es vielleicht einen Kollegen gibt, dessen Arbeitsweise ihren Vorstellungen mehr entspricht. Bei unrealistischen Erwartungen an eine Therapie sollten die Eltern fairerweise darüber aufgeklärt werden, dass der Therapeut ihre Erwartungen als nicht realistisch einschätzt, zum Beispiel wenn eine ambulante Familientherapie gewünscht wird, um eine stationäre Behandlung zu vermeiden, diese aber indiziert ist. Ein häufiges Anliegen von Eltern ist es, dass der Therapeut das Kind im Sinne der Eltern verändert, ohne die Familie in Frage zu stellen – ein typischer »Co-Therapieauftrag«.

Lassen sich Klienten durchgängig nicht auf meine Angebote ein, macht es wenig Sinn, mit der ganzen Bandbreite an paradoxen, lösungsorientierten oder kreativen Interventionen aufzuwarten; notwendig ist vielmehr eine Klärung in Bezug auf die Vorstellungen und Erwartungen der Klienten. Vielleicht kann auch eine Entscheidung anstehen, die Therapie nicht fortzusetzen.

Die Entscheidung, Absprachen nicht einzuhalten, kann als Kampf um eine überlegene Position im Sinne eines symmetrischen Beziehungsangebotes aufgefasst werden, das eine Beziehungsklärung erforderlich macht (Viaro & Leonardi 1983). Die Fortsetzung der Therapie mache ich dann davon abhängig, dass in Zukunft Absprachen eingehalten werden.

7.6 Therapeutische Sackgassen und Krisen

Wenn ein Jugendlicher oder eine Familie zu den vereinbarten Sitzungen nicht oder mit großer Verspätung erscheint oder wichtige Personen nicht kommen, rufe ich die betreffenden Personen an und versuche zu klären, was los ist – möglicherweise gab es gute Gründe für das Fehlen. Wenn eine wichtige Person nicht kommen will, deren Anwesenheit mir wichtig ist, bitte ich die Familie, ihn oder sie zur Teilnahme zu bewegen. Oder ich rufe selbst an, erkläre, dass ich die Person als Ratgeber brauche, und lade sie ein, die Therapie ein oder zwei Mal hinter der Scheibe zu verfolgen.

Es kann vorkommen, dass Eltern mit dem Verlauf der Beratung unzufrieden sind, Kritik an der Person des Therapeuten üben und die gewählte Behandlungsstrategie oder die Behandlung insgesamt in Frage stellen. Solch ein kritisches Feedback gehört zur Arbeit eines Therapeuten dazu. Es wäre unrealistisch, es immer allen recht machen zu wollen. Kritik kann als wichtiges Feedback über Anliegen und Bedürfnisse der Klienten verstanden werden, die in den therapeutischen Prozess einfließen müssen. Generell nehme ich eine komplementäre Position ein, versuche zu ergründen, was der Anlass für die Unzufriedenheit ist, und lasse die Kritik an mich heran. Gegebenenfalls erläutere ich erneut meine Arbeitsweise und begründe mein Vorgehen. Mit den Klienten wird dann abgesprochen, welche Schritte in den kommenden Sitzungen hilfreich wären.

Möglicherweise stellt sich heraus, dass unterschwellige Erwartungen bestehen, die nicht erfüllt werden können, etwa wenn Klienten den Wunsch hatten, von einer Therapeutin behandelt zu werden, aber einem Mann gegenüberstehen (oder umgekehrt), oder wenn sie eine hochfrequente Einzeltherapie wünschen, die im Rahmen eines systemischen Behandlungsmodells nicht üblich ist. Generell erwarte ich nicht, dass in einer Therapie immer alles glatt läuft, und bereite Familien deshalb darauf vor. Diese Position normalisiert Rückschritte, senkt den Veränderungsdruck und schafft eine Gewinner-Gewinner-Situation, in der Krisen und Rückfälle zu einer wichtigen Lernerfahrung umgedeutet werden.

7.7 Aufbau und Struktur von systemischen Therapien

Bei der Planung des weiteren Therapieablaufs folge ich einigen einfachen Maximen. Die Therapie orientiert sich an der Reihenfolge der verabredeten Therapieziele und verläuft in konkreten Phasen. Erst wenn ein Ziel erreicht ist und die Fortschritte über zwei oder drei Sitzungen hinweg Bestand haben, werden weitere Themen behandelt. Ein zu rascher Fokuswechsel ist zu vermeiden. Dies gilt auch für die Bearbeitung der präsentierten Probleme und möglicher Ehe-Themen: Nachdem die Probleme des Indexpatienten gelöst wurden, kann auf ausdrücklichen Wunsch die Partnerschaft der Eltern thematisiert werden. Nach meiner Erfahrung ist es eher ungünstig, wenn beide Themenbereiche vermengt werden. Zunächst werden aktuelle Probleme behandelt, gegebenenfalls dann Themen aus der Familiengeschichte bearbeitet und schließlich die zukünftige Entwicklung besprochen. Ich beginne mit einfachen, direkten Techniken. Komplexere Methoden, wie paradoxe Interventionen, Rituale oder intensive Arbeit an den Themen der Herkunftsfamilie setze ich ein, wenn direkte Techniken nicht zu Fortschritten führen (Efron & Rowe 1987, Haley 1976). Bei Problemen von kleinen Kindern, akuten Verhaltensproblemen und Multiproblemfamilien beginne ich die Beratung mit einer hohen Sitzungsdichte und arbeite eher im Wochenabstand. Lange Sitzungsintervalle führen dazu, dass die Therapie nicht die nötige Intensität hat, weil im Leben der Familie zu viele andere Dinge passieren. Bei rigiden Mustern und in Situationen, in denen keine raschen Veränderungen zu erwarten sind, verabrede ich größere Abstände von vier oder sechs Wochen.

Bei körperlichen Erkrankungen oder schweren Lebenserfahrungen praktiziere ich die systemische Therapie als Begleitung. Das Vorgehen ist weniger zielorientiert, die Abstände und die Therapiedauer sind dafür länger. Zur Unterstützung des therapeutischen Prozesses können Briefe, E-Mails oder Telefonanrufe zwischen den Sitzungen dienen. Falls Kinder oder Jugendliche nicht bereit sind zu kommen, bietet es sich an, Techniken des Elterncoachings einzusetzen (s. Kapitel 21). Gegen Ende einer gut laufenden systemischen Therapie im Familiensetting kann es sinnvoll sein, eine Weile einzeln mit einem Jugendlichen oder einem Elternteil zu arbeiten.

Rasche Therapiefortschritte sollten nicht mit einem Ende des Kontakts zum Therapeuten »bestraft« werden. Zur Konsolidierung sollte die Behandlung eine Weile fortgesetzt werden, wenn es den Klienten besser geht. In vielen Fällen schenkt die Familie dem Therapeuten als Dank für seine hilfreichen Anregungen ein weiteres Problem, dass mit einem Lösungsvorschlag beantwortet werden kann. Mit der Zeit werden die Abstände zwischen den Sitzungen vergrößert. Zur

Verlaufsdokumentation können erfolgreiche Veränderungsschritte mit Hilfe von Tagebuchtechniken, Bildern, Digitalfotos und Skalierungen festgehalten werden.

7.8 Therapieabschluss

Wenn sich gegen Ende der mittleren Therapiephase die Symptomatik nachhaltig verringert und der Leidensdruck entsprechend nachgelassen hat, kann das Therapieende eingeleitet werden. Gemessen am Umfang der Literatur über Erstgespräche, wird in der Literatur zur systemischen Therapie das Ende von Therapien vernachlässigt. Die systemische Therapie ist ein ziel- und ergebnisorientiertes Verfahren. Behandlungen sollten nicht unnötig verlängert werden (Bundespsychotherapeutenkammer 2006).

Ein Abschluss des Therapieprozesses steht an, wenn die Beschwerden weitgehend verschwunden sind und es in der Beratung mehr und mehr um Alltagsthemen geht. Kinder verlieren rasch das Interesse zu kommen, wenn ihre Symptome verschwunden sind – Verabredungen mit Freunden und gemeinsame Aktivitäten sind einfach spannender. Jugendliche genießen es dagegen manchmal, im Therapeuten einen Ansprechpartner zu haben, mit dem sie über unterschiedliche Dinge sprechen können.

Oft berichten Familien von sich aus über Schwierigkeiten, die sie jetzt selbständig meistern konnten. Die Gefahr einer Abhängigkeit vom Therapeuten ist bei der Arbeit im Familiensetting geringer als bei Therapieformen, die bevorzugt im Einzelsetting arbeiten. Doch auch bei einer neutralen therapeutischen Haltung bedeutet das Therapieende den Abschied vom Therapeuten als einer Person, die der Familie wichtig geworden ist. Das Therapieende ist eine Chance, die Therapieeffekte weiter zu konsolidieren.

Initiative für das Therapieende. Am besten werden Therapien in beidseitigem Einvernehmen beendet. Häufig passiert es, dass ich mich während eines Gespräch frage, ob nicht allmählich größere Sitzungsabstände zur Vorbereitung des Ende sinnvoll wären – und im nächsten Moment wird genau dies von den Klienten vorgeschlagen. Das Therapieende kann von Klienten initiiert werden, die mit dem Therapieergebnis zufrieden sind und aufhören, weil sie bekommen haben, was sie sich wünschen. Oder Klienten wollen die Therapie beenden, weil sie unzufrieden sind – dann ist es am besten, offen darüber zu reden. Wenn der Therapieprozess unbefriedigend verläuft, kann das Therapieende auch vom Therapeuten initiiert werden, etwa weil die Klienten nicht mitarbeiten und in einer klagenden Position verharren. Therapien können aus praktischen Erwägungen beendet werden, wenn die vom Kostenträger zugesicherte Stundenzahl abgelaufen ist. Berufliche Veränderungen, ein Schulwechsel, Umzug oder eine Schwangerschaft können ebenfalls zu einem Therapieende führen.

Formen der Therapie-Beendigung. Es ist Definitionssache, was als Ende anzusehen ist. Nur bei einer linearen Therapiekonzeption ist ein Ende wirklich ein Ende. In der Regel verabrede ich ein Nachgespräch in einem Abstand von drei bis sechs Monaten: »Mein Vorschlag ist – rufen Sie mich doch nach den großen Ferien an, um zu berichten, wie es Ihnen geht. Sie können gerne für ein Gespräch herkommen, wenn sich etwas ergeben hat, an dem Sie arbeiten möchten, Sie können aber auch einfach nur so kommen und erzählen, wie es weitergegangen ist. Oder Sie berichten einfach telefonisch.« Manchmal biete ich im Rahmen einer *Intervall-Therapie* an, die Behandlung fortzusetzen, wenn der Zeitpunkt günstiger ist, wenn andere Lebensthemen, wie zum Beispiel eine Geburt oder ein Umzug, nicht mehr im Vordergrund stehen.

Durchweg positive Erfahrungen habe ich mit dem Modell eines offenen Therapieendes gemacht. Fast immer biete ich zwei oder drei *Booster-Sitzungen* an, die innerhalb von einem halben Jahr bis zu zwei Jahren abgerufen werden können. Sie vermitteln das Gefühl, auch in der Zukunft meinen Rückhalt in Anspruch nehmen zu können. »Wir können die letzten drei Sitzungen offenlassen. Sie können Sie in Anspruch nehmen, wenn Sie glauben, dass es Ihnen guttut, oder einfach, wenn Sie von Ihrem Leben erzählen wollen, was gut läuft.«

Manche therapeutischen Prozesse haben eher den Charakter einer Begleitung, etwa wenn eine Familie ein chronisch krankes Kind mit besonderen Bedürfnissen betreut. Passender als das einseitige, durch die Psychotherapierichtlinien vorgegebene Therapiemodell ist das Modell des Hausarztes, bei dem man immer wieder vorstellig wird, wenn es ein aktuelles Problem gibt. Das Phänomen der Wiederanmeldung von Familien ist in der Fachliteratur weitgehend unberücksichtigt geblieben – aber warum sollte eine Familie nicht ein Beratungsangebot bei einem zweiten oder dritten Kind in Anspruch nehmen, wenn der Therapeut sich schon bei einem Kind als hilfreich erwiesen hat? Das Gefühl, einen Ratgeber im Hintergrund zu haben, kann sehr ermutigend wirken und Entwicklungsschritte fördern. Bei einigen wenigen sehr schwer traumatisierten Klienten und manchen psychotischen Patienten biete ich als Option ein *lebenslanges Coaching* mit der Botschaft an: »I will be there for you – solange ich hier praktiziere, kannst du wiederkommen und dir Unterstützung holen.«

TEIL III Sprach- und handlungsorientierte Interventionen

8 Einfach anfangen

8.1 Aufklärung und Information

Die systemische Therapie ist bekannt für ungewöhnliche und zum Teil verblüffende Interventionen. Zu Beginn einer Behandlung ist es jedoch sinnvoll, zunächst mit einfachen, direkten Techniken zu beginnen.

Die Lebenswelten von Familien, ihre Geschichten und ihre Dynamiken sind komplex. Einfache, machbare Schritte und Anregungen sowie Interventionen tragen dazu bei, die Komplexität zu reduzieren und eine bessere Orientierung über die gegebene Lage zu erhalten. Wie jede Reise beginnt auch eine Psychotherapie mit einem ersten Schritt. Ein kleiner Schritt kann beispielsweise darin bestehen, Ziele schriftlich zu notieren oder den Ist-Zustand zu protokollieren – zum Beispiel, wann die Beschwerden auftreten und wann es Ausnahmen vom Problemmuster gibt.

Klienten haben ein Recht, von ihren Therapeuten fachkundig über die Behandlung aufgeklärt zu werden (Bundespsychotherapeutenkammer 2006). Psychotherapien verlaufen erfolgreicher, wenn Klienten gut über die Behandlung informiert sind. Kundenorientierung in der systemischen Therapie bedeutet, dass ich Klienten an meinem Expertenwissen über Diagnose, Krankheiten und Behandlungsmöglichkeiten teilhaben lasse. Das Klientensystem wird dadurch im Sinne eines *empowerment* gestärkt (Minuchin & Fishman 1983).

Im Zeitalter des Internet kommen Eltern zum Teil mit guten, zum Teil aber auch mit weniger zutreffenden Informationen zur Therapie, die sie im Netz gefunden haben. Deshalb frage ich explizit nach Vorinformationen und Erwartungen an die Behandlung und erarbeite eine gemeinsame Verstehensgrundlage. Manche Klienten haben keine rechte Vorstellung, wie eine Therapie abläuft. Als Therapeut werde ich oft mit einem Schiedsrichter verwechselt oder als Klagemauer angesehen. Oft besteht die Hoffnung, dass sich der Sohn oder die Tochter durch meine Behandlung ändern, ohne dass sich die Familie selbst als Teil des Prozesses versteht.

Haley (1987), der sich in seinen frühen Arbeiten extrem kritisch gegenüber dem Erteilen von Ratschlägen äußerte, berichtete auf der ersten *Evolution of Psychotherapy Conference* in Phoenix/Arizona, dass etwa 30% der Familien einfache Vorschläge aufgreifen und umsetzen – das ist eine bemerkenswerte Trefferrate.

Wenn Familien in Beratungsstellen auf Berater treffen, die es wegen therapeutischer Vorurteile ablehnen, Wissen weiterzugeben, und Fragen mit Gegenfragen beantworten, entstehen seltsame Schleifen.

Die systemische Therapie achtet die Kompetenzen der Familie. Auch das Expertenwissen des Therapeuten ist eine weitere wichtige Ressource für die Beratung. Auch wenn der Bereich des Nicht-Wissens unendlich ist, verfügt der Therapeut – hoffentlich – über ein partielles Expertenwissen innerhalb des breiten Möglichkeitsraums (Mason 2005). Eine rein kognitive Vermittlung von Wissen ist allerdings selten hinreichend. Belehrungen aus einer vermeintlich hierarchisch überlegenen Position lösen bei Jugendlichen und Eltern leicht Reaktanz aus. Gute Ratschläge erreichen Klienten, wenn sie deren Anliegen und Bedürfnisse ansprechen. Eltern mit kleinen Kindern sind oft hochmotiviert, einen Rat anzunehmen (Nemetschek 2000), etwa bei exzessivem Schreien oder Fütterstörungen. Eine entscheidende Rolle bei der Aufklärung von Klienten spielt die Haltung: Als Therapeut stelle ich mich neben die Familie, nicht über sie, und zeige verschiedene Optionen und Wege auf, die aus meiner Sicht möglich sind. Die systemische Therapie ist in diesem Sinne eine Form von Konsultation oder auch Coaching (Wynne et al. 1986).

1. Bringe in Erfahrung, welche Sichtweise der Klient hat:
   - »Was genau ist das Problem, an dem Sie leiden?«
   - »Worüber genau machen Sie sich Sorgen?«
   - »Wie kommt es, dass Sie sich gerade jetzt entschlossen haben zu kommen?«
   - »Wie kommen Sie zu der Einschätzung, dass Paul eine Störung hat (depressiv, ängstlich, traumatisiert ist)?«
   - »Was haben Sie über diese Störung gehört oder gelesen? Kennen Sie jemanden, der auch so etwas hatte?«
   - »Was ist Ihr Modell oder Ihre Vorstellung, was da passiert?«
2. Bringe die Lösungsversuche in Erfahrung:
   - »Was haben Sie denn schon probiert, um das Problem zu lösen?«
   - »Was hat gewirkt, was hat nicht gewirkt?«
   - »Welche Ratschläge haben Sie schon erhalten? Wie sind Sie damit umgegangen?«
3. Fasse die Problemsicht der Familie und ihre Lösungsversuche zusammen, um sicherzugehen, dass du sie richtig verstanden hast. »Wenn ich Sie richtig verstanden habe, glauben Sie, der Unfall habe bleibende Spuren hinterlassen.«

4. Orte und erkenne die verborgenen heiklen Themen, bevor konkrete Ratschläge gegeben werden.

5. Prüfe, ob es sich um »Kunden« für Empfehlungen und Ratschläge handelt.

6. Sprich eine möglicherweise vorhandene Ambivalenz des Klienten an. »Du willst nicht mehr erbrechen, du willst dich besser fühlen, aber du hast Angst zuzunehmen. Ich kann dir Vorschläge machen, weiß aber nicht, ob sie nicht deinen sehr idealistischen Vorstellungen widersprechen.«

7. Gib Ratschläge und Empfehlungen immer als Angebot. Biete nach Möglichkeit mehrere Optionen an, zwischen denen die Klienten entscheiden können. Verwende Begriffe und sprachliche Formulierungen, die sich an die Problemsicht der Klienten ankoppeln (Diller 1986).

Kinder können recht lästige Angewohnheiten haben, zum Beispiel trödeln sie beim Frühstück, um dann hektisch und schimpfend aus dem Haus zu stürmen. Ein systemischer Ratschlag an Eltern könnte lauten: »Achten Sie darauf, wie Sie dieses Problemverhalten absichtlich herbeiführen könnten. Was müssten Sie tun oder unterlassen, damit Heike garantiert wieder zu spät losgeht?« Eltern können ihr eigenes Verhalten leichter ändern als das Kind. Der Hinweis, am eigenen Tun anzusetzen, hilft, eingefahrene Muster zu unterbrechen. Viele Eltern entwickeln sehr kreative Ideen – sie können das Trödeln und Schimpfen ignorieren, statt das Kind immer zu ermahnen; sie können einen witzigen Brief auf den Frühstücksteller legen, mit einem »Strafzettel wegen falsch parkender Schuhe«, eine Handpuppe namens Hedwig kann fünf Minuten, bevor das Kind zur Schule starten muss, angeflogen kommen und ein Erinnerungsschreiben bringen.

Die Verbindung von psychoedukativer Gesundheitsaufklärung, familiendynamischer Beratung und der Arbeit mit narrativen und kreativen Methoden ist eine hochwirksame Form der systemischen Therapie (McFarlane et al. 1995). Wenn dies gewünscht wird, kläre ich die Familien mündlich oder mit schriftlichen Materialien auf oder gebe Hinweise zu Internet-Links, und zwar zu Themen wie:

■ Beschwerden und Störungsbilder von A wie Ängste über B wie Bulimie, D wie Drogen bis Z wie Zwangshandlungen;

■ Auswirkungen von körperlichen Erkrankungen auf die Familie;

■ Umgang mit Trennung und Scheidung;

■ Besonderheiten von Patchwork-Familien;

■ Erziehungstechniken wie Loben, Strafen und Feedback geben;

■ Teilleistungsfertigkeiten;

■ Kinder mit besonderen Bedürfnissen;

■ Adressen von Helfern und Einrichtungen.

8.2 Das systemisches Modell vermitteln

Systemische Konzepte sind ein hilfreiches Instrument für Therapeuten. Sie sind auch für Familien ein nützliches Werkzeug. Eltern und Kinder sind in der Lage, sich rasch systemisches Wissen anzueignen (Zimmermann & Protinsky 1990). Vielen Familien hilft beispielsweise das Modell von eskalierenden Kreisläufen, die wir gemeinsam rekonstruieren: »Manchmal schaukelt sich Verhalten auf, wie bei einem Teufelskreis: Je mehr ein mutloser Schüler sich gedrängt fühlt, desto stärker lässt er sich vielleicht hängen (Stern 2002). Das folgende Beispiel stammt aus unserer Multi-Familiengruppe für »besondere Kinder« mit Lernbehinderungen und ihre Familien (Retzlaff, im Druck):

Teufelskreis-Analyse am Beispiel von Tom und seiner Mama

Tom kommt nach Hause => hat viele Mathe-Hausaufgaben => Tom hat keine Lust => Mama ärgert sich => Tom bekommt noch weniger Lust => Mama droht mit Fernsehverbot => Tom wird abgeturnt und bockig => Mama kreischt => Tom macht noch weniger => Mama kocht vor Wut => Tom verzweifelt => Tom verkriecht sich in seinem Zimmer => Mama: »Wenn du jetzt nicht deine Hausaufgaben machst, kommt der Papa und klatscht dir den Po« => Tom bekommt Angst => Mama tut's leid => Mama denkt: »Ich mach alles falsch« => Enttäuschung bei Tom ...

Als nächster Schritt kann erläutert werden, dass dieser Zirkel an jeder Stelle unterbrochen werden kann: »Welche Ideen und Erfahrungen hab ihr, wie ihr aussteigen oder etwas anderes tun könnt?« Dieses Wissen über Verhaltensoptionen und die wechselseitige Rückbezüglichkeit von Verhalten ist den meisten Familien sehr geläufig.

Wie kann der Teufelskreis durchbrochen werden?

Finde für jeden Schritt eine Möglichkeit
- Tom macht sich Mut.
- Tom lügt nicht, sagt die Wahrheit.
- Tom gibt sich Mühe.
- Mama lässt Tom Zeit.
- Tom und Mama machen erst ein entspannendes Spiel.
- Tom darf fernsehen, wenn er mit den Hausaufgaben fertig ist.

- Tom reißt sich zusammen.
- Mama atmet tief durch, geht raus.
- Tom macht sich selbst Mut, Helfergedanken.
- Mama macht Entspannungsübungen, Yoga.
- Tom holt Hilfe, ruft einen Freund an.
- Tom fängt in seinem Zimmer mit den Hausaufgaben an.
- Tom entschuldigt sich.
- Statt zu drohen, hilft Mama bei den Hausaufgaben.
- Tom macht sich Mut, denkt an was Schönes.
- Mama entschuldigt sich bei Tom.
- Mama konzentriert sich auf etwas anderes.
- Mama und Tom überlegen gemeinsam, wie sie es am nächsten Tag machen können.
- Tom denkt, dass es heute klappen wird.

Eine Grundannahme der systemischen Therapie lautet, dass Eltern und Kinder bereits eine ganze Menge über sich und über geeignete Lösungswege wissen. Die Therapie baut auf diesen vorhandenen Kompetenzen auf.

Systemisches Wissen für Familien

- Das Verhalten von Kindern ist abhängig vom Kontext: »Daheim ist mein Sohn unmöglich – doch bei seinen Lehrern und unseren Freunden gilt er als ausgesprochen netter, hilfsbereiter Junge!«
- Ursache und Wirkung lassen sich nicht immer trennen. Verhalten hat keinen Anfangspunkt, sondern ist in zirkulären Schleifen organisiert. Die Frage »Wer hat angefangen?« führt oft nicht weiter.
- Verhalten unterliegt positivem und negativem Feedback.
- Das Verhalten eines Kindes ist mit dem Verhalten anderer Mitglieder eines Systems verknüpft, das Tun des Einen ist verbunden mit dem Tun und Lassen der Anderen. In Multi-Familiengruppen kann die wechselnde Verbundenheit mit einem Wollfaden veranschaulicht werden, der zwischen allen Personen gespannt wird – wenn eine Person zieht, ist dies im ganzen Netz zu spüren.
- Menschliche Beziehungen können symmetrisch oder komplementär gestaltet werden: »Wenn zwei Personen auf einer Wippe sitzen, macht es wenig Sinn, wenn beide immer nur oben sein wollen oder einer immer nur unten ist – das Spiel macht Spaß, wenn beide abwechselnd oben und unten sind.«

- Muster und Regeln in Familien zeigen sich in wiederkehrenden und oft vorherzusehenden Verhaltensweisen: »Was müssten Sie tun, damit Karl das Problem garantiert jetzt zeigt?«
- Menschliche Systeme sind offen für neue Einflüsse und Informationen sowie Veränderungen.
- Die Qualität der Kommunikation muss stimmen – »der Ton macht die Musik«.
- Die Bedeutung von Verhalten wird durch den Bezugsrahmen bestimmt: Trommeln kann als Störverhalten oder als früher Rhythmusunterricht gewertet werden.
- Wirklichkeit ist immer auch eine Ansichtssache: »Wat dem een sin Uhl, ist dem annern sin Nachtigall.«
- Familiensysteme haben die Tendenz zu Stabilität und Entwicklung.
- Das Familienleben wird durch das Zusammenspiel der einzelnen Angehörigen geprägt.
- Kulturelle Werte, Überzeugungen und Beziehungserfahrungen aus der Herkunftsfamilie beeinflussen gegenwärtige Einschätzungen: »Ich reagiere empfindlich, wenn mein Mann laut wird, weil ich weiß, wie es ist, als Kind immer nur angeschrieen zu werden.«
- Treten bei einem Familienmitglied Beschwerden auf, organisieren sich manche Familien um dieses Problem herum, und eine normale Entwicklung wird blockiert, weil das Familiengeschehen anhaltend auf das Problem hin ausgerichtet ist.
- Kleine und große Menschen haben ein Konzert innerer Stimmen, die förderlich oder hemmend sein können.
- Unsere Einschätzungen und unser Handeln werden mitbestimmt durch unsere Vermutungen, was in unseren Angehörigen vorgehen mag.

Der innere Dialog und die Vermutungen, was in den Köpfen und Herzen der Angehörigen vorgeht, kann durch Sprechblasen-Bilder veranschaulicht werden (Zimmerman & Protinsky 1990). Ich gebe eine fiktive Situation vor, teile einer Familie die Kopie eines Bildes aus, bei der jeder in den Sprechblasen eintragen kann, was die betreffende Person sich überlegen könnte.

8.3 Aufgaben, Anregungen und Verschreibungen

Familien kommen meist mit sehr handfesten Problemen zur Beratung. Deshalb sollte die Vorgehensweise praktisch und handlungsorientiert sein. Aufgaben, Anregungen und Experimente sind zentrale Bausteine des Therapieprozesses und gelten als *das* Medium der Therapie schlechthin (Fisch et al. 1982, Haley 1976, Zeig 2007). Sie wirken als eine Musterunterbrechung, bringen Klienten zum Handeln und führen neue Informationen ein. In der Familientherapie wurden Verschreibungen und Experimente zu einem Standardbehandlungs-Instrument erhoben. Die verhaltenstherapeutische Arbeit mit Aufgaben wurde stark von Jay Haley beeinflusst (Kanfer 1989).

Aufgaben können sehr unterschiedliche Ziele haben – das Gefühl von Verbundenheit zu stärken, gute Gefühle zwischen Eltern und Kindern zu nähren oder schöne gemeinsame Zeiten und Aktionen zu ermöglichen. Aufgaben liefern Informationen, sie können Generationsgrenzen markieren und Regeln stärken oder Interaktionssequenzen ändern. Anders als in der Verhaltenstherapie zielen systemische Aufgaben weniger auf die Beeinflussung von Verhalten ab, sondern primär auf die Veränderung von Mustern des Familiensystems (Borg-Laufs 2001, 2006, Görlitz 2004, 2005). Die Reaktion auf eine Aufgabe bietet wichtige Informationen über das Klientensystem (Haley 1976).

Typen von Aufgaben. Aufgaben werden üblicherweise für die Zeit zwischen Sitzungen gegeben (Brown-Stanridge 1992). Einige Beispiele für systemische Aufgaben:

- Der Vater soll die Betreuung der Kinder am Wochenende übernehmen, damit seine Frau endlich einmal Zeit für sich hat.
- Ein 10-jähriges Mädchen mit einem zwanghaft-restriktiven Essverhalten soll jede Woche etwas essen, das sie noch nicht kennt.
- Ein depressiver Jugendlicher mit Rückenschmerzen soll einmal täglich mit seiner Mutter walken gehen.
- Ein Mädchen mit bulimischer Symptomatik soll Tagebuch führen. Jedes Mal, wenn sie schlecht mit sich umgegangen ist, soll sie sich verwöhnen.
- Ein Junge mit Einschlafängsten soll Bilder von den Monstern malen, die ihn nachts heimsuchen.
- Ein bequemer, versetzungsgefährdeter Schüler soll regelmäßig seine Hausaufgaben machen und der Mutter berichten, was er gelernt hat.
- Eine aufgeweckte depressive Jugendliche mit Minderwertigkeitsgefühlen soll ein Buch zu einem Thema mitbringen, über das sie besser Bescheid weiß als der Therapeut.

■ Ein Jugendlicher mit Zwangsbefürchtungen wird aufgefordert, jedes Mal 15 Liegestütze zu machen, wenn er mehr als ein Minute zwanghaft grübelt, ob er AIDS haben könnte.

Grundsätzlich stelle ich Aufgaben zunächst innerhalb der Sitzung (Minuchin & Fishman 1983). Ein aufwendigeres Beispiel für eine solche Aufgabe ist der Familienlunch. Bei dieser wirksamen, empirisch gut belegten Methode zur Behandlung von anorektischen Patienten werden Eltern aufgefordert, ihre Tochter bzw. ihren Sohn zum Essen zu bringen (Rausch Herscovici 2006, Rosman et al. 1975, Scholz & Asen 2001). Bei den folgenden Auseinandersetzungen werden die Eltern vom Therapeuten – oder einer anderen Familie – beraten, wie sie den oft zähen Kampf zu einem guten Abschluss bringen können. Aufgaben können sich an eine einzelne Person richten oder alle Familienangehörigen einbeziehen. Neben Beobachtungsaufgaben und Verhaltensaufgaben gibt es metaphorische Aufgaben und paradoxe Aufgaben.

Systemische Therapeuten gehen von der optimistischen Prämisse aus, dass Klienten den Schlüssel für die Lösung ihrer Probleme in der Hand haben und ihn nur nutzen müssen. Aufgaben und Verschreibungen fördern den Transfer von Entwicklungsschritten aus der Therapie in die Alltagswelt. Therapeutische Verschreibungen sollen Klienten dazu anregen, anders zu handeln und zu empfinden. Nach antiker Denktradition kann ein gutes Leben aus rechtem Tun und aus rechtem Denken resultieren. *Systemische Interviewtechniken* zielen auf sprachlich gefasste Überzeugungen und setzen primär auf der Ebene des Denkens an. Dagegen setzen *therapeutische Aufgaben* auf der Ebene des Handelns an. Implizit wird vorausgesetzt, dass ein anderes Tun auch einen Wandel von Einstellungen und Haltungen nach sich ziehen wird. Durch therapeutische Aufgaben sollen übergeordnete Regeln verändert werden, wie die Familie an Probleme herangeht (Bateson 1972, Haley 1976). Sie laden zu einer aktiven, experimentierfreudigen Herangehensweise ein. Diese Haltungsänderung schafft einen neuen Rahmen für Veränderungen: Das Kind und die Eltern verlassen eine Opferposition und nehmen eine kohärente selbstkompetente Position ein.

Auf indirekter Ebene wird die Botschaft vermittelt, dass Fortschritte möglich sind und durch die Ausführung der Aufgaben erreicht werden können. Um Aufgaben formulieren zu können, muss man eine klare Vorstellung entwickeln, was erreicht werden soll. Erforderlich ist eine Komplexitätsreduktion: Aus den weit und vielschichtig gefassten Geschichten der Klienten müssen spezifische, greifbare, klar operationalisierte Probleme herausgearbeitet werden. Diese Probleme sollten im Hier und Jetzt bestehen und konkrete Ansatzpunkte für Teilschritte bieten, die auf eine Lösung hinführen. Diese Teilschritte werden über therapeutische Aufgaben erreicht. »Falls du eine große Veränderung willst, solltest du nach einer kleinen verlangen« (Erickson et al. 1978). Viele Therapeuten fühlen sich mit einem verstehenden, reflektierenden Stil wohler als mit einer direktiven Vorgehensweise, und man muss für sich entscheiden, ob einem eine solche aktive Rolle zusagt.

Längst nicht immer werden Aufgaben von Klienten so umgesetzt, wie sie verabredet wurden. Aus systemischer Sicht ist Verhalten ein analoger Ausdruck für Beziehungsmuster. Der Umgang mit Aufgaben vermittelt einen Einblick in Muster des Klientensystems – beispielsweise eine Neigung, sich zu verzetteln. Deshalb sollten Aufgaben gezielt, wohlüberlegt und mit hoher Verbindlichkeit eingesetzt werden. Werden sie rein gewohnheitsmäßig gestellt, ist die Gefahr groß, dass sie nicht befolgt und bedeutungsleer werden. Aufgaben müssen flexibel auf die Bedürfnisse der Klienten abgestimmt werden. Dabei ist vorab einzuschätzen, auf welche Anregungen sich eine Familie vermutlich einlassen wird.

Beobachtungsaufgaben sind eine gute Ankoppelung an die Sichtweise der Familie. Für die Familie stehen die Beschwerden des Indexpatienten im Mittelpunkt. Beobachtungsaufgaben setzen direkt am Symptom an, und die Sorgen der Eltern werden ernst genommen. Die Beschreibungen des Problemmusters sind oft vage und lassen offen, woran abzusehen wäre, ob Fortschritte gemacht worden sind. Das Erheben einer *Baseline* vermittelt ein genaues Bild davon, was gut läuft und was verändert werden soll.

1. Beachte das Problemverhalten: »Wann und wie oft treten die Beschwerden auf? Am besten ihr macht euch ein paar Notizen!«
2. Beachte Ausnahmen vom Problem – »Wann läuft es gut?«.
3. Beachte Zielsituationen: »Auch wenn Sie vielleicht sagen werden, es läuft nur ganz selten gut, so wäre es gerade deshalb eine große Hilfe, wenn Sie die eine oder andere kleine Situationen registrieren, in der Sie sich sagen: Wenn es öfter so wäre wie gerade eben, das wäre super!«

Die Verbindlichkeit der Aufgabe wird durch schriftlich Protokolle und Tagebuchnotizen erhöht, die mitgebracht werden sollen. Im folgenden Gespräch werden diese Aufzeichnungen dann zusammen angeschaut. Heute besitzen viele Familien eine Videokamera, und häufig gebe ich die Aufgabe: »Bringen Sie mir eine Videoszene von daheim mit, die zeigt, um was es Ihnen geht!«

Zu Beginn einer Therapie oder Beratung ist nicht immer klar, ob Klienten wirklich bereit sind, Zeit und Energie zu investieren. Aufgaben sind ein Test für die Bereitschaft, sich für die Therapie zu engagieren. Fortschritte in der Therapie werden häufig nicht gewürdigt, weil sie angesichts der zahlreichen weiteren Klagen untergehen. Mit einer Baseline erhält man ein klares Kriterium für Fortschritte und kann später gemeinsam mit der Familie zurückblicken, was bereits erreicht worden ist.

Beobachtungsaufgaben laden die Familien ein, eine Meta-Perspektive einzunehmen und sich gewissermaßen selbst über die Schulter zu schauen. Dieser Perspektivenwechsel ist Voraussetzung für die Wahrnehmung von Unterschieden. Die Aufforderung, Beschwerden zu beobachten, ohne etwas ändern zu sollen, ist dem Wesen nach eine paradoxe Intervention. Beobachtungsaufgaben erhöhen die Präsenz der Eltern, und sie achten dadurch stärker auf ihr Kind. Manchmal wird deutlich, dass ein Problemverhalten nur sehr selten auftritt oder den Begriff »Problem« nicht wirklich rechtfertigt.

Metaphorische Aufgaben.   Diese Klasse von Interventionen greift zentrale Metaphern der Therapie auf und setzt sie in eine Intervention um, die zunächst rational nicht nachvollziehbar erscheint. Sie ähneln darin therapeutischen Ritualen, sind aber einfacher aufgebaut. Auf metaphorischer Ebene gibt es – ohne diesen rationalen Zusammenhang herzustellen – eine Analogie zwischen Schritten, die im Rahmen der Aufgabe getan werden sollen, und Entwicklungsschritten, die in der Therapie notwendig sind.

Ein Beispiel für eine metaphorische Aufgabe: *»Baue mir aus Legosteinen ein großes Modell deiner Angst. Bringe es in die nächste Sitzung mit. Aber Vorsicht, deine Angst ist zerbrechlich! Lass dir von deinem Vater eine starke Kiste geben, damit du sie sicher herbringen kannst. Wir schauen sie uns von allen Seiten an und überlegen dann, was wir mit ihr machen werden.«*

Andere Formen von Aufgaben, paradoxe Interventionen und ritualisierte Verschreibungen werden in den folgenden Kapiteln ausführlich dargestellt.

Aufgaben und die Position der Klienten.   Aufgaben sollten auf das Entwicklungsalter von Kindern abgestimmt sein und Besonderheiten der Familie berücksichtigen, etwa eingeschränkte Sprachkenntnisse. Auch der kulturelle Hintergrund und die soziale Schicht spielen eine Rolle (v. Schlippe et al. 2004). Manche Klienten tun sich beispielsweise mit schriftlichen Aufgaben schwer. Bei der Formulierung von Aufgaben ist zu beachten, wie die Familie bisher auf das *Joining* reagiert hat, welche idiosynkratische Sprache der Klient verwendet und wie bisher auf Interventionen und Verschreibungen reagiert wurde. Der Standpunkt des Klienten zur Therapie ist zu berücksichtigen: Ist das Problem dringend oder eher nicht so dringend? Wie hoch ist der Leidensdruck? Wer soll sich ändern – nur das Kind, oder definieren sich Eltern als Teil der Lösung? Ist die Familie optimistisch oder resigniert, eher aktiv oder passiv?

Wenn Klienten noch nicht bereit sind, sich aktiv zu engagieren, sind *Beobachtungsaufgaben* sinnvoll. Sie verlangen kein aktives Handeln, wirken über die Lenkung der Aufmerksamkeit und können weniger leicht abgelehnt werden, denn es ist nicht möglich, auf gar nichts zu achten. Sie eignen sich auch für Jugendliche und andere »geschickte« Klienten (de Shazer & Molnar 1984, Molnar & de Shazer 1987). Als Begründung dafür, dass eine Beobachtungsaufgabe gestellt wird, erläutere ich, dass wir das Problem und seine Funktion zunächst einmal besser verstehen müssen – ich brauche einfach Material, um weitere Vorschläge machen zu können: »Bis wir verstehen, was dein Inneres mit den Fressattacken sagen will, möchte ich, dass du in einem Tagebuch aufschreibst: Was ist dir vorher durch den Sinn gegangen?«

Viele Eltern wissen recht genau, was sie tun sollen, zögern aber aufgrund von Vorbehalten. Der Vorschlag: »Achten Sie bitte bis zur nächsten Sitzung darauf, wann Sie eigentlich eine Grenze setzen wollen, es aber nicht tun!«, nimmt beide Seiten der Ambivalenz ernst.

Direkte verhaltensorientierte Aufgaben sind für »Kunden« indiziert, die Probleme offen schildern, einen klaren Änderungsauftrag geben und motiviert sind, etwas auszuprobieren, um ihre Lage zu verändern. Direktive und normative Positionen in der systemischen Therapie sind mit dem wachsenden Interesse an systemischen Elterncoachings wieder populärer geworden (Omer & v. Schlippe 2004).

Die Bühne bauen. Psychotherapie kann als die Kunst definiert werden, Menschen zu gewinnen, vertraute Pfade zu verlassen und neue Wege einzuschlagen. Aufgaben und Anregungen müssen richtig »verpackt« werden. Sie sollten einfach, klar, konkret und praktisch umsetzbar sein. Arbeitet man im Familiensetting, werden nach Möglichkeit alle Anwesenden einbezogen. Eine nützliche Übung für Therapeuten ist die Selbstbeobachtungsaufgabe: »Wie muss ich Aufgaben stellen, damit sie garantiert nicht befolgt werden?« Die Antworten ähneln sich immer wieder: »zu viele Aufgaben; vage, nicht kindgerechte Formulierungen; der Wechsel zwischen verschiedenen Zielen«, etc. Mit Familien spreche ich in ähnlicher Weise darüber, wie sie ihre guten Pläne zum Scheitern bringen können.

Voraussetzung für die Arbeit mit Aufgaben ist ein gutes *Joining*, eine klare gemeinsame Problemdefinition, gemeinsam ausgehandelte Ziele und ein klarer therapeutischer Kontrakt. Die gestellten Aufgaben müssen Sinn machen und den Bezugsrahmen des Klientensystems nutzen – warum sollte jemand etwas tun, das nicht einleuchtet? Als Therapeut muss man immer eine Erklärung geben, weshalb man eine Aufgabe vorschlägt.

Das Vorgehen entspricht dem Muster des *pacing* und *leading*: Zunächst wird eine »Ja-Haltung« aufgebaut. Die Aussagen der Klienten werden aufgegriffen und in einer Reihe von kurzen Feststellungen auf den Punkt gebracht. Die Ziele des Klienten werden wiederholt und notwendige Teil-Schritte benannt. Anschließend wird gefragt, ob die Klienten bereit sind, diesen Weg wirklich zu gehen und dafür den vorgeschlagenen Schritt zu tun. Die eigentliche problematische Entscheidung wird zum Schluss vorgegeben.

1. Wiederhole die Aussagen der Familie oder des Jugendlichen: »Paul ist in einer üblen Position. Sie machen sich Sorgen, weil er in der Schule gequält und gehänselt wird. Sie wollen, dass dies aufhört.«

2. Beginne mit Allgemeinplätzen: »Wie den meisten Eltern ist es Ihnen wichtig, dass sich Ihr Sohn auch wehren kann. Wir sind uns einig: Die Quälgeister werden dich nicht von sich aus in Ruhe lassen.«

3. Wiederhole die Position und die Ziele des Klienten: »Sie lehnen Gewalt grundsätzlich ab und wollen nicht, dass Paul sich prügelt. Sie suchen nach Wegen, wie Paul sich anders wehren kann.«

4. Schlage eine Reihe von Teilschritten vor: »Du musst aus der Defensive heraus, sonst wirst du weiter gemobbt. Eine Möglichkeit wäre: Du lernst, dich effektiv zu wehren. Dafür müsstest du, Paul, etwas tun, du müsstest regelmäßig trainieren, am besten in einem guten Selbstverteidigungsstudio.«

5. Kläre, ob die Klienten zustimmen: »Und sind Sie bereit, dafür Zeit und Energie aufzubringen?« »Bist du bereit, dir das Studio bei euch im Stadtteil anzuschauen?«

6. Achte auf nonverbale zustimmende oder ablehnende Reaktionen. Greife diese auf und sprich sie an: »Du schaust so, als ob du noch nicht recht überzeugt wärst? Siehst du einen anderen Weg? Dann probiere es einfach aus!«

7. Fasse die Absprachen zusammen: »Okay, der erste Schritt besteht also darin: Paul meldet sich zu einem Probetermin an. Sie als Eltern erinnern ihn an sein Vorhaben.«

Eine Selbsterfahrungsübung für Therapeuten ist die Überprüfung eigener Motivationsstrategien: »Wie motiviere ich mich für etwas, das mir guttut?« »Was verleitet mich, Dinge nicht zu tun, obwohl ich sie mir eigentlich vorgenommen habe?«

Prozesshinweise für die Arbeit mit Aufgaben

- Führe komplexere Aufgaben zunächst in der Sitzung durch, bevor sie als Anregung mit nach Hause gegeben werden.
- Nutze Alltagserfahrungen und Binsenweisheiten: »Von nichts kommt nichts.« »Einer muss den ersten Schritt tun.« »Manchmal muss man etwas länger durchhalten und Ausdauer zeigen. Wer, wenn nicht Sie als Vater, kann Ihren Sohn unterstützen?« »So wie Sie sich als Eltern einsetzen, wird sich niemand einsetzen.« »Übung macht den Meister.«
- Schreibe gute Absichten zu: »Als Mutter wollen Sie wirklich hinter Ihrem Sohn stehen. Das bedeutet, dass Sie auch die Liebe zeigen müssen, die ›Nein‹ sagt.«
- Streue wiederholt Ideen ein: »Wenn du dich besser fühlen willst, wirst du irgendwann Sport machen müssen.«
- Lasse positive Zeiten imaginativ ausmalen: »Wie würde das ausschauen, wenn du dein Ziel erreicht hast? Was genau würdest du tun?« »Angenommen, du wärst ein Jahr weiter, und wir treffen uns zufällig, und du erzählst, dass es dir wirklich gutgeht? Was würdest du tun? Woran würden deine Freunde dies merken?«
- Beschreibe Katastrophenszenarien: »Angenommen, es geht unverändert weiter. Wenn alles so bleibt wie bisher – wo sind Sie dann in fünf oder in sechs Jahren?«
- Erzähle Stellvertretergeschichten über gute und schlechte Erfahrungen anderer Familien. Beginne mit Hürden, die genommen wurden, bevor es Fortschritte geben konnte: »Die letzte Familie mit einem solchen Problem – da ging es allerdings um ein Mädchen – sie war total entschlossen, es zu schaffen, alleine schlafen zu können, weil sie ins Zeltlager wollte.«
- Zitiere leicht verfremdete Beispiele oder gelegentlich auch eigene Lebenserfahrungen, in denen etwas Neues probiert wurde und Hindernisse überwunden werden mussten, bevor sich ein Erfolg einstellte.
- Lenke den Fokus auf vergangene Kompetenzerfahrungen: »Wann hast du schwimmen gelernt? Schon mit fünf Jahren? Und kannst du dich noch erinnern, wie sich ein Kind vornimmt: ›Diesen Sommer will ich schwimmen können!‹ Und du weißt, du musst hinein ins Wasser, Schwimmzüge üben. Du hast in Kauf genommen, Wasser zu schlucken. Und hat es nicht sogar Spaß gemacht?«
- Nimm bei Klienten mit einem »Ja-aber-Muster« Einwände vorweg: »Vermutlich wird Ihnen diese Aufgabe zunächst nicht einleuchten, ich möchte Sie Ihnen aber trotzdem vorschlagen.

- Nur für eine Woche: »Probiere diese Aufgabe einfach aus, eine Woche lang, dann können wir nächste Woche eure konkreten Erfahrungen auswerten – bist du damit einverstanden?«

- Verlange eine Mini-Veränderung: »Mein Vorschlag ist: Schau, dass du fünf Prozent gelassener wirst. Es reicht, wenn du nur ein oder zweimal in der kommenden Woche diesen kleinen Schritt tust.«

- Nimm Widrigkeiten mit einer *Blut, Schweiß und Tränen*-Rede vorweg: »Sie müssen sich im Klaren sein, dass das kein Spaziergang wird! In der Anfangszeit werden Sie mehr Energie investieren müssen, bevor es besser wird. Sind Sie dazu bereit?«

- Arbeite mit dem Konzert der inneren Stimmen: »Die eine Seite von mir sieht all die Schwierigkeiten, die auf Sie als Mutter zukommen, die andere Seite traut es ihr sehr wohl zu, entschlossen und ausdauernd zu handeln!«

- Spiele Aufgaben bildlich und kinästhetisch durch und koppele sie an künftige Ereignisse: »Und stell dir vor, wie du beim Verlassen des Gebäudes mit jeder Stufe, die du die Treppe heruntergehst, mehr und mehr deine volle Größe spürst, dich aufrichtest und – wenn du zur Haustür hinausgehst – einen Moment nachspürst, wie es ist, deine vollen 1,72 m Körpergröße zu haben und dich umzuschauen. Und wenn du in der kommenden Woche herumläufst – einfach so –, wirst du dich gelegentlich daran erinnern und spüren, welche Größe du gerade hast.«

- Nutze Selbstverpflichtungen in Form von schriftlichen Verträgen, Abmachungen mit Handschlag oder E-Mail-Rundschreiben an Freunde: »Ich werde mich der Frau Bulimie stellen! Ich habe es satt, mich von ihr quälen zu lassen.«

- Nutze Angehörige und Freunde als »Mutmacher-Team«, die Anerkennung für mutige Schritte zollen, die mit Anrufen oder per SMS positive Botschaften vermitteln und damit den Rücken stärken.

- Koppele weitere Sitzungen an die Ausführung von Aufgaben: »Der Ball ist jetzt bei dir. Ruf mich an, nachdem du dir das Selbstverteidigungsstudio angeschaut hast, dann machen wir den nächsten Termin ab.«

Meine Lehrtherapeutin Carol Erickson – die älteste Tochter von Milton Erickson – machte generell zur Bedingung: »Wer bei mir Therapie machen will, setzt die Aufgaben um, die wir abmachen – Punktum!« Eine solch kraftvolle Vorgehensweise ist besonders in kritischen Situation erforderlich – etwa wenn eine Patientin mit einer ausgeprägten Bulimie fortwährend klagt, statt aktiv zu werden, und die gebotenen medizinischen Kontrollen vor sich herschiebt: »Na ja, ich kann Ihnen einen weiteren Gesprächstermin erst geben, wenn Sie wie besprochen beim Arzt waren.«

Ein weiterer wichtiger Aspekt ist das *Timing* von Aufgaben. Im Verlauf der Sitzung kündige ich in der Regel an: »Dazu fällt mir eine Idee ein – ich werde gegen Ende der Sitzung erzählen, was ich für eine Anregung dazu habe.« In den letzten zehn Minuten einer Sitzung entwickele ich dann mit der Familie eine oder mehrere Aufgaben. Beginnt man zu früh, wird die Aufgabe von anderen Themen überlagert oder zerredet.

Vor Festtagen sind Familien hoffentlich mit anderen Dingen beschäftigt als mit dem Therapieprozess. Manchmal sind Kinder innerlich bereits in Ferienstimmung oder Eltern sind einfach erschöpft. Eine gute Aufgabe hebt man sich lieber für einen günstigeren Zeitpunkt auf. – Ich lasse Klienten auch das Tempo der Veränderung wählen – »wollen Sie eine rasche Veränderung, oder sind Sie jemand, dem eine langsame Veränderung lieber ist?« »Jetzt habe ich euch zwei, drei Anregungen gegeben – reicht euch das, oder möchten ihr weitere Vorschläge?« Die Mitarbeit an Aufgaben wird zu einer Frage des selbstgewählten Tempos umdefiniert.

Aufgaben und die therapeutische Beziehung. Die Arbeit mit Aufgaben hat einen Einfluss auf die Therapeut-Klient-Beziehung. Es kann sinnvoll sein, Verschreibungen direktiv aus einer Position der Autorität zu geben. Statt des Konjunktivs werden Indikativ- und Imperativsätze verwendet. Die Aufgabe wird nicht vorgeschlagen, sondern verlangt: »Du willst in deinem Klassenverband bleiben und versetzt werden. Du hast gesagt, dass du dich dafür in Englisch und Mathe um eine Note verbessern musst. Mach einen Vorschlag, wie du das Lernen einteilen willst! Schreibe am besten einmal einen Plan, wie du lernen willst, und bringe ihn zum nächsten Gespräch mit.«

Aufgaben können alternativ als Bitte formuliert werden. »Ich kann dir einen Vorschlag machen, bin mir aber nicht sicher, ob du ihn ausführen kannst. Möchtest du etwas ausprobieren?« Falls die Aufgabe nicht ausgeführt wird, ist man nicht so stark unter Zugzwang.

Am häufigsten gebe ich Aufgaben aus einer kooperativen Position heraus. Das Kind und die Eltern werden aktiv in die Planung einbezogen. Meine Rolle ist eher die eines Coachs, der über sinnvolle Optionen berät. »Du willst wieder in die Schule, du willst nicht, dass die Kopfschmerzen dich regieren. Du hast probiert, dich mehr und mehr zurückzuziehen, aber es hat nicht funktioniert. Es ist also notwendig, dass du lernst, mit dem Schulstress umzugehen und den Kopfschmerzen zuvorzukommen – stimmst du zu? Hast du Vorbehalte? Was könnte schiefgehen? Was spricht dafür, dass du es packen wirst?«

9 Organisationsberatung mit Familien

9.1 Einführung

Die systemische Therapie kann als eine Form von Organisationsberatung verstanden werden, die Familien als lernende wertschätzende Organisationen begreift und hilft, das Zusammenleben positiv zu gestalten. Erfolgreiche »Familien-Unternehmen« weisen bestimmte Prozessmerkmale auf. Gut eingespielte Teams genügen nicht sich selbst, sondern verfolgen gemeinsame Ziele und Visionen. Die Rollen und Verantwortlichkeiten sind klar definiert, Aufgaben werden verteilt und umgesetzt.

Ein offenes Klima und eine gute emotionale Atmosphäre sind typisch für wertschätzende Organisationen. In jedem Team gibt es Konflikte, die gelöst werden. Gelegentliche Feiern und Ausflüge fördern das »Betriebsklima« und schaffen einen Schatz an gemeinsamen guten Erfahrungen, die in schwierigen Zeiten die Zusammenarbeit erleichtern (Walsh 1993).

9.2 Offene Kommunikation

Die Erkenntnisse der Kommunikationstheorie der Gruppe um Watzlawick (1969) gehören heute zum Allgemeingut der Psychotherapie (Schultz von Thun 1989, Schwäbisch & Siems 1974). Austauschprozesse in sozialen Systemen werden überwiegend durch Sprache und Handeln vermittelt. Ein erfolgreiches Familien-Team zeichnet sich durch eine gute Kommunikation aus. Kommunikative Kompetenz ist erforderlich, um Bedürfnisse mitzuteilen, Wünsche und Erwartungen auszudrücken, Aufgaben zu verteilen und Probleme zu lösen (Walsh 1998). Eine klare, kongruente Kommunikation fördert in vielen Alltagssituationen und besonders in Krisenzeiten ein effektives Familienleben, ein diffuser, tangentialer Kommunikationsstil gilt dagegen als potenziell problemfördernd (Tienari et al. 2006). Die Vermeidung klarer Aussagen und der Kommunikation eines klaren Standpunktes kann als Anpassungsstrategie verstanden werden, die dazu dient, Konflikten und Repressionen entgegenzuwirken.

Eine gelingende Kommunikation stärkt die Bindungsqualität und das Erleben von Selbstwirksamkeit in der Familie. Das Herstellen einer reziproken Beziehung zu kleinen Kindern und Kindern mit besonderen Bedürfnissen verlangt eine hohe Feinfühligkeit (Ainsworth 1969). Unterschiede im Kommunikationsstil zwischen Müttern und Vätern sind ein Teil des Reichtums von Familien (Walsh 1993). Die Bereitschaft zum Ansprechen von heiklen Themen und ein offener emotionaler Ausdruck von Gefühlen sind eine weitere Stärke von kompetenten Familien (Beavers & Hampson 1990). Dies gilt für negative Gefühle wie Trauer, Hilflosigkeit und Ängste ebenso wie für positive Gefühle. Einige einfache Kommunikationsregeln erleichtern die Verständigung:

- Sage spezifisch und genau, was du willst.
- Sprich für dich selbst, nicht für andere. Verwende Ich-Botschaften statt Du-Botschaften. Laut denken ist in Ordnung – vermeide jedoch, für eine andere Person zu sprechen.
- Mache Aussagen, statt rhetorische Fragen zu stellen.
- Lasse Raum für individuelle Meinungsvielfalt, statt den Pluralis Majestatis zu verwenden: »WIR sind der Auffassung ...«
- Behandle die andere Person mit Respekt und Wertschätzung.
- Sage, was du willst, statt was du nicht willst.
- Sprich über veränderbares konkretes Verhalten statt über Persönlichkeitsmerkmale.
- Bleibe offen für Ausnahmen, statt zu verallgemeinern.
- Fokussiere das, was ein Kind richtig macht, statt zu kritisieren, was alles falsch läuft.
- Übertrage dem Kind altersgemäße Verantwortung und Freiheiten als eine Form von Wertschätzung.
- Respektiere den kommunikativen Raum des Kindes, statt ihm ins Wort zu fallen und Sätze zu beenden – die Regel »Einer redet zur Zeit« hilft, das Gespräch zu strukturieren.
- Drücke Ärger angemessen aus, statt feindselig oder vorwurfsvoll zu werden.
- Werde konkret. Notiere Absprachen schriftlich und frage, was aus ihnen geworden ist.

Diese Regeln mögen normativ wirken; doch Gespräche mit einem entgegengesetzten Kommunikationsstil, in dem die Familie durcheinanderredet, man einander nicht zuhört, sich feindselig verhält, mit gegenseitigen Unterstellungen arbeitet und einander Vorwürfe macht, werden als eher wenig produktiv erlebt (Kempler 1974, Satir 1964).

9.3 Eltern als Ressource

Kinder ahmen ihre Eltern in vielen Dingen nach – im Guten wie im Schlechten. Wichtiger als die verbalen Botschaften der Eltern ist das, was sie tun. Wenn Eltern sich einen aktiven, engagierten Sohn wünschen, liegt es nahe, selbst lebendig und aktiv aufzutreten. Mit gutem Beispiel voranzugehen hat eine starke motivationale Wirkung.

Manchmal kommt es in Beratungen mit Jugendlichen zu Sackgassen, wenn Eltern allzu sehr auf Lösungen drängen. Eltern haben den Wunsch, ihren Kindern leidvolle Erfahrungen zu ersparen, die sie in ihrer eigenen Vergangenheit gemacht haben. Dabei wird leicht übersehen, dass diese Umwege und Abwege im Leben der Eltern mögliche Ressourcen darstellen. Zum Einleiten eines Fokuswechsels stelle ich folgende Fragen:

- »Wie war das eigentlich bei Ihnen früher, als Sie in die Schule gingen? Was haben Sie in der Jugendzeit so alles angestellt?«
- »Was hätte Ihnen damals gutgetan?«
- »Was würden Sie im Nachhinein Ihren Eltern geraten haben?«
- »Wie haben Sie trotzdem die Kurve bekommen? (Immerhin seit ihr heute hier!)«
- »Welche Strategien passen auf die heutige Situation?«
- »Paul, welche Fragen hast du dazu an deinen Vater?«

▶ Die Eltern von Katja drängten sehr, sie solle in der Schule mehr lernen, nicht herumhängen, zuverlässiger sein und sich mehr an Regeln halten. Katja reagierte mit ihren 14 Jahren zunehmend trotzig und defensiv und klagte die Eltern an. Auf meine Frage: »Weißt du eigentlich, Katja, wie das bei deinen Eltern mit der Schule war, als sie vierzehn, fünfzehn Jahre alt waren?«, begannen die Eltern zu erzählen. Der Vater war in armen Verhältnissen aufgewachsen, bezeichnete sich lachend als einen »flippigen Chaoten« – der dennoch seinen eigenen sehr erfolgreichen Weg verfolgt habe. Die Mutter berichtete von ihrer Schwester, die mit siebzehn begonnen hatte, Drogen zu nehmen; sie hatte lange vergeblich probiert, sie durch gutes Zureden zu retten. Mit ihrer Tochter sollte dies nicht passieren.

Diesen Schilderungen hörte Katja mit großen Augen gebannt zu; sie betonte ihr Recht, sie selbst zu sein und nicht für die Ängste der Eltern geradestehen zu müssen. Dies war der Ausgangspunkt für fruchtbare Diskussionen darüber, dass die Eltern es trotz ihrer schwierigen Lebenserfahrungen weit gebracht hatten, und zu der Frage, welche Erfahrungen weitergegeben werden können, aber auch dazu, wo es darum gehen muss, darauf zu setzen, dass Katja – wie sie – ihren Weg schon finden wird.

Familien-Wettstreit. Kinder machen leichter positive Schritte, wenn zusammen mit den Eltern ein Wettkampf verabredet wird.

1. Greife einen Wunsch auf, den die Eltern an den Sohn oder die Tochter haben: »Sie wollen, dass Paul mehr Initiative zeigt. Sie möchten, dass er von sich aus Lateinvokabeln lernt, aus eigenem Antrieb, ohne ihn erinnern zu müssen.«
2. Führe die Idee ein, dass es am besten ist, wenn die Eltern selbst tun, was sie von ihrem Kind verlangen: »Es geht darum, Paul mitzureißen, statt darauf zu warten, dass er von alleine in die Gänge kommt.«
3. Identifiziere bei jedem Elternteil ein sinnvolles, machbares Ziel, das Ähnlichkeiten mit dem Ziel des Sohnes oder der Tochter hat: »Die meisten Menschen haben ein Thema, von dem sie sagen: ›Eigentlich sollte ich täglich joggen, eigentlich will ich schon lange meine Yoga-Übungen machen, eigentlich sollte ich mein Büro aufräumen.‹ Wir neigen dazu, Dinge vor uns herzuschieben, obwohl es eigentlich gut für uns wäre, sie zu tun. Was gibt es bei Ihnen, Frau Fischer, was bei Ihnen, Herr Fischer, was Sie sich vornehmen können?«
4. Verabrede mit der Familie einen Wettkampf, wer seinen Zielen schneller näher kommt.

▶ Die Eltern von Marvin wünschten sich, dass er selbständiger lernen sollte. Marvin sah ein, dass er mehr für die Schule tun musste, wenn er versetzt werden wollte, tat sich aber schwer mit der praktischen Umsetzung. Um das Muster der ineffektiven Appelle zu unterbrechen, befragte ich die Eltern nach Vorhaben – etwas zu tun, das gut für sie wäre, aber immer wieder verschoben wird. Die Mutter wollte eigentlich regelmäßig joggen gehen, um sich gesundheitlich zu stabilisieren, der Vater wollte schon seit langem regelmäßig seine Feldenkrais-Übungen machen. Wir verabredeten einen Wettkampf, bei dem jeder sich ein Ziel steckte, was bis zur nächsten Sitzung getan werden sollte. Die Mutter war am konsequentesten, sie war nicht nur deutlich fitter geworden, sondern konnte mit sehr viel mehr Nachdruck vertreten: »Es liegt bei dir – mach was, wenn du weiterkommen willst!«

9.4 Die Bindung stärken

Viele familientherapeutische Techniken wurden für Probleme entwickelt, in denen das präsentierte Problem ein Übermaß an Nähe ist. In Familien mit zentrifugalem Bindungsmodus und Ausstoßungstendenzen, bei delinquentem Verhalten und Substanzmissbrauch ist das Problem nicht ein »Zuviel«, sondern ein »Zuwenig« an Nähe (Minuchin 1977, Stierlin et al. 1980). Psychotherapeuten neigen dazu, die Bedeutung von Individuation und Autonomie zu überschätzen (Johnson 2004). Menschen streben sowohl nach Bezogenheit und Gemeinsamkeit als auch nach Individuation und der Verwirklichung eigener Interessen. Befragt man Familien, was ein gutes Familienleben ausmacht, wird Zusammenhalt als ein hoher Wert genannt (Fisher et al. 1982). In der Familienforschung gilt Kohäsion als wesentliches Merkmal von kompetenten Familien. Gute Bindung führt zu einem sicheren Verhalten und einer hohen sozialen Intelligenz.

Eltern können durch ein gutes emotionales Klima und eine Beziehung, die das Kind als Gegenüber achtet, großen Einfluss auf ihre Kinder nehmen (Schneewind 1999, 2001, Siegel & Hartzell 2004). Ein vorbeugendes Mittel gegen Konflikte ist die Kultivierung eines guten Alltags, mit kleinen, schönen gemeinsamen Momenten (Fraenkel 2000). Eine herzliche emotionale Beziehung erleichtert den Therapieprozess. Wenn das Grundgefühl besteht: »Wir mögen uns irgendwie, auch wenn es mal kracht!«, findet sich in Konfliktsituationen leichter ein Weg.

Ein klassisches Thema von Familienberatungen sind Konflikte zwischen Eltern und einem Jugendlichen, mit eskalierenden Streitigkeiten, Forderungen und ausweichend-abwehrendem Verhalten. Metaphern wie »Grenzen setzen« und »Kampf« dominieren in solchen Auseinandersetzungen. Als Außenstehender gewinnt man den Eindruck einer Sackgasse, das Gefühl »Die haben sich irgendwie doch gerne« ist scheinbar verlorengegangen. Vor der Suche nach Lösungen ist oft eine Wiederherstellung der scheinbar verlorenen emotionalen Nähe hilfreich. Trotz des nach außen zur Schau gestellten Unabhängigkeitsgebarens wollen auch scheinbar harte Jugendliche das Gefühl haben, dazuzugehören und einen »Clan« zu haben.

Die emotionale Nähe wird gestärkt, wenn Eltern bereit sind, zuzuhören, und Zeit und Energie investieren, um eine gute Familienkultur zu pflegen. Firmen, die nicht auf ein gutes Betriebsklima achten, riskieren auf lange Sicht einen Streik der Belegschaft.

Manchmal ist es erforderlich, wie Balthasar Bux in der *Unendlichen Geschichte* von Michael Ende (1979) mit viel Geduld nach verschütteten guten Momenten und nach Erinnerungsbildern zu suchen, die einen Anknüpfungspunkt bieten. Eltern, die gegenüber ihrem Kind sehr negativ eingestellt sind, bitte ich, mir Fotos von der Zeit direkt nach der Geburt und aus den ersten Lebensjahren mitzubringen. Beim gemeinsamen Anschauen der Bilder findet sich meist die eine oder andere hoffnungsvolle Geschichte. Die Erwartungen und Hoffnungen der Eltern sprechen wir durch und suchen nach Momenten, in denen es zumindest gelegentlich Spaß und Freude mit dem Kind gab (Madanes 1997). Es gibt sehr viele Möglichkeiten, Nähe zu fördern. Familien können die Aufgabe erhalten, ihre eigene Liste zu schreiben. Kinder haben oft tolle Ideen, zum Beispiel:

- sich Zeit füreinander nehmen; zusammensitzen, ohne etwas Besonderes zu tun; faulenzen;
- einander etwas Liebes sagen;
- einander Zuwendung geben und Aufmerksamkeit schenken;
- schmusen oder eine spontane Umarmung;
- eine Geschichte vorlesen, etwas spielen, zusammen Sport machen, Quatsch-lieder singen, etwas kochen oder backen, sich gegenseitig massieren, gemein-sam an einem längeren Projekt »werken«, zum Beispiel ein Modellschiff bauen;
- gute Mini-Momente schaffen – mit einer Umarmung, einem Freudentanz, einer anerkennenden Bemerkung;
- kleine Zettel mit lieben Botschaften schreiben;
- sich mit der erweiterten Familie treffen – Kinder lieben häufig die Zeit mit den Großeltern.

▶ Der 13-jährige Tom schikanierte seinen um zwei Jahre jüngeren Bruder Leonhard ständig. Im Vorbeigehen spielte er häufig seine Stärke gegen den »Kleinen« aus und boxte ihn. Beiden Eltern war diese Form von Gewalt unter Geschwistern sehr zuwider, und sie hatten bereits alles Mögliche ausprobiert, um Tom Grenzen zu setzen – seine Rage wurde dadurch aber nur größer. Bei genauerer Betrachtung zeigte sich: Tom hatte es fast überall schwer, während Leonhard es überall leicht hatte, schnell Freunde fand, beliebt war. Der Bruder war in allen Fächern gut, Tom dagegen musste sich überall bemühen. Für die Hausaufgaben brauchte er endlos lange, konnte sich sprachlich nicht recht ausdrücken, und einen rechten Freundes-kreis hatte er schon gar nicht. Die Intervention bestand darin, gute Zeiten zu schaf-fen, in denen Vater und Sohn einfach Spaß miteinander hatten – auf dem Bolz-platz, beim Bauen von Modellbooten und bei Besuchen im Eishockeystadion. Tom fühlte sich mehr angenommen, als der Junge, der er war, die Rivalität verlor an Bedeutung.

In vielen Fällen müssen nicht die Grenzen, sondern der Kontakt und die Nähe gestärkt werden. Die Mutter eines schwerbehinderten, epilepsiekranken Mäd-chens äußerte in unserer familienmedizinischen Sprechstunde: »Seit dem letz-ten Gespräch habe ich bewusster geschaut – der Florian hilft wirklich gerne und geht total toll mit der Lisa um. Eigentlich wäre es totaler Quatsch, ihm da Gren-zen zu setzen, wir passen einfach auf, dass er nicht zu kurz kommt.«

Gemeinsame Familienzeiten kultivieren. Eine proaktive Maßnahme zur Stärkung des Familiengefühls ist die Entwicklung von Alltagsritualen und gemeinsamen Aktivitäten, die allen Spaß machen. Am besten lässt man Kinder mitentscheiden. Es geht weniger um positive Verstärkung, sondern um die Lebenskunst, den gemeinsamen Alltag sinnlich zu gestalten und es sich miteinander gutgehen zu lassen. Diese kleinen Rituale können gemeinsam als Familie gestaltet werden. Kinder lieben es, wenn sich Papa oder Mama nur für sie extra Zeit nehmen. Jugendliche haben meist deutlich weniger Interesse, sich fest einbinden zu lassen, finden aber gleichberechtigte Aktivitäten, Sport, einen Nachmittag auf der Cart-Bahn, in der Kletterhalle oder ein Wochenende im Schnee toll. Gefragt ist dabei der Erfindungsgeist der kleinen und großen Familienangehörigen. »Wenn Sie es sich, ohne Geld auszugeben, 60 Sekunden lang miteinander gutgehen lassen wollten – was könnten Sie tun, einfach, um sich wohlzufühlen und Frust und Spannung loszuwerden? Welche wiederkehrenden Routinehandlungen können zu einem kleinen, schönen Ritual werden, zum Beispiel das Zubettgehen, das Baden oder ein gemütlicher Fernsehabend?«

Ein »Fünf-Sterne-Tag« ist eine etwas aufwendigere Variante zur Stärkung eines guten Familiengefühls (Madanes 1997). »Neben Tagen mit zwei oder drei Sternen gibt es Fünf-Sterne-Tage, von denen man noch in einem Jahr schwärmen wird. Das muss nicht unbedingt viel Geld kosten: Manche Familien machen gerne ein Picknick an einem besonderen Ort, gehen schwimmen oder schauen zusammen ihre Lieblingssendung. Die Vorbereitung verbindet die Familie und macht Spaß. Meist schaffen es Familien aus eigener Kraft zu beschließen: ›Heute lassen wir den Miesepeter zu Hause!‹«

9.5 Rechte und Pflichten

Im Familienalltag sind zahlreiche Aufgaben zu erledigen, und meist gibt es Regeln, was ein Kind in welchem Alter darf und welche kleinen und größeren Pflichten es hat. Kinder können unterfordert oder überfordert werden. Das Selbstwertgefühl ist stärker, wenn Kinder gebraucht werden. Pflichten, die Kindern übertragen werden, sollten klar und konkret vereinbart werden. Jugendliche sollten sie weitgehend in eigener Verantwortung ausführen, damit die Eltern von der Rolle eines Aufpassers befreit sind (Shermann & Fredman 1986).

Wenn Kinder in die Rolle von kleinen Erwachsenen geraten sind, kann es erforderlich sein, ihre Rechte zu stärken. Für manche Lasten sind die Schultern von Kindern zu schmal. Ist ein Kind parentifiziert, weist dies auf eine möglicherweise bestehende Überbelastung eines Elternteils hin – etwa durch die Erkrankung oder ein Substanzproblem eines Angehörigen. Nicht nur das Kind, sondern die Familie insgesamt muss entlastet werden, um es dauerhaft aus seiner überverantwortlichen Position zu befreien.

Nimmt ein Elternteil eine sehr zentrale Position ein, so besteht eine einfache therapeutische Option darin, die Rollen in der Familie neu auszuhandeln. Wird eine Mutter kritisiert, weil sie »überfürsorglich« wäre, dann ist zu klären: »Was kann der Vater in der Familie übernehmen, um seine Frau zu entlasten?«

> ▪ Unterstütze Eltern und Kinder dabei, auszuhandeln, wer für welche Aufgaben zuständig ist:
> – Wer ist wofür verantwortlich?
> – Welche Vorrechte und Freiheiten werden dafür zugestanden?
> – Was geschieht, wenn Absprachen nicht eingehalten werden?

Kinder halten sich viel eher an Absprachen, wenn ihre Eltern dies ebenfalls tun. Deshalb sollte auch verabredet werden, wozu sich die Eltern verpflichten.

▶ Die 15-jährige Meike wurde vorgestellt, weil ihre Eltern und die im Haus lebende Großmutter sich Sorgen machten, dass sie zu früh mit Jungen zu tun habe, abends lange wegbleibe und weil sie rein gar nichts für die Schule und im Haushalt tun wollte. Im ersten Gespräch wurde schriftlich fixiert, dass Meike für ihr Zimmer verantwortlich sein sollte. Konkret wurde vereinbart: Meike ist zuständig für ihr Zimmer. Wenn sie verantwortungsvoll lernt, kann sie am Wochenende ausgehen. Meike sagt Bescheid, wohin sie geht. Verbessert sie sich in den Kernfächern auf die Noten 2−3, kann sie Fahrstunden nehmen.

Meike war hoch motiviert, und es gelang ihr zügig, die verabredeten Ziele zu erreichen.

Kinder müssen den Aufgaben gewachsen sein, die ihnen gestellt werden. Die Versorgung eines Haustiers überfordert kleine Kinder häufig und sollte deshalb besser zusammen mit einem Elternteil erledigt werden. Es macht wenig Sinn, wenn Eltern die Aufgaben selbst übernehmen – besser ist es, auf ihrer Ausführung durch das Kind zu bestehen.

9.6 Grenzen stärken

Die Entwicklung von Kindern kann durch die Familie gefördert, aber auch beeinträchtigt werden. In unserer Kultur ist es gebräuchlich, dass Vater und Mutter miteinander über Themen sprechen und Dinge tun, von denen Kinder ausgeschlossen sind. Bestimmte Formen von grenzverletzenden Interaktionen korrelieren eng mit dem Persistieren von Störungen und Rückfällen (McCarrick Wuerker 1994). Mischen sich Eltern intensiv in die Angelegenheiten von Kindern ein, schwächt dies die Selbständigkeit des Kindes, und es kann ein ambivalentes oder ein unsicheres Bindungsmuster entstehen. Kinder, denen Eigenständigkeit und Freiraum gewährt werden, entwickeln dagegen mit größerer Wahrscheinlichkeit ein sicheres Bindungsmuster (Suess 2001).

Als Therapeut muss man die entwicklungsbedingten Bedürfnisse von Kindern kennen und in der Lage sein, das Recht des Kindes auf Autonomie zu unterstützen, ohne dabei die Rechte der Erwachsen zu beschneiden (Minuchin 1977). Eltern, die innerlich souverän sind, nehmen die Besonderheiten ihrer Kinder wahr und schätzen ihre Einmaligkeit. Sie trauen ihnen etwas zu, verlangen aber auch etwas von ihnen (Baumrind 1971). Kinder werden mit ihren Interessen und Bedürfnissen gesehen und gehört. Souveräne Eltern gewähren Eigenständigkeit und ein Optimum an Entscheidungsfreiheit. Mit den Bedürfnissen des Kindes, aber auch mit ihren eigenen Bedürfnissen wird achtsam umgegangen. Die Ansichten und Interessen der Kinder werden ernst genommen und Möglichkeiten für eigene Erfahrungen gegeben. Eigene Standpunkte werden überzeugend und deutlich vertreten. Solche Eltern setzen klare Grenzen, die dem Entwicklungstand des Kindes angemessen sind, und bestehen auf deren Einhaltung. Dabei wird jedoch nicht ein Kampf um eine überlegene Position geführt, sondern versucht, dass beide Seiten gewinnen und nicht ihr Gesicht verlieren. Grenzen können mit Interventionen gestärkt werden, indem man Subsysteme unterstützt, unangemessene Grenzen auflöst und Veränderungen von Interaktionsmustern anregt.

Das Konzept der interpersonellen Grenzen umfasst zwei Dimensionen: Die Achse der emotionalen Nähe oder *Proximität* reicht von *überfürsorglich* bis *distanziert*. Die *Generationenhierarchie* ist eine vertikale Dimension. Kinder, Eltern und Großeltern können adäquate Rollenpositionen innehaben, oder es gibt eine Hierarchieumkehr, bei der Angehörige verschiedener Generationen ihre Rollen getauscht haben (Wood 1993).

Ob die Grenzen eines Kindes respektiert werden, zeigt sich darin, wie es für sich über Zeit und Raum verfügen kann, ob seine emotionalen Bedürfnisse geachtet werden und es selbständige Entscheidungen über Dinge treffen darf, die in erster Linie es selbst betreffen. Wenn ich eine 14-jährige Klientin nach ihrer Meinung frage und ihr Vater ihr ins Wort fällt, markiere ich eine offensichtlich nicht gut geschützte Grenze: »Ich glaube, du hast gerade etwas Wichtiges gesagt. Ich habe es nicht hören können: Bitte sage es noch einmal!«

Der Schutz von interpersonellen Grenzen ist kein absoluter Wert. Hortet ein Jugendlicher gefährliche Dinge in seinem Zimmer, wie zum Beispiel Sprengstoff, Waffen und Munition, oder verbringt er den größten Teil seiner Freizeit mit gewaltverherrlichenden Computerspielen, dann wäre es töricht, ihm seine Privatsphäre zu lassen. Ebenso wäre es ein therapeutischer Fehler, Grenzen einseitig und autoritär zu setzen, ohne zu verstehen, was ein Kind mit seinem Symptomverhalten ausdrücken will. Ein Mädchen, das aus einem rumänischen Waisenhaus adoptiert wurde und fortwährend lügt, stiehlt und den Kleiderschrank als Toilette benutzt, braucht möglicherweise Wärme und Beachtung statt Grenzen und Sanktionen. Hinter der Weigerung, zur Schule zu gehen, kann eine Depression stecken; Jugendliche mit Drogenproblemen brauchen nicht automatisch mehr Abstand zu den Eltern, sondern unter Umständen mehr Kontakt und eine stärkere Präsenz.

Eltern, denen es nicht leicht fällt »Nein« zu ihrem Kind zu sagen, schlage ich vor, statt »Nein« zum Kind doch einfach »Ja« zu sich selbst zu sagen, zu ihren eigenen Belangen und ihrem Stolz. Sie wahren damit ihre eigenen Grenzen und ergreifen für sich selbst Partei. Im Unterschied zu manchen Elterntrainings verstehe ich aus systemischer Sicht das Setzen von Grenzen nicht als einen einseitigen Akt, sondern als Markierung, die den Raum von Eltern und Kindern schützt.

Vorgehen beim Markieren von Grenzen

- Würdige individuelle Merkmale und Besonderheiten von Kindern und von Eltern. Frage nach persönlichen Vorlieben und Stärken, dem Alter und der Bedeutung des Vornamens.
- Akzentuiere die besonderen Rechte von Subsystemen mit zirkulären Fragen: »Du bist der Paul – du gehörst zu den älteren Geschwistern und kannst schon für dich selbst sprechen. Was kannst du schon, was deine jüngere Schwester noch nicht kann?«
- Betone kompetente Handlungen: »Das hast du mir jetzt super gut erklärt – danke!«
- Konnotiere Schweigen als Akt der Autonomie: »Es ist in Ordnung, wenn du im Moment lieber nichts sagst. Du kannst entscheiden, ob du schweigen willst oder mitreden möchtest!«

■ Schütze das persönliche Territorium und die »Privatsphäre« von Eltern und Kindern.

■ Fordere Eltern auf, Kindern altersentsprechende Freiräume zuzugestehen.

■ Blocke Einmischungen und Unterbrechungen ab:
  - indem diese benannt oder umgedeutet werden: »Hey, du bist noch nicht dran, gleich komme ich zu dir!« »Sie arbeiten für Ihren Sohn mit. Sie machen es ihm zu einfach, lassen Sie ihn doch selbst sprechen!«
  - durch das Muster »weiter im Text«: Die Person, die dazwischenredet, wird unverwandt angeschaut, der Therapeut schweigt und redet mit der ursprünglich angesprochenen Person weiter, sobald der Unterbrecher verstummt.
  - durch Meta-Kommentare: »Deine Schwester traut dir nicht zu, dass du für dich sprechen kannst.« »Kannst du für dich sprechen oder ist der Papa dein Sprachrohr? Du schaust die Mama an – ist sie dein Sprachrohr oder kannst du selbst antworten?«
  - durch Konfrontation: »Hey, erinnerst du dich an die Regel: ›Einer nach dem anderen!?‹«

■ Teile die Sitzung und sprich nacheinander mit dem Jugendlichen und den Eltern.

■ Stärke Grenzen durch Aufgaben, die Generationengrenzen markieren. Handele mit der Familie die Verteilung von Rechten und Pflichten neu aus, um Unterschiede zwischen verschieden alten Kindern zu markieren.

■ Nutze Symbole als analoge Markierungen für Grenzen. Bei kleineren Kindern kann ein farbiges Seil die Spielecke markieren und von der Gesprächszone unterscheiden; ein Elternteil erhält dann die Aufgabe, die Kinder bei Grenzüberschreitungen sofort abzufangen.

■ Ein »Rednerhut« oder ein »Rednerstab« als »Mikrofon« kann markieren, wer gerade das Wort hat.

■ Etabliere und erinnere an Gesprächsregeln: »So verstehe ich Susanne nicht. Ich muss sie verstehen, um helfen zu können. Wollen Sie, dass ich Ihnen helfe? Ja? Dann gilt die Regel, dass nur einer auf einmal redet. Ich werde euch daran erinnern. Seid ihr einverstanden?«

■ Arbeite mit der Sitzordnung, etwa wenn Eltern beginnen, über den Kopf eines Kindes hinweg zu streiten. Diese Intervention kann konfrontativ wirken und wird besser in der Mitte oder am Schluss einer Sitzung durchgeführt.

■ Rege an, über bestimmte Themen nicht mit einem Kind oder den Eltern, sondern mit Freunden zu sprechen.

▶ Inge fühlte sich wie ein kleines Mädchen behandelt. Dabei war sie schon zwölf! Ständig war jemand von den Eltern um sie herum, sie galt als unzuverlässig und durfte nicht bei Freunden übernachten. Aus Sorge, dass sie wieder einen Asthmaanfall bekommen könnte, hatten die Eltern vor Jahren die Türen des Kinderzimmers und des elterlichen Schlafzimmers ausgehängt – mit nachteiligen Folgen für die Qualität der Ehe. Einen Anfall hatte es allerdings seit mehr als sechs Jahren nicht mehr gegeben. Mit der Familie wurde verabredet, dass Inge sich an einem Freitagabend eine Freundin zum Essen einladen durfte. In dieser Zeit sollten die Eltern ausgehen – seit Jahren zum ersten Mal. Die einzige Bedingung lautete, dass die Küche in einem passablen Zustand sein sollte, wenn die Eltern zurückkehrten. Inge hatte viel Spaß beim Kochen mit ihrer Freundin. Die Eltern waren etwas irritiert, dass ihre Tochter entgegen ihren Erwartungen doch recht selbständig und zuverlässig war – und sie fanden Gefallen daran, miteinander öfters auszugehen.

Es kann erforderlich, nicht nur individuelle Grenzen, sondern auch die Freiräume von Geschwistern oder den Eltern zu schützen. Kinder, die mit Argusaugen überwacht werden, laufen Gefahr, neurotisch zu werden, und auch die Eltern brauchen Raum für sich selbst.

▶ Seit dem Herbst hat Fabienne, 14 Jahre, rapide an Gewicht verloren. Unmittelbar nach dem Tod ihres Opas war sie mit auf eine Klassenfahrt gegangen, hatte dort keinen Appetit und begann auf Anraten einer magersüchtigen Mitschülerin zu fasten. Bei ihrer Rückkehr klagte die verwitwete Großmutter: »Wer schläft nun mit mir in meinem Bett?« Zuerst tat dies die große Schwester Simone, dann sprang Fabienne ein, bis die Oma erklärte: »Nun ist es gut!« Fabiennes und Simones Mutter klagte darüber, dass die Schwiegermutter sich in alles einmische. Wenn eine der Töchter nicht zur Totenmesse für den Opa mitginge, wüsste es bald das ganze Dorf und die 40 km entfernt lebende Verwandtschaft. Fabienne tat ihre Oma schrecklich leid, weil sie ein gutes Verhältnis zu ihr gehabt hatte, aber auch verstehen konnte, dass ihre Eltern mehr Freiraum für sich benötigten. Beim Abschluss der Sitzung schlug ich dem Vater vor: »Wenn Sie Fabienne entlasten möchten – und Ihre Frau dazu –, könnten Sie abends, wenn Sie heimkommen, nach oben in die Wohnung zu Ihrer Mutter gehen und sich etwas Zeit für sie nehmen. Sie hat einen schweren Verlust erlitten. Sie sind der Sohn – wer könnte besser für sie da sein als Sie?« Nach anfänglichem Zögern erklärte sich der Vater dazu bereit. Seine Frau unterstützte den Vorschlag: »Das könntest du wirklich mal machen!« Mit Fabienne wurde verabredet, dass sie, abhängig von Gewichtsfortschritten, mit ihrer Schwester in die Disco gehen durfte; die Eltern zögerten zunächst noch, sich als Paar etwas vorzunehmen.

Verhaltensweisen, die als Widerstand gedeutet werden – wenn Familien keine Hilfe annehmen wollen oder sich ein Jugendlicher weigert, mit einem Therapeuten zu sprechen –, können einen Versuch darstellen, die Außengrenzen der Familie zu schützen und sich nicht von fremden Personen hereinreden zu lassen. Manchen Kindern fällt es wirklich schwer, zu tun, was von ihnen verlangt wird. Wenn Kinder nicht hören, gebietet es der gesunde Menschenverstand, ihre Wahrnehmungsfunktionen diagnostisch zu überprüfen. Kinder mit auditiven Wahrnehmungsstörungen und Sprachverständnisstörungen tun sich manchmal schwer damit, zu verstehen, was man von ihnen will. Kindern mit einer Neigung zu impulsiven oder explosiven Reaktionen regen sich durch ein schablonenhaftes Setzen von Grenzen nur weiter auf. Statt mit Druck und Zwang vorzugehen, macht es mehr Sinn, ihre besonderen Bedürfnisse zu erkennen und kindgerecht vorzugehen. Dies kann zum Beispiel geschehen, indem man dem jeweiligen Kind hilft, sich zu beruhigen, und es einlädt, Probleme gemeinsam zu lösen.

9.7 Die Partnerschaft stärken

Die Familienforschung zeigt deutlich, dass es in Familien, die auf lange Sicht auch schwere Herausforderungen meistern, in der Regel eine starke Ehebeziehung gibt (Patterson 2002, Walsh 1998). Die Partnerschaft ist die tragende Säule des Familienlebens. Sie kann durch Herausforderung und Belastungen sogar gestärkt werden. Eine gute Ehequalität kann leichter gewahrt werden, wenn die Partner füreinander Zeit haben und die Kinder gelegentlich auch einmal durch einen Babysitter betreut werden.

Eltern-Kurz-Urlaub.   Ein einfacher therapeutischer Vorschlag lautet: »Verbringen Sie Zeit für sich als Paar, ohne Ihre Kinder!« Viele Paare wissen, dass es gut wäre, Zeit für sich zu haben, setzen dies aber nur selten in die Tat um. Die invariante Verschreibung, die von Selvini Palazzoli et al. (1992) als Standardintervention für Familien mit ganz unterschiedlichen Problemen entwickelt wurde, ist eine etwas geheimnisvoll anmutende Form des Eltern-Urlaubs. Konkret wird mit den Eltern von älteren Kindern vereinbart, ein Wochenende für sich zu verbringen und den Kindern nur einen Zettel zu hinterlassen: »Wir unternehmen etwas zusammen – Pizza ist im Tiefkühlfach – kommen am Sonntagabend wieder!« Ziel dieser standardisierten Intervention ist die Veränderung der Familienweltsicht: »Unsere Kinder kommen immer zuerst«. Eine neue Regel wird eingeführt: »Es darf auch den Eltern gutgehen!« Die Nähe zwischen den Partnern und die Generationsgrenzen werden gestärkt. Die Kinder werden nicht in die Pläne der Eltern einbezogen. Die Elternebene wird aufgewertet, die Ebene der Kinder rückt in den

Hintergrund. Die Geschwister müssen sich untereinander arrangieren und überlegen, wie sie zurechtkommen.

▶ Zu Beginn der Familientherapie waren die Eltern von Fabienne sehr besorgt, ihr Gewicht war sehr niedrig, und alles drehte sich ums Essen. Fabienne wünschte sich, dass sie mehr über sich selbst bestimmen konnte, und die Eltern wollten, dass sie gut mit sich umgehen würde. Ein besonders sehnlicher Wunsch des Mädchens war ein Besuch bei Verwandten in Bayern alleine, ohne ihre Familie. Fabienne schaffte es, mit Unterstützung der Familie konstant zuzunehmen. Über einige Sitzungen hinweg diskutierten wir, wann die Eltern ihr zutrauen würden, einen Sommerurlaub in der Türkei zu verbringen, und wann ihr Gesundheitszustand stabil genug dafür wäre. In einer der folgenden Sitzungen berichteten die Eltern überraschenderweise, sie hätten die Tochter zusammen mit der älteren Schwester und der Oma ein Wochenende alleine gelassen. Fabienne wollte ja mehr Verantwortung, und die Eltern wollten es sich nicht nehmen lassen, das Spiel Bayern-München gegen den HSV anzuschauen, sie hätten sich erlaubt, mal an sich selbst zu denken, und seien mit Freunden nach Hamburg gefahren. Die Mädchen wären alleine prima klargekommen, und offensichtlich war das Selbstvertrauen von Fabienne deutlich gestärkt.

9.8 Die Eltern stärken

Die meisten Kulturen machen einen Unterschied zwischen der Erwachsenenwelt und der Kinderwelt. Zwischen den Generationen bestehen hierarchische Unterschiede. Kindern werden andere Kompetenzen, Rechte und Aufgaben zugewiesen als Eltern. Von ihnen wird erwartet, dass sie für ihre Kinder da sind, ihnen mehr Fürsorge geben als umgekehrt. Sie haben mehr zu bestimmen und sprechen gelegentlich Gebote, Forderungen und Verbote aus. Bestimmte Entscheidungen fallen in die Verantwortung der Erwachsenen. Kinder gehören nicht an das Steuer des Familienautos; wenn sich Eltern getrennt haben, können sie mitreden, ob sie bei Papa oder bei Mama wohnen, doch die letzte Entscheidung liegt nicht beim Kind, sondern muss von den Erwachsenen getragen werden.

Die Idee einer Hierarchie in Familien war in der systemischen Therapie einige Zeit wenig populär. Betrachtet man größere soziale Systeme – Betriebe, das Gesundheitswesen oder ganze Gesellschaftssysteme –, so sind Konzepte wie Hierarchie und Macht *eine* nützliche Form, um ihr Funktionieren zu beschreiben. Wollte man abstreiten, dass Menschen unterschiedliche Freiheitsgrade bei der Gestaltung ihres Lebens haben, käme dies einer Verschleierung von Machtverhältnissen, Unterdrückung und Ausbeutung gleich.

Ungeachtet der großen Zahl wohlmeinender Erziehungsratgeber fühlen sich Eltern in ihrer Elternrolle verunsichert. Eine wachsende Zahl von Eltern reagiert auf die Herausforderungen der kleinen und großen Kinder mit Hilflosigkeit und nimmt die Elternposition nicht ein: Das äußert sich zum Beispiel in der folgenden Aussage einer neunjährigen Klientin: »Meine Eltern sind blöd, die haben noch nicht verstanden, dass Eltern Kindern sagen müssen, was sie tun sollen, stattdessen muss ich ihnen immer sagen, was sie tun sollen!« Eine Rollenumkehr, bei der Kinder in der Position der »Bestimmer« und Eltern in einer hilflosen, unterlegenen Position sind, überfordert Kinder. Systemische Therapien zielen darauf ab, das Vertrauen der Eltern in ihre eigenen Fähigkeiten zu stärken und die eigene Erziehungskompetenz (wieder) zu entdecken.

Entwicklung von Kindern:

Limitierende Einstellungen	Förderliche Einstellungen
»Es muss von innen kommen«	Vorgaben machen
»Es muss von alleine kommen«	Anregen, gewinnen, beflügeln
»Du sollst wollen!«	»Ich will von dir...«
Kinder als Erwachsene behandeln	Kinder als Kinder behandeln
Das Kind auf ein Podest stellen	Sich selber wichtig nehmen
Auf Einsicht hoffen	Am Handeln ansetzen
Eine abhängige Position einnehmen	Eine Ich-Position vertreten
Gute Stimmung um jeden Preis	Konflikte austragen
Entweder-oder-Denken	Eine Sieger-Sieger-Situation schaffen
Gleichberechtigung um jeden Preis	Zur Elternrolle stehen
Kampf als leitende Metapher	Spiel, Entwicklung, Teamgeist
»Eltern haben keinen Einfluss«	Kontakt zur eigenen Kompetenz
Alles richtig machen wollen	Toleranz für eigene Schwächen
Reagieren	Proaktiv vorgehen
Sich kleinmachen	Die eigene Person einbringen
Erziehung als Spaziergang	Erziehung als lange Wanderung

Im Verlauf der Therapie ist zu erkunden, welche Überzeugungen Eltern davon abhalten, für ihre eigenen Interessen einzutreten. Elterliche Hilflosigkeit kann auf Überzeugungen und Glaubenssystemen beruhen, die besser zu verstehen sind, wenn die familiäre Geschichte bekannt ist. Häufig spielt der Wunsch eine Rolle, sich auf keinen Fall so zu verhalten wie die eigenen Eltern.

1. Welches Bild haben Sie, was unter *Liebe zum Kind* zu verstehen ist:
   - Bedingungslose Liebe, die alles gewährt und Freiheit lässt?
   - Strenge Liebe, die Nein sagt?
   - Kluge Liebe, die Ja und Nein zu sagen weiß?
2. Ist die Familie:
   - kindzentriert – alles dreht sich um die Wünsche der Kinder?
   - erwachsenenzentriert – Kinder müssen Symptome produzieren, um gesehen und gehört zu werden?
   - ausgewogen – die Interessen der Kinder und der Eltern stehen abwechselnd im Mittelpunkt?
3. Wie wurde bei Ihnen daheim umgegangen mit:
   - Regeln und Grenzen?
   - Freiheiten und Pflichten?
   - Anerkennung und Strafen?
   - Anleitung und Orientierung?
   - den Rollen von Mutter und Vater?
   - Konflikten in der Pubertät- und Ablösezeit?
4. Wie wurde das emotionale Klima in der Herkunftsfamilie erlebt?
5. Was war ein Motto, ein Wahlspruch der Familie, als Sie ungefähr 16 Jahre waren?
6. Was haben Sie sich damals für eine mögliche eigene Familie vorgenommen?
7. Wie beeinflussen diese Erfahrungen Ihr heutiges Erziehungsverhalten?«

Manche Eltern pendeln zwischen hilflosem Flehen und heftigen, aber wenig konstruktiven Aktionen hin und her. Lautes Poltern wird von den Eltern als beschämend erlebt, was wiederum beschwichtigendes Verhalten auslöst. Kontakt zur eigenen inneren Souveränität und ein Auftreten mit Stärke, festem Blick und klarer Stimme wirken entlastend. Dies gilt für das Setzen von Grenzen, aber auch für positives Feedback.

Kinder anerkennen. Eine wichtige Kompetenz von Eltern und anderen Führungspersönlichkeiten ist es, Lob und Anerkennung zu geben und Aufmerksamkeit zu schenken. Wertschätzende Organisationen und Familien geben konstruktive Rückmeldungen, was gut gemacht wurde. Das Selbstwertgefühl von Kindern wird so gestärkt, denn der innere Dialog entspricht nach Vygotski (1962) dem gehörten äußeren Dialog.

Auf einem Spielplatz beobachtete ich einmal ein knapp 2-jähriges Mädchen, das einen Sandkuchen buk. Es patschte zufrieden mit seiner Schippe auf sein Werk und sagte laut zu sich: »Gut gemacht!« – ein schönes Beispiel für eine selbstwertstärkende Kommunikation. Wenn Eltern eine anerkennende Bemerkung machen, lenken sie die Aufmerksamkeit auf die kompetenten Seiten des Kindes und geben ihm Rückhalt (Efron & Rowe 1987). Die zugewandte Haltung, die sie gegenüber ihrem Kind dabei einnehmen, ist aus systemischer Sicht noch wichtiger als der Belohnungscharakter, den ihr Lob natürlich auch hat.

Aufforderungen.   Alles, was gesagt werden kann, kann – zumindest prinzipiell – klar gesagt werden. Zur Rolle von Eltern gehört es, Kindern Aufträge zu geben und sie aufzufordern, bestimmte Dinge zu tun oder zu lassen. Die Verwendung von klarer Kommunikation wirkt sich positiv auf die kognitive und emotionale Entwicklung von Kindern aus (Shields et al. 1995). Die Erkenntnisse der Kommunikationstheorie (Watzlawick et al. 1969) sind heute zu einem Standardwissen auch in verhaltenstherapeutischen Elterntrainings geworden.

- Sage in der Ich-Form klar und konkret, was du willst: »Ich erwarte von dir, dass du deine Aufgaben machst!«
- Tritt mit innerer Souveränität auf – sachlich, bestimmt, mit ruhigem direktem Blick. Vermittle die Botschaft kongruent – das Kind muss spüren: »Er meint, was er sagt!«
- Ermutige das Kind, wenn es Zielverhalten zeigt: »Prima, danke fürs mitmachen!«
- Koppele Zielverhalten an natürliche Folgen: »Hey, jetzt habt ihr super gespielt – bitte alle mithelfen beim Aufräumen der Steckteile – dann haben wir noch Zeit für eine kleine Geschichte.«
- Arbeite mit »Wenn-dann-Zusammenhängen« und »logischen Folgen«: »Wenn du rasch aufräumst, haben wir Zeit, etwas Schönes zu machen!«
- Verteile »Gut-Scheine« für besonders positives Verhalten.

Manchmal muss man sehr direkt einschreiten: wenn Kinder sich grenzenlos verhalten – aus der Sitzung rennen, die Mutter anspucken oder ihre Geschwister ärgern – und die Eltern nicht zu wissen scheinen, was sie tun können. Dann kann es erforderlich sein, nachdrücklich zu werden. Zunächst hole ich mir von den Eltern die Erlaubnis: »Darf ich Ihnen etwas zeigen?« Ich wende mich dann an das Kind und sage mit festem Blickkontakt: »Schluss jetzt, du machst jetzt, was dir deine Eltern sagen!« Diese Konfrontation wird fortgesetzt, bis zumindest eine minimale Ja-Reaktion kommt. Anschließend erkläre ich, dass Kinder starke Eltern lieben und ihre eigenen Stärken besser entfalten können, wenn sie die Kraft der Eltern hinter sich wissen. Ältere Kindern sollten stärker einbezogen werden, wenn Regeln und Aufgaben festgelegt werden.

Spielerisches Trainieren. Ähnlich wie das Wissen der systemischen Therapie gehören viele verhaltenstherapeutische Techniken zum Basiswissen für den Umgang mit Kindern. Besonders bei jüngeren Kindern empfiehlt es sich, in der Therapie zunächst mit einfachen, direkten Empfehlungen auf Verhaltensebene zu beginnen, bevor komplexere systemische Interventionen entwickelt werden (Efron & Rowe 1987, Pleyer 2001).

Punktepläne (bei denen sich Kinder für ein bestimmtes Verhalten Punkte erwerben und dafür Gegenleistungen erwarten können) werden von vielen Eltern, in Kindergärten und Schulen als Standardtechnik eingesetzt. Punktepläne lassen sich einfach in die systemische Arbeit integrieren, sie eignen sich besonders für Kinder im Alter von sechs bis acht Jahren. Ich beziehe Kinder gerne in die Ausgestaltung des Plans ein. Kinder sind schnell Feuer und Flamme und bieten spontan an, einen Kalender oder eine Rennstrecke mit einem Rennauto zu malen, das bestimmte Etappen erreicht. Wie andere Interventionen auch greifen Punktepläne besser, wenn sie gut eingeführt worden sind. Im Alltag werden sie oft nachlässig geführt: »Letzte Woche war so viel los«, »Ich habe immer aufgeräumt, aber meine Mutter hat nur ein Mal daran gedacht, mit mir wie verabredet zu spielen.« Deshalb lohnt es sich, vorab die Logik des Scheiterns genauer anzuschauen und vorwegzunehmen, was dazu beitragen könnte, dass ein guter Punkteplan im Sande verläuft: »Was könnten dazu beitragen, dass Sie diesen Plan nicht umsetzen?« Kinder haben oft sehr gute Ideen, wie ein Punkteplan ausgestaltet werden kann, und schlagen von sich aus etwa vor: »Dann gibt es am Abend eben kein Fernsehen, aber wenn ich mich daran halte, könnten meine Eltern mit uns am Samstag doch ein tolles Video gucken!« In vielen Fällen ist es von Vorteil, wenn der Plan vom Therapeuten mit dem Kind und seinen Eltern verabredet wird und weitere Personen, wie zum Beispiel Lehrer, einbezogen werden.

■ Nutze mit Grundschulkindern selbst gemalte Pläne mit Smiley-Punkten.
■ Mache aus dem Punkteplan einen spannenden Wettkampf.
■ Beziehe Kinder mit ein. Diese wissen am besten, womit man ihnen eine kleine Freude machen kann – gemeinsam puzzeln, das Lieblingsbonbon, Fernseh- oder Vorlesezeit.

- Biete 1 : 1-Kontakt als effektive Belohnung an – zum Beispiel mit dem Kind etwas Besonderes zu unternehmen.
- Setze Vergünstigungen und Belohnungen aus, die gestrichen werden können: »Wenn die Hausaufgaben fertig sind, kannst du abends 30 Minuten fernsehen oder etwas mit mir spielen!«
- Verwende abgestufte Pläne: »Wenn ich keinen Punkt von meinem Lehrer bekommen habe und meine Mutter beschimpft habe, muss ich einen Tag auf meinem Zimmer bleiben. Wenn ich einen Punkt von meinem Lehrer habe und meine Mutter respektvoll behandelt habe, darf ich fernsehen. Wenn ich drei Punkte vom Lehrer bekomme und meine Mutter respektvoll behandele, werde ich gelobt, darf fernsehen und auf der Straße spielen.«
- Arbeite mit natürlichen Konsequenzen, die an ein Ereignis gekoppelt werden und dem Kind etwas bedeuten: »Du darfst fortgehen, wenn du ...«
- Beziehe ältere Kinder und Jugendliche ein: »Was wäre eine faire Konsequenz, falls du dich nicht an unsere Absprache hältst? Mache einen Vorschlag!«
- Biete die Möglichkeit, eine als Sanktion gestrichene Vergünstigung zurückzuerlangen, beispielsweise durch die Übernahme einer Sonderaufgabe.
- Strafen sollten ebenso wie Lob nicht inflationär eingesetzt werden – weniger ist mehr!
- Bleibe am Ball und verfolge regelmäßig, wie der Plan umgesetzt wird.

Rote und gelbe Karten.   Daheim, aber auch in einem Therapiegespräch kann es erforderlich sein, ein Kind zu ermahnen: Das Fehlverhalten wird benannt und gewissermaßen mit einer gelben Karte geahndet: »Hey, ich habe das genau gesehen: Du hast gerade eben deinen Bruder von hinten getreten – das ist nicht in Ordnung!« Weitere Konsequenzen werden angekündigt und konsequent umgesetzt. Kinder begreifen sehr gut, dass im Therapieraum Grundregeln gelten, zum Beispiel: »Schlagen und werfen sind nicht okay!« Auf Regelverstöße muss unmittelbar mit einer direkten Ermahnung reagiert werden. Dabei sollte man entschieden und klar auftreten. Allzu oft stehen Eltern nicht zu ihrer eigenen »Power«. Beispiele für »rote Karten« sind der Entzug von Fernsehpriviligien oder das Streichen von Aktivitäten, die dem Kind wichtig sind. Als Therapeut muss man akzeptieren, dass Konflikte ausgetragen werden und das Kind oder die Eltern mit Unmut reagieren. Das Ankündigen von Sanktionen, ohne sie einzuhalten, ist kontraproduktiv, ebenso wie überzogene Forderungen, Drohungen und anderes inkongruentes Verhalten. Sanktionen sollten deshalb nicht »aus dem hohlen Bauch heraus« erfolgen, sondern gut überlegt sein und sparsam verhängt werden.

Oft hört man von Jugendlichen und Eltern Protest: »… aber das ist Erpressung«. Doch Vertragsstrafen für nicht eingehaltene Abmachungen sind im sozialen Leben an der Tagesordnung. Die Frage: »Würden Sie jeden Montag wieder bei der Arbeit antreten, wenn Sie kein Gehalt bekämen?«, stellt die Dinge rasch richtig.

Jugendliche beziehe ich in die Gestaltung von Absprachen und Sanktionen ein. Sie haben ein gutes Gespür dafür, dass ihnen eine allzu sanfte Art nicht guttut. Ein 16-Jähriger, der seine Zeit lieber am Computer vertrödelte, statt für seinen Abschluss zu lernen, äußerte vor seinen verblüfften Eltern: »Die müssen viel strenger sein, den Computer wegnehmen, den Fernseher abschalten. Das darf es nicht geben, dass die mir das einfach durchgehen lassen, wieder am Computer zu hängen!«

Mini-Eltern-Konferenz. In den meisten Betrieben und Institutionen sind regelmäßige Teambesprechungen üblich. Sie dienen dem Austausch und der Weitergabe von wichtigen Informationen und helfen, dass alle Personen über aktuelle Probleme und Erfordernisse Bescheid wissen. Deshalb schlage ich Eltern vor, regelmäßige Teamzeiten einzurichten. Am besten sind kurze, prägnante Gespräche, die je nach Bedarf täglich oder regelmäßig an fest verabredeten Abenden stattfinden: »Wie jedes Team brauchen Sie einen Raum für Gespräche, um sich abzusprechen. Mein Vorschlag: Setzen Sie sich regelmäßig kurz zusammen. Tauschen Sie sich aus: Was ist gut gelaufen? Was könnte besser sein? Was steht als Nächstes an? Machen Sie doch einmal aus, welcher Zeitpunkt für Sie am besten geeignet ist!«

9.9 Systemische Streitkultur

Konflikte sind im Familienleben etwas Alltägliches. Der bevorzugte Konfliktstil kann von Familie zu Familie recht unterschiedlich sein. Ob laut oder leise, ob häufig oder selten gestritten wird, hängt von der jeweiligen Familienkultur ab. Manche Eltern verstehen Erziehung als eine Art Kampf und glauben, bedingungslos Grenzen durchsetzen zu müssen. Doch Meinungsunterschiede müssen nicht lautstark ausgetragen werden (Gottman & Katz 1989). Auch die Auffassung, »heiße Themen« immer wohltemperiert und sachlich klären zu sollen, kann unpassend sein. Bevorzugt man als Therapeut einen neutralen, emotionslosen Gesprächsstil, besteht die Gefahr, Konfliktvermeidungsmuster zu wiederholen, statt das Vertrauen der Familie zu stärken: »Wir können unsere Konflikte lösen!«.

Manche Familien verstricken sich in unergiebige Konfliktmuster, die sehr belastend werden können. Das Therapiezimmer dient als sicherer Rahmen für die Diskussion von unterschiedlichen Standpunkten und Interessen und das konstruktive Aushandeln von verbindlichen Regelungen. Als Therapeut muss man bereit sein, heikle Themen anzusprechen und eine Diskussion zuzuspitzen. In Sitzungen kann es dann laut und emotional werden. Auf der anderen Seite muss man aber auch in der Lage sein, zu deeskalieren und Streitgespräche zu bremsen, die aus dem Ruder zu laufen drohen. Ein vorübergehendes Stimmungstief nach einer Meinungsverschiedenheit ist nicht unbedingt negativ. Es wäre zu viel verlangt, dass ein Kind nach einem Konfliktgespräch sofort wieder gute Laune haben soll.

Die Arbeit an intensiven Konfliktthemen hat den Nachteil, dass man als Therapeut nicht immer »lieb« wirkt. Man macht sich angreifbar und riskiert, zur Zielscheibe der Kritik zu werden. Bei Streitgesprächen nehme ich eine neutrale Haltung ein und vermittle: »Das Problem besteht nicht so sehr darin, dass ihr diesen Konflikt habt – das eigentliche Problem ist, dass es keine Streitkultur gibt, die zu einer Lösung führt.« Wenn Familien in der Sitzung Konfliktthemen zur Sprache bringen, besteht die Aufgabe des Therapeuten darin, einen Klärungsprozess in Gang zu bringen. Dies setzt die Bereitschaft voraus, emotionale Intensität auszuhalten und unangenehme Stimmungen ertragen zu können. Die Einzelheiten der Lösung sind Aufgabe der Familie. Nach Möglichkeit sollte nach einem Weg gesucht werden, der beiden Seiten gerecht wird.

- Arbeite auf der Inhaltsebene mit der Familie heraus: Worum geht es genau?
- Fordere die Person, die konfrontiert wird, auf, ein Anliegen oder ihre Position klar auszusprechen.
- Zeige gegenüber der Person, die konfrontiert wird, nonverbal Verbundenheit.
- Sorge dafür, dass der Konflikt zu einer Lösung geführt wird.
- Beende die Sequenz mit einem positiven Ergebnis.

Häufig wird ein Konflikt angesprochen, doch statt auf einer Antwort zu bestehen, wird das Thema rasch wieder fallen gelassen. Ein anderes ineffektives Muster ist lautes autoritäres Verhalten im Sinne des Spruchs: »So lange du deine Füße unter diesen Tisch steckst …!«. Dies löst Reaktanz aus und macht es dem Jugendlichen leicht, überhaupt nicht zu reagieren. Viele Eltern wollen ihre Kinder aus guten Gründen nicht bevormunden und tun sich schwer damit, »Nein« zu sagen. In solchen Situationen schlage ich vor, Kontakt zu den eigenen Wünschen und Bedürfnissen aufzunehmen. Meist fällt es leichter, »Ja« zu sich selbst zu sagen und zu den Interessen der eigenen Person zu stehen.

▶ Wegen eines Krebsleidens hatte Sven, 17 Jahre, den Anschluss in der Schule versäumt. Die Chemotherapie hatte er gut überstanden, er hing jedoch passiv und perspektivlos bei seinem Vater herum und verbrachte seine Zeit mit Computerspielen. Auch sein älterer Bruder war nach Abbruch seiner Lehre zum Vater gezogen. Die Eltern lebten getrennt, kooperierten in Erziehungsfragen aber zunehmend, was lange Zeit nicht der Fall gewesen war. Beide Eltern waren verständnisvolle, freundliche Menschen. Von Sitzung zu Sitzung war es Sven irgendwie nicht möglich, sich um eine Ausbildung oder einen Job zu bemühen. Ich fragte den Vater: »Wie lange können Sie es sich eigentlich finanziell leisten, die beiden Großen bei sich zu haben?« Der Vater berichtete daraufhin, finanziell halte er das auf keinen Fall mehr lange durch, er mache bereits Schulden und überzöge sein Konto. Ich bat ihn, Sven dies unmissverständlich deutlich zu machen. Er erklärte: »Sven – finanziell packe ich das nicht mehr; ich bin darauf angewiesen, dass du dir eine Arbeit suchst!« Sven wollte davon nichts hören; ohne aggressiv zu werden, erklärte der Vater wieder und wieder in bestimmtem Ton: »Sven, es geht so nicht weiter – ich kann das so nicht mehr tragen; suche dir eine Lehre oder zumindest einen Job!« Sven begann zu weinen; sein älterer Bruder erklärte den Vater und den Therapeuten für hartherzig. Beim nächsten Termin berichteten die Eltern, dass Sven nach dieser Konfrontation sich für eine EDV-Ausbildung angemeldet und begonnen hatte, abends fortzugehen.

Taktische Musterverstörungen. Eine allparteiliche Haltung gegenüber allen Mitgliedern der Familie gehört zum Selbstverständnis der systemischen Therapie. Dies bedeutet jedoch nicht, dass der Therapeut zu jeder Zeit eine freischwebend neutrale Haltung einnimmt. Werden Leid erzeugende Muster aus falsch verstandener Neutralität nicht hinterfragt, wirkt dies nach außen wie eine Tolerierung durch den Therapeuten (Gilligan 1982). Bei einer asymmetrischen Familienorganisation, in der Kinder zum Sündenbock gemacht werden, wenn ein Elternteil sehr dominant auftritt oder eine Jugendliche die kleine Schwester schikaniert, kann es sinnvoll sein, für eine begrenzte Zeit taktische Koalitionen einzugehen.

Taktische Koalitionen sind eine *strategische Musterverstörung,* die nicht auf eine spontane Re-Organisation der Familie setzt, sondern ein Familienmitglied gezielt unterstützt. Die Allparteilichkeit bleibt gewahrt, indem ich den erklärten Interessen des Gesamtsystems gerecht werde und meine Allianzen wechsele, wenn dies erforderlich wird. Diese multipositionale Vorgehensweise mache ich gegenüber Familien zu Beginn der Therapie transparent: »Hans, ich werde mich voll auf deine Seite stellen und dich unterstützen, wenn du vernünftige Forderungen stellst. Das wird deinen Eltern nicht unbedingt gefallen. Und wenn du Mist erzählst, werde ich mich genauso engagiert auf die Seite deiner Eltern schlagen, das sichere ich Ihnen als Eltern zu!«

Es gibt viele Techniken, wie eine Person vom Therapeuten im System taktisch unterstützt werden kann, um klare Strukturen und Rollenverteilungen zu stärken.

1. Entscheide, welche Person oder welches Subsystem gestärkt werden soll.
2. Stelle dich offen oder von der inneren Haltung her auf ihre Seite.
3. Verwende Mikrotechniken wie:
   - selektive Beachtung, etwa durch wertschätzendes, interessiertes Zuhören, wenn eine abgewertetes Mitglied spricht;
   - offene unterstützende Aussagen wie: »Ihr Sohn hat gerade ein paar sehr vernünftige Dinge gesagt!«
   - selektive Nichtbeachtung, zum Beispiel von polemischen Äußerungen eines Jugendlichen;
   - nonverbales *Joining* durch Gestik und Haltung;
   - eine Veränderung der Sitzordnung, etwa indem man sich neben einen Jugendlichen setzt, mit ihm redet und eine Weile über die anderen herzieht;
   - offenes Hinterfragen des Musters: »Immer wenn ich dich etwas frage, antwortet der Papa – ist dir das recht?«
   - Diskussion des Problemmusters mit einem Co-Therapeuten »Ich beobachte, dass die Mutter immer wieder für ihren Sohn spricht – was glaubst du, wie es ihm damit geht?«;
   - Verschreibungen: »Wenn Sie dieses Problem lösen wollen, wäre es gut, Ihre Frau zu unterstützen. Was können Sie mit Ihren Söhnen unternehmen, um sie zu entlasten?«
   - Gespräche mit Teilsystemen, etwa durch ein Einzelgespräch mit der Person, die gestärkt werden soll.
4. Setzte die Unterstützung über eine Reihe von Sitzungen hinweg fort, bis ein anderes Muster etabliert ist.

▶ Marian, zwölf Jahre alt, liebte Fastfood, was es aber leider zu Hause nie gab. Seinen Vater hatte er mit einem großen Messer genötigt, ihm Geld auszuhändigen, um sich Pommes und Hamburger zu kaufen. Marians Mutter stand ihrem Mann distanziert gegenüber. Sie hatte wenig Verständnis für sein Faible für gesunde Ernährung und seine konservative Haltung in Erziehungsfragen. Offen rechtfertigte sie den Angriff ihres Sohnes auf den Mann – schließlich würde der ja nicht mit sich reden lassen, das wisse sie aus eigener Erfahrung. Ich sagte zu der Mutter: »Wenn ein Junge auf seine Mutter losginge, mit einem Brotmesser, und der

Vater dies vor mir rechtfertigen würde, weil die Mutter kleinlich sei, dann würde ich dies für einen krassen Fall von Frauenfeindlichkeit und Gewaltverherrlichung halten. Wie wollen Sie Ihrem Sohn klarmachen: Sie tolerieren keine Gewalt, gegen niemand? Wie wollen Sie ihm klarmachen: Du bist entschieden zu weit gegangen? Was genau wollen Sie tun, um zu verhindern, dass er Menschen verletzt und sich selbst schadet?« Wir diskutierten dann darüber, wie die Frau ihrem Sohn in einer guten Weise zeigen könnte, dass sie zusammen mit ihrem Mann daran arbeitete, dass sich dies nicht wiederholte.

Konfrontieren. Von einem guten Freund erwarten wir, dass er offen zu uns ist und sagt, wenn wir ihn verletzt oder einen Fehler gemacht haben, selbst wenn dies uns nicht angenehm ist. Dies gilt in analoger Weise auch für die Beziehung zwischen Therapeut und Klienten. Es gibt viele Anlässe, Klienten zu konfrontieren – wenn Eltern im Gespräch von einem Thema zum anderen springen oder alkoholisiert zur Therapie erscheinen, wenn Absprachen nicht eingehalten oder Kinder in einem Scheidungskrieg »verheizt werden« oder wenn niemand die Verantwortung für ein Kind übernehmen will, dem es schlechtgeht. Ein ausschließlicher Fokus auf Stärken und Kompetenzen unter Vermeidung aller Kritik wirkt künstlich und nimmt Klienten die Chance, von den Wahrnehmungen und Einschätzungen des Therapeuten zu profitieren.

Zu Beginn einer Therapie treffe ich mit Klienten ein Konfrontationsabkommen und hole mir die Erlaubnis, offen und direkt Rückmeldung zu geben: »Möchten Sie, dass ich Ihnen offen sage, was ich wahrnehme? Auch wenn es manchmal vielleicht nicht angenehm ist? Oder ist es Ihnen lieber, wenn ich Sie mit Samthandschuhen anpacke?« Vor einer Konfrontation hole ich erneut eine Erlaubnis ein zu konfrontieren und achte auf Stoppsignale, um gegebenenfalls einen Schritt zurückgehen zu können: »Möchtest du hören, wie ich es finde, was du mir da erzählst?«

Eine zwingende Voraussetzung für eine Konfrontation ist eine gute Verbundenheit, ein gutes *Joining*. Die Familie muss das Gefühl haben: »Der Therapeut steht auf unserer Seite!« Konfrontationen ohne gute Verbundenheit erzeugen Abwehr und beeinträchtigen die therapeutische Allianz (Farrelly & Brandsma 1974, Minuchin & Fishman 1983). Es ist wichtig, nicht die Person an sich, sondern ein bestimmtes Verhalten zu kritisieren. Ähnlich wie Umdeutungen und zirkuläre Fragen zielen Konfrontationen darauf ab, die Wirklichkeitssicht der Familie zu hinterfragen. Sie wirken jedoch emotionaler, direkter und intensiver. Bei aller Kritik ist die Botschaft grundlegend positiv und ressourcenorientiert. Unterschwellig wird vermittelt: »Ich traue dir zu, dass du auch ein anderes Verhalten zeigen kannst!«

Gelegentlich fallen in Teambesprechungen und Intervisionsgruppen abwertende Kommentare über Familien. Es ist eine gute Übung, derartige Bemerkungen in einer Weise umzuformulieren, dass sie der Familie als respektvoll-konfrontierende Rückmeldung mitgeteilt werden können.

Eine freundlich-provozierende Form der Konfrontations-Variante ist die Intervention *Streicheln und Treten:* »Karl, Du hast ein gutes Gehirn, aber du gebrauchst es nicht!« »Paula, wie kommt es, dass eine erwachsene junge Frau wie Sie sich benimmt wie ein Kind?« Eine Konfrontation kann stellvertretend durch »Kronzeugen« erfolgen, die auf drastische Weise von eigenen negativen Erfahrungen mit dem Problem des Jugendlichen berichten, der Therapeut bleibt dabei im Hintergrund. Ein Kollege wurde einst von seinem Vater, als er in jungen Jahren die Schule abbrechen wollte, morgens um fünf Uhr an das Tor der großen Fabrik am Ort gefahren und gefragt: »Ist dir das lieber als die Schule?« Bei der *Konfrontationsparade* werden Eltern, die Kinder in einem endlosen Scheidungskrieg als »Munition« missbrauchen, der Reihe nach mit ihren Kindern konfrontiert, die erzählen, wie schlecht es ihnen mit dem Verhalten der Eltern geht (Isaacs et al. 1986). – Als Therapeut muss man abwägen, wann eine Konfrontation als aussichtsreich und lohnend erscheint. Konfrontationen sind keine gute Idee bei Klienten, die als gefährlich gelten, hochgradig misstrauisch sind oder paranoide Ideen äußern.

Vorgehen beim Konfrontieren

1. Benenne das problematische Muster, um das es geht: »Das Problem ist nicht die Frage, ob ihre Tochter die Waschmaschine bedienen darf. Das Problem ist, dass sie wie eine 8-Jährige behandelt wird.« »Sie sind besorgt wegen der Internetbekanntschaft Ihrer Tochter, trotzdem schweigen Sie!«
2. Stelle das Muster in Frage, indem du negative Auswirkungen aufzeigst. Konfrontiere den Klienten mit den negativen Seiten des Verhaltens: »Sie reden jetzt schon eine Weile und bitten um Zustimmung. Sagen Sie als Eltern einmal klar, was Sie wollen!«
3. Verwende Aussagesätze und kurze direkte Fragen: »Warum schwänzt Jan so oft die Schule, ohne dass jemand etwas sagt?«
4. Bleibe eng am Thema und lass kein Abschweifen zu.
5. Verwende Ich-Botschaften. Du-Botschaften wirken anklagend und erhöhen das Risiko von symmetrischen Eskalationen.
6. Trenne das Problemmuster von der Person oder der Familie: »Wie ist es möglich, dass eine Familie wie die Ihre so viel Zeit damit verbringt, über etwas so Banales zu streiten?«

7. Bestehe auf einem ersten Lösungsschritt: »Sie müssen etwas unternehmen. Sprechen Sie darüber, was geschehen soll. Kommen Sie gemeinsam zu einer Entscheidung – jetzt!«

8. Beachte sorgfältig die Reaktionen der angesprochenen Person. Sorge dafür, dass sie die Konfrontation auch annehmen kann. Stütze gegebenenfalls den Konfrontierten, damit er dies aushalten kann.

9. Beende die Sitzung erst, wenn eine Lösung oder zumindest ein erster Lösungsschritt gefunden wurde.

10. Überfordere die Familie nicht mit dem Wunsch nach einem »Durchbruch«. Nimm einen kleinen erfolgreichen Schritt als Anlass, die Sequenz zu beenden.

11. Unterstütze die gefundene Lösung im weiteren Verlauf des Gesprächs und in den Folgesitzungen.

Intensivieren. Therapeutische Botschaften benötigen eine gewisse Intensität, um einen Unterschied zu machen und ihre Wirkung zu entfalten. Lauwarme, halbherzige Aussagen, bei denen man als Person nicht spürbar wird, haben wenig Effekt. Voraussetzung für Intensität ist ein enger Fokus auf ein Thema, ohne abzuweichen oder Ablenkungen und Rettungsversuche von Dritten zuzulassen. Prinzipiell lässt sich mit sehr einfachen Mitteln die Intensität einer Botschaft steigern – vorausgesetzt, man steht zu der eigenen »Power« und ist bereit, heftige Reaktionen auszuhalten, statt »Dr. Liebkind« zu spielen.

- Bestehe auf Blickkontakt: »Sorgen Sie dafür, dass Ihr Sohn Sie anschaut – so kann er Sie nicht hören!«
- Verringere den räumlichen Abstand: »Setz dich einmal hier neben mich!«
- Wiederhole die Botschaft oder die Interaktionssequenz: »Erklären Sie es ihm so, dass er versteht, was Sie von ihm wollen!«
- Führe die Sequenz über den Punkt hinaus fort, an dem gewöhnlich abgebrochen wird.

Die Kunst des Verhandelns. Eine grundlegende Methode der systemischen Therapie besteht darin, Familienkonflikte in Aushandelungsprozesse zu verwandeln (Fishman 1988, Keim 1993, Sherman u. Fredman 1986). Allzu leicht entstehen in Familien Sackgassen, wenn Konflikte mit einer Logik des »Ich oder du!« angegangen werden. Günstiger als die Metapher eines Kampfes ist das Bild einer Verhandlung, bei der beide Parteien gewinnen. Jugendliche und Eltern werden dabei unterstützt, Absprachen und Lösungen zu finden, auch wenn ihre konträren Positionen zunächst als unüberbrückbar erscheinen. Dabei geht es keineswegs nur um die Interessen der Erwachsenen – Kinder und Jugendliche sollen ihre Wünsche artikulieren und einfordern. Unter Berücksichtigung des Entwicklungsalters verhandeln Kinder und Eltern über eine spätere Zubettgehzeit, die zulässige Zeit vor dem Fernseher oder Computer oder um höheres Taschengeld. Das Ergebnis sollte für beide Seiten akzeptabel sein, die letzte Entscheidungshoheit liegt allerdings bei den Eltern. Nach Untersuchungen von Liddle (1993) kommt es in der Therapie von delinquenten und drogenabhängigen Jugendlichen dann zu therapeutischen Fortschritten, wenn Eltern gemeinsam eine Position vertreten *und* wenn der Jugendliche das Gefühl hat: »Diese Therapie kann mir helfen, meinen ganz persönlichen Wünschen und Zielen näherzukommen!«

Vor Beginn der Verhandlungsrunde ist es sinnvoll, Streitgespräche zu normalisieren und als Teil des Erwachsenwerdens zu definieren. Eltern vermittele ich gerne einige Ideen und Haltungen, die hilfreich sind:

- Versuche, das Kind und sein Wertesystem zu verstehen, statt überzeugen zu wollen.
- Werte Problemverhalten nicht als Ausdruck einer Charakterschwäche, sondern als Ausnahme oder Ausrutscher eines Kindes, das an sich in Ordnung ist: »Wir arbeiten gemeinsam daran, dass sich das Problem nicht wiederholt!«
- Mache auf positive Intentionen hinter dem Problemmuster aufmerksam.
- Bewerte unterschiedliche Standpunkte als etwas Positives und deute sie um.
- Vermeide Provokationsfallen, Kämpfe um »richtig« oder »falsch« führen nicht weiter.
- Normalisiere Meinungsverschiedenheiten als Teil eines demokratischen Entwicklungsprozesses, bei dem mit der Zeit mehr und mehr Mitspracherechte übertragen werden.
- Würdige die Position des Jugendlichen: »Schön, dass du so gut für deine Interessen eintreten kannst. Wir sind deutlich unterschiedlicher Auffassung. Das ist in Ordnung und Beweis dafür, dass du größer wirst und mehr Verantwortung übernehmen willst. Aus meiner Sicht als Elternteil heißt Verantwortung allerdings, dass du dich an Absprachen hältst.«
- Wertschätze auch die eigene Elternrolle: »Zu meinem Job als Vater/als Mutter gehört es dazu, »Nein« zu sagen und unpopuläre Positionen zu vertreten.«
- Zeige Rollenflexibilität, starre Verhandlungspositionen sind ein Zeichen von Schwäche.
- Führe Verhandlungen mit Kindern unter zwölf Jahren mit einem Zeitlimit.

- Hinterfrage Extrempositionen durch humorvolle Konfrontation.
- Lade das Kind oder den Jugendlichen zum Problemlösen ein und bitte um Lösungsvorschläge.
- Erkenne und respektiere alterstypisches Territorialverhalten, etwa die Diskussion um das tolerierbare Ausmaß an Chaos im eigenen Zimmer.
- Prüfe sorgsam, welche Auseinandersetzungen sich lohnen und welche Bereiche zu tolerieren sind.
- Freiheiten müssen verdient werden.
- Verabrede und kündige Sanktionen an – was wird passieren, falls eine Absprache nicht eingehalten wird?
- Lege Abmachungen mit Heranwachsenden auf einen längeren Zeitraum an, um nicht ständig im Nachhinein verhandeln zu müssen.
- Gestehe dir ein, dass es nicht möglich ist, ständig zu kontrollieren, und deshalb auf Eigenverantwortung gesetzt werden muss.
- Bestehe auf Fairness und einen wertschätzenden höflichen Umgangsstil, Jugendliche wollen von ihren Freunden ja auch freundlich behandelt werden.
- Gehe mit dir selber um wie mit einem guten Freund.

Bei Verhandlungen kommt es darauf an, nicht auf die Ebene symmetrischer Streitereien zu geraten.

Vorgehen bei Verhandlungen

1. Arbeite klar operationalisierte Ziele und Wünsche heraus.
2. Fordere die Eltern und den Jugendlichen auf, eine Lösung für das Problem auszuhandeln.
3. Ziehe dich zurück und beobachte den Prozess.
4. Coache die Verhandlungspartner, falls der Prozess ins Stocken gerät.
5. Beende die Verhandlung, wenn eine etwas bessere Lösung erreicht ist. »Kommt zu einer Lösung – zumindest für diese Woche!«
6. Getroffene Absprachen sollen spezifisch sein.
7. Führe gegebenenfalls Einzelgespräche als Vorbereitung weiterer Verhandlungsrunden durch, um ungünstige Verhaltensweisen hinterfragen zu können. »Sie wirken manchmal sehr resigniert – ist da etwas dran?«

▶ In der sechsten Stunde einer Familientherapie berichteten die Eltern, dass die Verhaltensprobleme der beiden neun und elf Jahre alten Söhne erheblich nachgelassen hätten. Auch das Klima in der Familie sei insgesamt sehr viel besser geworden. Die Ratschläge des Therapeuten seien immer so hilfreich – ob ich nicht helfen könne, die lautstarken Ausbrüche der 14-jährigen Tochter abzustellen?

Ausgehend von der Überlegung, dass in der Familie der Stimme des Mädchens nicht genügend Raum zugestanden wurde, begann ich sie zu befragen, was sie denn manchmal so zornig werden lasse. Mit verhaltener, resignierter Stimme schilderte sie, dass sie nicht ihre Lieblingssendungen sehe dürfe, weil sie schon kurz nach 20:00 Uhr zusammen mit den kleinen Brüdern zu Bett gehen müsse, es sei sinnlos, mit den Eltern zu reden.

Ich lud sie ein, mit ihrer Mutter und dem Vater zu klären, ob sie mit 19 Jahren auch noch um 20:00 Uhr schlafen gehen müsse, und schlug dann eine Verhandlung über eine neue, altersgemäßere Regelung vor, die den Altersunterschieden der Geschwister besser gerecht wurde. Dabei unterstützte ich einmal das Mädchen – »Ich glaube, du musst noch mal nachhaken und deine Wünsche deutlicher machen! Du machst es deinen Eltern zu leicht, ›Nein‹ zu sagen!« –, einmal stellte ich mich auf die Seite der Eltern: »Sie müssen nicht auf jeden Wunsch eingehen. Suchen Sie nach einer Lösung, mit der Sie gut leben können.« Bei der folgenden Diskussion wurde deutlich, dass den Eltern ihrerseits wenig Zeit und Raum zur Verfügung standen, und wir entwickelten mit Hilfe einer Zeichnung des Wohnungsgrundrisses Lösungsideen. Diese mit einer »Sieger-Sieger-Logik« geführten Verhandlungen führten zu einer Regelung, die sehr viel besser funktionierte. Es folgte eine Reihe weiterer Verhandlungsgespräche; die Geschwister nutzten die Gunst der Stunde und forderten: »Und wir Brüder wollen mehr Taschengeld!«

Der Therapeut ist nicht für die konkreten Details des angestrebten Verhandlungsergebnissen verantwortlich, sondern bleibt in der Rolle eines Moderators, der dafür sorgt, dass der Prozess konstruktiv abläuft.

Problem- und Lösungsinszenierungen. In Therapiegesprächen geraten Familien rasch in ihre vertrauten Problemmuster, beginnen zu streiten oder verhalten sich ebenso hilflos wie daheim. In der hypnosystemischen Therapie wird dies als »Problemtrance« bezeichnet (Schmidt 2004). Die spontane szenische Darstellung des Familienproblems bietet viel reichhaltigere Informationen als rein verbale Beschreibungen, wie es daheim zugeht. Sie verdeutlicht, wie sich die Familie um ein Problem herum organisiert hat. Ich nehme sie als Geschenk an (Ritterman 1983): »Danke, dass Ihr mir das zeigt. Ich kann mir vorstellen, dass es bei euch ähnlich zugeht? Noch heftiger als hier? Dann ist es gut, dass ich dies sehe.« Problem- und Lösungsinszenierungen sind eine Chance, die für den Therapieprozess genutzt werden kann. Sie können vom Therapeuten gezielt ausgelöst werden, indem man die Familie bittet, ein heikles Thema zu diskutieren. Sie zielen auf eine Problemaktualisierung innerhalb der Sitzung (Grawe 1995). Während das gewohnte Muster abläuft, rege ich kleine Veränderungen und Lösungsverhalten an – die Familienmitglieder erhalten ein Live-Coaching, um innerhalb der Therapiesitzung positive Lösungsschritte zu entwickeln. Wenn eine Mutter in der Sitzung vollauf beschäftig ist, sich um die Kinder zu kümmern, und der Vater passiv und untätig bleibt, schlage ich beispielsweise vor: »Können Sie bitte mit Ihren Kindern etwas spielen, damit ich mich mit Ihrer Frau weiter unterhalten kann?«

Das Vorgehen besteht aus drei grundlegenden Schritten: Aufgreifen einer spontanen Interaktion – oder Auslösen eines Problemmusters; Ausprobieren einer anderen Vorgehensweise; Fortführung der Szene bis zu einem guten Abschluss. Ich biete die Metapher eines Videobandes an, das man stoppen und zurückspulen kann, um Szenen, die nicht gelungen sind, erneut zu drehen. Das Band kann in Zeitlupe wiederholt werden, oder man kann dabei den inneren Dialog der Mitwirkenden »als Untertitel« laut werden lassen. Im Unterschied zur zirkulären Gesprächsführung werden Aussage- und Aufforderungssätze anstelle von Fragesätzen verwendet. Langatmige Erklärungen sind nicht zielführend. Abschweifungen vom Thema werden gestoppt. Die Sequenz muss innerhalb der Sitzung zu einem erfolgreichen Abschluss gebracht werden.

Vorgehen bei Problem- und Lösungsinszenierungen

1. Einleitung:
   - Greife eine spontane Problem-Interaktion auf oder bitte die Familien ihr Problem zu zeigen: »Was müssten Sie tun oder sagen, um Hans dazu zu bringen, jetzt sein Problemverhalten zu zeigen?«
   - Ziehe dich hinter einen imaginären gläsernen Vorhang zurück. Schaue auf deine Schuhspitzen oder defokussiere den Blick. Spiele den Ball direkt zurück, falls du angesprochen wirst: »Sie schauen mich fragend an – Sie müssen mit Ihrem Mann darüber reden, um zu einer Entscheidung zu gelangen!«
2. Beachte den Prozess:
   - Gibt es Kooperation und Teamarbeit, oder ziehen die Eltern in verschiedene Richtungen?
   - Zeigen die Beteiligten Problemmuster oder Ansätze von Lösungsmustern?
   - Wie sind die Stimmlage und die Körperhaltung – flehend-bettelnd, anklagend-drohend, aufrecht und klar?
   - Gibt es »Strohfeuer-Aktionen« und Ausweichmanöver?

  – Nähert sich die Familie einem konstruktiven Ergebnis oder dreht sie sich im Kreis?

3. Unterstütze neue kompetente Interaktionsmuster durch Online-Coaching:
   – Schalte dich bei Bedarf wiederholt ein und ziehe dich erneut zurück – wie ein Souffleur, ein Regisseur oder Trainer: »Du redest so leise – kannst du einmal deine Powerstimme zeigen?«
   – Rege neue Muster an und coache die Familie, um konkrete Veränderungen der familiären Interaktion vorzunehmen.
   – Verwende klare Anweisungen und kurze Sätze.
   – Bestehe auf einer Fortsetzung der Sequenz: »Du gibst zu schnell auf – bleibe an dem Thema dran!«
   – Entwickele Toleranz für heftige emotionale Reaktionen.
   – Gib direktes Feedback: »Sie weichen vom Thema ab – bleiben Sie bei der Sache!«

4. Beende die Sequenz mit einem (Teil-)Erfolg:
   – Interpunktiere das Verhalten in einer günstigen Weise – mache die Szene zu einem Erfolg!
   – Konnotiere Lösungsverhalten positiv, ohne onkelhaft zu werden.

5. Prozesshinweise:
   – Prüfe, ob ein Coaching der Eltern oder des Jugendlichen in Einzelsitzungen zweckmäßig ist, wenn ein Elternteil ineffektiv auftritt oder schnell aggressiv wird.
   – Es geht nicht um die perfekte Lösung, sondern um einen Lösungsweg, der besser ist als das bisherige Problemmuster.
   – Vermeide Doppelbindungs-Situationen, in denen von Eltern verlangt wird, anders aufzutreten und beispielsweise konsequent zu sein, sie dann aber kritisiert werden, weil sie zu streng sind und nicht genau den Vorstellungen des Therapeuten genügen.
   – Lobe Familienmitglieder für konkrete, positive Handlungen: »Marie, du hast einige gute Ideen, wie du deinen Papa dazu bringen kannst, dich zu hören.«

Mit kleinen Kindern können Problem- und Lösungsinszenierungen auch mit Handpuppen oder Mini-Figuren durchgeführt werden (Ross 1977). Strukturierte Problemlöseaufgaben verdeutlichen – ähnlich wie Problem- und Lösungsinszenierungen –, wie das Problem aufrechterhalten wird (Gil 1994, Watzlawick 1966). Ich bitte gerne darum, einen Turm aus Magnet-Teilen zu bauen, der solide, schön und in fünf Minuten fertig ist. Während die Familie mit der Aufgabe beschäftigt ist, habe ich die Gelegenheit zu beobachten: Gehen die Eltern liebevoll und fördernd mit den Kindern um? Oder sind sie instruktiv, kontrollierend und anklagend? Können sie leiten und führen und die Bedürfnisse der Kinder sehen? Respektieren die Kinder, was ihre Geschwister gebaut haben?

Zum Ende der Therapiesitzung mit kleinen Kindern kommt es oft zu einer spontanen Problem- und Lösungsinszenierung in der Aufräumsituation:

▶ Die Eltern von Niko, Felix und Julia beklagten sich über das Chaos, dass ihre drei Kinder im Alter von drei bis neun Jahren zu Hause erzeugten. Der 3-jährige Niko und der 5-jährige Felix begannen denn auch, die Spielsachen breitflächig im Therapiezimmer zu verteilen, währen die 7-jährige Julia bei uns am Tisch malte. Zehn Minuten vor Ende der Sitzung rief ich die Kinder zu mir und kündigte an, dass wir jetzt ein spannendes Experiment machen würden: Gleich würden alle helfen, das Spielzeug aufzuräumen, während die Videokamera weiterlief. Dann würden wir uns im Video anschauen, ob vielleicht irgendjemand dabei war, der nicht richtig mitgemacht hatte.

Die Kinder waren Feuer und Flamme, und zusammen mit den Eltern waren alle emsig dabei aufzuräumen. Nur einmal musste ich zwischendurch rufen: »O, da steht jemand und macht gar nicht mit – gut dass wir die Kamera haben!«, woraufhin Felix wieder mithalf. Die Videoaufnahme zeigte eine Familie, die toll als Team zusammenarbeitete, und bei der Szene, in der Felix nur herumstand, lachten alle – schließlich hatte er ja wieder mitgemacht.

9.10 Netzwerke stärken

Die Einbindung in ein soziales Unterstützungsnetz korreliert eng mit psychischer Gesundheit und Resilienz. Kinder und Familien mit gravierenden psychosozialen Problemen haben oft keine gute soziale Unterstützung. Ohne Kontakt zu Freunden, Nachbarn und Menschen aus dem weiteren sozialen Umfeld fühlen sich Menschen isoliert. Manche Probleme wie Verhaltensstörungen, Substanzmissbrauch oder *Bullying* lassen sich nicht angemessen auf der Ebene der Familie behandeln – das Schulsystem, soziale Einrichtungen und Freunde müssen mit einbezogen werden.

Psychotherapeuten tendieren dazu, sich auf die engen Grenzen ihres Therapiezimmers zu beschränken. Eine Verkürzung der systemischen Perspektive nur auf die Familie würde wichtige soziale Ressourcen ungenutzt lassen. Einige der effektivsten systemischen Interventionen setzen auf der Netzwerk-Ebene an und mobilisieren soziale Unterstützung (Speck & Atteave 1973, Swenson & Henggeler 2005, Landau & Garret 2006).

Das Beziehungsnetz von Jugendlichen lässt sich über die Liste der SMS-Kontakte und der Handy-Anrufer rekonstruieren; so kann man prüfen, wer potenziell Teil des Unterstützungssystems ist. Eltern können Telefonketten einrichten und einander gegenseitig anrufen, wenn es eine Krisensituation mit einem Jugendlichen gibt, der ausrastet, einen Fressanfall hat oder im Bett einen Bummelstreik macht, statt in die Schule zu gehen. Eltern können sehr viel besser Präsenz zeigen, wenn sie Unterstützer für ein Sit-in oder eine Telefonkette mobilisieren (s. Abschnitt 21.4), oder mit drei oder vier anderen Eltern ihr Kind einfach in die Schule tragen.

- Mache dir ein Bild vom sozialen Netz der Familie.
- Lade Freunde – oder den Freund/die Freundin – eines jugendlichen Indexpatienten ein.
- Eltern können darauf bestehen, dass ein Jugendlicher an einer Gruppenaktivität seiner Wahl teilnehmen soll.
- Bitte Alleinerziehende, einen Freund oder einen Angehörigen in die Beratung mitzubringen, der als Unterstützer wirken kann.
- Coache Eltern in Bezug auf ein konstruktives Auftreten gegenüber Lehrern.
- Organisiere Elterngruppen. Rasch entstehen Unterstützergruppen, die einander gegenseitig beraten und die Arbeit des Therapeuten erleichtern.
- Multi-Familiengruppen schaffen ebenfalls Netzwerke von Familien, die sich gegenseitig unterstützen, einander besuchen oder als »Pateneltern« für einen Tag das Kind einer anderen Familie übernehmen können (Asen et al. 2001).
- Richte Telefonnetze von Eltern ein, die sich gegenseitig beraten und sich rasch mobilisieren lassen. Für Eltern von Jugendlichen, die häusliche Gewalt ausgeübt haben, entsteht ein Netz gegenseitiger Unterstützung und Solidarität, das präventiv wirkt.
- Beziehe weitere Systeme ein, wenn dies erforderlich ist. Gewalt oder Schikanen (»bullying«) unter Schülern kann am wirksamsten begegnet werden, wenn Lehrer, Eltern und Schüler ein Klima schaffen, dass vor Übergriffen schützt.

10 Paradoxe Interventionen

10.1 Einführung

Über den Einsatz von paradoxen Aufgaben bei Kindern und Jugendlichen gibt es eine umfangreiche Literatur (Fisch et al. 1982, Haley 1976, Madanes 1981, 1989, O'Connor 1983, Watzlawick et al. 1969, Weeks & L'Abate 1985). Die paradoxe Intervention eignet sich bei ganz unterschiedlichen Störungsbildern (Nardone 1997, 2003). Ihre Wirksamkeit ist durch randomisierte kontrollierte Studien gut belegt (Grawe et al. 1994, Shoham-Salomon & Rosenthal 1987, v. Sydow et al. 2007a). Lange Zeit galten paradoxe Interventionen als die *typische* systemische Therapietechnik. Doch bereits Adler, Freud, Perls und Frankl arbeiteten mit paradoxen Intentionen (Weeks & L'Abate 1985). In so unterschiedlichen Modellen wie dem Jakobsen-Training, der Feldenkrais-Methode und fernöstlichen Selbstverteidigungstechniken wie Judo und Aikido finden sich paradoxe Elemente. In die Familientherapie wurden paradoxe Interventionen von der Palo-Alto-Gruppe um Bateson, Weakland und Watzlawick eingeführt, die einige Zeit mit M. Erickson zusammengearbeitet hatte.

Die Idee, mit einer paradoxen Umdeutung den »archimedischen Punkt« eines Familiensystems zu treffen und Familien zu heilen, ist überholt (Berger 1978). Allerdings arbeiten die meisten systemischen Therapeuten mit paradoxen Techniken, zum Beispiel mit Verschlimmerungsfragen. In meiner Arbeit setze ich paradoxe Interventionen als eine Form der Musterunterbrechung ein, die Kinder und Eltern aus lähmenden, untauglichen Lösungsversuchen befreien. Sie wirken am besten, wenn sich Klienten verstanden fühlen und aus einem Patt herausfinden. Gute paradoxe Interventionen sind respektvoll, stärken Klienten und haben eine emanzipatorische Wirkung.

▶ Die 17-jährige Heike kam in Begleitung ihrer älteren Schwester zur Therapie. Wegen ihrer massiven Ängste war sie vollständig ans Haus gebunden und traute sich selten und nur in Begleitung auf offene Plätze oder in Geschäfte. In der Öffentlichkeit fühlte sie sich extrem befangen und hatte Angst, sich zu blamieren. Die Schwester wurde in die Therapie mit einbezogen. Beide sollten im Supermarkt einkaufen gehen. Heike sollte dann alleine die Lebensmittel bezahlen, sich an der Kasse ungeschickt anstellen und an der Kasse eine Milchtüte vom Band fallen lassen. Anschließend sollte sie in übertriebener Weise zeigen, wie furchtbar peinlich ihr das Ganze sei. Dieser Vorschlag wurde nur zum Teil befolgt: Heike hatte keine Milchtüte genommen – »das gibt schließlich eine Sauerei« –, sondern, scheinbar in Hektik, zwei Tüten mit Erdnussflips fallen lassen und sich drei Mal entschuldigt. Die Leute hatten freundlich reagiert und gemeint: »Mach langsam, das kann doch jedem passieren!« Wenige Zeit später übte sie mit ihrer Schwester Straßenbahnfahren, musste dann aber alleine die Strecke zurückfahren, weil sie unterwegs eine schicke Tasche gesehen hatte, die sie unbedingt haben wollte.

Eineinhalb Jahre nach Therapieende meldete sie sich zu einem Nachgespräch. Sie erzählte von ihrer Ausbildung. Sie hatte sich für ihre Lehrstelle einen schönen Ort in einer Urlaubsgegend ausgesucht, der vier Fahrstunden entfernt vom Elternhaus lag – »um einmal etwas anderes zu sehen«. Im Nachgespräch spielte sie mit ihrem Autoschlüssel, dem Symbol ihrer neu errungenen Freiheit.

Symptome sind eine Anpassungsleistung. Sie werden deshalb nicht einfach »wegtherapiert«, sondern ihre Bedeutung für das Familiensystem sollte gewürdigt und angesprochen werden: »Ich glaube, es ist noch zu früh, dich von deiner Bulimie zu verabschieden. Sicherlich hat sie eine wichtige Funktion in deinem Leben, die wir noch nicht verstehen. Menschen tun auf Dauer nichts, was nicht irgendwie Sinn macht. Du solltest das Stopfen und Erbrechen erst aufgegeben, wenn du andere Lösungsmöglichkeiten gefunden hast.« Durch paradoxe Interventionen können innere Widersprüche und Ambivalenzen ernst genommen und einengende Glaubenssätze hinterfragt werden.

Die »Doppelbindungs-Theorie« galt lange als theoretische Basis der paradoxen Intervention (Selvini Palazzoli et al. 1978). Doch schon Bertrand Russell wies darauf hin, dass Paradoxien unweigerlich zum menschlichen Leben dazugehören (Berger 1978). Das Erklärungsmodell der Palo-Alto-Gruppe um Watzlawick (Fisch et al. 1982) nimmt an, dass Probleme entstehen, wenn untaugliche Lösungsversuche beibehalten werden, die dann zum eigentlichen Problem werden. Ein Beispiel ist das Verhalten der Maus in der »Kleinen Fabel« von Kafka (1976). Sie läuft immer weiter in dieselbe Richtung, obwohl die Mauern enger und enger werden und die Katze bereits lauert. Paradoxe Interventionen unterbrechen solche kontraproduktiven Muster und laden ein, die Laufrichtung zu ändern. Viele Kindergeschichten befassen sich mit diesem Prinzip. Ein Scheinriese wird kleiner, wenn man ihm näher kommt. In *Selina Pumpernickel und die Katze Flora* von Bodahl (1996) verwandelt sich ein riesiges Raubtier in ein kleines Schmusekätzchen, als Celina auf das Tier zugeht.

Menschen, die in Therapien ein Problem schildern, nehmen üblicherweise die Position ein, dass etwas mit ihnen passiert und sie keine Kontrolle haben:

1. »Mir passiert x.«
2. Über x habe ich keine Kontrolle: »Die Angst überkommt mich – aus heiterem Himmel.«

Die Klienten präsentieren sich als hilflos und unterlegen. Die Aufforderung, ihre Symptome absichtlich herbeizuführen, verändert diese Position. Die Klienten werden zu aktiv Handelnden und gewinnen die Hoheit über ihr Verhalten zurück.

Der Wechsel von einer kooperations- zu einer reaktanzorientierten paradoxen therapeutischen Vorgehensweise ist sinnvoll, nachdem verschiedene andere Interventionen nicht gefruchtet haben. Paradoxe Interventionen sind besonders bei repetitiven Mustern indiziert, bei Klienten mit einer »Ja-aber-Haltung« und einer Neigung zu symmetrischen Beziehungsangeboten. Sie sollten nur eingesetzt werden, wenn die Dynamik des Familiensystems hinreichend verstanden wird. Keinesfalls sollten sie vorschnell und schablonenhaft als Scheinlösung für komplexe therapeutische Probleme dienen. Bei »Schaufensterkunden«, die nicht viel Energie in die Therapie investieren wollen, und bei Klienten ohne eigenes Therapieanliegen helfen paradoxe Interventionen häufig nicht wirklich weiter.

Paradoxe Interventionen wirken durch eine Kommunikation auf mehreren Ebenen. Damit diese Form komplexer Botschaften wirkt, müssen das Kind und seine Eltern kognitiv in der Lage sein, sie zu verstehen. Sehr einfach strukturierte Klienten werden durch paradoxe Botschaften eher verwirrt. Eine weitere Grundvoraussetzung für die Arbeit mit paradoxen Interventionen ist immer eine tragfähige Beziehung. Wenn man ratlos ist oder böse auf den Klienten, macht es wenig Sinn, paradoxe Techniken als Verlegenheitslösung einzusetzen. Eigen- oder fremdgefährdendes Verhalten oder illegales Verhalten darf aus naheliegenden Gründen nicht verschrieben werden. Bei chaotischen unverbundenen Systemen und einem hohen Maß an Impulsivität, bei Alkoholproblemen, Gewalt in der Familie und einer Vorgeschichte von Gesetzesverstößen sind paradoxe Interventionen ebenfalls wenig geeignet (Weeks & L'Abate 1985).

Haltung des Therapeuten.   Paradoxe Interventionen schlage ich nur vor, wenn ich innerlich von ihnen überzeugt bin. Ich verbünde mich mit der Seite, die sich ändern will, akzeptiere aber gleichzeitig die Ebene der Nicht-Veränderung. Dies verlangt die Fähigkeit zur Metakommunikation durch nonverbale Signale, welche die verbalen Aussagen, die man macht, begleiten. Auf einer »Als-ob-Ebene« wird augenzwinkernd die Botschaft vermittelt: »Ändere dich lieber nicht!« Gleichzeitig wird auf der Meta-Ebene die hoffnungsvolle Botschaft kommuniziert: »Eigentlich traue ich dir die Veränderung sehr wohl zu!« Durch diese therapeutische Doppelbindung kommt der Klient in eine Sieger-Sieger-Position. Außerdem werden die Neugierde und der Ehrgeiz des Klienten angesprochen.

10.2 Paradoxe Symptomverschreibungen

Paradoxe Beobachtungsaufgaben. Viele Eltern nehmen gegenüber Therapeuten eine Opferrolle ein und vertreten eine Position parentaler Hilflosigkeit. Bei »Schaufensterkunden« oder häufigen »Ja-aber-Reaktionen« auf Vorschläge des Therapeuten hin bieten sich paradoxe Beobachtungsaufgaben an. Direkte Verhaltensaufgaben berücksichtigen nicht, dass es unausgesprochene Vorbehalte gegen Veränderungen geben kann. »Sie müssen gute Gründe haben, dass Sie sich davon abhalten, etwas zu ändern. Bitte, beobachten Sie sich bis zur nächsten Sitzung, wie Sie sich daran hindern, zu tun, was Sie *eigentlich* am liebsten tun würden, ohne sich bewusst vorzunehmen, Ihr Verhalten zu ändern.« Das Führen eines Tagebuchs bei Essstörungen hat eine paradoxe Qualität: »Bevor du beginnst, etwas zu ändern, wäre es gut, wenn wir verstehen, was los ist. Bitte ändere noch nichts, sondern notiere nach einem Essanfall, was dir vorher durch den Sinn gegangen ist.«

Paradoxe Beobachtungsaufgaben haben die logische Struktur: 1. Beobachte dich, wie du dein Problemverhalten zeigst. 2. Bitte ändere (noch) nichts. Unterschwellig wird kommuniziert: »Es wäre nicht so schlimm, wenn du nicht auf mich hörst und trotzdem ein- oder zweimal etwas Neues ausprobierst.«

Verschlimmerungsfragen sind eine einsichtsorientierte Form von paradoxen Interventionen. Das Kind soll ausloten, was es tun oder lassen müsste, um sein Symptom absichtlich auf die Spitze zu treiben. »Das ist natürlich nicht das, was du willst – du willst die Angst loswerden. Wenn du weißt, wie das Problem entsteht, kannst du eher dafür sorgen, dass es nicht auftritt. Angenommen, du wolltest es bewusst darauf anlegen, dass sich dein Problem zeigt – wie müsstest du das einrichten? Was also müsstest du tun oder dir sagen, damit sich dein Problem garantiert zeigt?« – Hier ein Beispiel für eine Verschlimmerungsfrage:

▶ Celine, ein 17-jähriges Mädchen, kam zur Therapie, weil sie abnehmen wollte. In ihrer neuen Patchwork-Familie fühlte sie sich einsam. Der Vater war vor zwei Jahren an Krebs verstorben, die Mutter hatte sehr rasch, noch bevor Celine den Verlust wirklich verkraftet hatte, einen neuen Partner gefunden, und das Mädchen fühlte sich in der Familie isoliert und in der Schule abgelehnt. Ihr Lösungsversuch, der übermäßige Konsum von Schokolade, machte ihre Situation – weil sie übergewichtig zu werden begann und deshalb gehänselt wurde – nicht besser. Ich gab ihr die Aufgabe, sich zu beobachten, wie sie – statt sich wegen des Essens unter Druck zu setzen – ihre Situation noch schlimmer machen könnte. Wie könnte sie sich noch mehr selbst bemitleiden und isolieren? Rasch wurde deutlich, wie sie sich von ihrer Mutter, aber auch ihrem Vater alleine gelassen fühlte. Daraus ergab sich der Vorschlag, gelegentlich Zwiesprache mit dem verstorbenen Vater zu halten und ihm zu zeigen, dass sie sein Andenken würdigte, indem sie es sich gut gehen ließ.

Mehr desselben. Symptomverschreibungen setzen an der Grundposition an, sich als Opfer eines nicht zu beeinflussenden Geschehens zu fühlen. Sie implizieren eine Reattribution von Einflussmöglichkeiten und Verantwortung. Das Kind und seine Eltern werden aufgefordert, ein unwillkürliches Symptom absichtlich herbeizuführen oder sogar zu übertreiben, das bislang nicht beeinflussbar schien. Für eine paradoxe Verschreibung muss eine plausible Begründung gegeben werden, etwa »um etwas aus dem Symptom zu lernen«, »um das Symptom besser kennenzulernen« oder »weil der erste Schritt zur Veränderung darin besteht, zu bestimmen, wann und wo das Symptom auftritt«. Die Begründung für die Symptomverschreibung sollte an den Bezugsrahmen des Kindes und die Glaubenssysteme der Eltern anknüpfen. Ich beginne meist mit einer paradoxen Verschreibung, die einen ersten kleinen Schritt verlangt und die Bezug zu den Veränderungswünschen der Klienten hat.

Im Verlauf der Therapie wird eine Reihe von aufeinanderfolgenden paradoxen Verschreibungen als Teil einer Gesamtstrategie über einen bestimmten Zeitraum gegeben, um das erneute Auftreten des Symptoms zu verhindern und eine Neuorganisation des Systems anzuregen. Eine einzelne Symptomverschreibung ist selten hinreichend. Verschreibungen sind therapeutische Doppelbindungen und sollten nicht diskutiert werden.

Die therapeutische Logik bei der paradoxen Vorgehensweise besteht darin, das Kind aufzufordern, sein problematisches Verhalten absichtlich auszuführen, statt das Symptom auf eine kontraproduktive Weise zu bekämpfen. Am besten fordern die Eltern ihr Kind auf, das Symptomverhalten zu zeigen. Die absichtliche Herbeiführung des Symptoms und die Erlaubnis, das problematische Verhalten zu zeigen, verändern festgefahrene Interaktionsschleifen um das Symptom herum. Es gewinnt auf diese Weise eine andere Bedeutung und gerät mehr und mehr in den Hintergrund. Symptomverhalten, das absichtlich herbeigeführt wird, hört auf, ein wirkliches Symptom zu sein – die Problemhaftigkeit löst sich auf. Das Kind und seine Eltern nehmen eine aktive Haltung im Sinne einer »Flucht-nach-vorne-Strategie« ein. Wenn Eltern sich beklagen, dass ihr Kind fortwährend lügt, kann dies als Zeichen zu verstanden werden, dass es sich nicht gehört fühlt und Geschichten hat, die es gerne erzählen möchte. Den Eltern lege ich nahe, dass sie das Kind auffordern, Fantasiegeschichten zu erzählen, und zuhören: » Paul möchte gehört werden. Seine erzählerische Gabe braucht einen Platz. Bitte, fordern Sie ihn immer, wenn er von der Schule heimkommt, auf, eine erfundene Geschichte zu erzählen. Reagieren Sie auf diese Geschichte mit Interesse – ›das ist ja unglaublich! Wow!‹ Am besten fangen wir gleich an – Paul, du erzählst uns zwei Geschichten, die eine soll erfunden und die andere wahr sein; wir müssen raten, welche echt ist und welche erstunken und erlogen ist!«

▶ Der 7-jährige Kevin hatte in seiner Familie eine recht unglückliche Position inne. Sein Stiefvater kam mit seiner Unruhe und seinem überaktiven Verhalten nicht zurecht, die Mutter unterstützte Kevin, mochte sich aber auch nicht gegen ihren neuen Partner stellen. Seinen kleinen 2-jährigen Bruder liebte er sehr, er musste aber erleben, wie dieser in vielen Dingen bevorzugt wurde, während er selbst viel Kritik und Tadel insbesondere von seinem Stiefvater erhielt. In einer Familiensitzung berichtete der Stiefvater von seiner großen Sorge, weil Kevin nun auch noch begonnen hatte zu zündeln. Am Schuppen hinter dem Haus hatte er wiederholt mit alten Brettern ein Feuer entfacht, was furchtbar gefährlich war. Auf Nachfragen erfuhr der Therapeut, dass bisher weder die Mutter noch der Stiefvater Kevin gezeigt hatten, wie man ein Feuer sicher anzündet. Der Therapeut bat den Stiefvater, dem Jungen zu erklären, wie man mit Feuer umgeht. Mit Einverständnis der Mutter wurde die Sitzung dann in den Garten der Beratungseinrichtung verlegt, wo Kevin unter der Anleitung seines Stiefvaters zweimal hintereinander ein Feuer in der Grillstelle anzünden und wieder löschen musste. Die Mutter wurde gebeten, ihren Mann daran zu erinnern, diese Hausaufgabe zweimal in der Woche mit dem Sohn durchzuführen. Ausschlaggebend bei dieser zuerst von Haley (1976) beschriebenen Vorgehensweise ist weniger das Problemverhalten »zündeln« per se, sondern vielmehr die veränderte Interaktion in der Familie: Der positive Austausch zwischen dem Stiefvater, der den Jungen durch die Intervention nun anleitete und etwas Interessantes zusammen mit ihm unternahm, sowie die Erleichterung der Mutter, die erlebte, das ihr Mann und ihr Sohn sich besser verstehen konnten, und sich nicht mehr gezwungen fühlte, ihren Sohn gegenüber ihrem Mann zu verteidigen.

1. Bewerte das Symptom und alle Beteiligten positiv. Deute das Symptom, etwa indem du es zu einem Verbündeten, einem Signal erklärst.
2. Erfinde eine wichtige Funktion, die das symptomatische Verhalten erfüllt.

3. Fordere dazu auf, das Symptom absichtlich herbeiführen, um die Kontrolle darüber zu erhalten.
4. Verschreibe das Symptom über einen gewissen begrenzten Zeitraum.
5. Alle beteiligten Personen sollen aktiv werden.
6. Nimm therapeutische Fortschritte als Anlass, vor allzu raschen Veränderungen zu warnen.
7. Bleibe bei der paradoxen Vorgehensweise.

Play baby. Eltern, die über unsicheres und regressives Verhalten eines Kindes klagen, können ihr Kind einladen, sich bewusst wie ein kleines Baby zu benehmen (Wachtel 1987). Der Wunsch, klein zu sein, wird nicht verbal diskutiert. Das »Baby« wird verwöhnt, gehätschelt und auf den Schoß genommen. Das Kind muss nicht mehr darum kämpfen, bemuttert zu werden, und das regressive Verhalten wird rasch uninteressant. Auf spielerische Weise wird vermittelt, dass es in Ordnung ist, regressive Seiten zu haben. Das Kind erhält die Erlaubnis, zu seinem Wunsch nach Bemutterung zu stehen. Indirekt wird die Botschaft vermittelt: »Egal, wie groß oder wie klein du bist – wir stehen zu dir!« Den Eltern wird ein Rahmen gegeben, wie sie den Bedürfnissen des Kindes konstruktiv gerecht werden können, statt vergeblich an die Vernunft des Kindes zu appellieren.

▶ Der 5-jährige Christoph war neidisch auf seinen kleinen Bruder. Seine Mutter ermahnte ihn immer wieder: »Aber du bist doch schon groß – du bist doch keine zwei Jahre mehr!« Christoph folgte ihr auf Schritt und tritt und plagte sie mit seinem anhänglichen Verhalten. Ich schlug der Mutter vor, ihren kleinen Christoph einmal richtig zu »betütern«, ihn auf den Schoß zu nehmen, ihm Saft aus einer Nuckelflasche zu trinken zu geben und ihn morgens wie ein kleines Baby ins Bett zu holen und mit ihm zu kuscheln. Bei diesem Vorschlag strahlte Christoph. Er strahlte auch noch, als die Mama ihn liebevoll auf den Schoß nahm und hätschelte. Beim folgenden Termin hatte er das Interesse am Babyspielen weitgehend verloren und war stolz darauf, im nächsten Jahr Schulkind zu sein.

Viele Mütter befinden sich in einem Dilemma – sie sollen liebevoll mit ihrem Kind umgehen, aber es keinesfalls zu sehr an sich binden oder seine Selbständigkeit einschränken. Wenn eine alleinerziehende Mutter die Sorge äußert, sie könnte ihren Sohn zu sehr verwöhnen, schlage ich vor: »Wie wäre es, Sie würden es eine Zeitlang einfach genießen, Mutter dieses kleinen Sohnes zu sein, ihm bewusst und von Herzen Ihre Zuneigung zu schenken, und sich bewusst erlauben, mit ihm zu schmusen. Am besten mindestens einmal in der Woche eine

Stunde, ganz innig! Sie beide werden schon herausfinden, wie viel Nähe und Zärtlichkeit in diesem Entwicklungsabschnitt zu ihnen beiden passt.«

Zeit für deine Wut-Übung.   Heftige, laute emotionale Reaktionen von Kindern werden in unserer Erziehungskultur immer weniger akzeptiert. Manche Eltern reagieren verstört, wenn ihre Jungen raufen oder ein Vierjähriger einen Wutanfall bekommt, weil ihm etwas verwehrt wird. Wenn Kinder Wutanfälle einsetzen, um Eltern unter Druck zu setzen, hilft diese Übung, die einen sicheren Rahmen für das Ausdrücken von Zorn gibt. Das Kind wird vor der beunruhigenden Erfahrung geschützt, die Eltern durch Wutanfälle hilflos und schwach machen zu können. Die elterliche Haltung bei der Übung sollte keinesfalls zynisch, sondern liebevoll und Halt gebend sein und vermitteln: »Ich halte deine Wut aus, gebe dir einen Rahmen, in dem du sie zeigen kannst, und bleibe in meiner elterlichen Position.« Das Kind wird aufgefordert, allabendlich zu einer bestimmten Zeit einen Wutanfall zu produzieren, als Pflichtprogramm – und welches Kind tut schon gerne seine Pflicht? – Paradoxe Symptomverschreibungen können auch einsichtsorientiert eingesetzt werden und zur Auflösung von einengenden Glaubensvorstellungen beitragen.

Paradoxes Verschreiben und Verändern.   Bei dieser Technik wird das Kind aufgefordert, über eine bestimmte Zeit Symptome in abgewandelter Form absichtlich auszuführen. Dabei werden einige wichtige Rahmenbedingungen verändert. Der Ausdrucksgehalt und die Beziehungsfunktion des Verhaltens bleiben jedoch erhalten. Die Technik eignet sich bei eng umschriebenen wiederkehrenden Symptomen bei Kindern und Familien, die kooperativ sind und Vorschläge des Therapeuten zumindest teilweise annehmen. Ich bitte beispielsweise, zu einer festgelegten, etwas ungewöhnlichen Tageszeit aufzustehen und zu grübeln oder sich mit den Ängsten zu befassen. Einfälle und Gedanken, die in den Sinn kommen, werden in einem Tagebuch aufgezeichnet. Zunächst wird verlangt, dies jeden Morgen zu tun, ich lasse mich dann aber auf fünfmal in der Woche herunterhandeln. Das Kind wird gebeten:
»Setze das Problemverhalten fort«:
■ in einer etwas anderen Form,
■ zu einer anderen Zeit,
■ an einem anderen Ort,
■ mit einer anderen Qualität.

Eine Variante der Technik ist die Verschreibung des Problemverhaltens in verfremdeter Form, etwa als ein nonverbal geführtes Streitgespräch (s. Abschnitt

16.2). Die Veränderung des Problemmusters kann darin bestehen, ein problematisches Gefühl länger als gewöhnlich zuzulassen: »Versuche einmal, das nächste Mal, wenn du eine miese Stimmung hast, diese Stimmung 15 Minuten länger aufrechtzuerhalten, obwohl es dir bereits langsam wieder besser geht, und so zu tun, als ob du wirklich schlecht drauf wärest.«

Bei der Veränderung der Zeitstruktur des Problemverhaltens kann eine Ressource genutzt werden, über die viele Jugendliche verfügen – die Neigung zum Bummeln und Trödeln: »Jedes Mal, wenn du vom Reitstall kommst, stopfst du dich voll und erbrichst danach. Was du tun kannst, wäre, nach dem Essen und Stopfen fünf Minuten oder zehn Minuten etwas zu trödeln. Du kannst dir die Freiheit nehmen, erst deine Lieblings-CD zu hören oder fernzusehen, in dem Wissen: ›Du kannst ja noch nachher aufs Klo gehen.‹« Eine Jugendliche mit bulimischer Symptomatik berichtete mir, dass ihr dieses »Aufschieben« sehr geholfen hatte. Zuerst hatte sie nur eine CD aufgelegt, um vor dem Erbrechen noch ein wenig Musik zu hören. Dabei hatte sie angefangen, sich gut zu fühlen, und irgendwie die Lust verloren, sich diese gute Laune durch eine Fressattacke zu nehmen.

Die Technik des Verschreibens und Veränderns ist besonders nützlich bei Verhaltensweisen mit starkem Ausdruckscharakter und bei selbstschädigenden Symptomen. Zwanghaft selbstschädigendes Verhalten kann ein Versuch sein, einen Menschen zu strafen, der nicht genug Liebe und Aufmerksamkeit schenkt. Ein wesentlicher Aspekt einer bulimischen Symptomatik ist die schamhafte Geheimhaltung der Brechanfälle. Dieser Muster wird unterbrochen, wenn das Symptom mit einem scheinbar geringfügigen Unterschied verschrieben wird: »So lange du noch kotzen gehst: Wärst du bereit, dich ganz offen zu übergeben, bis wir herausgefunden haben, was du so zum Kotzen findest?«

Manchmal konfrontiere ich betroffene Mädchen mit der Botschaft: »Wenn ich dich richtig verstehe, stopfst du, wenn du Ärger mit deiner Familie hast, große Mengen Nahrung in dich hinein und spuckst sie dann ins Klo. Hast du dir schon mal überlegt, dieselbe Menge Nahrungsmittel einfach mit den Händen zu einem Brei zu vermatschen und ohne Umweg über deinen Magen vor deinen Eltern gleich in die Toilette hinunterzuspülen?« Ich verlange aber nicht von dem Betroffenen, dies wirklich zu tun.

▶ Eine alleinerziehende Mutter, die wegen ihrer Nervosität eine Einzeltherapie machte, stellte ihre 6-jährige Tochter vor, weil sie sich Sorgen wegen ihres ständigen Blinzelns machte. Der zwei Jahre ältere Sohn kam ebenfalls mit zu der Sitzung. Bei der kleinen Hanna bestand tatsächlich ein leichter Tic. Ich bat die Mutter, ihren Kindern zu erklären, dass sie zu mir gekommen sei, um weniger hektisch zu werden. Danach schlug ich einen Wettkampf vor, wem es gelingen würde, am allerruhigsten zu werden. Dazu sollte jeder nacheinander so langsam wie möglich – wie in Zeitlupe – einmal um den Teppich herumlaufen. Erwartungsgemäß gelang dies Hanna und ihrem Bruder sehr viel besser als der Mutter. Danach führte ich vor, wie man die Augenlider wie einen Scheinwerfer auf- und abbewegen konnte, und bat alle darum, mir dies nachzumachen, ganz langsam – dann einmal etwas schneller – dann ganz schnell, auf und zu – und dann wieder ganz, ganz langsam. Ich beendete das Gespräch mit der Bemerkung, dass es faszinierend sei, wie gut die Kinder ihren Körper beherrschen konnten. Beim nächsten Gespräch berichtete die Mutter, die Tics von Hanna hätten sich weitestgehend gelegt. Allerdings hätten ihre Kinder auf dem Schulhof begeistert erzählt, dass sie beim »Psychiker« der Mutter gewesen wären und ihm geholfen hätten.

Das Gegenteil tun.   In dem Kinderbuch *Jim Knopf und Lukas der Lokomotivführer* von Michael Ende (1960) fürchtet sich der kleine Jim vor Herrn »Tur Tur«. Er will vor der riesenhaften Gestalt des Scheinriesen fortlaufen, doch: Dieser wird größer, wenn man sich von ihm entfernt, und je näher man auf den einsamen »Tur Tur« zugeht, desto mehr nimmt wird seine normale Gestalt erkennbar.

Nach der Maxime *Always change a loosing game* geht es bei dieser Form der paradoxen Intervention darum, in die Gegenrichtung zu steuern, statt redundant an einem untauglichen Lösungsversuch festzuhalten. Einem Außenstehenden mag dies als einleuchtend erscheinen, aus der Sicht des Klienten ist es dagegen abwegig. Eltern von Kindern mit Regulationsstörungen sind beispielsweise häufig intensiv bemüht, ihre Kinder zu beruhigen, verschlimmern bei ihrer verzweifelten Suche nach einer Lösung jedoch die Situation und verrennen sich in untaugliche Methoden, die das Kind weiter überstimulieren. Ein Vater wiegte sein Kind stundenlang auf einem Gymnastikball und hatte sich dafür sogar Urlaub genommen, weil er sein Baby nicht unnötig leiden lassen wollte. Er und seine Frau hatten übersehen, dass Kinder über Selbstregulationsmechanismen verfügen.

In der Regel findet sich hinter einem »Mehr-desselben-Muster« ein Glaubenssystem, das der Idee entgegensteht, etwas anderes zu tun. Eine ähnliche Situation kann bei Essstörungen entstehen, wenn Eltern sich durch gutes Zureden zu sehr bemühen, ihre Tochter zum Essen zu bringen:

▶ Fabienne hatte in den vergangenen Monaten massiv abgenommen, ihr Gewicht war sehr niedrig – dennoch wollte sie absolut nicht stationär aufgenommen werden. Ihre Eltern waren sehr besorgt und redeten ihr zu, doch mehr zu essen. In der ersten Sitzung wurde eine klare Vereinbarung über die Rahmenbedingungen getroffen, mit klaren Absprachen zur Kontrolle des Gewichts und der Blutwerte. Ich vertrat deutlich meine Position: »Ich kann eine ambulante Therapie nur dann vertreten und dir nur helfen, wenn du zuverlässig mitarbeitest.« Mit Fabienne wurde verabredet, wie sie sich ihre Mahlzeiten einteilen konnte. Die Eltern verpflichteten sich, sie nicht zum Essen zu nötigen. Diese Regelung führte zu einer stetigen Gewichtszunahme, so dass wir relativ rasch auf andere persönliche Themen von Fabienne zu sprechen kommen konnten. In der vierten Sitzung klagte sie: »Die wollen alle, dass ich zunehme, besonders der Papa!« Daraufhin erläuterte ich: »Es wird eine Zeit kommen, in der du dich einem bestimmten Gewicht näherst. Ich möchte dich vorbereiten, dass eine zu rasche Gewichtszunahme bei dir die Sorge nähren könnte, dass du zu sehr zunehmen könntest. Deshalb möchte ich Sie als Vater bitten, Fabienne zu bremsen und zu sagen: ›Lass dir Zeit mit dem Essen und dem Zunehmen. Halte dich an den Plan, aber mache dir keinen Druck. Mach lieber etwas langsamer.‹ Fabienne und ihr Vater fühlten sich durch diesen Vorschlag entlastet. Im weiteren Verlauf blieb es bei der konstanten Gewichtszunahme. Beim Nachgespräch ein Jahr nach Ende der Therapie berichteten Fabienne und der Vater, dass sie diesen Vorschlag als Wendepunkt erlebt hatten.

Bei der Behandlung von Ängsten ist es letztlich ungünstig, zu versuchen, sich unbedingt zu beruhigen – bei starken Aufregungen besteht der Lösungsweg eher darin, sie als Teil des Lebens zu akzeptieren, statt sich zu zwingen, cool und gelassen zu bleiben:

▶ Sarah, eine 17-jährige Auszubildende, war im vergangenen Jahr durch ihre Lehrprüfung gefallen. Ihre Eltern, sympathische, recht zurückhaltende Menschen, waren zu der Zeit verreist gewesen und bemühten sich jetzt umso mehr, sie mit beschwichtigenden Worten zu beruhigen: »Du brauchst doch keine Angst zu haben!« Ich riet ihr: »Sarah, ich möchte, dass du dich weiterhin gut vorbereitest und lernst. Ein wesentlicher Teil der Vorbereitung besteht allerdings darin, zu lernen, dich der Angst zu stellen. Setze dich jeden Abend eine halbe Stunde hin. Lass die Angst zu versagen einfach kommen. Nimm sie gewissermaßen vorweg und lerne, mit den unangenehmen Gefühlen zu leben. Mein zweiter Vorschlag: Nutze die kommenden Tests, um auch zu lernen, dass eine schlechte Note nicht das Ende der Welt bedeutet. Am besten wäre es, du würdest absichtlich eine Fünf schreiben. Aber vielleicht reicht es, wenn du es auf eine Vier anlegst. Drittens möchte ich, dass du dir die Erlaubnis gibst, etwas zu tun, was keiner von dir erwartet.« Daraufhin stand sie spontan auf und schlug ein Rad in dem nicht sehr geräumigen Beratungszimmer. Sarah machte tapfer ihre abendlichen Angstübungen, es gelang ihr aber nicht, in den Tests eine schlechte Note zu schreiben.

10.3 Paradoxe Umdeutungen

Umdeutungen sind hochwirksame systemische Interventionen, die bei Jugendlichen bereits in der ersten Sitzung zu positiven Reaktionen führen und defensive Interaktionen zwischen dem Jugendlichen und den Eltern effektiv unterbrechen können (Robbins et al. 1996). Die Technik des Umdeutens leitete in den 70er Jahren analog zur kognitiven Wende in der Verhaltenstherapie eine Entwicklung der systemischen Therapie ein, die der Veränderung von Bedeutungsgebungen Vorrang vor Veränderungen von Interaktionen gab. Treffender als »Umdeutung« ist der Begriff »Reframing«. Symptome werden nicht nur umgedeutet, sondern in einen anderen Bezugsrahmen gestellt und Beziehungen damit eindeutig definiert. Im Erstgespräch wird beispielsweise das geschilderte Problemverhalten in einen weiteren Rahmen eingeordnet: Einschlafängste bei Fünfjährigen sind ein normales Entwicklungsphänomen, ebenso wie die Fantasie von Eltern, nach einer Reihe von schlaflosen Nächten ihr unruhiges Kind auf den Mond schießen zu wollen.

Positive Konnotationen sind paradoxe Beschreibungen, die das Gute am Schlechten betonen und bisherige Bedeutungszuschreibungen in Frage stellen (Fischer et al. 1982). Wie mit einem Symptom umgegangen wird, hängt mit davon ab, welche Bedeutung ihm zugeschrieben wird. Umdeutungen müssen eine mögliche soziale Funktion des Symptoms verdeutlichen und ihm eine neue Bedeutung verleihen. Dies wird im folgenden Beispiel deutlich: »*Wenn ich dich recht verstehe, hat deine Mutter dir immer vorgehalten, dass du nichts taugst. Sie hat dir eingeredet, dass du dumm bist, hässlich aussiehst und sie nicht blamieren darfst, indem du dich in der Öffentlichkeit zeigst. Mit deiner Hemmung, im Chor zu singen und Referate zu halten, schützt du dich nicht nur vor unangenehmen Erfahrungen. Auch wenn du es nicht gerne hörst: Damit tust du eigentlich das, was deine Mutter von dir verlangt hat. Du verhältst dich wie eine treue Tochter! Ich frage mich: Würdest du es überhaupt aushalten, wenn du bei der nächsten Chorprobe mitsingst? Würdest du dich nicht insgeheim wie eine Verräterin fühlen?*«

Meine Haltung beim Umdeuten kann neutral oder strategisch orientiert sein. Symptome kongruent zu würdigen, ohne unterschwellig abwertend zu wirken, ist nicht einfach. Positive Umdeutungen müssen überzeugend und stimmig wirken (Berg 1994).

1. Baue eine »Ja-Haltung« auf.
2. Nimm eine positive Symptombewertung vor.
   - Beschreibe eine positive soziale Funktion des Symptoms, etwa: »Er mag Sie zu sehr«, oder: »Er hilft Ihnen, Ihre Stärke zu zeigen!«

- Lege Verantwortung und Einfluss auf das Problem-Geschehen nahe: »Du bist ein Meister darin, andere für dich reden zu lassen!«, »Du bist Spezialist für Unpünktlichkeit.« »Wie hast du es geschafft, so viele Helfer zu finden?« »Nach meiner Erfahrung aus der Schulpsychologischen Beratungsstelle muss man sich sehr anstrengen, um so viele Sechsen zu schreiben wie du!«
- Stelle eine Beziehung zwischen dem Verhalten verschiedener Personen her: »Ihr Sohn lässt sich hängen – wodurch erlauben Sie es Ihrem Sohn, dass er sich so gehen lässt?«
- Benenne einen Lebensbereich, in dem das Symptom sinnvoll ist und eine Ressource darstellt: »Sie lässt sich von Ihnen nichts sagen. Sie wollten immer ein selbstbewusstes Kind. Es wäre prima, wenn Ihre Tochter sich auch auf dem Schulhof so selbstbewusst zeigen könnte!«
- Ordne das Verhalten einem Entwicklungsalter zu: »Du bist schon zwölf und verhältst dich wie ein Fünfjähriger!« »Carlas Anhänglichkeit, wenn sie zur Schule soll, passt gut zu einem Kind von drei bis vier Jahren. Dabei ist sie sechs … Sie hat noch einen Entwicklungsschritt zu tun.«

3. Bewerte auch das Beziehungsmuster der Familie positiv: »In dieser Familie gibt es sehr viel Fürsorge und Hilfsbereitschaft!«
4. Mache Aussagen, die Veränderungswünsche hinterfragen: »Die Gedanken ans Essen haben in den letzten Jahren total viel Raum eingenommen. Wenn Essen für dich wieder etwas völlig Selbstverständliches geworden ist – was machst du da mit all deiner Energie? Wäre das nicht irgendwie komisch für dich?«

▶ Der 16-jährige Gregor war aus allen Heimen der Region wegen massiver Gewalt gegen andere Jugendliche rausgeflogen, mit seinen vier jüngeren Geschwistern hatte Gregor daheim bei den Eltern gelebt, bis diesen das Sorgerecht vom Jugendamt entzogen wurde. Am Anfang war er mit allen Geschwistern, dann mit einem Teil von ihnen zusammen in einem Heim. »Gregor, du warst deinen Geschwistern eine wichtige Stütze. Du hast deinen Vater und deine Mutter versorgt, wenn sie wieder gefixt hatten, und dich um deine kleinen Brüder und Schwestern gekümmert, wenn sie hungrig waren. Als ihr dann zusammen ins Heim kamt, hast du sie geschützt. Du warst schnell, schlau und gemein gegenüber jedem, der euch etwas antun wollte. Du warst ihr Beschützer, solange ihr im selben Heim zusammen wart. Für mich ist die Frage, ob du heute gut auf dich selbst aufpassen kannst.

Es gibt Probleme und Einschränkungen – schwere Krankheiten, traumatische Erfahrungen oder der Verlust eines Kindes oder Elternteils –, die als solche nicht zu ändern sind. Um mit solchen Erfahrungen besser zurechtzukommen, entwickeln Familien neue Sinngebungen – sie deuten ihre Lage um (Patterson & Garwick 1994, Retzlaff 2006b). Dauerbelastungen werden beispielsweise als etwas »Normales« definiert. Familien, die gut mit widrigen Lebensumständen zurechtkommen, verändern mit der Zeit nicht nur ihre Einschätzung von situativen Stressoren, sondern auf einer übergeordneten Ebene wandelt sich auch ihre Weltsicht: »Wir haben erkannt, dass es neben Leistungen andere Werte gibt. Unsere Tochter kann nicht laufen, nicht sprechen, sie muss gefüttert und gewickelt werden. Eigentlich kann sie nur sitzen, doch sie strahlt einen unglaublichen Charme aus und stellt eine Bereicherung unserer Familie dar.«

Ich habe einige »Lieblings«-Reframings, die ich in meiner Arbeit gerne verwende. Symptome deute ich als Zeichen für anstehende Veränderungen oder als wichtiges Signal des Körpers.

Beispiele für Umdeutungen

Aggressives Verhalten	fordert Grenzen ein
	zwingt die Mutter stark zu sein
Bequem	lässt andere für sich arbeiten
Empfindlich	hat »feine Antennen«
Impulsiv	temperamentvoll
Quengelig	sucht Beachtung
Überfürsorglich	arbeitet zu viel für das Kind
Wertet sich ab	übermäßig bescheiden
Kontaktarm	kann gut alleine sein
Tagträumen	hat eine reiche Innenwelt
Verstrickt	toll verdrahtet, viel Nähe
Weinen	zeigt offen Gefühle

Umdeutungen eignen sich als Intervention auch für »Schaufensterkunden«, da sie kein aktives Handeln verlangen. Ich setzte sie gerne bei rigiden Familienstrukturen und bei wiederkehrenden Problemen ein, die nicht allzu brisant sind. Bei Klienten, die einer Therapie insgesamt sehr skeptisch gegenüberstehen, ist keine allzu große Wirkung zu erwarten. Bei akuten Krisen, die ein rasches Handeln erfordern, sind Undeutungen und positive Konnotationen keine hinreichenden Interventionen.

Paradoxe Übertreibungen und Humor. Wenn ein Jugendlicher eine abwegige Position vertritt, kann man augenzwinkernd zustimmen, seine absurde Position auf die Spitze treiben und gewissermaßen auf der rechten Spur überholen. Die extreme Position wird aufgegriffen und durchkreuzt. Dies erfordert ein hohes Maß an Sensibilität und die Fähigkeit, jede Position einnehmen und jederzeit wieder aufgeben zu können, bis der Klient selbst aus seiner Position herausspringt. Die Haltung des Therapeuten ist verschmitzt und melodramatisch: »Die Lage ist total ernst, aber komm, so tragisch ist es nun auch wieder nicht!«

▶ Sophia wurde von ihren Eltern wegen Wutausbrüchen, Gewaltdrohungen und Handgreiflichkeiten zur Therapie angemeldet. Ihre Eltern fand Sophia altmodisch, wie ihre Freundinnen wollte sie bis spät nachts fortbleiben, durch die Bars ziehen und sich natürlich entsprechend stylen. Sophia war fünfzehn. Beim zweiten Termin hatten sie und ihre Mutter einige Einkaufstaschen aus einem nahe gelegenen Kaufhaus dabei. Im Gespräch begann Sophia zu klagen, ihre Eltern seien unmöglich, nie würden sie ihr etwas erlauben, alle anderen Mädchen hätten lockere Eltern. Unvermittelt fragte ich Sophia: »Hast du dir schon einmal überlegt, deine Eltern umzutauschen?« Sophia reagierte verwirrt und fragte, warum sie das tun sollte. »Du sagst, sie wären ganz furchtbar, viel zu streng, verbieten dir immer alles. Du könntest probieren, andere Eltern zu bekommen, die dir alles erlauben. Einfach umtauschen, so wie die Klamotten in der Tüte da!« Sophia erklärte: »Das würde ich nie tun!«, und nannte auf meine skeptischen Nachfragen ihre Gründe: »Weil sie meine Eltern sind, weil sie nett sind zu mir, weil sie mir helfen, wenn ich in der Schule durchhänge, und weil ich sie gern habe!«

10.4 Weitere paradoxe Techniken

Paradoxe Konfrontation. Wenn Eltern und Indexpatient trotz einer akut zugespitzten Situation notwendige Schritte unterlassen, kann durch eine Verschreibung des Symptoms eine Krise ausgelöst werden. Die Aufforderung, das Symptommuster absichtlich, intensiver und häufiger herbeizuführen, löst eine solche Krise aus. Die Intervention erzeugt Stress und belastet die Beziehung zum Therapeuten. Deshalb sollte sie erst eingesetzt werden, nachdem andere Interventionen nicht weitergeführt haben. Sie eignet sich für festgefahrene Situationen, rigide Muster und eine oppositionelle Haltung der Eltern zum Therapeuten. Die Familie sollte einen hohen Veränderungsdruck haben und nicht resigniert haben. Das Familien-Lunch – bei älteren Jugendlichen mit anorektischer Symptomatik –, bei dem die Eltern ihre Tochter zum Essen bringen sollen, ist eine Form der paradoxen Konfrontation. Die widerstreitenden unproduktiven Lösungsversuche der Eltern werden sichtbar und die Ohnmacht wird so stark, dass eher Hilfe von außen angenommen wird. »Eigentlich rate ich dir: Setz dich auf deinen Hintern und lerne, damit du den Schulabschluss packst. Aber du willst dir von niemandem etwas sagen lassen, okay.«

Top, die Wette gilt! Die Technik der paradoxen Wette eignet sich für Kinder ab fünf Jahren, die kognitiv nicht allzu einfach strukturiert sind (Weeks & L'Abate 1985). Das problematische Verhalten eines Kindes wird angesprochen, und dann wird vorausgesagt, dass dieses Verhalten sicherlich auch in Zukunft auftreten wird: »Du wirst dein Problemverhalten fortsetzen, weil du es nicht kontrollieren kannst, einfach weil es stärker ist als du!« Wenn das Kind die Herausforderung annimmt und widerspricht, gehe ich mit ihm eine Wette ein, die ich verliere, wenn es dem Kind gelingt, sein Problemverhalten nicht mehr zu zeigen.

▶ Laura, die kurz nach Therapiebeginn eine Kur in einem Sanatorium in den Alpen antreten sollte, befürchtete, riesengroßes Heimweh zu bekommen – noch nie war sie ohne Eltern verreist, und schon gar nicht so lange. Mit Laura und ihren Eltern wurde besprochen, dass sie einen »magischen Rucksack« packen und ein Tagebuch ihrer großen Abenteuerreise führen sollte. Neben ihren Erlebnissen sollte sie insbesondere auch notieren, wie es ihr an jedem Tag stimmungsmäßig ging – leidlich gut, befriedigend, mies oder furchtbar mies. Ich wettete dann mit ihr: »Ich traue dir zu, dass du die Zeit in den Bergen packst, aber dein Heimweh wird stärker sein als du. An der Mehrzahl der Tage wird in deinen Notizen ein ›mies‹ oder ›ganz mies‹ stehen. Diese Wette wurde mit Handschlag besiegelt und der Wetteinsatz vereinbart: eine Tafel Schweitzer Schokolade gegen drei Tüten des Lieblingstraubenzuckers. Laura kehrte nicht nur in einem wesentlich stabileren körperlichen Zustand zurück, sie gewann auch mit Bravour die Wette und dokumentierte ihren Erfolg mit einer Reihe von lustigen Einträgen in ihrem Tagebuch.

Die Intervention wird interessanter, wenn man Co-Therapeuten oder die Eltern als Wettpartner einbezieht und eine »*split team*-Wette« veranstaltet.

▶ Markus hatte Probleme – in den letzten beiden Jahren war er krank gewesen und musste viele Male in die Kinderklinik. Die Kinder in der Straße zogen über ihn her und ärgerten ihn ohne erkennbaren Grund. Ich erklärte: »Markus, du hast allen Grund zu klagen. Aber du und ich, wir beide wissen: Das bringt dich nicht wirklich weiter. Eigentlich müsstest du dir ein paar Freunde suchen, zum Beispiel in der Schule, das wäre echt gut für dich.« Mit meiner Praktikantin begann ich dann zu diskutieren: »Aber dann müsste er sich mit jemandem anfreunden. Er müsste seine Schüchternheit hinter sich lassen. Das würde ich Markus sehr wünschen, aber ob er das packt?« Meine Praktikantin begann mir zu widersprechen: »Also, ich traue es ihm zu – er wirkt so auf mich, als ob er etwas durchzieht, wenn er sich das vornimmt!« Ich hielt noch eine Weile dagegen: »Ich vermute eher, dass deine Schüchternheit stärker ist als du!« Markus widersprach, und mit Handschlag besiegelten wir unsere Wette. Zwei Monate später berichtete die Mutter vor ihrem strahlenden Sohn: »Seit Ihrer Wette hat sich Markus sehr geändert – er wollte es Ihnen zeigen! Er verabredet sich jetzt regelmäßig nach der Schule und hat richtig gute Freunde gefunden.«

Geschwister als Team. Symptome eines Kindes können als Ausdruck von Loyalität gegenüber der Familie verstanden werden. Aus Liebe opfern sie sich für ihre Eltern oder ihre Familie auf. Ihre Geschwister sind entlastet, weil der Indexpatient ja die Rolle des Problemkindes auf sich genommen hat, und können ungestört Leistungen in der Schule erbringen und Spaß mit ihren Freunden haben. Aus Gründen der Fairness ist es nur recht, sich bei der unangenehmen Aufgabe, »Problemkind« zu sein, abzuwechseln.

▶ Esther war sehr ängstlich und folgte ihrer Mutter auf Schritt und Tritt durchs Haus. Vor kurzem hatte sie aufgehört, zur Schule zu gehen, und verließ auch nicht das Haus ohne Begleitung. Eigentlich hatte die Mutter gehofft: »Jetzt wird es leichter gehen!« Jahrelang hatte der inzwischen 16-jährige Sohn Philipp nicht aufgeräumt, Ärger in der Schule gemacht und Bier trinkend auf dem Marktplatz herumgehangen. Seit er eine Freundin hatte, war alles deutlich besser geworden, doch auf unerklärliche Weise hatte Esther zu diesem Zeitpunkt Ängste und Zwangsbefürchtungen entwickelt.

Im Erstgespräch stellte sich heraus, dass Ängste und Sorgen »Stammgäste« in der Familie waren. Bis zu seinem siebzehnten Lebensjahr hatte der Vater an Ängsten gelitten. Die Mutter hatte ihre Ängste mit achtzehn verloren, die große Schwester ebenfalls, auch Philipp hatte bis vor kurzem an Ängsten gelitten. Im zweiten Gespräch diskutierte ich mit der Familie, dass die Mutter in einer »Habacht-Stellung« verharrte und immer damit rechnete, dass Philipp wieder »rückfällig werden könnte«. Es sei sehr fair, dass Esther in die Rolle des Sorgenkindes geschlüpft war, um Philipp zu entlasten. Schließlich schlug ich vor, dass die Geschwister sich als Team abwechseln und die Eltern überraschen sollten, wer in dieser Woche irgendein – natürlich eher harmloses Problem – präsentieren würde. Die Eltern protestierten und betonten, dass sie auch ohne Sorgen gut leben könnten.

Paradoxe Hierarchieumkehrung. Wenn ein Elternteil ein Symptom hat, zum Beispiel die Mutter trinkt oder der Vater depressiv ist, geraten Kinder leicht in eine parentifizierte Position und fangen an, für ihre Eltern zu sorgen. Dieses Beziehungsmuster kann paradox verschrieben werden (Madanes 1980). Den Kindern wird offiziell eine Aufgabe übertragen, die sie ohnehin schon übernommen haben: Sie sollen für ihre Eltern sorgen, allerdings nur in einem kleinen Bereich, der den Eltern nicht wichtig ist: »Eure Eltern haben anscheinend verlernt, Spaß zu haben. Lasst uns mal zusammen beratschlagen: Was könnten die tun, um sich wieder mehr zu freuen? Könnten die Eltern essen gehen? Könntet ihr sie mit einem Frühstück überraschen? Wie wäre es, wenn ihr eine Überraschung vorbereitet, die allen Spaß macht?« Die Kinder werden zuständig gemacht für einen kleinen Teil des Lebens, der offensichtlich aus Sicht der Eltern unbedeutend ist – Spaß zu haben und glücklich und fröhlich zu sein.

▶ Der Vater des 15-jährigen Jack wurde mit den amerikanischen Streitkräften in den Irak verlegt. Seine Mutter, die wegen depressiver Verstimmungen in Psychotherapie war, zog sich immer mehr zurück. Jack begann Ärger in der Schule zu machen und verschwand mehrfach für einen Tag. Die Mutter wurde sehr aktiv und reagierte entschlossen. Ich gratulierte ihm zu seiner Bereitschaft, seiner Mutter helfen zu wollen, ihre schlechte Stimmung zu überwinden – auch wenn es auf Kosten seiner Schulausbildung ging. Zusammen mit seinen beiden kleineren Brüdern berieten wir, was sie tun könnten, damit die Mutter in dieser schwierigen Zeit ein klein wenig glücklicher werde. Jack versprach, nicht mehr fortzurennen, und bot an, morgens mit der Mutter joggen zu gehen, während die Brüder den Plan hatten, als Überraschung etwas für die Mutter zu kochen.

Paradoxes Bremsen. Viele Klienten wünschen sich Veränderungen, sind aber ambivalent, weil es möglicherweise gute Gründe gibt, das Symptom aufrechtzuerhalten. Ich stelle mich dann auf die Seite der »Nicht-Veränderung« und betone potenzielle Nachteile, Risiken und Nebenwirkungen, die das Erreichen der angestrebten Ziele nach sich ziehen könnte. Mögliche negative Folgen werden mit fragendem, herausforderndem Unterton betont.

Mögliche Vorteile, die das Symptom für das Zusammenleben haben könnte, werden als Grund genannt, warum es besser sein könnte, sich lieber nicht oder jedenfalls nicht so rasch zu ändern: »Wenn Sie dieses Problem erfolgreich lösen, wären Sie aber glücklicher als Ihre Mutter. Dürfen Sie sich das überhaupt zubilligen?« »Deine eigentliche Schwierigkeit besteht nicht darin, wieder normal zu essen. Wenn du wieder dein normales Gewicht hast, schauen dich die Jungs an, und du musst dich damit auseinandersetzen, wer du als Frau bist. Ob du dafür schon bereit bist?«»Ich frage mich, ob es nicht doch besser wäre, wenn du deine Kopfschmerzen behältst. Wenn du dich wohler fühlst – würden deine Eltern dir nicht eine Menge Aufgaben übertragen?« Ich spreche von der »Macht der Gewohnheit« oder von »bequemen, ausgetretenen alten Schuhen«, die man nicht gerne tauscht, weil man sich an neue erst gewöhnen müsste.

Die Technik eignet sich gut für einsichtsorientierte, veränderungsmotivierte Mittelschichtklienten. Auch bei Klienten mit einem »Ja-aber-Muster«, bei ambivalenten Reaktionen auf Therapiefortschritte und bei »Schaufensterkunden« ist sie sinnvoll. »Wenn Sie es schaffen, Ihrem Sohn Grenzen zu setzen, wäre das sicherlich gut für Sie – und für ihn. Es würde ihr Leben leichter machen – aber kämen Sie nicht in die Situation, dass Ihr Mann dann sagt: ›Das habe ich dir doch schon immer gesagt‹? Und Ihre Schwiegereltern, würden die nicht sagen: ›Na endlich, das haben wir doch immer geraten!‹« Der Klient muss innerlich die Haltung entwickeln: »Dem zeige ich's!«

1. Sprich nach ersten Therapiefortschritten oder bei einem gewissen Zögern im Therapieprozess die Frage an, welche Nachteile weitere Fortschritte haben könnten. »Auch wenn es dich überrascht – hast du schon einmal darüber nachgedacht, welche Nachteile es hätte, wenn das Symptom nicht vorhanden wäre?«
2. Bleibe eine Weile bei den Zweifeln. Entwickele Argumente, die für ein Fortbestehen der Beschwerden sprechen. Trage sie mit zweifelndem Unterton als Frage vor: »Wäre es nicht einfacher, wenn alles beim Alten bliebe?«
3. Mache eine Vorhersage, dass sich in Kürze möglicherweise diverse, nur vage umschriebene Nachteile einstellen werden.
4. Warne vor allzu raschen Fortschritten und Veränderungen – »Ich frage mich, ob eine Änderung wirklich erstrebenswert ist?«.

Wichtig ist dabei, sich als Berater nicht generell gegen Veränderungen auszusprechen, sondern lediglich eine gewisse Skepsis zu zeigen (Wynne 1980).

Rückfälle vorhersagen und verschreiben. Wenn das Kind erste Fortschritte in der Therapie gemacht hat, ist es sinnvoll, den Veränderungsdruck zu drosseln. Ich erläutere: »Therapien verlaufen selten so geradlinig wie die Fahrt auf einer Autobahn. Nach meiner Erfahrung müssen Umwege und gelegentliche Rückschritte in Kauf genommen werden, nach dem Prinzip: ›Zwei Schritte vor, einen Schritt zurück!‹« Manche Klienten möchten ihren Therapeuten nicht durch allzu rasche

Fortschritte verlieren: »Meine Kumpels in der Wohngruppe, die ständig Ärger machen, bekommen ihre Jugendhilfemaßnahme verlängert. Bei mir dagegen soll die Einzelbetreuungsmaßnahme gestrichen werden, weil alles super läuft!« In dieser Situation leuchtet es ein, dass Veränderungen lieber langsamer angegangen werden. Die Umdeutung von Rückschritten zu einer positiven Gelegenheit für eine Lernerfahrung wirkt entlastend. Gegen Ende einer Behandlung sage ich Rückfälle voraus.

1. Bereite die Familie auf mögliche Rückschritte vor oder deute an, dass es zu einem spontanen Rückschritt kommen könnte. »Ich freue mich für dich, dass es so wunderbar klappt. Vielleicht bin ich zu vorsichtig, aber ich werde immer unruhig, wenn alles zu gut läuft.«
2. Normalisiere Rückschritte als Ereignis, das zum Leben und zu einer Therapie dazugehört: »Nach meiner Erfahrung gibt es nach einer Schönwetterphase immer wieder auch mal ein paar Regentage.«
3. Deute Rückschritte als Chance für eine Lernerfahrung um: »Natürlich würde es mich für dich freuen, wenn es weiterhin so positiv läuft – aber für mich wäre es okay, und ich fände es sogar gut, wenn du die Erfahrung machst: Du kannst auch nach einem Rückschritt wieder klarkommen.«

Die Botschaft »Rückschritte sind nicht tragisch« wird nonverbal durch eine hoffnungsvolle Haltung relativiert, die auf einer analogen Ebene vermittelt: »Du kannst und wirst es packen, und zwar mit oder vielleicht auch ohne Rückschritte!«

Wenn entgegen meiner Vorhersage das Problemverhalten nicht aufgetreten ist, zeige ich mich skeptisch: »Natürlich freut mich das, aber andererseits wäre es gut, du würdest die Chance haben, aus einem Rückfall etwas zu lernen.« Ich äußere wiederholt vage Zweifel, ob es nicht doch besser wäre, erst noch einen Rückschritt durchzustehen. Gibt es diesen tatsächlich, ist das Symptom meist weniger intensiv oder tritt nur kurz auf. Ein Jugendlicher berichtete: »Ich habe in den Ferien wieder voll gekifft, aber nach zwei Tagen habe ich gemerkt, das bringt es nicht, und hab's wieder lassen können!« Die Glaubwürdigkeit des Therapeuten wird gestärkt, und man hat eine gute Gelegenheit, durchzusprechen, was dazu beigetragen hat, dass es dazu kam. Zukünftige weitere Rückschläge werden verschrieben, um eine gute Übungschance zu haben.

Therapeutisches Splitting. Diese Technik ist sehr hilfreich, um eine allparteiliche Haltung gegenüber verschiedenen Personen im Familiensystem zu wahren. In Familien, aber auch von Einzelpersonen werden oft sehr unterschiedliche Meinungen und ambivalente Positionen vertreten: streng sein oder verständnisvoll, dem Jungen die Verantwortung fürs Lernen übertragen oder ihn sich selbst überlassen, dünn bleiben oder zunehmen. Häufig kommt es vor, dass sich in einem Therapeuten-Team eine ähnliche Dynamik wie in der Familie entwickelt. Auch in Einzelberatungen fühle ich oft zwei Seelen in meiner Brust.

Ein therapeutisches Splitting ist eine elegante Lösung, wenn in der Familie, in einem Therapeuten-Team oder innerhalb einer Person unterschiedliche Einschätzungen einer Situation bestehen. Statt einen gemeinsamen Nenner für die verschiedenen Positionen zu finden, werden die Vor- und Nachteile der konträren Standpunkte benannt und gewürdigt. Teile des Teams – oder meines inneren Teams – unterstützen die unterschiedlichen Seiten. Es können auch sehr parteiliche oder konfrontierende Positionen geäußert werden, denn die Gegenposition wird immer mit vertreten. Durch diese Spiegelung von Ambivalenzen fällt es Jugendlichen und Eltern leichter, ihren Standpunkt zu klären (Papp 1980, Minuchin & Fishman 1983). Split-Team-Interventionen sind eine effektive Musterunterbrechung, die in Familien eine hohe Aufmerksamkeit erzeugt. Sinnvoll ist ein Optimum, nicht ein Maximum an Meinungen und Ideen. In Kindertherapien kann das Team auch aus Handpuppen bestehen.

1. Führe vor der Familie einen Dialog über das Familiengeschehen:
   - mit einem Co-Therapeuten;
   - mit den eigenen inneren Stimmen; oder
   - zitiere Meinungen des Behandlungsteams.
2. Beide Therapeuten vertreten gegensätzliche Positionen, etwa:
   - für Veränderungen vs. gegen Veränderungen;
   - optimistisch – skeptisch;
   - die Seite der Kinder vs. die Seite der Eltern;
   - die Männer im Team vs. die Frauen im Team;
   - die Stimme der Vernunft vs. die Stimme der Lust.
3. Diskutiere mit deinem Co-Therapeuten das Für und Wider der beiden Standpunkte.
4. Unterbreche gegebenenfalls die Sitzung für eine Beratung oder ein Telefonat mit dem Team oder für eine Besinnungspause, um dich mit deinem inneren Team zu beraten.

Reflektierendes Team. Beim reflektierenden Team hört die Familie die Diskussion des Therapeutenteams an und kann sich aus dem Angebot an Ideen solche heraussuchen, die über Selbstorganisationsprozesse zu Veränderungen führen können. Die Technik stammt von Anderson (1996) und ist keine paradoxe Technik im eigentlichen Sinne, wird aber wegen ihrer Nähe zum *Split-Teamansatz* in diesem Abschnitt behandelt. Die Vorgehensweise ist verbal orientiert und für Klienten und »Schaufensterkunden« geeignet, bei denen kein ausgeprägtes therapeutisches Bündnis besteht. Für das reflektierende Team besteht die Herausforderung darin, eine bezogene Diskussion zu führen, die etwas Neues vermittelt und einen bedeutsamen Unterschied macht.

Die Technik wirkt ähnlich wie Diskussionen in Selbst- oder Therapiegruppen. Allerdings sind rein verbale Teamreflexionen tendenziell sehr abstrakt und wenig erfahrungsbasiert. Deshalb bevorzuge ich bei Kindern und Jugendlichen die Split-Teamdiskussion, zum Beispiel mit Handpuppen (Trana et al. 2000). Der Unterschied zum therapeutischen Splitting liegt letztlich darin, dass der Therapeut statt einer strategischen Haltung im reflektierenden Team eine eher neutrale Position einnimmt. Eine Form der Teamreflexion nutzt Videofeedback: Psychotherapeuten stellen in ihren Intervisionsgruppen regelmäßig Videos von Familien vor. Die Diskussion der Kollegen zeichne ich gerne auf und zeige der Familie, welche unterschiedlichen Meinungen über sie in der Intervisionsgruppe geäußert wurden.

Bewährungsproben. Diese Technik geht zurück auf Milton Erickson und wurde von Haley (1989) weiterentwickelt. Mit dem Jugendlichen wird eine Verabredung getroffen, die es lästiger und unangenehmer macht, das Symptom fortzusetzen, als es aufzugeben. Immer dann, wenn das Symptomverhalten aufgetreten ist, soll der Jugendliche etwas Sinnvolles, aber Lästiges tun: körperlich trainieren, eine lästige Arbeit erledigen oder ein Opfer bringen, das anderen Menschen dient. Diese sogenannten *ordeals* sind therapeutische Doppelbindungen, die eine Sieger-Sieger-Situation herstellen. Das verlangte alternative Verhalten muss für den Klienten nützlich sein. Sie sind gut für eigenmotivierte Klienten mit einem starken Wunsch nach Veränderung geeignet, bei Zwangshandlungen und Zwangsbefürchtungen und bei selbstschädigendem Verhalten. Sie greifen weniger bei resignierten Klienten, bei Depressionen und bei Alkohol- und Drogenproblemen, wenn der Leidensdruck im sozialen Umfeld stärker ist als beim Klienten. Die therapeutische Kunst besteht darin, Menschen dafür zu gewinnen, dass sie sich auf die Bewährungsproben einlassen und sie durchführen. Direkte Ordeals werden immer dann ausgeführt, wenn das Symptomverhalten aufgetreten ist.

▶ Seit Bernhard mit seiner Freundin zusammen war, grübelte er zwanghaft darüber nach, ob er vielleicht insgeheim schwul sei. Zeitweise war die Angst so intensiv gewesen, dass er völlig gelähmt war. Über das Internet hatte er sich intensiv mit dem Thema Homosexualität auseinandergesetzt, und vom Kopf her war ihm klar, dass Schwule sehr okay sein können und seine Sorgen unsinnig waren. Wir verabredeten eine Bewährungsprobe: Sollte er länger als zwei Minuten lang in eine Grübelschleife geraten, würde er zehn Liegestütze machen. Sollten sich die Zwangsgedanken am selben Tag erneut länger als zwei Minuten melden, würde er 20 Liegestütze machen, beim dritten Durchgang 30 Stück. Ich wies ihn darauf hin, dass er mit der Zeit entweder sehr fit werden oder sich innerlich frei fühlen würde. Tatsächlich wurde Bernhard etwas fitter, aber vor allem wesentlich gelassener im Hinblick auf seine Sexualität. Nach dem Abklingen seiner Grübeleien arbeiteten wir noch einige Zeit an seinem Männerbild.

Paradoxe Bewährungsproben eignen sich bei Symptomen, die einer willkürlichen Kontrolle nicht unterliegen und mit hoher Frequenz auftreten: Das Symptomverhalten soll absichtlich ausgeführt werden, wenn es einmal nicht aufgetreten ist, oder es soll vorsätzlich jedes Mal, wenn das Symptom unwillkürlich auftritt, ein Mal absichtlich ausgeführt werden, obwohl es unangenehme Seiten hat. Diese Variante setzt darauf, dass der Klient gegen den Therapeuten rebellieren und das Problemverhalten einstellen wird.

▶ Zusammen stellten sich drei befreundete Jugendliche vor; sie erzählten beschämt, in den vergangenen zwei Jahren in einer Spielhalle große Beträge verspielt zu haben – zum Teil hatten sie sogar Geld der nicht sehr wohlhabenden Eltern an den Automaten gelassen –, einen ganzen Mercedes hätten sie sich schon von dem kaufen können, was sie zu dritt verloren hatten! Ich ließ mir von Frank, Mirko und Aslan zusichern, dass sie meinen Vorschlag befolgen würden. Offensichtlich ging es ihnen um ein Spiel, doch leider versuchten sie immer Geld zu gewinnen. Um zu lernen, dass der Automat auf lange Sicht immer gewinnt – und zur Unterhaltung trotzdem ein bisschen spielen zu können –, sollten sie einmal in der Woche mit genau 25 Euro in die Halle gehen und so lange spielen, bis das Geld fort war. Falls sie zwischendurch gewonnen hätten, sollte weitergespielt werden, bis sie keinen Cent in der Tasche hatten. Die drei Jungen kamen mit langen Gesichtern zum Folgetermin – es sei ziemlich schwachsinnig, so viel Geld in die Automaten zu stecken und zu wissen, dass man auf jeden Fall verlieren wird. Sie setzten die Bewährungsprobe noch zwei oder drei Wochen fort, waren es dann aber leid und gaben ihr Geld lieber anders aus.

Bei *interaktionellen Bewährungsproben* soll der Klient beim Auftreten des Symptoms etwas mit einer Person tun, mit der er eigentlich nichts zu tun haben möchte, oder jemandem trotz einer gewissen Abneigung einen Gefallen tun. Die Schwiegermutter-Technik beruht auf diesem Prinzip: »Eigentlich traue ich Ihnen zu, dass Sie Ihren Kindern Grenzen setzen – aber wenn Sie Sitzung für Sitzung kommen und berichten, dass Sie einfach nicht weiterkommen, wäre das für mich ein Zeichen, dass wir doch Ihre Schwiegermutter einladen müssen, die hat ihren Rat ja schon mehrfach angeboten.«

1. Kläre mit dem Klienten, worin genau das Problem besteht. Lasse gegebenenfalls per Tagebuch eine Baseline erheben.
2. Finde heraus, was als normales Verhalten angesehen wird.
3. Finde etwas, was der Jugendliche eigentlich häufiger tun möchte oder sollte: »Eigentlich sollte ich mehr Fitness machen ...«
4. Triff eine Abmachung: »Immer wenn ich Zwangsgedanken habe, werde ich zehn Liegestütze machen.«
5. Das Ordeal wird fortgesetzt, bis das Problemverhalten aufhört.
6. Sprich mit dem Klienten die Auswirkungen auf sein soziales Umfeld durch.

So-tun-als-ob-Rituale.   Nach Madanes symbolisieren psychische Störungen von Kindern Schwierigkeiten, die auch für die Eltern ein offenes, ungelöstes Thema sind. Aus dem liebevollen Wunsch zu helfen heraus lenkt das Kind durch sein Problemverhalten die Eltern ab und bietet ihnen einen Kristallisationspunkt für ihre Sorgen und Ängste. Gleichzeitig kommt es zu einer Umkehrung der hierarchischen Organisation in der Familie: Wenn Eltern die Hilfe ihres Kindes benötigen, um stark zu wirken, hat in Wahrheit das Kind eine überlegene Position inne. Die Vorstellung, Kinder wollten mit ihren Symptom der Familie helfen, erzeugt einen freundlicheren Blick als die Annahme, sie wollten Macht ausüben oder Aufmerksamkeit erlangen. Als-ob-Rituale wurden von Madanes (1980) in Anlehnung an Konzepte von Bateson, der frühen Palo-Alto-Gruppe und von M. H. Erickson entwickelt. Es handelt sich um eine sanftere Form einer paradoxen Intervention, die weniger auf Widerstand und Reaktanz beruht und eine kooperative Beziehung voraussetzt.

Die Intervention setzt direkt an den Symptomen bzw. am Kind als Symptomträger an: Das Kind steht mit seinen Symptomen im Mittelpunkt des therapeutischen Vorgehens. Der Therapeut entwickelt ein Ritual, bei dem das Kind so tun soll, als ob es sein Problemverhalten zeigte, und die Eltern darauf reagieren, wie sie es immer tun: Das Kind spielt, als ob es Angst hätte, zur Schule zu gehen, und die Eltern tun so, als ob sie es trösteten. Alternativ können die Eltern so tun, als ob sie Hilfe benötigten, und das Kind kann so tun, als ob es den Eltern hülfe.

Das Ritual wird zunächst in der Sitzung durchgeführt und soll daheim regelmäßig praktiziert werden, wobei alle Angehörigen einen Part übernehmen. Das Problemverhalten wird also absichtlich in einer spielerischen Situation herbeigeführt, wobei die Beziehungsfunktion der Symptomatik erhalten bleibt.

Das Problemmuster der Familie wird dramatisch hervorgehoben, und dabei wird gleichzeitig seine Bedeutung verändert. Das Kind muss nicht länger ein Symptom haben, um die Eltern zu schützen. Es reicht, wenn es vorgibt, ein Symptom zu haben, um die Aufmerksamkeit der Eltern auf sich zu ziehen. Die Angehörigen tun so, als ob sie auf wirkliche Beschwerden reagierten. Dies ist der zentrale Aspekt der Intervention – die Beziehungsfunktion bleibt erhalten, auch wenn das Kind nicht wirklich sein Symptom hat, sondern es nur »spielt«. Das eigentliche Symptom wird überflüssig. Die Familie kommt in eine paradoxe Situation: Wenn so getan wird, als ob ein Problemverhalten aufträte, bekommt das Geschehen um das Symptom herum etwas Spielerisches; das Symptom hört auf, ein Symptom zu sein. Ein gespielter Wutanfall ist etwas anderes als ein wirklicher Anfall. Die Angehörigen werden flexibler und beginnen neue Verhaltensweisen zu nutzen. Mit So-tun-als-ob-Ritualen arbeite ich deshalb gerne, weil sie am Symptom und am Familiensystem ansetzen. Durch ihre ausgeprägte Handlungs- und Erlebniszentrierung eignen sie sich gut für die Arbeit mit Kindern. Zur Vorbereitung der Intervention und zur Hypothesenbildung sind einige Fragen nützlich:

- Wer in der Familie hatte oder hat ein ähnliches Problem?
- Um wen macht sich der Indexpatient Sorgen? Wovor wird diese Person geschützt?
- Für welches Beziehungsmuster ist das Symptom eine Metapher?
- Welchen interpersonellen Nutzen haben der Indexpatient und die Familie durch das Symptom?
- Wie kann dieser Nutzen oder dieser Schutz fortbestehen, ohne dass Symptomverhalten erforderlich ist?
- Wie kann eine eindeutige, kongruente Hierarchie hergestellt werden, mit den Eltern in der verantwortlichen Position (Madanes 1980)?

▶ Eine Mutter sorgte sich um ihre 5-jährige Tochter Nina, weil diese nicht in den Kindergarten gehen wollte und jeden Morgen Bauchweh bekam, wenn sie aus dem Haus gehen sollte; sie wurde dann von der Mutter beruhigt. Ähnliche Beschwerden waren bereits vor zwei Jahren aufgetreten, als die Mutter wegen einer Totaloperation für zwei Wochen in die Klinik musste. Nach ihrer Rückkehr war die Mutter eine Zeitlang depressiv gewesen, u. a. weil sie sich eigentlich weitere Kinder gewünscht hatte. Über diesen Verlust hatte sie mit ihrem sehr zurückhaltend wirkenden Mann kaum reden können. Die Ängste von Nina hatten sie damals sehr gefordert und daran erinnert, dass sie in der Familie gebraucht wurde. Sie selbst beschrieb sich als sehr unsicher und fühlte sich unter Druck, mit dem Schuleintritt der Tochter wieder arbeiten gehen zu müssen. Die Familie wurde gebeten, der kleinen Nina zu helfen, spielerisch mit ihren Ängsten umzugehen und so zu tun, also ob sie gerade sehr ängstlich wäre. Der 9-jährige Bruder erhielt die Aufgabe, sie dabei anzufeuern und ihr Ideen zu liefern, was sie noch alles sagen könnte. Die Mutter sollte sie in der gewohnten Weise trösten, und der Vater darauf achten, dass jeder seine Rolle möglichst anschaulich und dramatisch spielte.

Nina zeigte sich sofort von ihrer schüchternen Seite und zierte sich. Der Bruder schlug ihr vor zu sagen, sie hätte Bauchweh oder ein »Aua am Fuß«. Die Mutter redete beschwichtigend auf sie ein, was die Tochter erwartungsgemäß nicht im mindesten beruhigte. Der Vater betonte, dass Nina noch nicht schüchtern genug aufträte, und der Therapeut bestätigte ihn, dass Nina sicherlich spielen könnte, dass sie noch viel ängstlicher wäre.

Im zweiten Durchgang spielte die Mutter überzeugend, dass sie Angst hätte, einkaufen zu gehen, wegen der vielen Menschen — sie kenne sich nicht genau aus und wisse nicht, was auf sie zukomme. In einer verblüffenden Wendung gab ihr Nina nun, statt sie zu beruhigen, mit voller kräftiger Stimme Anweisungen: »Stell dich nicht so an, das schaffst du!« »Aber wenn ich doch Angst habe?« »Dann hast du halt Angst! Geh einfach hin, du bist doch alt genug. Geh halt einfach da hin!« Die Familie wurde gebeten, dieses So-tun-als-ob-Ritual in beiden Varianten zweimal in der Woche auszuführen. Nach 14 Tagen teilte die Mutter mit, Nina gehe gerne und ohne jegliche Schwierigkeiten oder Ängste in den Kindergarten und freue sich auf die Schule.

Die Technik eignet sich für Familien und für Einzelklienten, die bereit und in der Lage sind, die problematische Szene umzusetzen. Die Teilnehmer haben damit die Kontrolle über das Symptom. Als Intervention ist sie nur bei liebevollen Familien nützlich, nicht bei Hass, Gewalt, Misshandlung und Todeswünschen gegen Indexpatienten, weil aus dem Ritual sonst eine Strafaktion wird. Voraussetzung ist, dass der Therapeut die Bedeutung des Symptoms versteht und dass er eine

Intervention entwickelt, welche diese Bedeutung herausarbeitet. Die Intervention lässt das Problemverhalten als weniger ernst erscheinen, sie hebt es in die Welt des Experimentierens und macht es damit auch weniger bedrohlich.

▶ Esther hatte neben ihrer Ängstlichkeit ausgeprägte zwanghafte Seiten. Sie war peinlich darauf bedacht, dass das Kissen auf der Sitzbank unbedingt exakt gerade liegen müsse. Während der Mahlzeiten quälte sie sich und ihren Bruder mit ihren unaufhörlichen Forderungen, er solle aufstehen, um das Kissen gerade auszurichten. Ich schlug ein So-tun-als-ob-Ritual vor. Esther sollte ihr zwanghaftes Verhalten zeigen, und die Angehörigen sollten so reagieren wie gewohnt.

ESTHER: »Oh Mann, Philipp, jetzt steh doch mal auf!«

BRUDER: »Was ist daran schlimm? Was hast du eigentlich, das Polster ist gerade!«

ESTHER: »Ich möchte es mal geradeziehen!«

BRUDER: »Nein, lass doch!« (Zu den anderen gewandt:) »Und dann sagt immer jemand von euch: ›Ja Philipp, tu ihr doch den Gefallen!‹« (Alle lachen.)

ESTHER: »Genau, jetzt steh endlich mal auf!«

TH. (ZUM BRUDER): »Ich würde Sie bitten, dass Sie sich gegenseitig ein bisschen mehr anfahren. Sie lachen noch, das klingt noch nicht so ernst. Also, ich glaube, Sie müssen noch ein bisschen aufdrehen.« (Zu den Eltern und der Schwester:) »Feuern Sie die beiden an!« (Nach einem weiteren Durchgang beginnt Esther ihre Rolle lästig zu werden.)

TH.: »Okay, dann mache ich mal einen Vorschlag. – Wenn ihr mal gerade aufsteht und einfach die Plätze tauscht. Wäre es okay, wenn Esther in Ihre Rolle schlüpft und für ein paar Minuten Ihre Mütze kriegt?« (Alle lachen, Esther setzt sich Philipps Baseballkappe auf.)

TH.: »Okay!« (Zu Esther:) »Jetzt bist du Rebell. Film läuft!«

BRUDER (ALS ESTHER): »Mensch, steh mal auf, das Ding ist verrutscht!«

ESTHER (ALS BRUDER): »Nee, ich hab jetzt keinen Bock!«

BRUDER: »Steh mal bitte auf!«

ESTHER: »Nein, ich hab jetzt keinen Bock!«

BRUDER: »Kannst du mal bitte aufstehen!«

ESTHER: »Nein, ich brauch mir von dir doch nichts sagen zu lassen.«

BRUDER: »Mama, die steht nicht auf! Äh, der steht nicht auf!«

MUTTER (ZU »PHILIPP«): »Komm kurz!« (Beide stehen auf.)

BRUDER: »Ist immer noch nicht richtig!«

ESTHER: »Na und.«

BRUDER: »Mama!«

MUTTER: »Jetzt regelt mal euer Zeug allein. Ich bin nicht immer euer Schiedsrichter.«

Das Lachen über die eigenen Verhaltensweisen und die spontane Distanzierung von den eigenen Rollenmustern ist Teil des therapeutischen Effektes.

1. Entwickle ein klares Bild des Problemmusters: Wer tut genau was? Was geschieht danach? Wer reagiert darauf wie?
2. Schätze ein, ob die Familie bereit ist mitzumachen.
3. Bitte die Familie, dass das Kind sein Symptom so zeigen soll, wie es sonst immer geschieht. Die Angehörigen sollen so reagieren, wie sie es sonst tun würden.
4. Wiederhole die Szene, aber mit einer leichten Variation – etwa einer Musterübertreibung oder an einem fiktiven anderen Ort.
5. Bitte die Familie, das Ritual bis zur nächsten Sitzung regelmäßig zu Hause durchzuführen.

In den folgenden Gesprächen wird die Familie nach ihren Erfahrungen befragt. Meist empfehle ich, das Ritual über einige Zeit weiter auszuführen, damit das Kind spürt: Wir stehen hinter dir, auch wenn du keine wirklichen Beschwerden hast. So-tun-als-ob-Rituale können auch mit Handpuppen durchgeführt werden (vgl. Abschnitt 15.2).

11 Lösungsorientierte Interventionen

11.1 Einführung

Die lösungsorientierte Therapie (bzw. lösungsorientierte Interventionen) wurde von der Gruppe um de Shazer (1989) entwickelt. Das Modell geht – ähnlich wie die Kurzzeittherapie von Watzlawick et al. (1974) – von der Annahme aus, dass Probleme aus untauglichen Lösungsversuchen bestehen, an denen festgehalten wird, obwohl sie nicht zum Ziel führen. Der Schwerpunkt des therapeutischen Vorgehens ist nicht die Analyse von »tiefer liegenden« Ursachen, sondern die Suche nach besser geeigneten Lösungen.

Viele Schwierigkeiten werden im Alltagsleben gelöst, ohne dass dies weiter beachtet wird. Neben problematischen Verhaltensweisen gibt es vielfältiges kompetentes Verhalten, das jedoch meist unbeachtet bleibt. In Therapiesitzungen höre ich von Eltern häufig: »Unsere Tochter ist ein ganz schwieriges Kind!« Bei genauer Nachfrage erfährt man möglicherweise etwas über ganz andere Seiten: »Die Nachbarn sagen mir immer, wie freundlich unsere Tochter ist. Mit der kleinen Schwester geht sie sehr fürsorglich um. Auch hier in der Therapie verhält sie sich ja immer super – im Gegensatz zu daheim!« Positive Seiten des Kindes werden leicht ausgeblendet. Eine selektive Beachtung von Defiziten lässt sich besser nachvollziehen, wenn die Familiengeschichte als Hintergrundwissen bekannt ist.

11.2 Lösungsorientierte Fragetechniken

Von der Gruppe um de Shazer wurde eine Reihe von Standardinterventionen entwickelt: Ausnahmefragen, Skalierungsfragen, die Wunder- oder Feenfrage. Weitere lösungsorientierte Techniken sind etwa Vorhersage-Aufgaben und der Vorschlag, etwas anderes zu tun (Selekman 1997).

Ausnahmefragen.   Wenn Eltern äußern: »Wir haben es ihm schon hundert Mal gesagt!«, spricht dies dafür, die Herangehensweise zu ändern und *irgendetwas* anderes zu tun: Hauptsache, der untaugliche Lösungsversuch wird aufgegeben. Durch Ausnahmenfragen wird die Aufmerksamkeit auf Situationen gelenkt, in denen die Störung nicht auftritt. Kind und Eltern erkunden problemfreie Zeiten und überlegen, was sie tun können, dass solche Ausnahmen häufiger auftreten.

1. »Wie genau unterscheiden sich Situationen, in denen das Problem auftritt, von Situationen, in denen das Problem nicht auftritt?«
2. »Was tut ihr, das sinnvoll und hilfreich ist?«

Häufig gebe ich für die Zeit bis zur nächsten Sitzung Ausnahmefragen als Beobachtungsaufgabe mit: »Gerade weil es zur Zeit nicht so gut läuft, wäre es gut, wenn wir ein klares Bild davon hätten, wo ihr hin möchtet. Achtet doch einmal auf die lichten Momente – die Mosaiksteinchen, von denen ihr sagen könnt: ›Wenn es öfter so zugeht wie jetzt, wäre das prima!‹« Viele Eltern übersehen, wenn ihre Kinder etwas recht machen, und sie haben sich auf eine negative Sicht festgelegt: »Dabei wäre es so wichtig, Paul zu ermutigen und die Momente zu registrieren, von denen Sie sagen können: ›Prima, so ist es recht, mach weiter so.‹ Deshalb möchte ich Sie bitten, besonders auf solche Momente zu achten!« Manchmal schlage ich vor: »Offensichtlich haben Sie ihn trotz alledem sehr gern. Seine liebenswerten Seiten sollten nicht übersehen werden. Deshalb wäre es gut, auf das zu achten, was sich nicht ändern soll. Welche Seiten, welches Verhalten möchten Sie auf keinen Fall missen?« »Offensichtlich lebst du in einer grauenvollen Familie – sozusagen die Simpsons life – gibt es irgendetwas, das nicht anders werden sollte?« Fragen nach Ausnahmen sind sinnvoll, wenn das Familienklima hinreichend positiv ist und nicht extreme Ablehnung und Feindseligkeiten vorherrschen. Gelegentlich zeigt sich, dass Eltern gerade solche Verhaltensweisen ablehnen, die das Problemmuster unterbrechen.

▶ Dem 16-jährigen Daniel ging es viel besser, seit er die Schule gewechselt hatte. Zuletzt waren die Schikanen unerträglich geworden. Seit dem ersten Schuljahr hatte ihn eine Meute von Mitschülern regelmäßig verprügelt und in den Müllcontainer auf dem Schulhof gesteckt. Nachts waren sie vor sein Elternhaus gezogen und hatten gegrölt, Daniel solle herauskommen und sich Schläge abholen. Die Eltern und Daniel blieben bei ihrer passiv-defensiven Haltung, selbst nachdem eines Nachts die Papiermülltonne angezündet worden war und das Haus fast Feuer gefangen hatte. Bei der Frage nach Ausnahmen begannen die Augen von Daniels Mutter zu funkeln. Einmal sei sie vor Wut fast geplatzt. Eigentlich sei sie ja ein friedfertiger Mensch und lehne Gewalt ab, doch sie habe sich so furchtbar aufgeregt – mit Lockenwicklern auf dem Kopf sei sie nachts aus dem Haus gestürzt, in ihrem alten Nachtrock. Kreischend wie eine Furie war sie auf die Burschen losgegangen: »So eine Unverschämtheit, geht nach Hause, wenn ihr nicht sofort verschwindet, setzt es was!« Dieser überraschende dramatische Auftritt verschaffte der Familie einige Monate Ruhe.

Skalierungsfragen. Das Kind wird gebeten, die Intensität seiner Symptome auf einer Skala von 0 bis 100 zu quantifizieren. Die präsentierten Probleme werden dadurch konkretisiert und es wird ein einleuchtender Maßstab für therapeutische Fortschritte festgelegt. Skalierungsfragen können sich auch auf spontane Veränderungen und Fortschritte in der Therapie beziehen.

Gerne nutze ich meine ausgebreiteten Arme als analoges Maß für Skalierungen: »Hallo Irma, vor einem Jahr wart ihr zum ersten Mal hier. Wie ist deine Stimmung heute im Vergleich zum Zeitpunkt vor einem Jahr? (Therapeut breitet beide Arme aus, so dass zwischen den Händen ca. 60 cm Abstand bestehen.) Wenn hier bei meiner rechten Hand der Punkt ist, an dem alles super ist, einfach, und meine linke Hand wäre der absolute Stimmungsnullpunkt. Zeige mir mal mit deinen Armen: Wie war die Stimmung am tiefsten Tiefpunkt? Und als du das erste Mal hier warst, wo war sie da? Und wo befindest du dich heute? Angenommen, du wollest eine kleine Verbesserung nur um 5 % erreichen – wie würdest du das machen?«

Skalierungen können auch mit Hilfe eines Seiles als Zeitlinie vorgenommen werden, oder ich zeichne einen Strich von 10 cm Länge auf ein Blatt und bitte, zu markieren, wo sich das Kind gerade im Hinblick auf das Erreichen seiner Ziele befindet.

Lösungsfragen. Familien, die innerlich resigniert haben, sprechen nicht gut auf Fragen nach Ausnahmen an. Bei einer ausgeprägten pessimistischen Position kann die Blickrichtung umgekehrt werden: »Nach allem, was ihr durchgemacht habt, ist es verständlich, dass es euch nicht gut geht. Eigentlich ist es bemerkenswert, dass ihr es trotzdem schafft, dass es euch nicht noch schlechter geht. Irgendetwas müsst ihr tun, bewusst oder unbewusst, dass die Lage nicht noch schlimmer wird. Was kann das sein?« Die Antworten greife ich dann auf und fokussiere die Lösungsmuster.

Feen- und Wunderfragen. Die Wunderfrage regt dazu an, sich ein künftiges Leben ohne das Problem möglichst genau vorzustellen. Sie setzen an einem zentralen Grundproblem von Kindern und Erwachsenen an, die an Beschwerden leiden und den Zugang zur Vision einer anderen Zukunft verloren zu haben scheinen. Die Wunderfrage ist eine Einladung, diese Visionen wiederzuentdecken. »Angenommen, ihr geht nach Hause und legt euch schlafen. Während ihr fest schlaft, geschieht ein Wunder – alle Probleme sind gelöst. Am nächsten Tag wacht ihr auf. Woran genau könnt ihr merken, dass ein Wunder geschehen ist? Was ist anders? Was hat sich noch geändert? Wer ist am stärksten überrascht? Wie haben sich Vater und Mutter geändert, wie die Kinder?«

Angenommen, ein Wunder findet nicht statt. Manche Probleme entstehen aus dem Versuch, Dinge beeinflussen zu wollen, die nicht veränderbar sind. Wenn sich Menschen mit unrealistischen Hoffnungen quälen, kann die Suche nach magischen Lösungen selbst ein Teil der Problematik sein. In schweren Lebenssituationen ist das Gegenteil der Wunderfrage respektvoll: »Angenommen, alles bleibt wie es ist. Was wäre, wenn alles beim Alten bleibt und sich nichts ändert?«

▶ Eine Familie stellte sich wegen ihrer Tochter Anne vor. Im Gegensatz zum Bruder, der sich gut entwickelte, hatte sie es viel schwerer. Die in zwei Einrichtungen erhobenen Testbefunde beschrieben in schonenden Worten ein Kind, das trotz guter Förderung in allen getesteten Bereichen weit hinter seine Altersgruppe zurückgefallen war. Trotz der eindeutigen Befunde wurde der Begriff »Lernbehinderung« vermieden. Die Eltern bemühten sich bis zur Selbstaufgabe um die richtige Förderung, um ja nichts zu versäumen. Auf meine Frage nach den kühnsten Hoffnungen für Anne, falls die Eltern wirklich ideale Fördermöglichkeiten finden sollten, antworten Mutter und Vater, vielleicht würde Anne ja doch die Realschule besuchen können. »Und angenommen, dieses Wunder findet nicht statt. Angenommen, Sie entdecken in ein oder zwei Jahren, dass Anne genau an der richtigen Schule ist und die Förderung optimal ist. Doch ein Wunder hat nicht stattgefunden. Im Wesentlichen bleibt alles, wie es ist. Wie wäre das für Sie?« Die Mutter begann zu weinen und von ihrer Befürchtung zu sprechen, dass Anne es nicht schaffen könnte, jemals selbständig zu leben, und immer auf Unterstützung angewiesen sein könnte.

Die Frage: »Was passiert, falls alles bleibt, wie es ist?«, trägt zu einer Neu-Einschätzung der Situation und zu einem Reframing bei: »Es ist so wichtig, die Behinderung zu akzeptieren«, erklärte der Vater eines Mädchens mit einer schweren genetisch bedingten Behinderung: »Das ist *die* Lösung. Wir haben erkannt: Es gibt nicht nur Leistung auf der Welt, Leben und Leid gehören zusammen. Die Sonja mit ihrem freundlichen Wesen ist eine solche Bereicherung für unsere Familie!«

Hypothetische Zukunftsfragen. In ihrer Wirkung ähneln sie der Wunderfrage, sie stammen aber ursprünglich aus der zirkulären Interviewtechnik. Das Kind und die Familie müssen alternative Zukunftsszenarien gedanklich durchspielen, um antworten zu können. Fragen enthalten immer auch einen Aussageteil, der nicht weiter thematisiert wird. Hypothetische Zukunftsfragen unterstellen, dass sich die Dinge zumindest potenziell anders entwickeln könnten. Die Frage: »Wer wird am besten zurechtkommen, wenn Ihre Tochter auszieht?«, impliziert, dass die Toch-

ter ausziehen könnte und sich die Reaktionen darauf unterscheiden könnten.«
»Mal angenommen, ihr würdet erkennen, dass er den Hintern hochbekommen
muss. Angenommen, er tut dies nicht, was passiert dann?« »Wahrscheinlich ist es
noch zu früh, etwas zu ändern, aber angenommen, Sie würden Schritte tun – was
wären denn die möglichen ersten Schritte?« (Retzlaff 1985, Schmidt 1985)

11.3 Weitere lösungsorientierte Techniken

Etwas anderes tun. Im Unterschied zur Kurzzeittherapie des Mental Research
Institut arbeitete die Gruppe um de Shazer nicht mit paradoxen Verschreibungen,
sondern primär mit dem Vorschlag, irgendetwas anders zu tun. Die Hauptsache
ist, dass der bisherige ungeeignete Lösungsversuch eingestellt wird. Die Intervention erfordert einige Vorbereitung und muss gut begründet werden (de Shazer & Molnar 1984).

▶ Sebastian wurde von seinen Eltern zur Therapie angemeldet, weil er mit acht
Jahren noch immer Nacht für Nacht einnässte. Vater und Mutter waren Schulleiter,
hatten sich aus einfachen Verhältnissen hochgearbeitet und konnten das »Versagen« ihres Sohnes überhaupt nicht verstehen. Besonders ärgerte sich der Vater
über die passive, abwartende Haltung von Sebastian. Phasen der Resignation
wechselten sich mit Zeiten ab, in denen dem Jungen intensive Vorwürfe wegen des
Einnässens und seiner generellen Unselbständigkeit gemacht wurden. Dies hatte
bei dem Jungen zu einer defensiven, scheinbar gleichgültigen Haltung geführt.
Beim Erkunden von Ausnahmen von diesem Verhaltensmuster holte der Vater weit
aus; er berichtete, Sebastian sei bis zum dritten Lebensjahr ein wilder kleiner Kerl
gewesen und es habe damals viel Spaß und lustige Zeiten gegeben. Diese Spur
wurde aufgegriffen, der Lösungsversuch fruchtloser Appelle und Ermahnungen
wurde beiseitegestellt, und Vater und Sohn wurden zu einer wilden Kissenschlacht
in der Sitzung animiert, mit der Mutter als Schiedsrichterin. Dieser Wechsel ermög-
lichte es den Eltern, ihre sprachfixierte Vorgehensweise und den unproduktiven
Versuch aufzugeben, das Symptom mit Worten und Vorhaltungen zu besiegen.
Angesichts der herumfliegenden Kissen konnte Sebastian nicht in seiner passiven
Haltung verharren, sondern mischte beim Geschehen kräftig mit.

Vorhersagen. Wenn Kinder und ihre Eltern es über längere Zeit hinweg nicht
schaffen, ein Problem zu lösen, entsteht oft eine resignierte Stimmung in der
Familie. Das Problem gewinnt dann leicht einen übergroßen Stellenwert. Kinder
zwischen sieben und zwölf machen gerne Ratespiele; daran anschließend, sind
lösungsorientierte Voraussagen eine mögliche Vorgehensweise. Ich arbeite

damit, wenn ein Problemverhalten oder ein Symptom scheinbar zufällig auftritt, wenn es sich um ein unwillkürliches Geschehen handelt und es nur selten Ausnahmen gibt.

Zunächst werden die Interaktionsschleifen um das Symptommuster genau erkundet. Der Indexpatient soll vorhersagen, ob er einen guten, symptomfreien Tag haben wird oder nicht. Außerdem wird ein Tagebuch geführt. Die Familienangehörigen sollen täglich notieren: »Wie hat jeder dem Kind geholfen, heute einen Sieg zu erringen? Wie ist das Kind mit Einladungen umgegangen, dem Problem die Oberhand zu lassen?« Durch diese spielerische Herangehensweise wird der negative Aufmerksamkeitszirkel durchbrochen (de Shazer 1989).

Sportlich nehmen.   Diese Technik wurde gegen Bettnässen entwickelt, eignet sich aber auch für andere Problembereiche:
1. Erkläre den Eltern und dem Kind, dass eine »sportliche« Herangehensweise nach langen Erfahrungen am besten geeignet ist. »Es wäre super, wenn Hans seinen Körper besser einschätzen könnte. Bist du bereit, Hans, dich auf einen sportlichen Wettkampf einzulassen, bei dem du nur gewinnen kannst? Bist du bereit, heute Nacht mitzumachen? Oder wird deine Blase es wieder laufen lassen?«
2. Gewinne die Mitwirkung der Angehörigen: »Als Familie könne Sie einen wichtigen Part übernommen: Sie können Hans dabei unterstützen, sich der Herausforderung zu stellen! Sind Sie als Eltern bereit, darauf regelmäßig etwas Zeit und Geld aufzuwenden?«
3. Erläutere nach einer zustimmenden Reaktion, dass Eltern und Kind eine »Spielkasse« und eine »Bankkasse« anlegen sollen. Jedes Kind und jeder Elternteil erhält aus der Bankkasse »Spiel«geld für den Wetteinsatz. Je nach Alter eigen sich 10-, 20- oder 50-Centstücke oder auch höhere Geldwerte. Das von der »Bank« zur Verfügung gestellte Geld soll für eine Woche reichen. Bei jüngeren Kindern sind dies etwa zwei bis drei Euro in kleinen Münzen, bei größeren Kindern fünf bis sieben Euro. Ist die Familie knapp bei Kasse, kann auch Spielgeld genommen werden.
4. Führe ein Abendritual ein: Der bisher weniger involvierte Elternteil fordert den Indexpatienten auf, ins Bett zu gehen, sich auszuziehen und die Zähne zu putzen. Maximal darf noch ein kleiner Schluck getrunken und die Toilette aufgesucht werden. Beim Verlassen des Badezimmers fragt die versammelte Familie: »Worauf setzt du heute Nacht, Hans?« Hans kann wetten, dass sein Bett nass oder trocken sein wird. Er setzt darauf einen bestimmten Betrag, der in die Spielkasse kommt. Die gesamte restliche Familie setzt dagegen und zahlt einen entsprechenden Betrag in die Spielkasse ein.

5. Das Kind hat gewonnen, wenn sich seine Vorhersage am nächsten Morgen als richtig erweist. Sein Gewinn kommt sofort in seine persönliche Kasse. Am Wochenende darf es über den Gewinn frei verfügen. Die übrige Familie gewinnt, falls seine Vorhersage sich nicht als richtig erweist. Der Gewinn der Familie kann sofort aufgeteilt oder gesammelt werden, um am Monatsende etwas gemeinsam zu unternehmen. Abschließend wird Hans Mut für die nächste Wette am Abend zugesprochen. Für einen Erfolg dieser Intervention muss das Kind wenigsten ein Mal in der Woche darauf setzen, dass es trocken sein wird. Wenn das Kind korrekte Vorhersagen machen kann, soll es seine Vorhersagen auf mindestens zwei trockene Nächte pro Woche ausdehnen.

6. Die Eltern müssen jede Woche neues Spielgeld für die Familienspieler einzahlen. Der Indexpatient benötigt kaum weiteres Geld, weil er meist gewonnen hat und im Plus ist.

7. Bei rasch eintretenden Erfolgen empfiehlt es sich, paradox zu bremsen und Rückfälle vorherzusagen (Schwartz 1993).

▶ Mark war ein gewitzter Bursche, er wurde von seinen getrennt lebenden Eltern vorgestellt, weil er sehr häufig an Infektionen litt und erheblich an Gewicht zugenommen hatte. Nach der Trennung hatten sich die Eltern dafür entschieden, beide Kinder gemeinsam zu erziehen. Die Kooperation lief so gut, dass die Kinder spontan entscheiden konnten, ob sie die nächsten Tage in Vaters oder in Mutters Haus wohnen wollten. Irgendwie war dabei versäumt worden, Mark dabei zu unterstützen, zu lernen seine Blase zu kontrollieren, so dass er in einem trockenen Bett aufwachen konnte. Wegen einer bevorstehenden Skifreizeit war er hochgradig motiviert, dies zu lernen. Außerdem hatte er eine teure Leidenschaft – in einem nahegelegenen Ring Motocart zu fahren. Mit den Eltern traf ich eine Abmachung, dass entweder der Vater oder die Mutter allabendlich die Wette mit ihm durchführen sollte. Nach zwei Wochen war er trocken. Seine Infektanfälligkeit ging deutlich zurück, nachdem die Eltern eine offene, aber dennoch verbindliche Regel vereinbart hatten, welcher Elternteil wann für die Kinder zuständig war.

12 Narrative Techniken, Metaphern und Geschichten

12.1 Einführung

Aus Perspektive der narrativen Therapie sind Sinnzusammenhänge des Lebens in Geschichten organisiert, in denen Erfahrungen aufgehoben, aber auch transformiert werden (Boeckhorst 1994, Retzlaff 2006b, Welter-Enderlin & Hildenbrand 1996). Menschliches Erleben ist in einen erzählerischen Kontext eingebunden, der das Verhalten der Beteiligten prägt. In Geschichten, die von Familien erzählt werden, spiegeln sich Familienmuster wider, die für den Umgang mit Beschwerden bedeutsam sind. Durch das Erzählen von leidvollen und hoffnungsvollen Geschichten werden soziale Wirklichkeiten konstruiert (Berger & Luckmann 1966, Hildenbrand & Jahn 1988).

In Familien, die zur Beratung kommen, dominieren häufig problemgesättigte Narrative. Beschwerden und Belastungen scheinen das Leben zu beherrschen. Die Eltern erleben sich in einer hilflosen Position. Erzählungen von fehlgeschlagenen Lösungsversuchen und erfolglosen Konsultationen professioneller Helfer dominieren (White & Epston 1990). Die organisierenden Metaphern handeln von erfolglosen Kämpfen und Anstrengungen. Affektiv überwiegen Gefühle von Hilflosigkeit, Resignation oder Anklage. Ressourcen, Ausnahmen von der Problemsituation und Handlungsoptionen werden übersehen; der Aufmerksamkeitsfokus ist auf einen engen, problembehafteten Wirklichkeitsausschnitt reduziert, Handlungsmöglichkeiten werden ausgeblendet (Freeman et al. 2000, Retzlaff 2006b).

In systemischen Therapien werden Symptome in einen übergeordneten Sinnzusammenhang eingeordnet. Mit Hilfe von narrativen Techniken werden Familien eingeladen, andere Geschichten zu erfinden, die ihnen die Möglichkeit eines günstigeren Umgangs mit ihren Erfahrungen geben (Minuchin & Fishman 1983). Familiengeschichten vermitteln einen Verstehenshintergrund dafür, welche Leid-Motive das Handeln leiteten, aus denen sich nun Ansätze für andere Geschichten mit einem offenen Ende konstruieren lassen. Aus den Erzählungen der Familie werden zentrale Themen aufgegriffen und wird gemeinsam eine neue Geschichte konstruiert: »Unser Leben besteht aus Geschichten, und wir sind beides: Darsteller und Autoren der Handlung ... Indem wir Geschichten über uns selbst erzählen, werden wir zu Autoren unseres Lebens. Die Autorschaft besteht in der Entscheidung, was wir den anderen über unsere Erfahrungen erzählen wollen, im Ausdenken einer in sich schlüssigen Version der Vergangenheit und in der genauen Auswahl dessen, was wir mitteilen wollen. Dieser Erlebnissequenz geben wir einen organischen Charakter und erzählen sie in unserem ureigenen Stil. Wenn Menschen Geschichten über sich selbst erzählen, denken sie sich Versionen von Ereignissen aus, die ihnen dabei helfen, zu verstehen, was ihnen passiert ist, und durch die sie diese Sichtweise anderen mitteilen können.« (Madanes 1997 S. 254 f.).

Wenn bedeutsame Geschichten in einem affektiv Halt gebenden Rahmen erzählt und im Hier und Jetzt von einem interessierten Hörer angenommen werden, verändert sich die Bedeutung des Erzählten (Retzlaff 2007).

12.2 Externalisierung des Symptoms

Die Technik der Externalisierung des Symptoms wurde von den neuseeländischen Familientherapeuten Michael White und David Epston (1990) für die Arbeit mit Kindern entwickelt. Sie hat Vorläufer in der Gestalttherapie (Bauer 1979) und knüpft an Heiltraditionen von Naturvölkern an (Sherman & Fredman 1986). Systemische Fragen zielen darauf ab, Symptome zu verflüssigen. Externalisierungen beruhen auf dem umgekehrten Prinzip: Symptome werden verdinglicht, innerpsychische Prozesse anschaulich, greifbar und handhabbar gemacht.

Nachdem ein guter Rapport zum Kind hergestellt ist, beginne ich, über das Symptom wie über eine Person oder eine magische Fabelgestalt zu reden. Bei Kindern mit Einschlafängsten spreche ich von »Monstern« oder »Plagegeistern«, die sie zu nächtlicher Zeit heimsuchen. Wenn Kinder einkoten oder einnässen, kann das Symptom zum »trickreichen Hintern« oder einer »trickreichen Blase« umbenannt werden (Gutsche & Walker 1989, Mrochen 1993, Prest & Carruthers 1991).

Externalisierungen eignen sich besonders für Familien mit chronifizierten Problemzuschreibungen und ausgeprägten Opferhaltungen und körperlichen Krankheiten. Letztere sind wegen ihrer Komplexität von Kindern oft nur schwer zu erfassen. Die Eltern von Kindern, die an einer Enuresis (Bettnässen) oder einer Enkopresis (Einkoten) leiden, sind meist in einer hilflosen, unterlegenen Position (Wood 1988). Durch die Externalisierung ändert sich der »Tanz um das Problem herum«, und das Bewältigungsverhalten des Kindes wird auf eine spielerische, kindgerechte Weise unterstützt. Externalisierungen legen nahe: »Du bist mehr als dein Symptom.« Probleme werden externalisiert, Ressourcen und Kompetenzen zu seiner Bewältigung dagegen internalisiert.

Die Auseinandersetzung mit dem Symptom wird zu einer Abenteuerreise umgedeutet, bei der die Familie und das Kind in dem Bestreben geeint werden, das »Land der Sicherheit« wieder zu erreichen und »den Grummelbrummel« zurückzudrängen. Auch die Hierarchie in der Familie wird korrigiert: Die Eltern stehen auf Seiten des Kindes, schützen seine Grenzen und entwickeln auf Familien-Ebene ein Gefühl der Selbstwirksamkeit.

Die Sprache der Externalisierung ist heiter. Auf die Frage: »Wie könntet ihr lustiger über das Problem reden?«, finden Kinder sehr schnell Einfälle für einen Spitznamen, der auf eine witzige oder provokante Weise das Symptom veranschaulicht: »Eure Familie besteht nicht aus fünf, sondern aus sechs Mitgliedern. Leider ist der Motzkopf bei euch oft zu Gast.« Der »Kannichtosaurus« versucht Kindern Ängste einzureden und klaut gute Gefühle. Der »Stachel« sticht Eltern, die ungeduldig und gereizt auf ihre Kinder reagieren. Herr »Griesgrau«, »Frau Wütig« und der »Immer-ich« sind weitere Gestalten, denen ich häufig in Kindertherapien begegne.

Die Namen sollten nicht stark negativ besetzt sein oder Unkontrollierbarkeit implizieren (Tomm 1989). Wenn ein Kind vom »Teufel« geritten, als »Vulkan« oder »Wirbelwind« bezeichnet wird, bietet dies wenige Ansatzpunkte für therapeutische Veränderungen. Kampf-Metaphern verwende ich selten; Ziel ist die Integration und Einbindung von inneren Teilen, nicht die Herrschaft über sie (Maisel et al. 2004).

Das Kind wird gefragt, ob es nach der jahrelangen Herrschaft »der Frau Wütig« oder »des trickreichen Hinterns« bereit ist, sich ihm stellen und mit Unterstützung der Familie wieder »Bestimmer« über das eigene Leben zu werden. Auch die Eltern verlassen ihre aus jahrelangen Niederlagen resultierende chronisch unterlegene Position. Sie werden auf eine Allianz eingeschworen und sollen eine wichtige unterstützende Funktion bei diesem Abenteuer übernehmen, etwa indem sie ihr Kind bei dem Abenteuer mit dem »Herrn Wütig« oder dem »trickreichen Hintern« effektiv coachen.

▶ Im Erstgespräch mit einer Familie wirkte die Mutter sehr erschöpft – in den vergangenen Jahren hatte es eine anstrengende Phase mit vielen schweren Krankheiten gegeben. Mit den körperlichen Krankheiten waren die Kinder verhältnismäßig gut zurechtgekommen. Während der zahlreichen Klinikaufenthalte hatte sich zu Hause jedoch eine unmögliche Stimmung eingestellt – die Geschwister, so erfuhr ich, würden sich anmotzen, seien ständig patzig, auch die Mutter und der Vater fingen allzu oft an, laut zu poltern, was ihnen selbst nicht behagte.

Im Interview äußerte der Therapeut erstaunt seine Beobachtung, dass die Familie offensichtlich nicht aus fünf, sondern aus sechs Personen bestünde: aus Vater,

Mutter, Lukas, Simon, Angela und dem Motzkopf, der selbst auf Fragen wie »Kannst du mir bitte die Milch reichen« mit Geschimpfe und üblem Gebrüll antwortete – eine Bemerkung, die bei der Familie ein befreiendes Gelächter auslöste. Das Kommen und Gehen des Motzkopfs wurde noch eine Weile diskutiert. Vor der Verabredung für die nächste Sitzung machte jedes Familienmitglied Vorschläge, was man sich bis zum nächsten Gespräch vornehmen wollte. Simon schlug vor, einen »Motzkopf« zu machen und zum nächsten Gespräch mitzubringen.

Beim nächsten Termin zeigte die Familie den Motzkopf, der an einen kleinen Stecken montiert war und bei Tisch hochgehalten wurde, sobald jemand herummotzte, was etliche Male zu einem befreienden Gelächter geführt hatte und eine dauerhafte Veränderung des Familienklimas einleitete.

Die Verdinglichung des Symptoms zu einer Gestalt ist ein erster Schritt, der zu einer Diskussion über den Einfluss und den Stellenwert des Symptoms für das Leben der Familie führt. Im weiteren Prozess der Therapie wird mit dem Kind und der Familie verabredet, eine Abenteuerreise zu machen, bei der es eine Auseinandersetzung mit dem Symptom gibt, das auf einen angemessenen Platz zurückgedrängt werden soll.

1. Lass dir die Beschwerden oder das Problemverhalten genau beschreiben: »Diese Entgleisung spielt euch also immer wieder einen Streich.«
2. Beginne über das Symptom wie über eine Person zu reden. Unterstelle, dass es einen übermäßigen Einfluss hat: »Da ist das Problem aber ganz schön oft zu Gast – ein richtiger Dauergast ist das! Bestimmst du oder bestimmt der über dich?«
3. Suche mit dem Kind nach einem Namen: »Wenn wir dem Problem einen Namen geben würden, wie könnten wir es nennen? Wie könnte man lustiger darüber reden?«
4. Erkunde den Einfluss des externalisierten Symptoms: »Wie lange regiert dich das Problem? Wie groß ist das Reich seines Einflusses, wo sind seine Grenzen?« Frage umgekehrt, wie groß der Einfluss ist, den das Kind, die Familie und seine Angehörigen auf das Problem haben: »Gibt es Bereiche, in denen es nichts zu sagen hat?«
5. Frage nach den Auswirkungen auf die Familie: »Wie sehr hat die Familie resigniert? Wie viel Hoffnung gibt es? Sind Vater und Mutter bereit, dabei zu helfen, dass sich die Familie gegenüber dem Problem behauptet?«
6. Prüfe die Motivationslage: »Ist Karl bereit, sich zu stellen und Mühen auf sich zu nehmen? Ist der Zeitpunkt für eine Auseinandersetzung gut ge-

wählt? Oder wäre es sinnvoll, erst eine Trainingsphase einzuschieben? Wer kann ihn unterstützen?«

7. Verabrede, wann das Abenteuer beginnen soll.

Krankheiten externalisieren. In der akuten Anpassungsphase nach der Diagnose einer schweren Krankheit organisieren sich viele Familien um die Krankheit herum. Die Erfordernisse der Krankheit und das kranke Kind nehmen zwangsläufig einen zentralen Platz ein. Doch wenn sich die Familie über Jahre hinweg so organisiert wie in der akuten Krankheitsphase, kann dies zu einem Problem werden. In meiner Bratungspraxis habe ich Familien erlebt, die alle Türen der Schlafzimmer ausgehängt hatten, um einen Asthmaanfall der Tochter frühzeitig mitzubekommen. Das »Kind« war inzwischen Teenager geworden und hatte seit Jahren einen stabilen Gesundheitszustand; dafür litt die Ehe der Eltern unter einem gewissen Mangel an Intimität. Die Familie wird gefragt:

»Stellt euch einmal vor, die Krankheit wäre ein weiteres Familienmitglied, das ihr nicht besonders mögt, aber sehr gut kennt.

- Könnt ihr der Krankheit eine Gestalt geben, als ob sie ein Tier oder eine Person wäre?
- Was veranlasst sie, Ärger zu machen? Wie lässt sie sich besänftigten?
- Wann haben die Angehörigen es mit der Krankheit, wann mit dir als Person zu tun?
- Wer geht wie mit der Krankheit um?
- Stellt euch vor, eure Familie will eine Autofahrt machen. Die Krankheit kommt einfach mit, verlangt Beachtung, fordert eine Toilettenpause und so fort. Sitzt sie vorne, womöglich auf dem Fahrersitz, und blockiert alles? Versucht sie euch alle zum Anhalten zu bringen? Und was könnt ihr tun, um ihr einen angemessenen Platz zuzuweisen – auf der Rückbank vielleicht?
- Wie wäre es, wenn die Krankheit seltener käme?«

▶ Die Familie von Simon, Lukas und Anne war erschöpft – beide Jungen mussten wegen ihres instabilen Diabetes häufig in die Klinik, und die ältere Schwester litt an Allergien. In der Beratung zeigte sich, dass eine weitere Stoffwechselerkrankung des Jungen – eine schwere Hyperthyreose (Überfunktion der Schilddrüse) – zu einer starken Verunsicherung geführt hatte; es gab die ständige Sorge, es könnte wieder zu einer »Entgleisung« kommen.

Die Kinder hatten keine rechte Vorstellung, wie diese Gefahr zu bannen war. Lukas wurde gebeten, einen Steckbrief des Herrn N. T. Gleisung zu malen, der sich leider manchmal unbemerkt in die Familie eingeschlichen hatte. Mit Hilfe des Steckbriefs

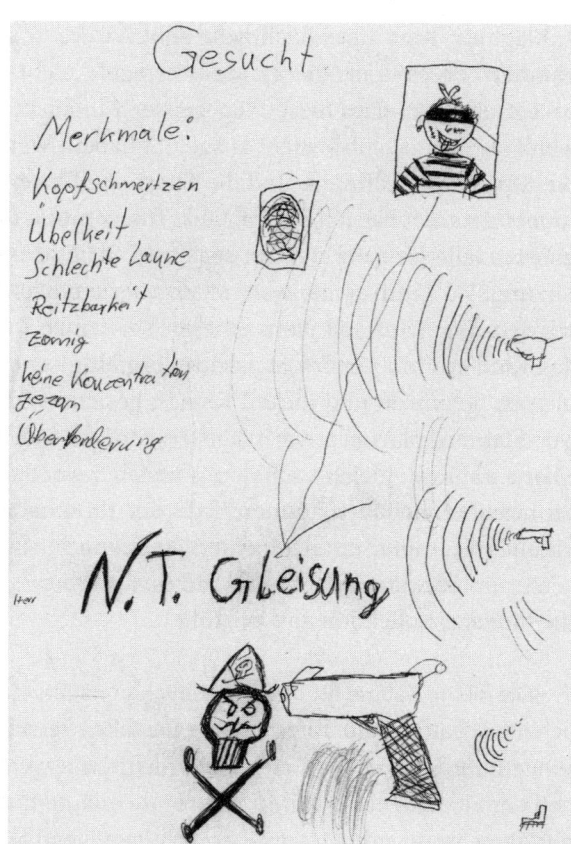

*Abb. 12: Steckbrief von
N.T. Gleisung*

wurde dann diskutiert, wie man ihn rascher bemerken, ihn vielleicht seltener als Gast in der Familie haben könnte und woran man seine Anwesenheit von normalen Stimmungsschwankungen unterscheiden könnte. Diese externalisierte Gestalt des »N. T. Gleisung« wurde zu einer organisierenden Metapher für die weitere Therapie.

12.3 Weitere narrative Techniken

Monster zähmen. Michael White und David Epston (1990) entwickelten für die Behandlung von Kinderproblemen wie Bettnässen, Einkoten und nächtliche Ängste eine Intervention, bei der das Problem des Kindes externalisiert und gemalt wird und die gemalten Bilder dann in einer ritualisierten Verschreibung genutzt werden. Die Technik »Monster« verbindet systemische Ausdruckstechniken mit ritualisierten Verschreibungen und zählt zu meinen Lieblingstechniken für die Arbeit mit Angststörungen.

Klagt ein Kind über nächtliche Albträume, so äußert sich der Therapeut verwundert, ob es denn die »7. Monsterregel« nicht kenne? Die »7. Monsterregel« besagt nämlich, dass diese Plagegeister Kinder nur dann des Nachts belästigen, wenn sie sich tagsüber nicht ausgetobt haben. Wenn sich das Kind bereit erklärt, die Monster zu zähmen, und die Eltern ihr Einverständnis erklären, es dabei zu unterstützen, führe ich die folgende Intervention durch: Das Kind wird zunächst gebeten, alle Monster auf ein separates Blatt zu malen, am besten gleich in der Sitzung. Falls ihm später weitere Monster einfallen, sollen diese ebenfalls gemalt werden. Der Papa soll dann eine große, stabile Kiste oder Box besorgen, in der das Kind die Monsterbilder nachts sorgfältig verwahrt. Die Kiste wird dann mit bunten Schnüren und dicken Knoten gesichert und auf dem Balkon, beschwert mit Steinen, platziert. Am nächsten Morgen soll das Kind zusammen mit der Mama die Kiste gleich nach dem Aufstehen wieder öffnen, damit sich die Monster tagsüber austoben können. Falls das Kind nachts ein weiteres, bislang unbekanntes Exemplar eines Monsters kennengelernt hat, sollen die Eltern ihm zu seiner Entdeckung gratulieren und es auffordern, es unbedingt zu malen und in die Monster-Kollektion aufzunehmen.

▶ Die kleine Sabine litt unter erheblichen nächtlichen Ängsten, weil sich allabendlich die Schatten in furchterregende Gestalten verwandelten. Beruhigende Versicherungen der Eltern hatten dem Kind nicht weitergeholfen. Ihm wurde in Anwesenheit der Eltern Whites »7. Monsterregel« erläutert: »Monster plagen Kinder nachts nur dann, wenn sie sich tagsüber nicht genügend ausgetobt haben.« Sabine wurde in der Sitzung gebeten, die Monster zu malen. Der Vater sollte daheim eine starke Kiste besorgen, um die »Monster« nachts einzusperren. Die Bilder der Monster sollten in der Kiste verwahrt werden. Die Kiste wiederum musste mit bunten Reepschnüren mehrfach umwickelt werden, die sorgfältig zu verknotet waren – gegebenenfalls mit einem von Papas kniffeligen Seemannsknoten. Allabendlich sollte Sabine die Kiste dann auf den Balkon tragen und hier mit eigens gesammelten Wackersteinen beschweren, um ein Entkommen der Monster zu verhindern. Am nächsten Morgen sollten die Monster für den Tag herausgelassen werden. Aufgabe der Mutter war es, sich ausführlich erzählen lassen, was Sabine getan hatte, um der Monster Herr zu werden. Sabine wurde ausdrücklich gelobt, wenn sie noch ein weiteres Monster erwischt hatte, dass ebenfalls gemalt und in die Kiste gesteckt wurde.

Gebrauchsanleitungen.   Eine Psychotherapie kann als ein Lernprozess verstanden werden, durch den wir uns besser kennenlernen und »Experten für uns selbst« werden. Wir erfahren, was uns guttut und was wir benötigen, um mit unserer Umgebung und uns selbst zurechtzukommen. Kinder und Erwachsene sind hochkomplexe Wesen und müssen sorgfältig und kundig behandelt werden. Bedauerlicherweise werden Kinder, Eltern und Ehepartner »ohne Gebrauchsanweisung geliefert«. Deshalb schlage ich oft vor, diese nachträglich zu erstellen:

▶ Sophia war ein sympathisches Mädchen, bewegte sich aber in einem Umfeld, das ihr nicht guttat: Ihre Freundinnen zogen gerne bis in die Morgenstunden durch die Wirtschaften der Stadt und machten sich sehr aufreizend zurecht. Ihre Eltern versuchten, darauf zu bestehen, dass sie sich an feste verabredete Zeiten halten sollte, was eine heftige Eskalation und Tätlichkeiten auslöste. Sophia hatte ihre Mutter verletzt und ihren Arm grün und blau geschlagen. Der Vater zog ernsthaft in Erwägung, eine stationäre Jugendhilfemaßnahme zu beantragen. Sophia tat ihr Verhalten sehr leid; ich verabredete mit ihr ein Coolness-Training.

THERAPEUT: »Sollen wir mal ein Rezept schreiben – was müsste in einer Gebrauchsanweisung für dich stehen, wie man mit dir umzugehen hat?«

SOPHIA: »Was bisher vielleicht noch nicht so herübergekommen ist – bei meinen Freunden gelte ich eigentlich als ganz unkompliziert. Auch wenn das jetzt vielleicht komisch klingt!«

TH.: »Nein, das klingt nicht komisch. Ich glaube, dass du total nette Seiten hast, und ich finde es eher schade, dass du manchmal ›austickst‹, für dich und für deine Familie. Die Frage ist eher: Was brauchst du, damit du richtig im Lot bist. Manchmal steht in einer Gebrauchsanweisung ›nicht überhitzen‹, sonst macht das Gerät schlapp, oder ›nicht schütteln‹. Was müsste auf einer Gebrauchsanweisung für dich stehen?«

SOPHIA: »Nicht von Schule reden.«

TH.: »Bei einer Schülerin, die wahrscheinlich sitzenbleibt, nicht von Schule reden?«

SOPHIA: »Ja, über schlechte Noten und so was. Also, man kann schon mit mir über Schule reden, aber nicht sagen: ›Deine Noten sind so schlecht!‹«

TH.: »Du meinst, nicht so vorwurfsvoll? Was steht genau in deiner Gebrauchsanweisung: ›Reden Sie mit dieser Tochter bitte folgendermaßen: …‹«

SOPHIA: »In einem freundlichen Ton.«

TH.: »Freundlich?«

SOPHIA: »Und nicht so laut. Weil, in manchen Fächern, wo ich im Prinzip nichts dafür kann, fände ich es doof, wenn man mich beschuldigen würde. Bei Mathe und Physik sagt meine Mama auch immer, dass es nicht schlimm ist. Und man sollte mich auch nicht zwingen, darüber zu reden. Wenn, dann sollte ich freiwillig kommen.«

TH.: »Ich glaube, das ist nicht realistisch. Ich glaube, ihr müsst euch dazu verabreden.«

SOPHIA: »Ja, aber nicht dass meine Mutter so ankommt: ›Wir müssen jetzt über die Schule reden – alles läuft schlecht!‹ Ich weiß nicht, normalerweise, wenn wir über Schule reden, kommt es auch nicht von mir aus.«

TH.: »Also, ihr müsstet eigentlich mehr über die Schule reden zu Hause, und zwar auf Verabredung, nicht ständig.«

SOPHIA: »Ja, wie heute morgen. Ich habe mich gerade fertiggemacht, meine Mama kommt rein und schimpft wegen Mathe. Und so was, das hat mich heruntergezogen, wenn der Tag dann so anfängt … das ist vielleicht nicht so cool.«

TH.: »Okay, was müsste noch in der Gebrauchsanweisung drinstehen?«

SOPHIA: »Viel mit mir reden.«

TH.: »Wie müsste man mit dir reden, damit du dich wohlfühlst?«

SOPHIA: »In einem netten, freundlichen Ton, der nicht so laut ist.«

TH.: »Also, wenn die Sophia eine schlechte Note heimgebracht hat, sollten Sie als Mutter … Wie müsste man dann mit ihr reden – nett und freundlich?«

SOPHIA: »Nee, eher so aufmunternd. Aber halt auch nicht zu aufmunternd, weil, sonst denkt man … Das ist schwer zu erklären, weil man sich sonst vielleicht hängenlässt und nichts tut.«

TH.: »Die richtige Mischung aus aufmunternd und nicht zu viel betütteln, und auf keinen Fall vorwurfsvoll, ganz schön anspruchsvoll, der Apparat!«

SOPHIA: »Es sollte in der Gebrauchsanweisung auch stehen, dass man manchmal bei so Sachen, die wirklich Auswirkungen haben könnten, einen etwas strengeren Ton hat, dass ich mich vielleicht ändere.«

TH.: »Wenn die Eltern sagen: ›Sophia, nächste Woche solltest du nicht so viel fortgehen, da hast du wieder einen Test‹, wäre das etwas, das hilft, oder würde sich die Frau Zickig dann wieder melden und herumkreischen?«

SOPHIA: »Eher etwas, das hilft.«

TH.: »Woran könnte man denn von außen merken, dass du stimmungsmäßig im grünen Bereich bist?«

SOPHIA: »Bei mir merkt man das schon – wie ich rede. Wenn ich zum Beispiel reinkomme und sage (monoton:) ›Hallo‹, so in einem gleichbleibenden Ton, dann ist es an der Grenze. Wenn ich (gereizt:) ›Hallo‹ sage, ist es schlecht, und wenn ich (fröhlich:) ›Hallo‹ sage, dann ist es okay.«

TH.: »Ah, okay. Das heißt, du bist eigentlich gar nicht schlecht gelaunt wegen deiner Eltern oder wegen des Weggehens, sondern weil du in der Schule Stress hast?«

SOPHIA: »Ja – genau.«

Bei dieser Technik wird der Jugendliche also eingeladen, in die Rolle eines kompetenten Beobachters zu schlüpfen und als Experte für die eigene Person zu sprechen. Bei Kindern bietet sich als Variante die Arbeit mit Puppen als Konsulenten (Berater) an. Eine andere Variante der Technik sind:

Notfallrezepte für den Umgang mit Krisen. Der Jugendliche wird gebeten, aus den guten Erfahrungen, die im Laufe der Therapie gemacht wurden, ein Rezept für die Zukunft zusammenzustellen. Es soll an einem leicht erreichbaren Ort aufbewahrt werden. Gelegentliche vorbeugende Krisen-Übungen dienen dazu, sich für den »Ernstfall« zu wappnen. Manche Jugendliche lassen sich immer wieder »als Notfall« in einer Klinik aufnehmen – wegen Hyperventilationstetanien, Impulsen, sich zu verletzen, oder aus Angst durchzudrehen. Schaut man sich die Vorgeschichte an, zeigt sich oft, dass die Klinik eine Art sicherer Ort war, an dem sie in großer Not Zuflucht gefunden und sich geschützt gefühlt hatten. Um diesen Kreislauf von Notaufnahmen zu unterbrechen, schlage ich vor: »Es ist gut, sich zu versichern, dass die Klinik weiter für dich da ist. Meine Bitte: Mache eine Notfallübung. Renne an einem Tag, an dem es dir richtig gut geht, in das nächste Krankenhaus. Setze dich in die große Halle, schau dir die vorbeieilenden Ärzte an und überlege: Ja, du könnest dich in der Ambulanz vorstellen – du kannst es aber auch lassen!« Das Interesse, sich wirklich aufnehmen zu lassen, sinkt nach dieser Aufgabe rapide. Man kann das Kind oder einen Jugendlichen auch über seine positiven Erfahrungen interviewen, die in der Therapie gemacht worden sind:

Fragen für eine Therapiereportage

- »Was sind drei Dinge, die dir beim Umgang mit deinem Problem besonders geholfen haben?«
- »Kennst du andere Kinder mit diesem Problem?«
- »Was würdest du einem anderen Kind raten, das dasselbe Problem hat?«
- »Was sind drei Dinge, die man lieber lassen sollte, wenn man das Problem hat?«
- »In der Zeit, die für dich am allerschlimmsten war – was hat dir da am meisten geholfen?«
- »Bestimmst du über dein Leben oder die Probleme?«
- »Was hat dir geholfen, wieder Chef zu werden und dein Problem ›auf einen der hinteren Sitze‹ zu verbannen?«

Bei Reportagen und Therapiebüchern geht es um einen Erfahrungsbericht, der gute, aber auch schlechte Momente festhält: nicht um ein Manual mit *dem* richtigen Weg mit dem Problem umzugehen.

In der Arbeit mit Jugendlichen und in Multi-Familiengruppen schlage ich gerne eine Video-Reportage vor, und zwar über das Leben *vor* und *nach* einem kritischen Ereignis und kritischen Entwicklungen im Verlauf der Therapie.

Rundmails.   Die Aktivierung von sozialer Unterstützung ist eine der wichtigsten Ressourcen, die zu therapeutischen Fortschritten und ihrer Stabilität beiträgt. Besonders bietet sich hierfür das Internet an. Jugendliche wachsen mit dem Internet auf und verbringen einen großen Teil ihrer Zeit damit, über Mails, SMS und Chatrooms Kontakte zu pflegen. Der Einsatz von E-Mails als Unterstützung von Psychotherapien findet zunehmend Verbreitung (Bauer et al. 2005). Über E-Mail wird sehr viel informeller Kontakt gehalten als über Briefe. Jugendliche, die von ihren Eltern vorgestellt werden, bitte ich um eine E-Mail, in der sie ihre Ideen und Vorstellungen präzisieren. Damit zeige ich mein Interesse an der Position des Jugendlichen und fördere Verbindlichkeit. Zwischen Sitzungen kann sich ein Dialog entspannen, und Eintragungen in ein Therapie-Tagebuch oder Fotos, die zeigen, wie eine verabredete Aufgabe umgesetzt wird, werden mir zugemailt (Freeman et al. 2000).

Rundmails sind eine übliche Form, Freunde und Angehörige über das, was im eigenen Leben passiert, auf dem Laufenden zu halten. Der Jugendliche kann zum Berichterstatter der eigenen Fortschritte werden und über den neuesten Stand seiner Entwicklung Auskunft geben. Diese Intervention nutzt die vorhandenen sozialen Netzwerke. Der Jugendliche wird aufgefordert: »Berichte in deiner Rundmail an Freunde einmal in der Woche über Entwicklungen aus dem ›Club der Coolen‹ oder dem ›Club der Trägheits-Bezwinger‹.« Die Rundmail kann auch im Therapiegespräch gemeinsam entworfen werden: »Was sind wichtige Nachrichten aus deinem Kampf? Was würden andere Beobachter sagen? Wie wird die Geschichte vermutlich bis zur nächsten Rundmail weitergehen?« Die Mitteilung kurzer, bedeutsamer Episoden aus dem Alltag stärkt eine aktive Auseinandersetzung mit den Beschwerden (Maisel et al. 2004, Zimmerman & Shepherd 1993).

Zeugnisse, Befunde und Krankenakten.   Unser Leben wird in erheblichem Ausmaß von Institutionen und Behörden reguliert. Diagnosen, Schulzeugnisse, Testbefunde und amtliche Gutachten, etwa zum Sorgerecht, haben einen nachhaltigen Einfluss darauf, was als Realität angesehen wird. Sie sind häufig einseitig pathologieorientiert und in einer Sprache verfasst, die für Klienten nicht leicht zu verstehen ist. Nach meiner Auffassung sollten Menschen ein Mitspracherecht bei Geschichten haben, die über sie erzählt werden (Wambach et al. 2001). Liegen Testbefunde über ein Kind vor, sortiere ich mit der Familie die Ergebnisse in ein breites Profil ein, das neben Schwächen auch Stärken erfasst. Widersprüchliche Befunde werden diskutiert und Einschätzungen der Familie eingeholt. Im stationären Kontext oder bei Berichten aus dem Jugendamt können die Einschätzungen der Helfer durch ein Minderheitenvotum des Jugendlichen oder seiner Eltern ergänzt werden, das in die Akte aufgenommen wird. Es ist gute systemische Praxis, Berichte und Arztbriefe so zu verfassen, dass der Familie eine Kopie zugesandt werden kann.

Familien-Motto. Im Verlauf einer Therapie werden oft zentrale Glaubenssätze der Familie deutlich, die als Leitmotiv weitreichende handlungsleitende Wirkung haben können – Glaubenssätze wie »Erst die Arbeit, dann das Vergnügen« wurzeln in Aussprüchen, die Eltern in der eigenen Kindheit gehört haben oder die als Sinnspruch über der Küchentür aufgehängt waren (Papp & Imber-Black 1996). Ich erkundige mich nach Schlüsselwörtern, Leitsätzen und Lieblingsmelodien oder »Familienhymnen« und rege dann eine Diskussion an:

1. »Welches Motto, welcher Leitsatz gibt am besten wieder, wie ihr euer Leben in der letzten Zeit gelebt habt?«
2. »Passt dieses Motto heute noch zu euch?«
3. »Was wäre für die Gegenwart und die Zukunft ein gutes neues Motto, ein gutes Leitmotiv, etwas, das ihr als Slogan eurer Familie nehmen könntet?«
4. »Vielleicht könnt ihr diesen Satz auf ein T-Shirt drucken oder einen Sticker herstellen mit eurem Familien-Motto.«

Einfälle von Familien zu ihrem neuen Motto lauteten beispielsweise: »Eine starke Truppe«, »Life is life«, »Don't worry be happy«, »Wenn nicht jetzt, wann dann?« oder »Ode an die Freude«.

Familien-Legenden sind Geschichten, die eine eng definierte, oft negative Wirklichkeitssicht vermitteln und Kindern wieder und wieder erzählt werden. Sie sind relativ vage, geben einen ungenauen Bericht vergangener Ereignisse und vermitteln eine Botschaft, die nicht leicht überprüft werden kann. Ein Beispiel für eine solche Legende ist die mit anklagendem Ton vorgetragene Geschichte »Ich wäre fast bei deiner Geburt gestorben!« Ihre Bedeutung liegt weniger in ihrem Inhalt als in ihrer beziehungsgestaltenden Wirkung. Wichtiger als das, was tatsächlich geschah, ist die Bedeutung, die Erzähler und Hörer der Legende beimessen (Keim et al. 1987).

1. Höre aufmerksam zu, wenn in der Therapie Geschichten und Legenden erzählt werden. Beachte zentrale Themen, Muster und Widersprüche. Greife Erfahrungen, Worte und Redewendungen auf, die nicht zu der in der Geschichte dargestellten Wirklichkeit passen.

2. Bringe dem Erzähler Sympathie, Respekt, Mitgefühl und Wertschätzung entgegen. Hinterfrage das Realitätserleben des Klienten durch eine Reihe von kurzen, freundlichen, humorvollen Bemerkungen. Stelle gezielt Fragen, um bestimmte Aspekte der Geschichte zu akzentuieren. Eine Reihe von kleineren Umdeutungen bereitet den Klienten auf ein zentrales Makro-Reframing seiner Geschichte vor, das einen Wandel des eigenen Verhaltens nahelegt.

3. Versuche die Bedürfnisse und Sehnsüchte zu verstehen, die in der Legende verborgen sind. Wenn der Klient sich gehört und verstanden fühlt, löst sich das Problemverhalten auf.

4. Schließlich wird dem Klienten eine neue, kohärente Fassung seiner eigenen Geschichte angeboten, die eine freundlichere Sicht der Dinge nahelegt.

5. Rege konkrete Schritte zur Umsetzung im Alltag an, die sich aus der Geschichte ergeben (Madanes 1997).

▶ Lange Zeit hatten sich die Eltern um ihre ältere Tochter Sorgen gemacht. Seit sie zum Studium fortgezogen war, stand vermehrt die 14-jährige Katja im Mittelpunkt. Katja tat einiges für ihren Ruf als Sorgenkind – sie war in der Schule unaufmerksam, bekam ständig Einträge wegen kleinerer Vergehen und nahm die Schule weit weniger wichtig als Verabredungen mit ihren Freunden. Doch die Sorge der Eltern, Katja könnte abrutschen und auf die schiefe Bahn geraten, stand in keinem Verhältnis zu den tatsächlichen Problemen. In der Familiengeschichte gab es die Legende vom jüngeren Bruder des Vaters, der nach der Migration begonnen hatte, Drogen zu nehmen, delinquent wurde und schließlich an einer Überdosis gestorben war. Der Vater hatte den Auftrag gehabt, sich um seinen Bruder zu kümmern, und litt sehr unter Selbstvorwürfen, dass ihm dies nicht gelungen war. Zumindest wollte er zu erreichen versuchen, dass nicht auch noch die Töchter abrutschte.

Katja machte es mir leicht, eine freundlichere Geschichte zu finden. Sie war hochmotiviert, eine ausländische Schule zu besuchen. Die Eltern hatten eingewilligt, dass sie bei einer Gastfamilie Französisch lernte. Dort hatte sie die Rolle eines Au-pair-Mädchens übernommen und die kleinen Kinder gehütet. Ausführlich ließ ich mir von ihr und den verblüfften Eltern schildern, welche positive Einschätzung sie von ihren Gasteltern erhalten hatte: umsichtig, zuverlässig und hilfsbereit. Die

Eltern begannen, andere Seiten an ihr wahrzunehmen, und erkannten, dass die schlimmsten Befürchtungen offensichtlich unbegründet waren.

Zu Beginn unseres Lebens werden wir in ein Stück hineingeboren, das wir uns nicht selbst ausgewählt haben. In der mittleren Phase einer Therapie frage ich gerne: »Wenn dein Leben ein Buch wäre, wäre es eher ein Drehbuch für einen spannenden Film oder für ein trauriges Stück? Wenn du erkennen würdest, dass du nicht nur Mitspieler, sondern Hautperson und gleichzeitig Regisseur dieses Stückes bist – das Stück deines Lebens ... Welche Ideen und Einfälle hättest du für die kommenden Kapitel? Wären es eher schwere oder heitere Kapitel, die sich da abzeichnen? Was wäre ein Titel für das Kapitel, das von der schweren Zeit handelt, die hinter dir liegt? Welcher Titel passt für das gegenwärtige Kapitel? Natürlich ist das Ende noch offen. Hast du eine Idee, wie das nächste Kapitel heißen könnte – über die Jahre vor dir –, das noch gar nicht geschrieben wurde?«

12.4 Metaphern

In der systemischen Therapie wird zwischen sprachlichen oder digitalen Mitteilungen und analogen Ausdrucksformen unterschieden, die mit Hilfe von Symbolen, Zeichen oder Bildern kommunizieren. Metaphern und Analogien sind ein wichtiges Medium der Kommunikation und der Psychotherapie (Lakoff & Johnson 1980, 1999, Retzer 1993). Anders als verbale Interventionen regen sie das »rechtshemisphärische« gefühlsnahe, bildhafte Verstehen an. Metaphern sprechen in Bildern und Gleichnissen. Als indirekte Form der Kommunikation lösen sie eher keine Reaktanz aus (Schütz & Freigang 2002). Das Verhältnis der Metapher zum Problem oder zum Beziehungsfeld ist isomorph: Eine Form, ein Bild oder ein Ausdruck steht, pars pro toto, für etwas Anderes (Goetze 2002, Gordon 1996, Wirl 1993). Erfahrungen werden auf bildhafter emotionaler Ebene geordnet.

Bilder und Familienskulpturen können als Metaphern verstanden werden, die komplexe Beziehungs- und Problemmuster versinnbildlichen. Metaphern helfen, einen anderen affektiven Rahmen zu schaffen. Sie regen das bildhafte Denken an und eröffnen Perspektiven und Lösungswege. Therapeutische Botschaften lassen sich mit ihrer Hilfe anschaulich vermitteln.

Die Klagen der Familie können in einer therapeutischen Metapher aufgegriffen werden, die zu einem anderen Verständnis führt und Handlungsschritte nahelegt. Als Leitmetapher werden von Familien Themen angeboten wie: »Kein Weg, nirgends« oder »I'm so sad and lonely«. Diese Problemmuster können durch Metaphern positiv umgedeutet oder konfrontierend zugespitzt werden.

»Ihr Sohn sitzt in der Sänfte, er hat verlernt, selber Schritte zu tun – wie lange wollen Sie ihn noch tragen?«

Eine gute Metapher sagt mehr als tausend Worte; wenn sie einleuchten, können sie über den gesamten Therapieverlauf hinweg als roter Faden dienen. Sie können sich auf eine Person beziehen, auf ein Symptom, ein Beziehungsgefüge, auf die Familie als Ganzes oder auf die Beziehung zum Therapeuten. Eine konfrontierende Metapher spielt auf das Entwicklungsalter an: »Du bist elf und verhälst dich manchmal wie fünf. Wie groß bist du? Kannst du deine wirkliche Größe einnehmen, statt dich klein zu stellen?«

Metaphern auf individueller Ebene. Jugendlichen und Eltern mit einem »raschen Temperament« erzähle ich gerne von dem Unterschied zwischen einem Ackergaul und einem edlen arabischen Vollblutpferd: »Als schweren Ackergaul würde ich dich nicht gerade bezeichnen – du erinnerst eher an ein edles Rennpferd. Sehr schnell, aber auch temperamentvoll. Was kann man mit einem solchen edlen Gaul tun, damit er nicht unruhig wird und durchgeht?«

Kinder, die für viele Dinge etwas länger brauchen, erinnere ich an den Unterschied zwischen einem Benziner und einem Auto mit Dieselmotor: »Wer sich mit Motoren auskennt, weiß: ein Dieselmotor braucht einige Zeit, bis er warm ist. Doch wenn der mal läuft, dann läuft er!« Werden Wutausbrüche oder Impulsivität als Problem präsentiert, verwende ich gerne die Metapher einer »kurzen Lunte«.

Manche Kinder tun sich mit dem Lernen schwer. Ich erzähle dann von einem Computer aus einem Discounter, mit einer sehr guten Ausstattung, aber mit Komponenten, die nicht immer gut aufeinander abgestimmt sind: »Lernblockaden kennt mein Computer auch. Wenn zu viele Programme gleichzeitig hochgefahren sind, geht irgendwann nichts mehr. Die Kiste hängt einfach, und man muss erst ein paar Programme herunterfahren oder die Reset-Taste drücken, bevor man weiterarbeiten kann.« »Mein Gehirn schaltet manchmal auf Standby – kennst du das auch? Du sitzt da und hast nichts mitbekommen.« »Dieses Kind hat sehr feine Antennen, es bekommt vieles mit und braucht ein dickeres Fell. Er funktioniert wie ein Blitzableiter, er zieht alle Spannung an sich.« Ich spreche gerne von der »Liebe, die Nein sagt«, die ebenso wichtig ist wie die »Liebe, die Ja sagt«, vom »Ja« zu sich statt dem »Nein« zum Kind. »Kennst du den besten Computer der Welt, leistungsfähiger als jede Maschine? Er sitzt zwischen deinen beiden Ohren.« Der Familientherapeut Peter Nemetschek (2000) geht noch einen Schritt weiter und betont, dass jeder Mensch nachweislich ein Erfolgsmodell ist, das zu Beginn seiner Existenz Millionen von Mitbewerbern hinter sich zurückgelassen hat.

Metaphern für Beziehungsmuster. Metaphern können auf analoger Ebene komplexe Muster des Systems wiedergeben. Eine typische Klage von Eltern über heranwachsende Kinder lautet, sie würden nur etwas tun, wenn die Eltern ständig drängen und daneben stehen. Diese Situation vergleiche ich mit einem Hausbau: »Der Vorarbeiter sagt, was am Vormittag zu tun ist, aber zwischendurch kommt er und schaut, was für Fortschritte es gibt. Selbstverständlich fängt er nicht an, selbst zu mauern, er sagt vielmehr, was genau getan werden soll. Gelegentlich schaut er nach, was passiert, denn ganz ohne Aufsicht geht es nicht.« Bei Scheidungskindern spreche ich davon, dass sie nicht zu »Briefträgern« der Eltern gemacht werden sollen. »Es ist wunderbar, wenn Kinder gerne den kleinen Prinzen spielen oder die kleine Prinzessin, das steht ihnen durchaus zu ... solange es einen König daheim gibt, oder eine Königin, die gut zu regieren weiß.« »Diese Beziehung ist wie ein Gummiband – du hängst fest, mein Freund ... Du trinkst mit 16 Jahren noch Muttermilch, und das macht dir Bauchweh – Liebe kann ein Käfig sein. Du musst lernen, über deinen Körper zu regieren und nicht zuzulassen, dass die Sorge um deine Mutter und deinen Vater über deinen Bauch regieren« (Minuchin 2004).

Symptome können als Metaphern für Probleme auf der Ebene der Familienbeziehungen verstanden werden. Klagen über Ungerechtigkeiten im Umgang mit Geld können stellvertretend für schwierige Beziehungskonstellationen stehen; eine Jugendliche, die sich zwanghaft die Haare ausreißt, kann sich für etwas bestrafen, das ihr andere angetan haben. Eine Esssymptomatik kann Ausdruck eines Konflikts um Zuneigung und Liebe sein (Madanes 1997).

Metaphern für die Familien als Ganzes. Gerne vergleiche ich Familien mit einer »Mannschaft, die einen Trainer braucht« und einen Schiedsrichter – die mitreißen können, aber auch gelbe und rote Karten verteilen und auf Fairplay achten. »Ist die Familie ein Team, auf das man stolz ist, oder ein loser Haufen, der nichts geregelt bekommt? Gehört man gerne diesem Team an?« Eine andere Metapher ist die einer Familien-Band: »Wenn die Familie ein Quartett oder ein Quintett wäre – welche Musik würde gespielt werden? Was wäre das Leitmotiv, die Grundmelodie? Gibt es lauter Solisten, die nebeneinanderher spielen, müssen alle immer dieselben alten Weisen spielen? Ist es zulässig, auszuscheren, Akzente zu setzen und irgendwann ein eigenes Duo zu gründen?«

Familien können mit einem Haus verglichen werden: »Wenn eure Familie ein Haus wäre – seid ihr ein Haus ohne Hüter oder ein gemütliches, warmes Haus? Gibt es gemeinsame Räume, ein privates Zimmer für die Eltern, Schilder, auf denen »Bitte anklopfen« steht, oder fehlen die Türen? Wo trifft man sich in diesem Haus – und wenn das Haus aus Holz gebaut wäre und man einfach eine

Wand versetzen könnte: welche Veränderungen würdet ihr gerne vornehmen?«

Wenn kleine Kinder allzu sehr über ihre Eltern bestimmen wollen, frage ich: »Wie seid ihr hierher gekommen? Mit dem Auto? Und wer saß am Steuer – die Mama? Was passiert, wenn zwei Leute gleichzeitig am Lenkrad sitzen, Gas geben oder bremsen wollen?« Die Aufgaben der Erziehung vergleiche ich gerne mit einem Garten – manche Menschen lieben exakt gezirkelte Gärten mit streng angelegten Hecken. Andere Eltern halten Kindererziehung für einen Dschungel oder den Garten Eden, in dem alles von alleine wächst und Pflanzen sich am besten entfalten, wenn man sich gar nicht um sie kümmert. Doch nach meiner Erfahrung brauchen Pflanzen ein gewisses Maß an Pflege, Wasser, Dünger, damit sie die Chance haben, sich zu entfalten – sonst verdorrt der Garten oder es gibt ein dichtes Gestrüpp. »Diese Familie wirkt wie ein Boot ohne Steuermann und ohne Kapitän ... Die Mannschaft glaubt, selbst steuern zu müssen, damit sind Kinder überfordert ...« »Als alleinerziehende Mutter rudern Sie das Boot allein ... Es hat keinen Zweck, darauf zu warten, dass der Ex-Mann den anderen Riemen ergreift ... Immerhin müssen Sie sich nicht ständig über den Kurs auseinandersetzen!«

Metaphern für die Beziehung zum Therapeuten.   Statt Metaphern wie »Richter«, »Polizist«, »Klagemauer« oder »Psychopille« für meine Rolle als Therapeut zu nutzen, definiere ich die Beratung als eine Entdecker- oder Abenteuerreise in das Land der unentdeckten Möglichkeiten und vergleiche meinen Aufgabe mit einem Bergführer, der das Terrain kennt.

Lebende Metaphern.   Sie dienen als Sinnbild für eine besondere Aufgabe, vor der ein Kind steht. In manchen Heimeinrichtungen werden Kinder mit der Versorgung von Tieren beauftragt, um die sie sich gut zu kümmern haben, die Futter, Auslauf und Pflege benötigen. Kindern mit einer Phobie vor Hunden kann man vorschlagen, einen Welpen zu suchen, der vor Menschen mehr Angst hat als das Kind vor Hunden, um ihn dann allmählich an Menschen zu gewöhnen (Haley 1976, Pichot & Coulter 2007, Retzlaff 2002). Ein anderes Beispiel ist das Pflanzen und die Pflege eines Baumes oder Hains durch Schüler, die an ihrer Schule unter dem Eindruck von Gewalttaten stehen.

12.5 Anekdoten

Anekdoten und eingebettete Fallgeschichten machen Therapiesitzungen lebendiger. Entwicklungsschritte fallen leichter, wenn man sich an anderen Menschen orientieren kann, die ähnliche Wege beschritten haben. Eine einfache therapeutische Kurzgeschichte beginnt mit dem Satz: »Ich hatte mal einen Klienten ...«, oder mit: »Die letzte Familie, die mit einem ähnlichen Problem bei mir war, hat ...« Milton Erickson streute auf diese Art therapeutische Ideen in seine Gespräche ein. Pioniere der Familientherapie wie Whitaker erzählten mitten im Familiengespräch ihre primärprozesshaften Assoziationen, und Bernhard Trenkle erzählt gerne Witze, die eine therapeutische Botschaft transportieren (Trenkle 1994). Ich erzähle gerne Geschichten aus dem Alltag, der Klatschspalte der Tageszeitung, aus meiner therapeutischen Arbeit, zitiere Songs, Gedichte oder Geschichten von Mulla Nasruddin, die eine »Isomorphie« zu den Themen der Familie aufweisen. Anekdoten sollen Problemmuster verdeutlichen und Lösungsideen anregen.

Viele Entwicklungen verlangen vom Kind und von den Eltern Übung, Ausdauer und Engagement. Um diese Idee zu vermitteln, erzähle ich etwa: »Nach der Arbeit gehe ich gerne im nahegelegenen Hallenbad schwimmen ... In meiner Heimatregion Schleswig-Holstein ist die Zahl von Kindern, die ertrinken, drastisch gestiegen – immer mehr Kinder lernen nicht richtig schwimmen ... Sie planschen lieber in Erlebnisbädern herum und werden nicht angeleitet. Neulich habe ich im Hallenbad diesen kleinen Knirps gesehen, vielleicht vier, höchstens fünf Jahre alt – sein Vater kam irgendwo aus dem Ausland ... und ermutigte ihn liebevoll: Noch einen Zug, noch einen, du schaffst es! Er brachte seinem Söhnchen mit Geduld, Liebe und Zeit das Schwimmen bei. Wenn Kinder sich freischwimmen sollen, müssen sie und ihre Eltern Einsatz zeigen.«

Mein-Freund-Hans-Technik. Wie viele andere Konzepte und Interventionen der systemischen Familientherapie geht diese Technik auf Erickson zurück. Der Familie wird eine Fallgeschichte von Klienten mit einem ähnlichen Problem erzählt, die eine Lösung gefunden haben. In einigen kleineren Details unterscheidet sie sich von dem realen Problem des Klienten. Meist rede ich über ein Kind, das etwas jünger ist als das Kind in Beratung – »Ich hatte mal ein Mädchen in Therapie, das war etwa zwei Jahre jünger als du ...« – und beschreibe dann, wie es nach einigen Anfangsschwierigkeiten einen guten Weg gefunden hat, sich aus seinen Sackgassen zu befreien: »*Was Sie da erzählen, erinnert mich an einen jungen Kollegen, der wegen der Behandlung eines Jungen meinen Rat suchte. Dieser Junge war mit fünf Jahren noch Bettnässer. Ich erklärte, was Kindern am meisten hilft, sei die Zuversicht: »Du wirst es packen«, und zwar die Zuversicht der Eltern und die Zuversicht bei einem selbst. Eltern haben ja manchmal die Ahnung: Der Frühling kommt ... vielleicht ist es diesen Sommer so weit, dass er es schafft ohne Windel. Sie haben dieses Vertrauen, lassen das Kind ohne Windel herumspringen. Wir haben dann* *noch über bewährte Strategien gesprochen, wie Klingelhosen, Medikamente und dergleichen. Doch mein Kollege erzählte mir einige Wochen später, dass sich das Training als überflüssig erwiesen hätte. Die Eltern hatten berichtet, das Erstgespräch habe ihnen die Zuversicht gegeben, dass ihr Sohn sein Problem meistern werde. Und seither war das Bett morgens immer trocken. Mein Kollege ergänzte, dass er seiner Frau von diesem >Prinzip Hoffnung< erzählt hatte, und sein eigener achtjähriger Sohn schlief seit der letzten Woche ebenfalls in einem trockenen Bett!«*

Mein-Freund-Joe-und-mein-Freund-Jim-Technik.   Manchmal biete ich Familien zwei alternative Geschichten an, von denen die eine eine Lösung beinhaltet, die auf das präsentierte Problem übertragbar ist, während die andere Geschichte zum Scheitern führt. Danach frage ich die Familie, welchen Weg sie wohl einschlagen werde: »Wissen Sie, die Wissenschaft hat festgestellt, dass ein Drittel der Paare, die sich scheiden lassen, Jahre später als Eltern gut zurechtkommt, fair ist und sich konstruktiv um die Kindern sorgen kann. Einem Drittel der Paare geht es mäßig. Und bei einem weiteren Drittel herrscht fortwährender Kriegszustand. Ich weiß ja nicht, zu welcher Gruppe Sie zählen.« Meist betonen Familien, dass sie sich mindestens zu der mittleren Gruppe rechnen.

Anekdoten aus dem Leben des Therapeuten.   Als Therapeuten müssen wir eine professionelle Distanz wahren, aber auch eine gute tragfähige Beziehung eingehen. Sehr sparsam und wohlüberlegt erzähle ich aus meinem eigenen Leben. Therapeutische Selbstoffenbarungen sollten nicht eingesetzt werden, um leidvolle Erzählungen von Klienten mit einer Gegengeschichte zu beantworten. Doch wir wirken überzeugender, wenn wir uns in die Begegnung mit Klienten als Person einbringen und unsere eigenen Schwächen und Stärken zeigen. Familien bevorzugen Therapeuten, die nicht distanziert bleiben, sondern als Person greifbar werden (Roberts 2005).

12.6 Therapeutische Geschichten

Das Erzählen von Geschichten ist ein uraltes Medium der Pädagogik und Rhetorik. Die familiäre Konstruktion von Wirklichkeit erfolgt über das Erzählen von Familiengeschichten und Legenden. Erzählungen der Eltern, Kinderbücher und Märchen tragen wesentlich zur Sozialisation bei. Heute werden kulturelle und soziale Regeln auch über Comics, Filme und Fernsehsendungen vermittelt. Geschichten und Märchen haben sich in der Familientherapie als nützliche Interventionsform bewährt (Fellner 1976, Mills & Crowley 1986, Müller 1993, Wernitzing 1994). In der Vergangenheit bestand bei Anhängern der nondirektiven

Spieltherapie die Sorge, dass durch Geschichten zu sehr der freie Ausdruck und die Fantasietätigkeit beeinflusst würde (Gil 1994). Heute werden in der Spieltherapie allgemein sehr viel stärker strukturierte Interventionen eingesetzt. Wenn ich therapeutische Geschichten erzähle, gebe ich nicht einen konkreten Weg vor, den das Kind gehen soll, sondern biete Ideen über mögliche Wege an, die eingeschlagen werden können.

Die Geschichten der Familien, die in Therapien erzählt werden, berichten von Schwierigkeiten und brechen dann unvermittelt ab. Sie ähneln der Geschichte einer Wanderung, bei der man an eine Steilwand kommt und dann nicht mehr weitergeht; die Familien hören auf zu erzählen, als stünden sie noch immer vor derselben Wand. Diese Stagnation einer werdenden Geschichte lässt sich auflösen, indem ich geduldig nachfrage: »Und was passierte dann?« Gutenachtgeschichten mit dem Ende: »Dann kam der Wolf und fraß die Großmutter. Und jetzt gute Nacht!«, sind offensichtlich nicht wirklich wohlgestaltet. Therapeutische Geschichten ähneln Märchen, die zu einem guten Ende gebracht werden müssen, damit Kinder und Eltern ruhig schlafen können.

Geschichten bieten einen guten Zugang zur Welt von Kindern. Sie sprechen die Imagination der Kinder an, verwenden eine bildhafte, metaphorische Sprache und vermitteln therapeutische Botschaften und Lösungsideen auf eine kindgemäße Weise. Über manche Themen kann leichter gesprochen werden, wenn zunächst eine Geschichte erzählt wird und eine Atmosphäre entsteht, die Kindern vertraut ist.

Als indirekte, analog wirkende Form der Kommunikation lösen solche Geschichten innere Suchprozesse im Kind aus und führen eine Innenwendung herbei. Durch die Aktivierung von rechtshemisphärischen Prozessen werden therapeutische Botschaften leichter angenommen. Bei der Behandlung von traumatisierten und körperlich kranken Kindern ermöglicht das Erzählen von Geschichten mit Stellvertreter-Gestalten, die mit einem ähnlichen Problem ringen wie das Kind, eine Auseinandersetzung mit schweren Themen bei gleichzeitiger emotionaler Distanzierung.

In der Regel ergeben sich aus Geschichten direkte Ansatzpunkte für weitere Interventionen. Das Kind kann sich mit den Gestalten identifizieren und von ihnen als Modell lernen. In der einen oder anderen Gestalt findet es sich wieder und kann Fragen stellen, die es nicht stellen würde, wenn die Geschichte von der eigenen Person handeln würde. Eltern bietet das Erzählen von Geschichten und das Vorlesen von Kinderbüchern eine gute Gelegenheit, die Nähe und Verbundenheit zu ihrem Kind zu stärken, aktiv bei der Lösung seiner Schwierigkeiten zu helfen und die eigene elterliche Kompetenz und Fürsorge zu zeigen.

Formen von therapeutischen Geschichten. *Fantasiegeschichten* transponieren Aspekte der Wirklichkeit des Kindes in eine andere Form, etwa indem das Kind eingeladen wird, sich vorzustellen, die Eltern und Geschwister seien Tiere, die ein Abenteuer erleben (Arad 2004).

Spiegelgeschichten geben das Problem des Kindes mit kleinen Änderungen wieder. Sie melden ihm zurück: »Dies ist mein Verständnis von dem, was ich von dir gehört habe« (Kritzberg 1975).

Lösungsorientierte Geschichten bieten relativ offen und gleichzeitig direktiv mögliche Wege an, die das Kind oder die Familie beschreiten kann.

Metaphorische Geschichten nutzen bildhafte Vergleiche, die auf einer bildhaften Ebene Lösungswege vermitteln (Trenkle 1997): »Mit Ängsten ist es wie mit einem Tier, das sich in einer Schlinge verfangen hat, die an einem Baum befestigt ist: Man muss auf die Schlinge zugehen, um sie lösen zu können; je mehr man zieht und fort will, desto fester zieht sich die Schlinge zu. Ein Tier kann nicht verstehen: Du musst auf die Schlinge zugehen, um dich befreien zu können.«

Paradoxe Geschichten übertreiben ein Problemmuster und gehen meist böse aus – der Anti-Held steuert konsequent auf den Abgrund zu: »Dein Verhalten erinnert mich an etwas, das ich neulich in der Zeitung gelesen habe. Es ging um einen jungen Mann; kaum dass er den Führerschein hatte, ist der mit einem neuen geliehenen BMW den Boxberg heruntergefahren. Er war viel zu schnell, ist in die Kurve gegangen – Totalschaden! Der schöne neue Wagen. Das war wirklich nicht besonders schlau!«

Suggestiv-direktive Geschichten skizzieren einen Weg und geben Hinweise auf zur Lösung des Problems erforderliche Qualitäten, zu erwartende Rückschläge, Hindernisse auf dem Weg, die Notwendigkeit einer gemeinschaftlichen Anstrengung der Familie als Team oder einer Vorbereitung auf das, was nach Überwindung der Hindernisse auf die Familie zukommt. Ein Beispiel für einen Film dieses Genres ist *Karate Kid:* Ein Junge wird von Gleichaltrigen gehänselt und gedemütigt. Er findet einen Karatemeister, der ihm Unterricht gibt, aber von ihm verlangt, dass er erst einmal ein Jahr konsequent trainieren muss, bevor er sich wirklich effektiv zur Wehr setzen kann.

Geschichten zur *Übernahme einer anderen Perspektive* dienen dazu, Probleme von einer anderen Warte aus zu sehen und Werte zu vermitteln. Ein bekanntes Beispiel aus der Literatur ist *Prinz und Bettelknabe* von Mark Twain.

Umdeutungsgeschichten machen aus dem Problemmuster eine Ressource. Eigenschaften und Handlungen, die zuvor positiv gewirkt hatten, offenbaren sich als Problem. Im Märchen vom Hasen und dem Igel erweist sich die Bedächtigkeit des Igels als Ressource, während die Eifrigkeit des Hasen Tod ist.

Indirekte Geschichten transportieren therapeutische Botschaften auf metaphorischer Ebene – Bobo Siebenschläfer erlebt allerlei Abenteuer, bevor er so müde wird, dass er sich freut, endlich schlafen zu dürfen.

Geschichten von rituellen Übergängen vermitteln die Botschaft, dass sich der Held im Laufe der Erzählung wandelt. Diese unumkehrbare Entwicklung hin zu einer neuen Identität wird durch einen neuen Namen markiert.

Die Familie kann gemeinsam eine Geschichte entwickeln, oder das Kind oder der Therapeut sind die Erzähler. Fortsetzungsgeschichten werden über mehrere Therapiestunden hinweg erzählt. Generell ähnelt die Hauptfigur in bestimmter Weise dem Kind. Sie steht vor Schwierigkeiten, die einen deutlichen Bezug zu seinen Problemen aufweisen. Geschichten können auch mit Hilfe von Handpuppen oder Stofftieren erzählt werden. Ich arbeite gerne mit einer Familie großer Stoffbären, die ihren kleinen Bärenkindern Geschichten mit therapeutischer Wirkung erzählen. Solche Geschichten können vorgelesen oder frei erzählt werden. Durch Fotos und Comic-Zeichnungen werden sie zu Bildergeschichten. Sie können mit Mini-Figuren, als Puppen- oder Theaterspiel präsentiert und als Reportage auf CD oder Video aufgenommen werden. Bei jüngeren Kindern ist es hilfreich, Bilderbücher oder eine Kiste mit Fotos, interessante Reisesouvenirs und Artefakte oder auch Mini-Figuren zur Verfügung zu haben, die zum Erzählen von Geschichten animieren.

Prozesshinweise. Geschichten wirken lebendig, wenn das Erzähltempo und der Rhythmus variiert werden. Eine sorgfältige Betonung von Schlüsselsätzen vermittelt Spannung und Dramatik. Der Verzicht auf allzu detaillierte Vorgaben lässt dem Kind Raum für Fantasie. Durch Einweben von visuellen, auditiven und kinästhetischen Sinneswahrnehmungen, die das Sehen, Hören und Fühlen ansprechen, gewinnen Geschichten an emotionaler Ausdruckskraft (Grinder & Bandler 1976, Wirl 1993). Die kognitive Komplexität sollte auf das Kind abgestimmt werden. Mit eingestreuten Botschaften kann das Kind ermutigt werden, sich zu trauen, Schritte zu tun, die es einer Lösung seiner Probleme näher bringen.

Geschichten reihum erzählen. Bei dieser »Anwärmtechnik« wählt jedes Familienmitglied eine Mini-Figur oder eine Handpuppe aus. Der Therapeut beginnt mit einem Satz, etwa: »Es war einmal ein Krokodil ...«, und jedes Familienmitglied fügt reihum mit seiner Figur einen Satz hinzu; Mutter: »Das Krokodil traf einen Hasen, der etwas schüchtern war.« Kind: »Der schüchterne Hase lief in den Wald und ...«

Satzergänzung. Der amerikanische Psychologe Branden (1983) hat Satzergänzungen als Methode entwickelt, um unausgesprochene, nicht bewusst repräsentierte Themen und Emotionen anzusprechen. Der Therapeut bietet den Anfang einer Geschichte oder ein Reihe von Satzfragmenten an, die ergänzt werden sollen: »Bitte, vervollständige die Geschichte: Eines Tages ging König Fitzi in den Wald ...«, »Eines Tages war meine Mama wirklich fröhlich, weil ...« (Sherman & Fredman 1986). Bei einer Variante wird der Anfang einer Geschichte erzählt, die vollendet werden soll (Weber & v. Klitzing 2004).

Geschichten der Eltern als Ressource.   Die meisten Familien verfügen über einen reichen Schatz an Geschichten, die selbst erlebt wurden. Sie sind eine Fundgrube für die Lösung gegenwärtiger Schwierigkeiten. Kinder lieben Geschichten über ihre Herkunft, aus der Zeit, als Papa und Mama selbst noch klein waren und alle erdenklichen Hindernisse gemeistert haben (Fiese et al. 1995). Kinder und Jugendliche hören der Schilderung sehr genau zu und übernehmen manchmal mehr, als den Eltern lieb ist – etwa den einen oder anderen Schulstreich. Wenn eine Jugendliche vor einer schwierigen Aufgabe steht, schlage ich gerne vor: »Interviewe doch einmal deine Eltern, wie die mit 15 oder 16 Jahren in der Schule waren. Lass dir ausführlich erzählen, wie es bei ihnen war!« Dabei bleibe ich auf der Prozessebene und sorge nur dafür, dass die Erzählung fließt, indem ich gelegentlich Fragen stelle: »Hast du gewusst, dass dein Vater auch ›auf die harte Tour‹ gelernt hat? Wie wäre es, wenn du dieses ›Expertenwissen‹ nutzen würdest?«

Seriengeschichten.   Gute Geschichtenerzähler erzeugen Spannung. Eingebettete Geschichten und Fortsetzungsgeschichten – wie die Märchen aus *Tausenundeine Nacht*, *Lippels Traum* von Paul Maar (1984) oder die sieben *Harry Potter*-Bände – kleiden das Leitthema in unterschiedliche Geschichten, die aneinander anknüpfen. Auf die nächste Fortsetzung wird Neugier geweckt: »Und ihr fragt euch wohl, was dann geschah ...« In Kindertherapien rege ich an: »Überlegt einmal, wie diese Geschichte enden könnte!«, und setze sie dann in der nächsten Stunde fort.

Fotoalben als illustrierte Familiengeschichten.   Fotoalben sind illustrierte Bilderbücher, in denen Familiengeschichten und Anekdoten aufbewahrt werden. Sie bieten einen wunderbaren Einstieg für eine Schatzsuche nach Ressourcen – bei der Rekonstruktion der Familien-Geschichte etwa in Adoptiv- und Stieffamilien, wenn ein Vater die Familie verlassen hat oder nach massiven Umbrüchen im Zuge von Flucht und Migration – und geben einen roten Faden, um ins Erzählen zu kommen (Anderson & Malloy 1976, Eikmann 1980, Entin 1981, Gil 1994, Kaslow & Friedman 1977).

Als Vorbereitung schlage ich vor, drei Bilder mitzubringen, die jeder Person etwas bedeuten. Pro Person benötigt man zum ruhigen Durchsprechen etwa

15 Minuten – mit Familien nimmt diese Intervention einige Zeit in Anspruch. Zunächst wird erläutert, was einem die ausgewählten Bilder bedeuten. Dabei achte auf folgende Aspekte:

- Welche Auswahl an Bildern wurde getroffen?
- Welche Haltung des Fotografen lässt das Bild erkennen?
- Wie hat sich die Person im Laufe der Jahre verändert?
- Welche Stimmung vermitteln die Bilder insgesamt?
- Wie wirken die Nähe und Distanz zwischen den Angehörigen?
- Welche Person ist immer wieder nicht abgebildet?

Von Jugendlichen, die von ihren Eltern schlimm behandelt wurden, oder bei fortwährenden Vorwürfen – »Du bist ein ungewolltes Kind und hast mein Leben zerstört!« – lasse ich mir ein Lieblingsbild aus der Babyzeit zeigen. Oft wird spontan deutlich: Dieses Baby war klein, schutzbedürftig, durch und durch liebenswert – egal was Eltern sonst sagen mögen (Madanes 1997).

Die Löwinnengeschichte. Alleinerziehenden Müttern und ihren Kindern erzähle ich gerne meine Löwinnengeschichten: »Wahrscheinlich kennt ihr die afrikanischen Löwen – sie sind groß und stark! Das Besondere an ihnen ist: sie jagen zusammen, besonders die Weibchen! Die Löwinnen kommen sehr gut zurecht. Und die Löwen? Liegen meist nur herum, tun einfach gar nichts. Eine Löwin schafft das Jagen schon allein – vielleicht mit ein paar anderen Löwinnen zusammen. Sie weiß: es macht wenig Sinn, darauf zu warten, bis so ein Löwenbursche aufsteht und jagen geht. Ab und zu brüllen die so herum – zum Fürchten! Löwinnen sind wirklich stark, sie haben mächtige Pranken und beschützen ihre Jungen. Sie können sehr sanft sein, schnurren, brummeln, doch manchmal merkt so ein junges Löwenkind: Ohoh!, die Löwen-Mama kann mächtig fauchen, mit der ist nicht zu spaßen!«

Wechselseitiges Geschichtenerzählen. Diese Technik ermöglicht es, auf kindgerechte Weise auf Probleme einzugehen. Sie ist bei einer Vielzahl von Problemen von kleinen und großen Kindern nützlich (Gardner 1993b).

Kinder erzählen oft spontan Geschichten. Sie sind ein Geschenk und werden mit einem Gegengeschenk in Form einer kleinen Geschichte beantwortet, die einen etwas besseren Ausgang hat. Auf Prozessebene entspricht das Muster der Intervention dem *Pacen* und *Leaden*: Das Kind erzählt spontan oder auf meine Bitte hin eine Geschichte. Diese Geschichte wird von mir nacherzählt, wobei ich ein oder zwei zentrale Themen aufgreife und mit denselben Charakteren eine zweite Geschichte erzähle, aber mit einem etwas besseren Ausgang. Dieses etwas bessere Ende ist ein kleiner, jedoch bedeutsamer Unterschied. Die Wiederholung der Geschichte mit fast denselben Worten (»Das ist ja meine Geschichte!«) führt zu einer hohen Aufmerksamkeitsfokussierung. Dem Kind werden alternative Handlungsmöglichkeiten aufgezeigt, und ihm wird vermittelt: »Eigentlich bist du schon fast am Ziel!«

1. Achte auf spontane Geschichten, die Kinder erzählen, oder:
2. Bitte das Kind oder die Familie: »Erzähle eine Geschichte mit einem Anfang, einem Mittelteil und einem Ende!«
3. Höre die Geschichte an.
4. Frage das Kind, ob du seine Geschichte aufgreifen und nacherzählen darfst – aber in einer etwas anderen Form!
5. Erzähle die gleiche Geschichte noch einmal – mit einem kleinen Unterschied und einem etwas besseren Ausgang.
6. Frage das Kind: »Was machst du aus dieser veränderten Geschichte?«

Die Lösungsgeschichte muss zur Situation des Kindes passen. Die Technik entspricht der elementaren Grundfigur von Psychotherapie: Menschen kommen zum Therapeuten und erzählen ihre Geschichte. Der Therapeut als wertschätzender Zuhörer nimmt diese Geschichte empathisch auf. Zusammen wird eine neue Geschichte entwickelt, die zur Wirklichkeit des Klienten passt und sie im doppelten Sinne aufhebt.

Wechselseitige Geschichten als Radiointerview.   Kinder lieben es, in ein Mikrofon zu sprechen und in einer fiktiven Radio-Sendung aufzutreten. Für diesen Zweck halte ich einen MP3-Spieler mit einem externen Mikrofon bereit:

THERAPEUT: »Hallo, dies ist Rudi Rätselhaft, der rasende Reporter. Willkommen, meine Damen und Herren, Jungens und Mädels! Magst du Ehrengast in meiner Radiosendung sein? Als besonderen Gast haben wir heute hier (halte Mikrofon hin): Werner! Schön dass du bei uns bist, Werner. Werner, wie alt bist du?«

WERNER: »Acht Jahre.«

TH.: »Wo wohnst du?«

WERNER: »In Heidelberg.«

TH.: »Welche Schule besuchst du? Die Schlossbergschule? Und in welche Klasse gehst du?«

WERNER: »In die dritte Klasse.«

TH.: »Was ist dein Lieblingsessen, Werner?«

WERNER: »Pizza und Pommes, mhm.«

TH.: »Nachdem wir jetzt einiges von dir erfahren haben, fangen wir nun mit unserem Programm an. Wir möchten gerne wissen, was du uns heute erzählen möchtest. Erzähle eine Geschichte mit einem Anfang, einem Mittelteil und . einem Ende. Bitte, Werner.«

WERNER: »Es war einmal ein kleiner Hund mit dem Namen Viktor, der lebte in einem Dorf. Das kam so: Der Papa von dem Jungen, dem Viktor gehörte, musste sich eine neue Arbeit suchen, da sind die dann umgezogen. Im Dorf gab es schon eine Menge anderer Hunde, die waren nicht besonders freundlich zu Viktor. Viktor wurde immer gebissen und wusste nicht, was er tun sollte; die anderen Hunde waren einfach zu stark. Am liebsten wollte er mit dem Jungen spielen, dem er gehörte, aber der war ja vormittags immer in der Schule.«

TH.: »Danke, lieber Werner, für dieses Gespräch, das war eine Supergeschichte. Und jetzt folgt eine Geschichte von Rudi Rätselhaft: ›Es war einmal ein kleiner Hund, der zog mit der Familie von dem Jungen, dem er gehörte, in ein Dorf. Im Dorf gab es schon eine Menge anderer Hunde, die waren nicht besonders freundlich zu Viktor. Viktor wurde oft gebissen und wusste erst gar nicht, was er tun sollte. Die anderen Hunde waren stark. Aber eines Tages kam sein Herrchen heim und sagte: Komm, Viktor, ich habe gehört, dass es einen Hundesportverein gibt. Da können wir hingehen, wir trainieren und lernen andere Jungen mit Hunden kennen. Viktor freute sich und konnte es kaum erwarten, zum Training zu kommen.«

Die Reportage kann stattdessen auch als »Telefoninterview« geführt werden, oder die Geschichten werden per E-Mail ausgetauscht. Kindern gebe ich eine CD mit der Aufnahme nach Hause mit.

Kreative Gestalten. Bei dieser strukturierten Technik werden Lösungen über Stellvertreter-Figuren aktiv angeboten (Brooks 1993). Zunächst wird ein zentrales Thema ausgewählt, das für das Kind emotional bedeutsam ist. Danach erzählt der Therapeut eine Geschichte, die Lösungswege aufzeigt. Als Rahmenhandlung dient eine fiktive Rundfunkreportage. Akteure sind verschiedene Tiere und eine Reihe von Gestalten mit einprägsamen Namen wie »der zornige Tom« oder »die schüchterne Käthe«, die symbolisch Aspekte des Problems und Anteile des Kindes repräsentieren. Eine weise Eule oder eine andere magische Figur steht für die Person des Therapeuten. Außerdem gibt es einen Reporter, der die Geschichte kommentiert und begleitet. Die Intervention wird mit der Bemerkung eingeleitet: »Ich habe mir eine Geschichte ausgedacht, hör sie dir einmal an!« Kommentare des Kindes werden aufgegriffen und in die Geschichte eingebaut. Der Reporter kann das Kind anschließend interviewen, oder es malt die Gestalten und die Geschichte.

- *Metaphorische Geschichten.*   Wie viele Therapeuten, die gerne Geschichten erzählen, orientiere ich mich besonders an der Arbeit von Mills und Crowley (1986). Bevor eine Geschichte entwickelt wird, sammle ich Informationen über die Interessen des Kindes, seine Lieblingshelden, das Lieblingstier, Orte, die besonders gemocht werden, und persönliche Vorlieben und Abneigungen, um seine Sichtweise gut einschätzen zu können. Danach wird eine Geschichte erzählt, die analog zum Problem des Kindes aufgebaut ist. Ein Held, der äußerlich ganz anders ist als das Kind, doch mit ähnlichen Wesenzügen, muss sich einer Herausforderung stellen. Er findet Helfer, die ihn mit magischen Eigenschaften wie Humor und Schlagfertigkeit unterstützen, macht eine Wandlung durch und meistert nicht nur die Aufgabe. Der Held wird zu einer anderen, reiferen Person, die zum Schluss öffentlich gefeiert wird.

Im Unterschied zu direkten lösungsorientierten Geschichten spricht diese Intervention nicht das rationale Verstehen, sondern stärker eine bildhaft symbolische Ebene des Verstehens an und wirkt zugleich auf bewusster und auf unbewusster Ebene (Mills & Crowley 1986). Bei der Konstruktion von Geschichten sind folgende Basiselemente zu beachten:

1. *Auftritt eines Helden und eines metaphorischen Konfliktes.* An einer Stellvertreterfigur – zum Beispiel einem Tier – wird ein Konflikt oder das Problem veranschaulicht, das sich dem Kind stellt. In einer einfachen Sprache werden die einzelnen Aspekte des Problems dargelegt: »Vor langer, langer Zeit, als das Wünschen noch geholfen hat, lebte in einem fernen Ort ein Mann, der wollte einfach nur glücklich und zufrieden leben. Doch er hatte ein Problem – ähnlich wie das Kind.«

2. *Auftritt von Helfergestalten.* Freunde und Helfer treten auf, die innere und äußere Ressourcen repräsentieren, die als Gestalten oder magische Objekte personifiziert werden: »Im Wald begegnen ihm drei Gestalten ...«

3. *Hinweis auf parallele erfolgreiche Lernerfahrungen.* Der Held meistert im Alltag schwierige Situationen und besinnt sich auf vergangene, erfolgreich bestandene Abenteuer, die ihm verdeutlichen: »Du kannst dein Problem meistern!«

4. *Metaphorische Krise.* Der Held besteht eine Reihe von Bewährungsproben, macht einen krisenhaften Wendepunkt durch und nutzt dabei die Unterstützung der Helfergestalten, ihre Ressourcen und die im Laufe der Geschichte gereiften Fertigkeiten.

5. *Neue Identität.* Schließlich hat der Held oder die Heldin nach der Krise seine Ziele erreicht, ist über sich selbst hinausgewachsen, ist ein anderer (eine andere) geworden und zählt nun zu den Großen.

6. *Würdigung.* Die Erfolge des Helden werden von der sozialen Umgebung gewürdigt, zum Beispiel in einer rituellen Abschlussfeier, und die Gemeinschaft bestätigt die Erfolge und die Veränderung des Helden.

▶ Der 9-jährige Frederik hatte seinen Kinderarzt nach einem Psychologen gefragt, mit dem er über seine schwere Sehbehinderung sprechen konnte. Ihn beschäftigte immer wieder die Frage, wie er sein Leben meistern würde, wenn er groß wäre und seine Eltern nicht mehr für ihn da wären. Die Gespräche taten ihm und seiner Familie gut, sie halfen im Sinne einer Begleitung bei der Auseinandersetzung mit den Folgen seiner Behinderung. Verständlicherweise gab es ihm wieder einen Stich, wenn Menschen von einem wunderschönen Sonnenuntergang schwärmten oder einem putzigen Hasen auf einer Wiese. Ich beschloss, ihm folgende Geschichte zu erzählen: »Irgendwann, irgendwo, weit, weit weg von hier, lebte vor langer, langer Zeit der Maulwurf Konrad. Konrad wohnte in einer wunderschönen Höhle, denn er konnte hervorragend graben und war ein guter Baumeister. In seiner kuscheligen Höhle fühlte er sich sehr wohl – er hatte ein Bett, er hatte Vorräte eingelagert, und gelegentlich bekam er Besuch von seinen Freunden, der Rennmaus Rudolf und dem Igel Lorenz. Wenn sie da waren, ging es ihm immer sehr gut, doch wenn sie fortgingen, verfiel der gute Maulwurf ins Grübeln. Er dachte bei sich: ›Wie mag es da oben wohl ausschauen?‹ So gerne wollte er einmal den Großen Fluss sehen, von dem ihm Rennmaus Rudolf und der Igel Lorenz immer wieder erzählten. Doch wenn er gelegentlich aus seinem Bau herausgeschaut hatte, leuchtete die Sonne zu grell, so dass er kaum etwas von der Welt gesehen hatte. Und so hing der gute Maulwurf verdrießlich herum, nichts gefiel ihm, und er ging nur noch selten aus dem Bau.

Nur nachts, wenn der Mond schien, traute sich Konrad, seinen Kopf aus dem Bau zu strecken und sich umzuschauen – so gerne hätte er sich an den Großen Fluss getraut. Ein kühler, frischer Lufthauch umstreifte seine Nase ... Doch – was war das? Unbekannte, wunderschöne Laute drangen an sein feines Ohr ... Konrad konnte einfach nicht widerstehen, er musste ihnen folgen, bis er auf der Weinbergwiese vor einer trockenen Mauer stand und die Musikerin entdeckte, die unaufhörlich fiedelte. Es war eine Zikade, die auf ihrer Fidel ein Nachtkonzert gab. So etwas Schönes hatte Konrad noch nie gehört. Eine Weile lauschte ihr Konrad andächtig. »Wer bist du?«, fragte er andächtig in einer Konzertpause, »deine Musik ist wunderschön!« »Zikki Zikade ist mein Name, und ich komme aus dem Land südlich vom Großen Fluss, wo es viele Musikanten wie mich gibt. Und du, wer bist du, und wohin bist du unterwegs?«< Konrad stellte sich vor und erzählte von seinem sehnlichen Wunsch, den Großen Fluss zu sehen, und seiner Furcht, sich im Lichte nicht zurechtzufinden. Zikki erwiderte: »Ich kann dir helfen, Konrad: Hier ist eine Muschel, die ich bei meinen Wanderungen aus dem südlichen Land, in dem der Große Fluss ins Meer mündet, mitgebracht habe. Wenn du sie an dein Ohr hältst, wirst du das Rauschen des Großen Flusses hören. Wenn du durch den Wald zurückkehren willst, lass dich von meiner Musik leiten, die du in der Muschel hören wirst. Folge dem inneren Ohr, und deine Füße werden dir schon den Weg weisen!« Konrad hatte nicht alles verstanden, doch er bedankte sich für das Geschenk von Zikki und machte sich auf den Weg.

Der Weg durch den Wald war weit ... Nach einer Weile kam Konrad an eine Kreuzung, von der vier Wege in verschiedene Richtungen abgingen. »Welchen soll ich nur nehmen, um an den Großen Fluss zu kommen?«, fragte er sich ratlos. Da fiel im der Rat von Zikki ein, er holte seine Muschel aus dem Rucksack, hielt sie ans Ohr und lauschte ... Bei einem Weg wurde das Rauschen deutlicher, und so folgte er diesem. Doch der Weg war weit, seine Füße begannen müde zu werden, und er machte sich Sorgen, ob er den Großen Fluss wirklich jemals finden würde. Da begegnete ihm auf dem Weg Hein Schnirkelschneck, der gemächlich sein Haus auf dem Buckel trug. »Wohin willst du«, fragte Hein. Als ihm der Maulwurf von seiner Sehnsucht nach dem Großen Fluss erzählte, lachte ihn Hein aus: »Der Fluss ist viel zu weit, das schaffst du sowieso nicht. Kehr lieber um!«, sagte er und schlurfte davon. In Konrads Ohr begann eine vertraute Melodie zu summen: »... schaffst du nicht schaffst du nicht.« Verzagt nahm Konrad die Muschel in die Hand, hielt sie ans Ohr. Doch was war das? Er konnte ganz deutlich ein helles Rauschen hören! Konrad sprang auf, eilte den Weg entlang, eine kleine Biegung noch, eine kleine Anhöhe: Und da, da packte ihn der zauberhafte Duft des Flusses, neue Gerüche strömten in seine feine Nase, er erkannte das glitzernde Band, von dem er so viel gehört hatte. Er rannte, er lief über die Wiese am Fluss, und jetzt hörte er ihn: das große, weite, tiefe Rauschen des Stromes, das er mit Hilfe seiner Muschel gesucht und gefunden hatte. Und dann konnte sich Konrad nicht zurückhalten, er tauchte seine Pfote in das kühle Wasser hinein – was für ein himmlisches Gefühl, den Fluss zu spüren! Es war viel schöner, als er es sich in seinen Träumen ausgemalt hatte. Am Fluss lernte er Quak, den Frosch, kennen, der ihm sofort anbot, ihm Schwimmunterricht zu erteilen, es gab Wiesengrillen, die Zikki gut kannten und wunderschön fiedelten, es gab wunderschöne Schmetterlinge. Doch irgendwann begann Konrad Heimweh nach seiner gemütlichen Höhle zu bekommen. Nach einigen weiteren Tagen am Fluss packte es ihn, Quak der Frosch begleitete ihn noch ein kurzes Stück und sagte zum Abschied: »Denke daran, Konrad, dass du an den Fluss immer wieder zurückkommen kannst – und eines Tages wirst du auch schwimmen können.«

Der Weg durch den Wald fiel Konrad leicht, er hatte gelernt, auf seine innere Musik zu vertrauen. Es begann zu regnen, zunächst leise, dann immer mehr – ein dichter, undurchdringlicher Regen. Doch Konrad trug den Gesang des Großen Flusses in sich und nahm seine Muschel nur gelegentlich in die Hand, mehr, weil sie sich so schön anfühlte, und fand seinen Weg, indem er auf seine innere Stimme lauschte. Seine Wanderung zurück zu seinem Heim führte ihn an der Weinbergwiese vorbei, er wollte sich bei Zikki für die Muschel bedanken, die ihn geleitet hatte – doch was war das? Dort, wo die Mauer gestanden hatte, auf der Zikki gesessen und gefiedelt hatte, roch es stark nach nasser, frischer Erde – der Hang war ins Rutschen gekommen und hatte Zikkis Zuhause verschüttet. Sofort machte sich Konrad an die Arbeit, er hängte den Rucksack mit seiner Muschel in den Baum, schaufelte einen ersten Gang durch den Erdrutsch, um Steine und Mauergeröll herum, einen zweiten Gang – hier war er in seinem Element, sein inneres Ohr sagte ihm: Hier bist Du ganz in der Nähe der Stelle, wo Zikki immer saß, und da fand er sie, ziemlich zerknautscht, doch sonst wohlbehalten, und zog sie in den von ihm gegrabenen Gang. »Das ist noch mal gut gegangen.« Oben an der Erde hatte der Regen inzwischen aufgehört. »Du bist mein Retter«, sagte Zikki, »ohne dich hätte ich es nicht geschafft, aus diesem Geröll herauszufinden.« »Ohne dich hätte ich nicht gelernt, auf meine innere Stimme zu lauschen, hätte den Fluss nicht gefunden, und dich auch nicht.« Rasch verbreitete sich die Kunde von der mutigen Tat des Maulwurfs im Wald. Auf dem Nachhauseweg priesen die Vögel seinen Mut, seine Entschlossenheit und seinen untrüglichen Orientierungssinn selbst im Dunkeln der Erde, den die meisten Tiere nicht kannten. Rudolf die Rennmaus und Lorenz der Igel waren sehr stolz und richteten ein großes Fest aus, mit leckeren Früchten des Waldes, und Konrad ließ es sich gutgehen … »Schön, dass du wieder da bist«, sagten sie, »wir hätten den Weg sicherlich nie gefunden!« »Ihr müsst lernen, euren inneren Stimmen zu folgen«, sagte Konrad, »sie weisen euch den Weg zum Großen Fluss!«

Frederik wirkte nach dieser Geschichte recht versonnen. Wir unterhielten uns über andere Themen aus seinem Schulalltag und dem Leben daheim, um die Erzählung wirken zu lassen. In den folgenden Sitzungen ging es ihm emotional sehr viel besser. Von sich aus erzählte er von Dingen, die er gut konnte und die ihm Spaß machten. Es gab durchaus immer wieder Situationen, in denen er wegen seiner Einschränkungen traurig war, doch er konnte sehr gut schildern, wie er sich nach kurzer Zeit wieder auf seine Fähigkeiten besinnen und sein Leben genießen konnte.

Comic-Geschichten. Eine Variante des Geschichten-Erzählens nutzt die Begeisterung von Kindern für Comic-Hefte. Gemeinsam wird eine Comic-Geschichte erfunden, in der es um das Problem des Kindes geht.

1. Auswahl eines Comic-Helden: Bitte das Kind, einen Comic-Helden auszuwählen und zu beschreiben. Dieser Held soll mächtig genug sein, um ihm bei seinen Problemen zu helfen. Er kann jede Gestalt haben, von Micky Maus bis hin zu Superhelden.
2. Auswahl von Ressourcen: Der Held verfügt über magische Ressourcen – wie zum Beispiel die Zaubertränke des Großen Schlumpfs usw.
3. Lass jetzt das Kind beschreiben, welche Handlungen es beobachten kann, die der Held unternimmt, um ihm bei der Lösung seines Problems zu helfen. Das Kind kann an all die Probleme und spannungsvollen Höhepunkte aus seinen Lieblings-Zeichentrickserien erinnert werden. Zunächst werden die Comic-Figuren das Gefühl haben, dass es keine Lösung für das Problem des Kindes gibt. Doch schließlich kommt der Held daher und rettet die Situation.

Briefe aus der Zukunft.   Viele Kinder wissen, was eine Zeitmaschine ist: Mit einer Zeitmaschine kann man prima in die Zukunft reisen und nachschauen, was einen im Jahr 200x erwartet. Durch die Fortschritte der hiesigen Universität verfüge ich in meiner Praxis über eine derartige ultramoderne Zeitmaschine; gegen Ende einer Therapie bitte ich die Familie, eine Zeitreise in das Jahr zu unternehmen, in dem alles »super-duper« ist. Anschließend bitte ich darum, mir einen Brief aus dem Jahr 200x zu schreiben.

Quatsch- und Fantasiegeschichten.   Unabhängig von ihrer therapeutischen Funktion macht es einfach Spaß, Geschichten zu erzählen. Die Geister der Neurose ziehen ins Dickicht sich zurück, wenn Familien lachen, Blödel-Geschichten erzählen und Fantasien ausspinnen. Mein Handpuppen-Chor erzählt in Sitzungen ulkige Quatschgeschichten, die reihum weitergesponnen werden und dabei helfen können, lange Autofahrten mit Kindern zu überbrücken. Ein einfacher Einstieg in die reiche Welt der Fantasiegeschichten sind Sätze wie: »Wenn ich ein tolles Schloss hätte, würde ich ...« »Eines Tages wachte ich im Dschungel auf, und ...«

Bilder- und Kinderbücher.   Viele therapeutische Geschichten ähneln den Märchen und Kindergeschichten, die Eltern gerne vorlesen (Wolin & Bennett 1984). Die Identifikation mit Heldengestalten kann dazu führen, dass Kinder die Eigenschaften der Hauptfiguren zumindest teilweise übernehmen. Eine gute Familientherapie stärkt die Selbstkompetenz der Eltern und erinnert sie an ihre Fähigkeit, kompetente Erzähler von Lehrgeschichten zu sein. Man kann Eltern bitten, aus einem Fundus an Kinderbüchern Geschichten auszuwählen, in denen die Problematik des Kindes oder der Familie aufgegriffen wird, oder eigene Geschichten zu suchen (Berg-Cross & Berg-Cross 1976, Bräutigam 2006).

▶ Ein 6-jähriger Junge war nach einer Geburtskomplikation hyperaktiv und motorisch ungeschickt. Nach einer längeren erfolgreichen ergotherapeutischen und krankengymnastischen Behandlung hatte er nach Einschätzung aller Behandler einen optimalen Zustand erreicht. Er litt aber unter dem sehr hohen Leistungsanspruch des Vaters, der sich trotz seines christlichen Glaubens schwertat, sich mit den Einschränkungen des Jungen abzufinden, und permanent zu viel von ihm verlangte. Dieser ständige latente Druck hatte zur Folge, dass der Junge sich verzweifelt bemühte, es jedem recht zu machen, und unter großer Spannung stand. Dem Vater wurde vorgeschlagen, das Kinderbuch »Frosch im Glück« von Max Velthuijs (1996) auszuleihen und abends zum Abendgebet vorzulesen. Gemeinsam mit dem Jungen sollte er darüber sprechen, wie der Frosch sich verzweifelt bemüht, ein anderer zu sein, wie er anderen Tieren nacheifert und dabei wieder und wieder scheitert, bis ihm seine Freunde deutlich machen: »Wir mögen dich genauso, wie du bist, als ein grasgrüner Frosch, der nicht fliegen und nicht rennen kann, aber total gut schwimmt und prima quakt und hüpft!«

Mit älteren Kindern mache ich gerne eine »Harry-Potter-Therapie«: »Bitte lies noch mal nach, wie es Harry schafft, im dritten Band Meister über seine Ängste zu werden? Was hilft ihm am allermeisten?« In der folgenden Sitzung lasse ich mir dann berichten, was ein Kind beim Nachlesen herausgefunden hat, und beginne eine Diskussion darüber, wie wichtig es ist, glückliche Erfahrung wachrufen zu können, sich nicht von Fieslingen unterkriegen zu lassen, zu üben, sich zu verteidigen, das tiefe Vertrauen zu verspüren und die Liebe der Eltern in sich zu tragen. Eine Übersicht über die große Zahl der Kinderbücher, die sich für Kindertherapien eignen, findet sich auf der Homepage von Holtz (»Literatur zur Kindertherapie«, o. J.).

13 Rituale und ritualisierte Verschreibungen

13.1 Einführung

Im Leben von kleinen Kindern und Jugendlichen spielen Rituale eine große Rolle. Sie vermitteln ein Gefühl von Ordnung und Sicherheit, stärken den Familienzusammenhalt und sind ein protektiver Faktor in der Entwicklung von Kindern (Fiese et al. 1995, van der Hart 1995). Im Familienleben gibt es einfache, wiederkehrende Abläufe oder Alltagsrituale, die Kindern Orientierung geben, wie Gutenachtgeschichten, die Begrüßung nach der Heimkehr von der Schule oder das regelmäßige ausgedehnte Sonntagmorgen-gute-Laune-Frühstück. Übergänge im Lebenszyklus – wie die Einschulung oder das Abitur – werden dagegen durch aufwendige Rituale, Feiern und Symbolhandlungen markiert. Kinder und Jugendliche erfahren bei diesen Feiern die Loyalität, Verbundenheit und Zuneigung ihrer Angehörigen (Imber-Black 1990).

Rituale stehen dem analogen Kommunikationsmodus näher als dem digitalen, sprachlichen Code (Imber-Black et al. 1988). Sie bestehen aus vorgeschriebenen symbolischen Handlungen, die auf eine bestimmte Weise und in einer bestimmten Reihenfolge ausgeführt werden und von verbalen Formeln begleitet sein können. Über die bewussten Aspekte hinaus haben Rituale eine stark affektive Dimension. Sie beziehen die soziale Gruppe des Individuums ein und sind in die kulturellen Traditionen der Gemeinschaft eingebettet. Neben formalen Aspekten ist die besondere Qualität des Erlebens hervorzuheben. Rituale werden mit großer Ergriffenheit und innerer Beteiligung ausgeführt. Ist dies nicht der Fall, wird von einem »leeren Ritual« gesprochen.

Therapeutische Rituale nutzen Prozesse auf der Ebene der präoperationalen Entwicklungsstufe – wie animistisches magisches Denken und synkretistisches Schlussfolgern –, bei denen Denken und Handeln gleichgesetzt werden. Ein wichtiger Bestandteil von Ritualen sind Symbole. Das magisch-symbolhafte Denken kann mit Übergangsobjekten angesprochen werden, die beispielsweise die magische Kraft der Eltern repräsentieren sollen. Viele Symbole in Ritualen beruhen auf dem »Ansteckungsprinzip«. Dinge, die miteinander in Berührung waren, sollen in besonderer, nicht kausal erklärbarer Weise aufeinander einwirken können – zum Beispiel »überträgt« Papas Schweizer Messer dessen Kraft auf das Kind, dem es geliehen wird.

Rituale und ritualisierte Verschreibungen eignen sich für die Arbeit mit jüngeren Kindern ab zwei Jahren. Sie zählen zu den effektivsten Interventionen zur Veränderung von dysfunktionalen Familienmustern (O'Connor & Hoorwitz 1988). Der Therapeut muss Interventionen entwickeln, die sowohl die Beziehung der Familie zum Symptom als auch das Verhältnis des Kindes zum Problem ansprechen (Dreesen & Vogt-Hillmann 2002, Holtz 2000).Voraussetzung ist eine gute Vorbereitung, damit das Ritual nicht leer oder aufgesetzt wirkt. Rituale werden gemeinsam mit der Familie, die dabei ihre Beziehungen neu gestaltet, geplant und ausgearbeitet. Zentrale Aspekte des Beziehungsgeschehens werden aufgegriffen und zu einem neuen Ende gebracht (Gilligan 1995).

Als Therapeut rege ich einen Prozess an, der im Wesentlichen von der Familie getragen wird. Günstig ist es, wenn alle Angehörigen einbezogen werden und ein reiches Spektrum an Sinneserfahrungen angesprochen wird. Das Kind und die Familie sollen nicht ein Schema abarbeiten, sondern benötigen Gestaltungsraum bei der Ausführung des Rituals. Gegebenfalles muss ein Ritual zu einer bestimmten Zeit und an einem festgelegten Ort mehrfach wiederholt werden (Imber-Black 1990).

Symptome als ritualisiertes Verhalten.   Symptome können als Hinweis verstanden werden, dass im Familienleben positive Rituale fehlen und ein Entwicklungsschritt blockiert ist (Selvini Palazzoli et al. 1974, 1977, Welter-Enderlin 2002). Beispielsweise sind Familien von Kindern, die sehr spät lernen, ihren Stuhlgang zu kontrollieren, oft »unterritualisiert«. Der Gang auf die Toilette ist nicht zu einem kleinen, positiv besetzten Ritual geworden. Oft zeigt das Kind sein Problemverhalten in ritualisierter Weise, und die Eltern reagieren ebenso in redundanter, ritualisierter Weise.

▶ Ein 13-jähriger Junge wurde vorgestellt, weil er schlecht schlief und der Mutter auf Schritt und Tritt folgte; er hatte Angst, die Mutter könnte sterben, blieb wach, bis sie spätabends heimkam, und wurde immer wieder getröstet: »Ich komm doch wieder. Nein, es passiert nichts Schlimmes!« In den Gesprächen stellte sich heraus, dass er einige Monate zuvor zusammen mit dem Vater den Opa tot in seiner Wohnung aufgefunden hatte. Über dieses Ereignis war nicht angemessen getrauert worden. Er wurde rasch sicherer, nachdem die Familie über dieses tragische Ereignis sprechen konnte.

Alltagsrituale der Familie stärken.   Ritualisierte Alltagshandlungen tragen zu einer guten Familienatmosphäre bei. Das Zubettgehen, das Aufstehen, die Körperpflege oder Schulaufgaben können für Kinder eine Plage sein oder eine Chance für ein schönes kleines Ritual, das ein Gefühl von Verbundenheit fördert (Imber-Black 2000). Kinder nehmen neue Verhaltensgewohnheiten sehr schnell an, wenn Eltern es verstehen, daraus ein kleines Ritual – wie zum Beispiel »Schuhe einparken« oder »Ranzen packen« – zu machen. Ritualisierte Abläufe im Alltag geben Orientierung. Sie sind deshalb besonders für Kinder mit speziellen Entwicklungsbedürfnissen wichtig. In Beratungen frage ich Familien nach den spontanen, natürlichen Ritualen und alltäglichen ritualisierten Abläufen.

- Gibt es in der Familie eine Form der Begrüßung, die zeigt: »Schön, dich zu sehen?«
- Welche Rituale können das »Wir-Gefühl« der Familie stärken und dabei die Freiheit der Einzelnen berücksichtigen?
- Werden Familienfeste gefeiert? Was wäre eine gute Form, wie die erweiterte Familie zusammenkommen kann?
- Wie können vorhandene Rituale neu gestaltet werden, damit sich alle in ihnen wiederfinden?
- Gibt es eine Familienkultur, einander zu würdigen, miteinander zu feiern oder zu trauern?
- Sind wichtige Ereignisse ohne Ritual übergangen worden, wie der Abschied von einem verstorbenen Angehörigen oder die Auflösung der Familie durch eine Scheidung?

Einige Vorschläge können Familien auf einer ganz einfachen Ebene helfen, für rituelle Momente Raum und Zeit zu finden. Familien müssen flexibel mit Ritualen umgehen und sie an Veränderungen im Lebenszyklus anpassen, damit sich alle in ihnen wiederfinden. Rituale lassen sich nicht verordnen, sondern müssen zur Familie passen. Oft entwickeln Familien kreative Ideen, wie ein positives Ritual aussehen könnte (Dreesen 1995).

Manche Familien versäumen, Entwicklungsübergänge und Zeitabschnitte des Lebens zu markieren. Das Fehlen von Ritualen schwächt die Identität der Familie und der Einzelpersonen. Familienrituale können einseitig sein, etwa wenn Vaters Geburtstag gefeiert wird, Mutters Geburtstag jedoch nicht, weil sie älter ist als ihr Mann. Bei uneindeutigen Verlusterfahrungen infolge von Krankheiten ist das Ritualgeschehen oft blockiert. Die Ankunft eines Babys wird üblicherweise freudig gefeiert. Kommt ein Kind als Frühgeburt oder mit einer Behinderung auf die Welt, beherrschen, zumindest in den ersten Wochen, intensive medizinische Maßnahmen das Familienleben. Gratulationen und das freudige Willkommen der erweiterten Familie bleiben aus. Nach meiner Erfahrung lohnt es sich sehr – trotz aller Sorgen –, bewusst die Ankunft daheim nach dem Klinikaufenthalt mit einem Fest zu feiern. Einige Beispiele für positive kleine Rituale sind:

- ein Lieblingsverwöhnessen als Ritual der Zusammengehörigkeit;
- einmal im Monat nur mit der Mama oder dem Papa bummeln gehen;
- einen Familien-Verwöhntag feiern;
- Ausflüge an bestimmten Feiertagen an einen Lieblingsort – etwa die Lieblingswiese im Wald;
- das Bild eines Verstorbenen aufhängen oder einen Gedächtnistag einführen.

13.2 Ritualisierte Verschreibungen

Ritualisierte Verschreibungen eignen sich gut für Kindertherapien. Sie nutzen ebenfalls Symbole und symbolische Handlungen, knüpfen jedoch stärker an alltäglichem Verhalten an als Rituale im engeren Sinne. Ihr Aufbau ist einfacher und konkreter und sie lassen sich deshalb leicht durchführen.

Kinder erfinden spontan eigene ritualisierte Handlungen, die sich therapeutisch nutzen lassen. Ein Kind mit Angst vor Regenwürmern und Schlangen kann sich mit Hilfe seiner Eltern in eine Schlangenbeschwörerin verwandeln, die jeden Morgen eine realistisch wirkende Handpuppe einer Klapperschlange »beschwört«, ihr eine Schale Milch hinstellt, ein Schlangenlied vorsingt und dafür sorgt, dass sie ein bequemes Körbchen hat. Ein Junge mit Kindergartenangst kann angeleitet werden, ein sicheres Symbol als Wächter mitzunehmen, zum Abschied mit der Mutter ein Lied zu singen, einen kleinen Rucksack mit magischem Proviant zu packen, der ihm unterwegs Stärke gibt, und kann zum Schluss die Mutter auffordern, ein paar Tränen zu weinen, weil er nun für den Tag fortgeht.

▶ Die Mutter der 7-jährigen Bianca wurde von einer Mitarbeiterin des Sozialamtes zur Familientherapie geschickt. Sie hatte drei Töchter von verschiedenen Vätern und lebte stark isoliert. Ihr Alltag war weitgehend unterritualisiert, ohne feste Zeiten für Mahlzeiten oder ein Zu-Bett-geh-Ritual. Die kleine Bianca litt beim Einschlafen unter heftigen Ängsten. Sie stand nachts wiederholt auf, um bei der Mutter Trost zu finden. Zum Teil beruhigte diese sie, manchmal wurde sie aber auch barsch fortgeschickt, weil die Mutter meinte, die älteste Tochter müsse endlich alleine zurechtkommen. Mit meiner Hilfe wurde ein neues Einschlafritual entwickelt. Bianca sollte sich auf das Schlafen wie auf eine »Expedition ins Träumeland« vorbereiten. Dazu sollte sie von der Mutter ein Mutmacher-Lied lernen, das sie im Dunkeln leise summen konnte, statt ihren Kassettenrekorder laufen zu lassen. Sie besorgte sich außerdem eine starke Taschenlampe und hatte die Idee, als

Symbol für die Stärke der Mutter unter dem Bett ein Nudelholz zu verwahren – wie eine Keule. Die Mutter wurde von mir gebeten, die Tochter morgens regelmäßig nach ihren Abenteuern beim Einschlafen zu fragen und sie wegen ihres Mutes und ihrer Beharrlichkeit anzuerkennen.

Kreative Familien finden eigene Formen, wie ritualisierte Verschreibungen umgesetzt werden:

▶ Nach der Trennung lebten Luis und Silke beim Vater. Beide Eltern waren berufstätig. Mittags kam die Mutter und kochte für die Kinder. Dieses Arrangement war nicht ganz einfach, sollte aber dem 10-jährigen Luis und seiner 16-jährigen Schwester Silke einen Schulwechsel ersparen. Die Eltern wollten in der Therapie prüfen, wie sie ihren Alltag leichter und kinderfreundlicher gestalten konnten. Beiläufig erwähnte der Vater, ihm sei aufgefallen, dass immer wieder Geld aus der Haushaltskasse fehle, was zunehmend das häusliche Klima belastete. Ich schlug vor, einen symbolischen Fünf-Euro-Schein, den »Klauschein«, in ein Marmeladenglas zu stecken und dieses gut sichtbar in der Küche aufzustellen. Verschwand der Schein, sollten sich alle abends versammeln und diskutieren: »Wer könnte den Schein genommen haben? Und was könnte ihm oder ihr fehlen?« Rasch stellte sich heraus: Luis fühlte sich am Nachmittag oft allein, er nahm sich dann aus dem Gefühl heraus: »Es ist ja eh keiner da«, den Klauschein, um ihn in der Stadt auszugeben. Durch den symbolischen Klauschein wurde den Eltern deutlich, wie unzufrieden zumindest der Sohn mit der Alltagsituation war. Der Klauschein wurde von den Eltern aus Kostengründen bald gegen den »Haussegen« – ein altmodisches, gesticktes Bild – ausgetauscht; wenn es schief hing, wurde ein Familientreffen angesetzt und besprochen, wer der Familie mit dem Bild ein Signal geben wollte.

Symbole in Ritualen.   Oft werden Freundschaft, Liebe oder Mut durch ein Symbol dargestellt, das diese immateriellen Qualitäten repräsentiert, sichtbar macht und greifbar werden lässt. Steine, Murmeln, Glaskugeln können an gute Erfahrungen, zum Beispiel im Urlaub, erinnern. Insignien wie die Schultüte, besondere Kleidungsstücke und der Besitz eines Handys signalisieren: »Du bist ein Großer!« Symbole sind wichtige Bausteine von Ritualhandlungen. An Geburtstagen und zu Feiern werden Geschenke überreicht, die gute Wünsche oder besondere Eigenschaften symbolisieren, die man jemandem geben möchte. Symbole sind affektiv hoch besetzt und transportieren Bedeutungen auf vielschichtigen Ebenen. Sie werden entweder nach dem Prinzip der Übereinstimmung ausgewählt – eine Löwenpuppe steht für Mut, eine Bärenpuppe für Bärenkräfte, ein kleiner Fuchs für die Klugheit, die man in der Arbeit braucht –, oder sie entsprechen dem Prinzip der Kontiguität, also der Verbundenheit durch zeitliche und räumliche Nähe: Ein krankes, schüchternes Kind mit Heimweh kann ein Kissen in die Kinderklinik mitnehmen, dass nach seiner Mama riecht, oder als »Kraftnahrung« Vaters Lieblings-Müsli essen. Symbole können erwünschte Eigenschaften repräsentieren, aber auch Merkmale und düstere Erlebnisse, die man loswerden möchte. Das Symbol wird so behandelt, wie mit dem Symbolisierten umgegangen werden sollte. Auf einer magischen Ebene gilt die Logik: Was man mit dem Symbol tut, passiert auch der symbolisierten Person. Symbole können als »Kraftquelle« bei sich getragen werden. Erinnerungsstücke an eine unglückliche Liebe werden zusammen mit den enttäuschten Hoffnungen begraben und damit psychisch losgelassen. Kindern gebe ich gerne die Aufgabe:

1. »Finde ein Symbol, das deine erwünschten Eigenschaften darstellt – deine Stärke, deine Fröhlichkeit, deine Ausdauer, deinen Mut.«
2. »Trage es eine Zeitlang mit dir umher.«
3. »Nimm es mit in besondere Situationen, in denen du deine erwünschte Eigenschaft – deine Stärke, Fröhlichkeit, Ausdauer etc. – besonders gut brauchen kannst.«

Eine Variante für die Arbeit mit Kindern sind magische Koffer, in die vor einer Reise oder einer schwierigen Aufgabe Symbole für wichtige Qualitäten eingepackt werden, die das Kind gut brauchen kann: einen Sack voll mit Ausreden, Kekse, Schokolade und eine Trinkflasche, um sich zu stärken, einen MP3-Player mit Power-Musik – »Don't worry be happy« –, den Frosch Kermit als Symbol für gute Laune, den Fahrradschlüssel des »Super-duper-Mountainbikes«.

13.3 Therapeutische Ritualtechniken

Abschiedsrituale. Sie gehören zu den wichtigsten Ritualen für den therapeutischen Prozess. Wenn Verluste nicht angemessen betrauert und gewürdigt wurden, entwickeln Kinder häufig Symptome. Neben dem Tod eines nahen Angehörigen gibt es auch Verluste durch Migration und Vertreibung, durch Umzüge, Trennungen und Scheidungen oder die Fehlgeburt eines erwarteten Geschwisterchens. Der Kern von Abschiedsritualen besteht darin, dass durch die Verabschiedung vom Symbol auch vom Symbolisierten Abschied genommen wird, von einer bestimmten Beziehung, einer Empfindung, einer Person oder Situation.

Solche Abschiedsrituale bieten einen sicheren Rahmen, um heftige Gefühle auszurücken, die zum Beispiel durch einen Todesfall ausgelöst werden. Der Verlust wird bestätigt. Auf der Ebene einer Als-ob-Wirklichkeit wird ein allmählicher Prozess des Loslassens inszeniert und eingeleitet. Er mündet in symbolischen

Handlungen, etwa dem Vergraben von Erinnerungsstücken. Das Ritual wirkt nicht an sich, sondern ist ein Vehikel für notwendige psychische und familiäre Veränderungsprozesse. Es wäre oberflächlich, das Ritual ohne innere Bereitschaft durchzuführen. Die Vorbereitung auf das Ritual, die damit einhergehende emotionale Klärung und die Anwesenheit und Anteilnahme von wichtigen Menschen sind das eigentliche therapeutische Agens (van der Hart 1983). Bei einer einfachen Form eines Abschiedsrituals versammelt sich die Familie regelmäßig am Esszimmertisch und spricht über einen Verlust.

▶ Im ersten Gespräch erzählte die 11-jährige Monika, dass die Familie unmittelbar nach dem plötzlichen Tod des Opas eine lange geplante Reise in die USA angetreten habe. Der plötzliche Ortswechsel und die Tatsache, dass man überhaupt nicht über seinen Tod sprach, hatten bei ihr zu einem merkwürdig dissoziierten Zustand geführt. Nach der Rückkehr hatte sie Verlustängste entwickelt, ging nicht mehr in die Schule und zeigte stark anklammerndes Verhalten. Daheim hatte niemand mehr vom Großvater gesprochen. Die Familie war sehr gläubig und betrachtete den Tod eines Menschen nicht als Anlass für Trauer, weil er ja zu Gott heimgekehrt war. Außerdem hatten die Eltern ihre Kinder nicht mit ihren eigenen Gefühlen belasten wollen.

Als erste Intervention schlug ich vor, dass sich die Eltern mit Monika und ihrem Bruder freitagabends am Esstisch versammeln sollten, um den Großvater zu ehren. Die Mutter wurde als Tochter des Großvaters gebeten, ihre Gefühle auszudrücken; Ehrlichkeit und Offenheit seien wichtige christliche Tugenden, und die Kinder brauchten hier ein Vorbild. Danach sollte jeder von guten Zeiten mit dem Opa erzählen und davon, was dieser ihnen bedeutet hatte. Anschließend wurde zusammen gebetet. Monika fühlte sich schlagartig durch dieses kleine Ritual erleichtert, und auch ihre Mutter berichtete, dass sie sich sehr viel freier fühle. Nach etwa drei Wochen stellte die Familie das Abendritual ein, weil das Thema ruhen konnte.

Nach meiner Erfahrung braucht ein großes Abschiedsritual einige Monate an Vorbereitung, in denen immer wieder darüber gesprochen wird, was die verstorbene Person einem bedeutet hat, bevor die Familie zum eigentlichen Abschiedsritual bereit ist.

1. Bereite das Ritual vor und erläutere, auf welche Weise es helfen kann: »Ihr alle habt so viel durchgemacht. Der Sohn hat euch so viel bedeutet. Es gibt diese schlimmen Bilder von dem Ende seiner Krankheit ... und so viele gute

Momente und Augenblicke mit ihm, die aufgehoben werden sollen. Es wäre gut, sich Zeit zu nehmen, um noch einmal zurückzublicken und sich zu verabschieden.

2. Stelle Aufgaben, die beim Abschiednehmen und bei der Verarbeitung des Verlusts helfen: »Bitte sammelt Gegenstände, die euch an den Sohn erinnern.« »Schreibe Geschichten über die guten und die schweren Zeiten.« »Schreibe einen fortlaufenden Brief, was du ihm noch gerne gesagt hättest.« »Haltet dafür etwas Zeit in eurem Alltag bereit.«

3. Durchführung des Rituals: Die Verabschiedungszeremonie wird an einem ruhigen Ort zusammen mit dem Therapeuten durchgeführt. Symbole, Erinnerungsstücke und feierlich hergestellte Bilder und Collagen werden zusammen angeschaut. Von diesen Objekten wird Abschied genommen, sie können verbrannt oder an einem besonderen Ort vergraben werden – oder sie werden an einem guten Platz zum Gedenken verwahrt.

4. Wiedervereinigung mit der Gemeinschaft: nach einer symbolischen »Reinigung« erfolgt ein Treffen oder eine Feier mit Freunden oder weiteren Angehörigen (Gilligan 1995).

Der wichtigste Teil des Rituals ist das Verabschieden von Erinnerungsstücken, mit dem der wachsende Abstand und der Abschied als solcher repräsentiert werden.

▶ Irma und ihren Eltern, die nach langer intensivmedizinischer Behandlung und dem Tod des älteren Bruders noch immer unter dem Verlust und den schweren Erfahrungen litten, wurde vier Monate nach Therapiebeginn vorgeschlagen, den Sommerurlaub zu nutzen, um vom Meer und aus den Bergen Materialien für eine Collage mitzubringen, als Vorbereitung für ein Abschiedsritual. Nach der Rückkehr arbeiteten wir einige Zeit an der aktuellen Schulsituation von Irma, verabredeten aber mit langem zeitlichem Vorlauf einen Termin für das Ritual. Die Familie erschien mit etlichen Tüten und Beuteln voller Muscheln, Steinen, Treibholzstücken und Seetang. Sie einigte sich auf den Titel »Die Zeiten ändern sich« und stellte mit großer Ergriffenheit die Collage vor:

MUTTER: »Also, ein anderer Titel wäre gewesen: ›Die Wüste lebt‹ ... Hier am Anfang sieht man noch Pflanzen, die ja lebendig sind. Links ging alles noch recht gut. Die Steine und auch die Muschelschalen, die leben dagegen nicht. Das hier ist ein Einbruch, da ging es dem Lars schlechter, und hier im Sommer wieder etwas besser. Da hatte er sich sogar verliebt, deswegen ist in der Mitte diese eine herzförmige Muschel. Und dann ging es immer mehr den Bach hin-

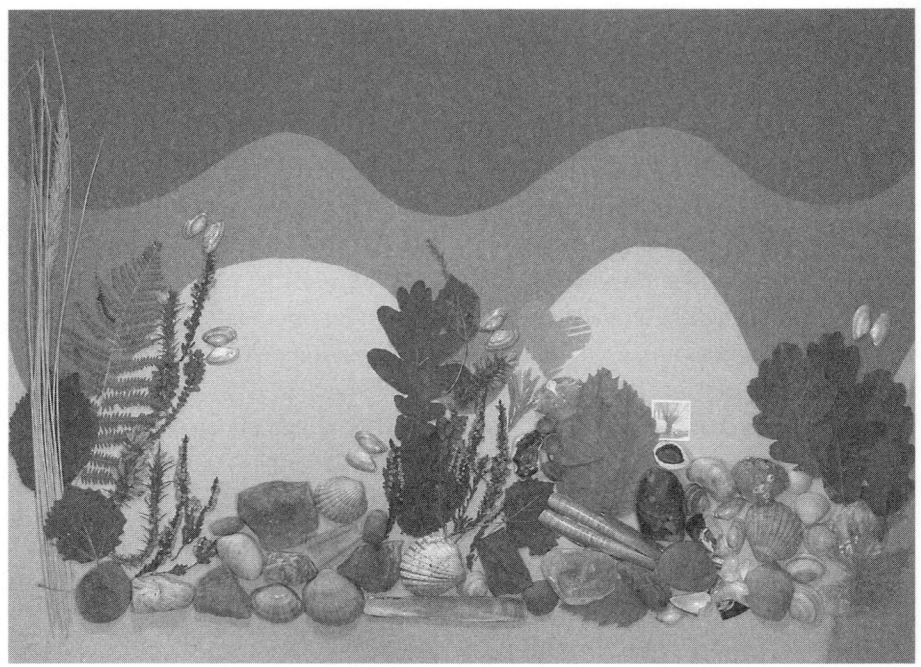

Abb. 13: Abschiedscollage (vgl. das Beispiel S. 247 ff.)

unter, da sind mehr und mehr Steine und keine Pflanzen. Was stellt für euch denn den Tiefpunkt dar?«

IRMA: »Das war mehr fließend.«

VATER: »Für mich war der Tiefpunkt hier, der Feuerstein, der steht für den Grabstein ...«

MUTTER: »Ja, und dann geht es lange trostlos weiter. Bis es dann hier bergauf geht, hier der Tang, das ist der Urlaub ...«

VATER: »Am Todeszeitpunkt, da sind ein paar zerbrochene Muschelstücke da. Und diese Muschel hier steht für die Heiterkeit von Lars, die beiden Muschelteile sehen aus wie ein Schmetterling. Der Strandhafer, das war die Zeit nach einer Kur am Meer. Da ging es dem Lars eine Weile gut.

MUTTER: »Wir haben uns ja nicht abgesprochen – aber irgendwie ist genau in der Mitte des Bildes die Muschel für die Zeit, in der sich der Lars verliebt hat, das ist für mich von großer Bedeutung.«

TH.: »Der Tang steht für die Gegenwart?«

MUTTER: »Ja, der Übergang zu einem normalen Leben, in dem es wieder anders zugeht.«

Die Collage wurde von der Familie gerahmt und in der Wohnung aufgehängt, mit dem Gedanken, sie später in ein Nebenzimmer zu hängen und durch eine neue Gegenwartscollage zu ersetzen.

Rituale für Scheidungskinder. Statistisch gesehen sind Scheidungen etwas Alltägliches geworden. In der akuten Trennungsphase bieten Alltagsrituale eine wichtige Hilfe, um die Verunsicherung von Kindern aufzufangen und deutlich zu machen: »Wir sind für dich da und sorgen dafür, dass trotz aller Veränderungen bestimmte vertraute Dinge in unserem Leben weitergehen.« Das bewusste Bewahren der vertrauten Alltagsrituale hilft dabei, eine schwierige Übergangszeit leichter zu machen. Nach einer Trennung der Eltern muss eine Form gefunden werden, wie Geburtstag und Feste wie Weihnachten gefeiert werden, ohne dass sich das Kind zerrissen fühlt. Es ist günstig, Kinder in die Planung der Gestaltung von Festtagen einzubeziehen und ihnen die Möglichkeit zu geben, an dem Feiertag den anderen Elternteil anzurufen. Nach einem Umzug, der für Kinder den Verlust von Freunden und einen Schulwechsel mit sich bringt, oder wenn Eltern die Idee aufgeben müssen, dass sie ein gesundes Kind haben, sind Abschiedsrituale hilfreich. Bei Trennungen kann es für Kinder eine große Erleichterung sein, wenn Eltern einander vor den Kindern für gute Erfahrungen und für all das danken, was sie vom anderen mitgenommen haben (Bergman 1995, Nemetschek 2006).

Rotes Telefon. Eltern, die sich im Prozess der Trennung befinden, empfehle ich, einander einmal in der Woche anzurufen und ein kurzes sachorientiertes Gespräch zu führen. In den Zeiten des Kalten Krieges soll das Rote Telefon zwischen Moskau und Washington dazu beigetragen haben, Missverständnisse auszuräumen und Kampfhandlungen vorzubeugen. Für Eltern ist es gerade in Trennungssituationen von Vorteil, einen heißen Draht zueinander zu haben und die Verbindung nicht abreißen zu lassen: »*Beugen Sie Missverständnissen und möglichen Verstimmungen vor. Ein Drittel der Eltern, die sich als Partner scheiden lassen, bekommt es gut hin. Ein weiteres Drittel schafft es, ein befriedigendes Verhältnis zu wahren, und kooperiert als Eltern. Das letzte Drittel sind die ewigen Streithähne. Nach meiner Erfahrung hilft es, wenn Sie allwöchentlich ein kurzes, höfliches, sachliches Telefongespräch, das nicht länger als fünf Minuten dauert, miteinander führen. Wechseln Sie sich ab, wer anruft. Sagen Sie einander Hallo, und erzählen Sie zwei drei Sätze, was mit ihrem Kind gerade los ist, nicht mehr und nicht weniger.*«

Beim Wechsel der Kinder von einem zu anderen Elternteil gibt es häufig Streitigkeiten zwischen den Eltern. Nach dem Wochenende bei dem einen Elternteil fällt den Kindern die Wiedereingliederung oft nicht leicht. Der Wechsel kann verwirrend sein, weil die Regeln so unterschiedlich sind wie auf dem Fußballplatz und einem Handballfeld. Einfache Rituale helfen, Spannungen aufzufangen und abzumildern. Eine ritualisierte Übergabe hilft Kindern und Eltern gleichermaßen: Zu Beginn des Wochenendes beim Papa oder der Mama und vor der Rückkehr kann gemeinsam ein Rucksack gepackt werden, in den ein Lieblingstier gehört, ein Brief oder ein Übergabebuch mit aktuelle Mitteilungen und ein Symbol, das an daheim erinnert. Das Kind wird mit einem lieben Gruß an den Papa oder die Mama verabschiedet. Bei der Heimkehr setzt man sich zunächst zu einem kleinen Begrüßungsritual zusammen. Das Kind wird nicht ausgefragt, sondern mit einer Tasse Schokolade oder Saft und Keksen begrüßt und hat erst mal ein halbes Stündchen Zeit anzukommen.

Heilungsrituale. Im Gegensatz zur Medizin der Antike und der Naturvölker werden in der modernen westlichen Medizin kaum explizite Heilungsrituale eingesetzt. Doch viele Eltern singen ihren Kindern Lieder vor wie »Heile, heile Segen«, die körperliches und seelisches Leid lindern. Religiöse Fürbitten zeigen einem kranken Kind: »Dein Clan und die Gemeinde stehen hinter dir!« Manche Familien feiern einen zweiten »Geburtstag«, wenn ein Kind eine schwere körperliche Krankheit überstanden hat. Bei psychischen Beschwerden lässt sich sehr viel schwerer festlegen, wann ein Kind von seinen Symptomen, beispielsweise der Angst, geheilt ist. Ein Heilungsritual kann dem Kind und den Eltern dabei helfen, dass das Kind eine kohärente Genesungsgeschichte entwickelt und eine neue Identität annimmt, als eine Person, die es geschafft hat, wieder gesund zu werden. Gegen Ende einer Therapie rege ich häufig eine Feier an, um den Erfolg des Kindes und seiner Familie richtig zu würdigen. Die Eltern können das Kind offiziell freisprechen und ihm eine Urkunde für das Zähmen des Kannichtosaurus, des Wutmännchens oder von Frau Dürrsam überreichen.

Orden, Preise, Trophäen, Ehrennamen. Eine erfolgreiche Kindertherapie stärkt die Identität des Kindes als einer Person, die es geschafft hat, ihre Probleme zu überwinden. Die Verleihung von Orden, Medaillen oder Ehrennamen lässt sich therapeutisch nutzen; aus Emma, der Angstschnecke, wird Emma, die Angstbezwingerin.

▶ Helga, eine 17-jährige Auszubildende, war im Umgang mit Menschen sehr unsicher. Völlig grundlos fürchtete sie, dass jeder in ihrem großen Betrieb ihre Unzulänglichkeiten erkennen würde. Zusammen schauten wir uns das Kinderbuch »Irma hat zu große Füße« von Ingrid und Dieter Schubert an, in der ein Mädchen eine kleine Hexe trifft, die ausgesprochen lustig und frech ist, schräge Strümpfe trägt und natürlich fliegen kann. Helga bastelte sich aus einem eingescannten Bild von Irma einen neuen, laminierten Mitarbeiterinnenausweis, den sie stolz in der Firma mit sich trug – für den Fall, dass sie sich »ausweisen« sollte.

Familien können Preise für die Erstbesteigung und Bezwingung des »Wutgipfels« austeilen. Man kann auch einen neuen Spitznamen oder Ehrennamen verleihen, so wie Indianer nach einer mutigen Tat, bei der sie über sich hinausgewachsen sind, einen klangvollen Namen erhalten.

Zugehörigkeitsrituale. Für Kinder im Alter von sechs bis sieben Jahren, aber auch in der Adoleszenz ist die Zugehörigkeit zu einer Bande oder Clique wichtig. Fachleute sprechen von »Peergruppe« oder »Bezugsgruppe«. Die Aufnahme in eine neue Gruppe wird durch Zugehörigkeitsrituale markiert. Die Zugehörigkeit zu einer Familie wird immer wieder durch gemeinsame Feste gefeiert. Patch-

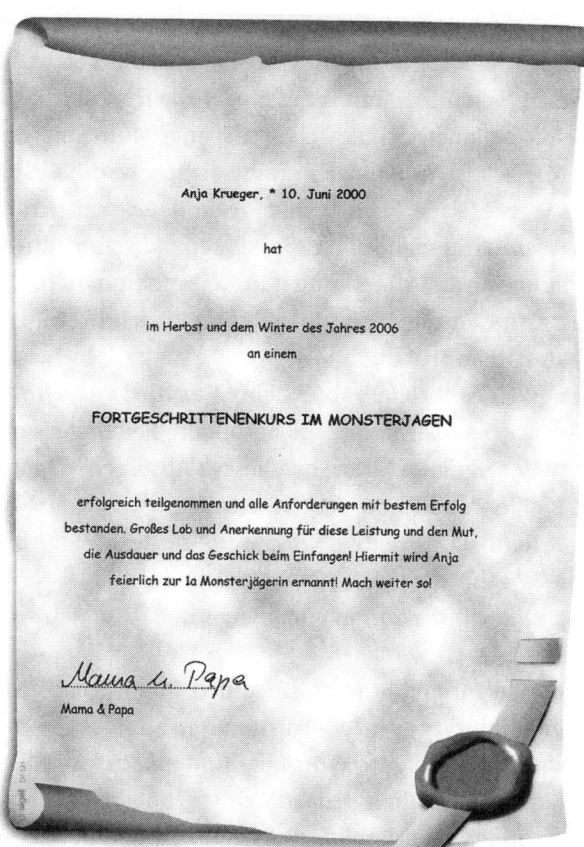

Anja Krueger, * 10. Juni 2000

hat

im Herbst und dem Winter des Jahres 2006
an einem

FORTGESCHRITTENENKURS IM MONSTERJAGEN

erfolgreich teilgenommen und alle Anforderungen mit bestem Erfolg
bestanden. Großes Lob und Anerkennung für diese Leistung und den Mut,
die Ausdauer und das Geschick beim Einfangen! Hiermit wird Anja
feierlich zur 1a Monsterjägerin ernannt! Mach weiter so!

Mama u. Papa
Mama & Papa

Abb. 14: Urkunde für die erfolgreiche Teilnahme an einem Fortgeschrittenenkurs im Monsterjagen

work-Familien müssen eigene Rituale entwickeln, um die Bildung einer neuen Familie zu markieren. Adoptivfamilien können den Jahrestag der Adoption feiern, mit der Botschaft: »Du bist in unsere Familie gekommen, du bist uns willkommen, du gehörst zu uns!« In der Multi-Familientherapie fertigen wir für die Familien gerne ein selbstgestaltetes T-Shirt und Buttons mit dem Familien-Motto an, die jeder Familie feierlich als Ausdruck ihrer neuen Identität überreicht werden.

Übergangsrituale. Feiern und Rituale wie die Konfirmation und die Jugendweihe dienen dazu, den Übergang von der Jugendzeit in das Erwachsenenalter zu markieren. Sie bringen widersprüchliche Aspekte des Lebens zum Ausdruck. Der Abschied von der Kindheit ist auch ein Neubeginn in das Erwachsenenalter. Gleichzeitig tragen Übergangsrituale dazu bei, dass soziale Strukturen bewahrt werden. Sie haben das Ziel, beim Übergang vom Kinder- bzw. Jugendalter in die Erwachsenenrolle zu helfen. Das Individuum wird aus der alten Rolle herausgelöst und in die Welt der Erwachsenen eingeführt. Viele als problematisch erscheinenden Verhaltensweisen von Jugendlichen in der Übergangsphase von der Jugendzeit zum Erwachsenen – wie gefährliche »Mutproben«, S-Bahn-Surfen, riskantes Motorradfahren, rituelle Besäufnisse – lassen sich auf ein Fehlen von adäquaten kulturell getragenen Ritualen verstehen, mit denen für junge Menschen nach einer Bewährungsprobe die Aufnahme in den Kreis der erwachsenen Männer und Frauen gekennzeichnet wird. Teilnehmer von systemischen Ausbildungsseminaren bestätigen, wie sehr ihnen positive Rituale bei der Ablösung von ihrer Herkunftsfamilie gefehlt hatten.

Mit den folgenden Fragen lassen sich die eigenen Erfahrungen mit der Ablösung überprüfen:

- Welche Rituale gab es beim Abschied aus dem Elternhaus?
- Gab es überhaupt eine besondere Feier oder ein Ritual?
- Wie sind die Eltern bei diesem Abschied aufgetreten?
- Wie war dies bei den Geschwistern?
- Kennst du positive Rituale aus den Familien von Freunden und Bekannten?
- Was hat dir gefallen, was vielleicht gefehlt?
- Wie würdest du heute einen guten Abschied vom Elternhaus begehen?

Einige Empfehlungen, für einen guten Abschied aus dem Elternhaus, die von Ausbildungsteilnehmern stammen:

- Formuliere gute Wünsche für den künftigen Weg.
- Mache deutlich: Unsere Tür steht dir offen!
- Finde und schenke ein Symbol für den Erwachsenenstatus.

- Formuliere mit einfachen Worte: »Mein lieber Sohn, meine liebe Tochter – du bist erwachsen!«
- Feiert ein Abschiedsfest mit den Freunden der Familie.

▶ Knuts Eltern fiel es sehr schwer, ihn gehen zu lassen: Seinen Wunsch, in eine Wohngruppe des Jugendamtes zu ziehen, betrachteten sie – Mitglieder einer fundamentalistischen christlichen Gemeinschaft – als religiöses Versagen. Ein Abschied von dieser Gemeinschaft war für die Eltern nicht vorstellbar. Knut hatte als ein nicht zu übersehendes Abgrenzungssignal begonnen, illegalerweise alte Wehrmachtswaffen zu sammeln. Es fiel ihnen schwer, ihn ziehen zu lassen – doch als ich sie fragte, was sie ihm mitgeben könnten, nickte der Vater und meinte: »Ich verstehe, Sie meinen etwas, an das er sein Herz hängen kann ...« Das symbolische Geschenk war ein Schlafsack – weil Knut gerne in die Ferne wollte und ein Schlafsack warm hält.

Der Familienschrein.   Manchmal haben Eltern ein Tabu aus dem gemacht, was sie in der eigenen Kindheit, vor einer Migration oder in einem Krieg erlebt hatten. Für Kinder ist es schwer nachvollziehbar, was die Eltern durchgemacht haben und welche Lebenserfahrungen zu ihren heutigen Einstellungen und ihrem Verhalten geführt haben. Der Familienschrein ist eine Intervention, um solchen Erfahrungen einen Platz im Hier und Jetzt zu schaffen:
1. Die Eltern stellen auf einem Schrein ein Foto aus der fraglichen Zeit auf. Einmal in der Woche versammelt sich die Familie in der Wohnung vor dem Bild, Kerzen werden angesteckt und Blumen aufgestellt.
2. Die Eltern erzählen von ihren vergangenen Leiden und ihren gegenwärtigen Nöten, während die Kinder einfach dabeisitzen und zuhören.
3. Die Fotos werden dann durch ein neueres Foto ersetzt und es wird von erlittenen Leiden in der jüngeren Vergangenheit erzählt.
4. Anschließend sollen die Kinder vor dem Hochzeitsfoto der Eltern von ihren eigenen Nöten und Leiden in ihrer Kindheit und Jugend berichten; die Eltern hören nur zu.

Mit dem Schrein wird ein Ort geschaffen, an dem über schwere Erfahrungen gesprochen wird und Leid, Schmerz und nicht mitgeteilte Gefühle wie Trauer artikuliert werden. Die Angehörigen einer Generation sprechen also in Anwesenheit einer anderen Generation über ihre Erfahrungen, ohne dass diese zerredet werden. Es ist leichter, zu einem Bild zu sprechen, als jemandem etwas direkt zu sagen; deshalb sind Fotos ein wichtiges Hilfsmittel (Bergman 1995)

Versöhnungs- und Wiedergutmachungsrituale.   Die meisten Kulturen fordern von Menschen, die Schlimmes getan haben, Buße. Eine Verletzung wird durch die Worte: »Es tut mir leid!«, nicht ungeschehen gemacht. Doch sie sind ein notwendiger Schritt, der eine Versöhnung überhaupt möglich macht. Rituale können helfen, Verantwortung für etwas zu übernehmen, was man getan hat. Manchmal klagen Eltern in Therapien über Dinge, die ihre Kindern angestellt haben, bleiben aber bei ihren Anklagen stehen und fordern keine tätige Reue.

▶ Sophia, die ausgerastet war, weil sie sich nicht schminken und ausgehen durfte, schämte sich sehr, weil sie ihre Mutter misshandelt hatte. Ich erklärte ihr, dass Worte allein nicht ausreichten, um deutlich zu machen, dass sie ihr Handeln bedauerte. Zusammen berieten wir, wie sie ihrer Mutter deutlich machen könnte, dass ihr Bedauern ehrlich war. Sophia schlug vor, einen Monat lang eine »lange Liste« von Arbeiten zu übernehmen, darunter Nachhilfe für die jüngere Schwester, was eine große Entlastung für die Mutter war. Zu ihrer Erleichterung nahm die Mutter ihre Wiedergutmachungsgeste an.

Wiedergutmachung ist eine wichtige Chance für einen inneren Reifungsprozess:

▶ Gregor war ein Künstler mit der Spraydose. Mit rotem Kopf kam er zu seiner Therapiestunde und erklärte, er habe Bockmist gebaut und mal wieder gesprayt, zusammen mit einem Kumpel auf dem Heimweg von einer Wirtschaft. Bei seiner umfangreichen Jugendamts-Akte konnte er sich das überhaupt nicht erlauben. »Ich hab mich voll geschämt, wie ich das gesehen habe, ich habe nur übles Zeugs gesprayt, echt primitiv – dabei hab ich einen ganz anderen Namen in der Szene!« Ich erklärte nur: »Du weißt, was du zu tun hast!« Gregor ging direkt zum Jugendbeamten der Polizei, suchte die Hausbesitzer auf und bot an, die Garagentore zu streichen. Die nächsten acht Wochenenden verbrachte er mit dieser Arbeit, die von den Besitzern mit einer gewissen Anerkennung aufgenommen wurde.

Cloe Madanes (1997) hat ein Wiedergutmachungsritual für Jugendliche entwickelt, die in der eigenen Familie Kinder sexuell missbraucht haben. Vor versammelter Familie sollen sie vor dem betroffenen Kind niederknien, Verantwortung für die körperlichen, seelischen und spirituellen Verletzungen übernehmen, die sie dem Kind angetan haben, und aufrichtig um Verzeihung bitten. Außerdem sollen sie anbieten, über einen langen Zeitraum von vielen Jahren aktive Wiedergutmachung zu leisten, indem sie beispielsweise Geld verdienen, um dem betroffene Kind eine bessere Ausbildung zu ermöglichen.

TEIL IV Analoge Interventionen

14 Systemische Gestaltungstechniken

14.1 Einführung

Gestalterische Techniken vermitteln künstlerische Einblicke, wie das Kind seine Welt erlebt, und eröffnen eine analoge, emotionsreichere Ebene der Kommunikation als Mittel für den Ausdruck von Erfahrungen, Emotionen und Erlebnissen (Bürgin 2006, Gil 1994, Watzlawick 1977). Verfahren wie die Gestalttherapie, die Gestaltungstherapie und die psychodynamische Kindertherapie sehen den Ausdruck von unbewussten Aspekten und Gefühlen in Bildern als therapeutisch wirksam an (Oaklander 1969, Rubin 1978, Schaefer & Cangelosi 1993, Tonge 1982, Wirl 2000). Aus systemischer Perspektive kann nicht davon ausgegangen werden, dass Kinderbilder eine »tiefere« Wahrheit transportieren oder die »wirklichen« Gefühle des Kindes erkennen lassen. Zeichnungen und Gestaltungen sind eine wichtige ergänzende Meta-Botschaft zu verbalen Mitteilungen und zum Verhalten des Kindes. Bilder und Bildergeschichten entstehen in einem bestimmten interaktionellen Kontext und sind keine linearen »Abbilder«, sondern Konstruktionen der Wirklichkeit des Kindes.

Systemische Gestaltungstechniken ermöglichen eine kindgerechte Vorgehensweise. Malen ist für Kinder ein vertrautes Medium, über das man leicht mit ihnen in Kontakt kommt. Eine anfangs möglicherweise vorhandene Scheu in der Therapiesituation wird leichter überwunden, wenn sie Zeichenmaterial vorfinden und spontan malen können. Der Inhalt von Kinderzeichnungen, der Gestaltungsprozess und die Interaktion in der Familie beim Malen erlauben eine diagnostische Einschätzung des Kindes und der Familieninteraktion. Man kann beurteilen, ob ein Kind sicher malt, ob fein- oder grobmotorische Schwierigkeiten bestehen, ob es offen oder scheu ist, ob die Eltern es selbständig malen lassen oder drängen.

Die Bilder des Kindes geben Hinweise auf das Klima der Familie, auf Konflikte und Themen, die nur schwer in Worten ausgedrückt werden können, wie beispielsweise die Trauer über die Trennung der Eltern. Auch tabuisierte Themen, Familiengeheimnisse und traumatische Erfahrungen können in Kinderzeichnungen widergespiegelt werden (Gil 1991, Tonge 1982).

Kinderzeichnungen helfen dem Kind bei der Externalisierung von Gefühlen, Problemen und schwer fassbaren Konflikten und Krankheiten. Durch das Sicht-

barmachen und die Verdinglichung der Erfahrungen als Bild wird eine Dissoziation des inneren Geschehens gefördert. Wie bei der Beobachtertechnik (Bandler
1985) wird eine bessere Verarbeitung von übermäßig belastenden Erfahrungen,
Traumen oder schweren Krankheiten möglich. Bilder und Gestaltungen machen
das Erlebte handhabbar und verbessern das Gefühl von Selbstkompetenz. Sie
geben dem Kind eine Möglichkeit, belastende Erfahrungen einzuordnen, und tragen so zu einer Normalisierung der damit verbundenen Gefühle und Eindrücke
bei.

Der narrative Ansatz der systemischen Therapie postuliert, dass Menschen ihr
Leben in Geschichten beschreiben und neu ordnen. Diese Geschichten sind in
einem günstigen Fall kohärent und heben das Erlebte im doppelten Sinne auf:
Sie helfen bei der Organisation der Erfahrungen und verleihen ihnen Bedeutung.
In analoger Weise verarbeiten, integrieren und überarbeiten Kinder ihre alltäglichen Erfahrungen in Bilder-Geschichten. Kinder malen Entwürfe eines Lebens,
in dem sie einmal groß sind – mächtige Dinosaurier, Könige und Helden, Car-
toon-Figuren, Prinzessinnen, starke Monster und magische Helferfiguren (Drake
& Drake 2000, Nemetschek 2000). Sie bauen in ihren Bildern eine Als-ob-Wirklichkeit auf (Madanes 1980, Sobol 1982, Vaihinger 1920, Watzlawick 1977). Das
Gezeichnete erlaubt dem Kind die kreative Erprobung von bildhaften Lösungen,
wirkt wie ein Realitätsentwurf und ermöglicht ein Probehandeln. Bildhaft gestal-
tete Erzählungen entwerfen eine narrative Zeitlinie; sie geben dem Kind Gelegenheit, Erfahrungen auf einer Zeitachse einzuordnen, zu unterscheiden, wie
die Familie in der Vergangenheit und in der Gegenwart mit einer Krankheit oder
einem traumatischen Ereignis umgegangen ist, und implizieren zugleich die
Möglichkeit anderer Bilder und Entwürfe für die Zukunft.

Die Stärken der Familie und des Kindes und magische Helfer können gemalt
und gestaltet werden, um Ressourcen zu identifizieren und zu aktivieren. Wenn
Familien in einer Sitzung gemeinsam malen, ist dies auch eine Intervention in
die Familienstruktur. Neue Regeln der Interaktion werden implizit eingeführt –
beispielsweise, dass es auch in einem »ernsthaften« Kontext einer Psychotherapie erlaubt ist, zu spielen, sich Zeit zu lassen und einander Raum zu geben
(Montalvo & Haley 1973). Die Eltern werden von einem engen Problemfokus
und eingefahrenen, problemgesättigten Konversationen zu einer neuen Sichtweise des Kindes geführt, die auch seine kompetenten und kreativen Seiten
umfasst.

Ein wesentlicher Aspekt des Einsatzes von kreativen Techniken ist ihre starke
beziehungsgestaltende Wirkung im therapeutischen Prozess. Sie tragen zu einer
Leichtigkeit der therapeutischen Vorgehensweise bei. Kinder und Erwachsene
können Spaß beim Malen haben, was immer ein gutes Mittel gegen die verbrei-

tete Sprach- und Problemfixiertheit von Psychotherapien ist. Entweder beginnen Kinder spontan zu zeichnen, oder man kann das Kind oder die Familie gezielt auffordern, ein Bild zu malen. Zeichnungen und Gestaltungen eignen sich hervorragend als Aufgaben für die Zeit zwischen den Sitzungen. Eingeklebt oder eingeheftet in ein Therapie-Tagebuch, sorgen sie für eine kreative Dokumentation des Therapieverlaufs. In der Regel werden die Zeichnungen in der systemischen Therapie nicht gedeutet oder interpretiert, sondern das Bild wird als solches anerkannt und gewürdigt.

Es ist sinnvoll, im Spielbereich des Therapiezimmers Material für Kinder bereitzuhalten: verschiedene Sorten von Stiften, weißes und farbiges Papier in unterschiedlichen Formaten, Malblöcke, kleine farbige Notizzettel bis hin zu großen Plakatbögen. Attraktiv sind auch Weißwandtafeln und Marker. Für aufwendigere Projekte können Pappteller, Pappmaché, Papierschnipsel, Glitter, Wolle, Fasern, Klebstoff und Material für Collagen eingesetzt werden. Einfache Gestaltungsmaterialien wie Knete, Salzteig, Ton und Steckfiguren haben sich ebenfalls bewährt.

14.2 Malen und Gestalten in der Anfangsphase der Therapie

Als »Aufwärmübung« kann man das Kind bitten, etwas aus seiner Lebenswelt zu zeichnen, zum Beispiel seine Familie oder sein Zuhause (Kaduson & Schaefer 2001, Vogt-Hillmann 1999, Zilbach et al. 1972). Eine gute Eröffnung sind Steckbriefe, die zusammen mit dem Kind erstellt werden können oder auf einem Blatt vorgedruckt sind und ergänzt werden (Hobday & Ollier 1999). Zusammen mit dem Kind werden sie dann durchgesprochen.

Mein Steckbrief

- Mein Name ...
- Mein Alter ...
- Meine Lieblingsfarbe ist ...
- Mein Lieblingstier ...
- Mein Lieblingsessen ist ...
- Meine Lieblingsbeschäftigung ist ...
- Etwas, das ich nicht ausstehen kann ...
- Etwas, was ich mir sehr wünsche ...
- Was ich sehr gut kann ...
- Was ich schon erreicht habe ...

In Scheidungsfamilien kann es hilfreich sein, das Kind zu bitten: »Male, wer zu deiner Familie dazugehört!«, um so einen Einstieg in ein Gespräch mit den Eltern und dem Kind über die veränderte Lebenssituation zu finden. Ein lustiger Einstieg in der Anwärmphase sind Tuschebilder auf Papier, das gefaltet wird (Lowe 1997). Oder man bittet, das eigene Leben mit Wollfäden zu malen, und fragt: »Was kannst du hier sehen?« (Leben 1997). Gerne erzähle ich auch von der *Galerie der Blödel-Kunst.*

Galerie der Blödel-Kunst.   In sie werden nur die allerblödesten Bilder aufgenommen. Ich bitte das Kind um einen Beitrag zu dieser Sammlung, der garantiert schrecklich aussieht (VanFleet 2001). Dieser Vorschlag wird in der Regel mit großer Heiterkeit aufgenommen und führt zu fantastischen Gestaltungen.

14.3 Problembilder

Bei einer problemorientierten Vorgehensweise wird das Kind gebeten, das Problem zu malen, welches es bedrückt: »Wenn du ein Bild von deinem Problem malen würdest – wie würde dieses Problem ausschauen? Welche Farbe hätte es? Würde es gemein, glücklich, traurig aussehen?« (Selekman 1997). Man kann ein Kind auffordern, seinen Wutanfall zu malen, um ihn greifbarer zu machen, zu zähmen oder einzusperren: »Wie sieht das Problem aus? Male es als Bild oder als Cartoon!«

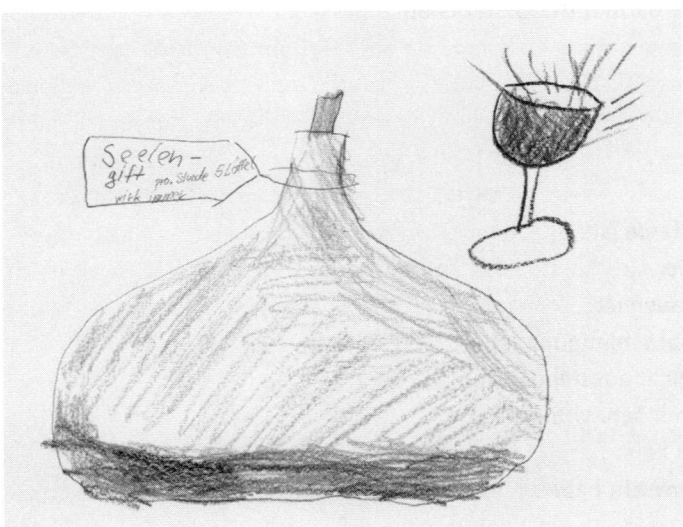

Abb. 15: Darstellung des Problems: Seelengift

▶ Im mittleren Teil ihrer Therapie schlug ich Birgit vor, zu malen, was ihr helfen könnte, ihre Missbrauchserfahrung in einer guten Weise aufzuheben. Das 9-jährige Mädchen hatte wiederholt betont, wie schlimm ihre Erfahrungen für sie gewesen waren, und malte zunächst einen Giftcocktail als Symbol für das, was sie jahrelang regelmäßig ertragen hatte.

Umso hoffnungsvoller wirkte das Gegenmittel, ein Sonnenscheintrank aus lauter bunten Zutaten. Nach Fertigstellung ihres zweiten Bildes besprachen wir, wo und wie sie in der Gegenwart entsprechende gute Erfahrungen machen konnte. Der Vater und die Mutter sorgten ganz viel für Sonnenscheinmomente. Zur ihrer letzten Stunde des Therapieabschnitts kam Birgit mit einer großen Flasche eines selbstkreierten, überaus wohlschmeckenden Sonnenschein-Frucht-Gewürz-Cocktails, als Zeichen, dass sie ein Mittel gefunden hatte, das für ihre Genesung hilfreich war.

Diagramme und Skalierungen Sie sind abstrakter als Bilder. Wenn Kinder und Erwachsene von Problemen berichten, konzentrieren sie sich meist sehr auf die bestehenden Schwierigkeiten und haben das Gefühl, dass diese allesbeherrschend sind. Mit Hilfe von Skalierungen werden Unterschiede eingeführt. Beispielsweise werden weiße Pappteller zur Verfügung gestellt, das Kind wird gebeten, auf der Rückseite zu malen: »Wie groß erscheint dir das Problem heute? Welchen Anteil an deinem Leben haben deine Sorgen, die Angst, deine Freude?« Auf einem weiteren Teller kann es dann den allerschlimmsten Zeitpunkt malen, und auf einem dritten Teller den »Super-duper Zustand – so, wie es gar nicht besser sein könnte«. Ähnliche Metaphern sind ein Meterband und Gleise einer Eisenbahn, die veranschaulichen, welche Entwicklung das Kind auf seinem Weg schon hinter sich hat, eine Waage zur Darstellung der gegenwärtigen Balance verschiedener Problem- und Lösungsanteile oder ein Stimmungs-Thermometer oder -Barometer. Beim Wettlauf der Gefühle kann man ein Kind, das vielleicht verbal seine Emotionen nicht gut auszudrücken weiß, bitten, für verschiedene Gefühle jeweils eine Farbe zu finden (Selekman 1997, Vogt-Hillmann 1999). Als Nächstes erstellt das Kind eine »Rennbahn«, auf der die Gefühle als Säulendiagramm um die Wette laufen sollen. Für jeden Tag kann es drei Kästchen vergeben. Im folgenden Gespräch wird dann besprochen, wie es kam, dass ein Gefühl, zum Beispiel die Fröhlichkeit, in dieser Woche weit über die Angst und die Sorgen gesiegt hat.

14.4 Therapieanlass-Bilder

Statt *das Problem* malen zu lassen, kann sehr viel allgemeiner vom »Therapieanlass« gesprochen werden, um Symptome nicht zu verfestigen. Die Aufforderung lauter dann viel allgemeiner: »Male, weshalb du hier bist.« Bei der *Drei-Gesichter-Technik* (Crowley & Mills 1989) wird das Kind aufgefordert, zunächst ein Gesicht zu malen, das zum Therapieanlass passt, dann ein weiteres Gesicht, »wenn alles ganz in Ordnung ist«, und zuletzt »das Gesicht, das du machst, wenn dir all deine Fähigkeiten bewusst sind und dir alles Mögliche gut gelingt«. Diese Gesichter können mit Papptellern und Material wie Wolle, Filz und Draht gestaltet werden, um die Aufgabe noch interessanter zu machen. Ältere Kinder entwerfen gerne Masken. Als Vorbereitung einer Arbeit mit Teilen können Problemmasken aus Pappe, Filz, Federn, Muscheln, Perlen und Wolle angefertigt und dann in Rollenspielen eingesetzt werden. Masken können als Verfremdungstechnik eingesetzt werden. In Multi-Familiengruppen können Klientinnen im Rollenspiel ein Damenkränzchen mimen, in dem sie alle über 70 Jahre alt sind und entsprechende Masken tragen und einen »Rückblick« auf ihre Jugendzeit durchführen (Scholz & Hegewald 2003).

14.5 Bilder der Familie

Im Sinne einer Familien-Kunsttherapie werden die Angehörigen gebeten, Bilder zu malen, entweder parallel, abwechselnd oder gemeinsam. Eine verbreitete Standardtechnik in der Arbeit mit Kindern und Jugendlichen ist das Familienportrait.

Familienportrait. In der einfachsten Form wird das Kind gebeten: »Male ein Bild deiner Familie« (Hulse 1951, Oaklander 1969). Dieses Bild wird als eine Art projektiver Test aufgefasst, der Hinweise auf das Familienklima, das Familiengefühl (Cierpka 2003), das Selbstbild des Kindes und seine Wahrnehmung der Familie gibt. Außerdem werden potenzielle Interaktionsmuster, Koalitionen und Konflikte veranschaulicht. Nach DiLeo (1973) sind zwei Hauptthemen bedeutsam: das Weglassen von Familienangehörigen, das für Konflikte mit diesen Personen spricht, und das Vernachlässigen der eigenen Person, das auf einen niedrigen sozialen Status in der Familie und die Dominanz von Geschwistern hinweist. Die Ausführung, die Wahl von Symbolen und Inhalten geben weitere Anhaltspunkte für die Familiendynamik. Eine Variante dieser Technik sind »Familienbilder in Aktion«.

Familienbilder in Aktion. Man bittet das Kind: »Male dich und deine Familie, wie ihr zusammen etwas tut!« (Burns & Kaufman 1972, Gil 1994). Durch die dynamische Darstellung des Familiengeschehens lässt sich die Familieninteraktion besser beurteilen. Eine andere Standardtechnik ist die »Familie in Tieren«.

Familie in Tieren. Die Anweisung lautet: »Ein Zauberer kommt und verzaubert eure Familie in Tiere. Male diese Tiere. Entwickele eine Geschichte dazu!« Die entstandenen Bilder vermitteln einen Eindruck von der Sichtweise des Kindes und sollten positiv aufgenommen und nicht interpretiert werden (Kos & Biermann 1984). Diese Technik kann auch mit einer Imaginationsübung eingeführt werden (Brem-Gräser 2000, Gil 1994, Oaklander 1969). Man bittet die Kinder: »Geh an deinen inneren Ort. Schließ die Augen und geh in dich hinein. Denke jetzt an deine Familienmitglieder. Wenn sie dich an etwas erinnern würden, das du auf Papier malen kannst, was wäre das? Falls dich jemand an einen Schmetterling erinnern würde, zum Beispiel, könntest du ihn so malen?« Kleine Kinder unter acht Jahren bevorzugen es, reale Personen statt Tiere zu malen. In der Nachbesprechung kann man das Kind bitten, zu jedem symbolischen Tier einen Satz zu sagen oder etwas, das es an ihm mag, und etwas, das es nicht mag, oder einen Dialog mit verschiedenen Symboltieren zu führen. Eine neuere lösungsorientierte Variante dieser klassischen Technik ist der »Ressourcen-Zoo«.

Ressourcen-Zoo. Das Bild der Familie wird weniger als ein projektiver Test gewertet, sondern die Familie wird als ein »Zoo« voller Ressourcen verstanden, die mit Hilfe der Zeichnung erkannt und gewürdigt werden (Selekman 1997, Vogt-Hillmann 1999): »Stell dir vor, die Mitglieder deiner Familie wären alle Tiere – aus dem Zoo, dem Dschungel, dem Bauernhof. Male deine Familie als Tiere. Stell dir vor, was diese Tiere alles können. Schreibe für jedes der einzelnen Tiere drei Dinge auf: seine Stärken, Fähigkeiten und Eigenschaften.« Vom Therapeuten wird die Zeichnung nicht als Aussage über Familienmitglieder gedeutet, sondern die Kommentare bleiben auf der symbolischen Ebene der Tiere.

Als Nächstes bittet er das Kind, auf einem großen Plakatbogen ein zweites Bild von einem »Ressourcen-Saurus« zu malen, der all die magischen Fähigkeiten der Familientiere vereint. Die farbigen Zettel mit deren Eigenschaften können dann an den Ressourcen-Saurus angepinnt werden. Mit dem Kind kann nun besprochen werden, wie der Ressourcen-Saurus ihm bei der Lösung seiner Schwierigkeiten helfen könnte, oder es wird angeleitet, sich im Rahmen einer Imagination vorzustellen, wie ihm der Ressourcen-Saurus hilft.

14.6 Gemeinsame Familienbilder

Nach Auffassung von Nathan Ackerman, dem Pionier der Familientherapie, kann von *Familientherapie* erst gesprochen werden, wenn innerhalb einer Therapiesitzung ein bedeutsamer Austausch zwischen Generationen stattfindet, zum Beispiel zwischen Eltern und Kindern (Ackerman 1970). Eine Alternative zu sprachlichen Interventionen, die von jüngeren Kindern oft als langweilig empfunden werden, ist das gemeinsame Malen von Bildern durch alle Familienmitglieder. Solche interaktiven Gestaltungstechniken verbinden die Kinder und Eltern bei der Arbeit an einem gemeinsamen Projekt, sie haben eine therapeutische Wirkung auf die Kinder und die Eltern und vermitteln indirekt andere interaktive Regeln. Die einfachste Form dieser Technik ist das »freie Malen«.

Freies Malen.   Die Eltern und die Kinder einer Familie werden gebeten, zu malen, was immer ihnen in den Sinn kommen mag. Wenn sich Kinder und Erwachsene unter Leistungsdruck setzen und deshalb ungern malen, schlage ich vor, Bilder mit der nicht-dominanten Hand zu malen. Ähnlich wirken Schnörkelbilder in Anlehnung an Winnicott (Gil 1994, Günter 2003, Lowe 1997).

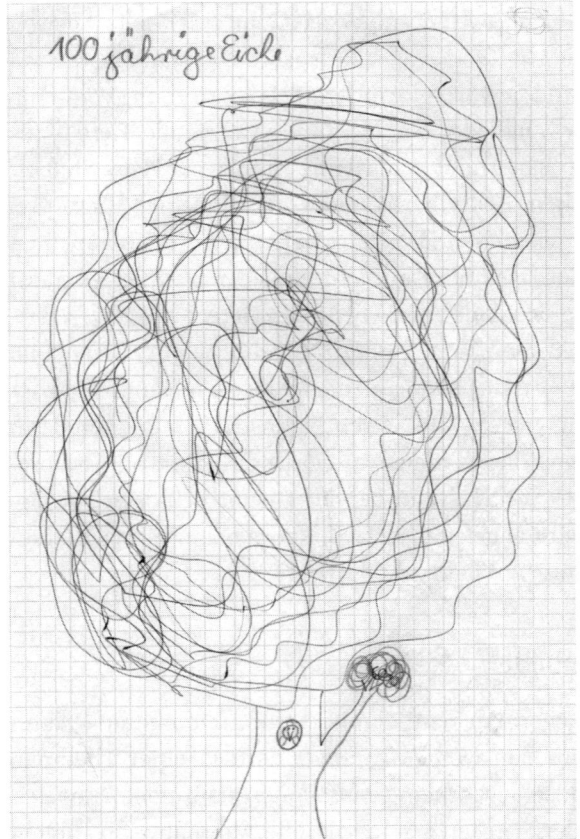

Abb. 16: Kritzelbild Eiche

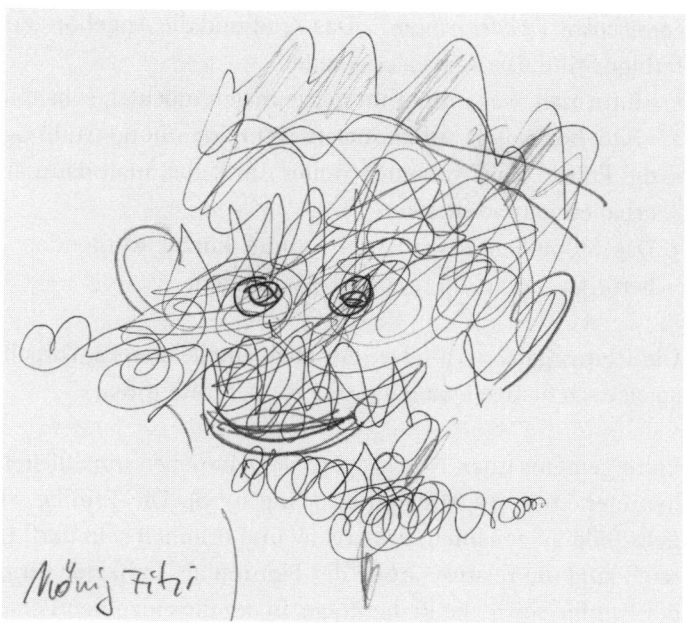

Abb. 17: Kritzelbild König Fitzi

Malen mit der nicht-dominanten Hand. Die Aufforderung »Male ein Bild mit deiner ›anderen‹ Hand!« bremst unmittelbar den Anspruch, schön oder korrekt zu malen, hebt Große und Kleine auf eine annähernd gleichberechtigte Stufe des Könnens und vermittelt: »Es ist erlaubt, Spaß zu haben, ohne perfektionistisch zu sein!«

Familien-Kritzeleien wirken ähnlich. In Anlehnung an Winnicott (1971) werden Kind und ein Elternteil gebeten, ein Kritzelbild zu malen (Günter 2003, Kwiatowski 1967, Selekman 1997). Kleinere Kinder können eine ältere Person auswählen, die für sie das erste Kritzelbild macht. Beide tauschen dann ihre Kritzelbilder und nehmen jeweils das Bild des anderen als Grundlage für ein neues Bild; die beiden neuen Bilder werden am besten mit einem andersfarbigen Stift in die Vorlage hingezeichnet.

Zusammen mit dem Kind wird dann ein Titel für die beiden Bilder gefunden. Die beiden so entstandenen gemeinsamen Bilder werden Ausgangspunkt für eine Geschichte, die das Kind und der Elternteil entwickeln. Mit der Familie kann so eine Reihe von Zeichnungen entstehen, die an der Wand oder einer Tafel ausgestellt werden. Eine ältere ähnliche Technik stammt von Rubin (1978): Das Kind malt seine Initialen, aus denen heraus dann ein Bild entstehen soll.

Familienkritzelbilder reihum. Das Kind und die Angehörigen erhalten Papier und farbige Stifte. Die Anweisung lautet:

1. »Bitte malt, was immer ihr gerne malen möchtet, sobald ich ›los‹ rufe!«
2. »Bitte hört sofort auf zu malen, wenn ich ›Stopp‹ rufe! Gebt das Blatt dann an die Person links von euch weiter. Ihr selbst malt dann auf dem Blatt, das ihr erhalten habt, weiter.«
3. Das Stopp-Signal wird nach immer kürzer werdenden Zeitintervallen gegeben – 30, 25, 20, 15, 10, 5 und 3 Sekunden.

Die Zeitvorgabe verhindert ein allzu intellektuelles Vorgehen und schafft eine spielerisch lustige Qualität (Lowe 1997, Smith 1985).

Beim gemeinsamen *Familienportrait* steht neben inhaltlichen Aspekten die Familieninteraktion im Mittelpunkt (Bing 1970). Die Familie wird aufgefordert, ein Selbstbild zu zeichnen, das kreativ und originell sein darf. Inhaltlich aufschlussreich sind die relative Größe der Figuren als Indikator für den Status innerhalb der Familie sowie die Reihenfolge, in der die einzelnen Personen gemalt werden, als Indikator für die Kohäsion der Familie und Konfliktthemen. Auf interaktioneller Ebene lässt sich beobachten, wie gut die Familie kooperiert, ob jemand die Führung übernimmt und wie mit Konflikten umgegangen wird (Arnold et al. 2003, Landgarten 1991, 1994). Alternativ können das Kind und ein Angehöriger auch abwechselnd interaktiv malen (Oaklander 1969). Das Kind wählt Papier und Farben aus und beginnt zu malen. Sobald es den Stift wechseln muss, wandert das Bild zum Gegenüber, das weitermalt. Das Bild wird so lange hin- und hergereicht, bis beide zustimmen, dass es fertig ist.

Beim *Familien-Gruppenbild* (Oaklander 1969) soll die Familie selbst ein Thema malen, zum Beispiel ein Fantasietier. Der Therapeut schlägt vor, dass jedes Familienmitglied in einer Ecke zu malen beginnt, und achtet im weiteren Verlauf auf den Prozess. Gemeinsame Familienbilder drücken eine miteinander geteilte Familien-Wirklichkeit aus und bieten Ansätze für Lösungsideen. Ist das Bild fertig, entscheidet die Familie zusammen, was damit passieren soll (Kwiatowski 1967, Oster & Gould 1987).

Man kann auch Themen vorgeben und bitten, drei Wünsche zu malen bzw. ein abstraktes Bild der Familie zu gestalten und mit Farben zu symbolisieren, wie man das Familienleben derzeit empfindet oder früher empfunden hat. Der Therapeut moderiert einen Austausch über das Bild und validiert die Unterschiedlichkeit und Vielseitigkeit der Perspektiven und Wahrnehmungen. Bei der Auswertung können folgende Aspekte beachtet werden:

1. Prozessebene

- Wie geht die Familie insgesamt mit der Aufgabe um?
- Wer beginnt? Wer macht mit, wer motzt herum? Gibt jemand den Ton an?
- Auf wessen Vorschläge wird gehört, wer wird ignoriert?
- Wer malt selbständig, wer braucht Unterstützung?
- Wie wird das Werk der anderen behandelt? Löscht jemand das Gemalte eines anderen aus oder übermalt es?
- Gibt es Kooperation und den Versuch, die Gestaltung fortzuführen?
- Wer war konstruktiv, wer hat gestört?
- Wie ist die Kommunikation?
- Wie gehen die Geschwister miteinander um?
- Wie viel Raum auf dem Bild wird beansprucht?
- Wer hat emotional belastende oder konfrontative Inhalte gemalt? Wie reagiert die Familie darauf?
- Wer hat am meisten, wer am wenigsten beigesteuert?
- War der Ablauf geordnet oder chaotisch?
- Gab es Teams, haben sich alle immer abgewechselt oder gleichzeitig gemalt?
- War der Arbeitsstil kooperativ oder dissonant?

2. Inhaltsebene

- Gibt es ein gemeinsames Thema oder eine Reihe von Einzelthemen?
- Ist das Bild optimistisch oder vermittelt es eine gedrückte Stimmung?
- Wie wurde der Raum auf dem Blatt genutzt?
- Wer hat in der Mitte gemalt, wer am Rand?
- Wie werden Nähe und Distanz ausgedrückt?
- Welche zentralen Themen, Gefühle und Konflikte werden ausgedrückt?

Als Teil einer eher traditionellen psychodiagnostischen Herangehensweise gab Rubin Familien drei Standardbilder vor (Rubin & Magnussen 1974, Rubin 1978). Kwiatowski (1967) bat Familien in einem standardisierten zweistündigen Interview, ein Bild der Familie, eine Aktivität, ein Kritzelbild, ein Bild der Eltern bzw. der Kinder sowie ein freies Bild zu erstellen. Eine Variante dieser Technik sind *Familien-Wandbilder,* bei denen die Familie ein großes Familienporträt (Steinglass 1998) oder ein Bild der Familie bei einer Aktivität malen soll (Sobol 1982).

▶ Die Familie von Simon, Lukas und Anne hatte in den vergangenen zwei Jahren ein Übermaß an gesundheitlichen Belastungen durchgemacht. In der mittleren Phase der Beratung bat ich sie, ihre Erfahrung als gemeinsames Bild zu gestalten. Es dauerte einige Zeit, bis es zu einer Einigung darüber kam, was gemalt werden sollte. Anne wollte zunächst nicht malen, weil ihre Themen nicht wichtig waren.

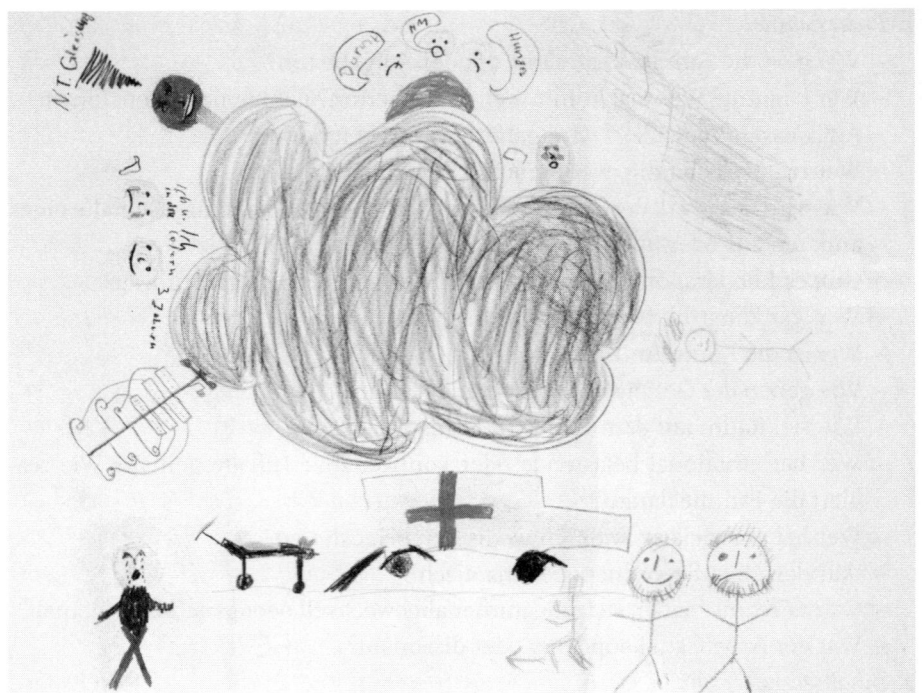

Abb. 18: Familien-Wandbild

Schließlich entstand das Bild einer dunklen Wolke, außerdem hatte jedes Familienmitglied eine Ecke ausgestaltet.

TH.: »Meine Damen und Herren, heute sehen Sie ein Bild mit dem Namen ›Die
   Wolke der Trübsal!‹ – vorgestellt von Lukas und Anne!«

LUKAS (HÄLT PLAKAT HOCH): »Das (oben in der Mitte) ist der Diabetes.«

TH.: »Lies doch mal laut die Sprechblasen vor!«

LUKAS: »Also, da steht ›Hunger‹, das ist nämlich typisch für die Erkrankung, da
   steht ›Hmm‹ – da isst er gerade leckere Pommes – und da hat er dann Durst.«
   (Alle lachen.) »Und da steht ›Durst, Durst.‹ Ich hab das ›s‹ falschrum gemacht.
   Und da links ist dieser N. T. Gleisung. Das ist halt der – der Basedow, wenn der
   wieder rauskommt, wenn der vergisst, meine Tabletten zu nehmen.«

TH.: »Sieht aus wie ein gefährlicher Bursche.«

LUKAS: »Ja, schon ein bisschen.«

TH.: »Hmm, da kommt er gerade heraus. «

LUKAS: »Und ich mach mal hier weiter. Das ist von der Mama, das ist ein Infu-
   sionsständer – das war der Simon im Krankenhaus, Weihnachten, mit den Ver-
   sorgungsflaschen am Tropf – das war der Tiefpunkt! Deswegen weint die Frau

da drunter auch. Okay. Da ist einer mit einem Taschentuch (links von der Wolke). Also, ich in den letzten drei Jahren halt, da war ich mal glücklich und mal fröhlich; äh ...« (Alle lachen.) »Äh, mal unglücklich und mal glücklich. Und da unten, dass ist vom Simon, wie der ganz plötzlich mit dem Rettungswagen fort musste, deswegen rennt da auch einer.«

ANNE: »Mach ich mal weiter, hier ist der Papa rechts unten, auch mit einem lachenden und einem weinenden Gesicht. Und das ist auch vom Papa, da rennt einer, das soll der Stress sein. Hier seht ihr, dass ich genervt bin. Und da schaue ich aus der dunklen Wolke, mit lauter roten Flecken im Gesicht, von meiner Allergie – vom Heuschnupfen. Und was soll das sein?«

MUTTER: »Das sind die Berge, die hinter uns liegen!«

ANNE: » Ja, und in der Mitte, das ist eben die Wolke, die in den letzten Jahre auf uns gelastet hat.«

TH.: »Ja, das ist tatsächlich eine ziemlich üble, trübe Wolke, die auf euch gelastet hat – danke für dieses faszinierende Bild. – Jetzt ist dies natürlich nur die halbe Wirklichkeit, denn eure Zukunft ist ja offen. Ich schlage vor, dass ihr beim kommenden Gespräch malt, welche Wünsche ihr für die Zeit vor euch habt!«

Wandbilder sind eine gute Möglichkeit für Familien, in einer gelösten Atmosphäre zusammen belastende Erfahrungen auszudrücken und zu verarbeiten. In der Regel schlage ich vor, zu einem späteren Zeitpunkt ein ressourcenorientiertes »Zukunftswandbild« zu malen.

Familien-Collagen stammen aus der Arbeit mit Multi-Familiengruppen, können aber auch mit einzelnen Familien durchgeführt werden (Fraenkel & Shannon 1999). In einer der fortgeschrittenen Gruppensitzungen erhält jede einzelne Familie den Auftrag, ihre Erfahrungen im Umgang mit der körperlichen Krankheit oder dem besonderen Problem der Familie – wie Obdachlosigkeit – in Form einer großen Collage zu gestalten, die auf ein Poster geklebt werden soll. Die Angehörigen sprechen sich zunächst ab, welche Form die Collage erhalten soll, und sammeln dann bis zur nächsten Sitzung Materialien. Gegen Ende der Gruppensitzung einigt sich jede Familie auf einen Titel für das eigene Werk und erzählt den anderen Familien anhand der Collage die eigene Geschichte. In einer weiteren Sitzung gestaltet dann jede Familie eine Collage ihrer Vision vom zukünftigen Leben der Familie (Scholz & Hegewald 2003). Auch kleinere Kinder können aktiv an diesem Familien-Kunstprojekt mitwirken und auf einer sehr emotionsnahen Ebene ihren Erfahrungen Ausdruck verleihen.

Die Familien benötigen einen Tisch zum Arbeiten. Entweder halte ich Material bereit, oder die Familie erhält die Aufgabe, Materialien mitzubringen:

Material für Collagen

- Posterkarton Din A o;
- 1 Klebestift pro Person;
- Filzstifte, Wachsmaler oder Pastellkreiden;
- 1 Schere je Familie;
- farbiges Papier und Karton;
- Klebeband und Tesafilm;
- Altpapier: Illustrierte mit vielen Fotos von Menschen, Werbeprospekte, alte Reisemagazine, »Wohnmagazine«, Naturmagazine mit Tierbildern, Magazine zur Esskultur, Kataloge mit Werkzeug, Möbel, Haushaltswaren und Bekleidung;
- Bastelmaterial: Pfeifenputzer, Deckel von Limonadenflaschen, Baumwolle, Watte, Kleber, Zwirn und Faden, Schleifen, Bänder, Bindfaden.

Die Anweisung an die Familie lautet:

1. »Denkt einmal über eure Familie nach: wer ihr seid, was ihr macht, was euch wirklich wichtig ist. Wie könnt ihr anderen Menschen deutlich machen: Das ist die Familie Keller?«

2. »Nehmt euch Papier und macht ein paar Notizen über Einfälle, Zitate, Symbole oder Bilder.«

3. »Als Nächstes nehmt euch zusammen einige Minuten Zeit, eure Ideen zu vergleichen. Schaut euch an, was ihr habt. Ihr werdet weitere Einfälle bekommen, wenn ihr durch die Illustrierten blättert, etwas ausschneidet oder heraustrennt. Benutzt, was immer das Wesen eurer Familie wiedergibt. Die besten Ideen kommen von eurem Skizzenblock.«

4. »Schreibt zusammen eure Einfälle nieder. Kritzelt etwas oder macht ein paar Skizzen auf einem Block. Denkt euch Worte, Phrasen und Sätze aus: Teile eines Songs, aus Büchern, Filmtiteln, von Filmschauspielern und aus Werbestreifen. Denkt an Bilder, an echte oder an vorgestellte Bilder – von Menschen, Tieren, wichtigen Objekten, Szenen und Orten. Denkt euch Symbole aus, die gut ausdrücken, was ihr darstellen wollt. Einige Anregungen wären etwa:
   - Menschen: du selbst, ein Comic-Held, ein Fußballstar;
   - Tiere: ein Hund, eine Schmusekatze, ein Bär oder ein Monster;
   - Objekte: dein Lieblingssessel, ein Flugzeug, eine Trophäe, ein Musikinstrument, ein Hut;
   - Szene: ein Picknick, Tanz, Mahlzeiten, Wochenenden, besondere Familienereignisse oder Dinge, die ihr regelmäßig tut;

- Orte: der Garten, der Küchentisch, Himmel oder Hölle.
- Wenn ihr Material gesammelt habt, beginnt zu sortieren, was zusammen-gehört.«
5. »Fangt an, zusammen die Collage zu gestalten. Was immer euch wichtig ist, soll auf den Karton. Ihr könnt auch etwas hineinmalen. Versucht, alles mitein-ander zu verbinden. Nehmt euch dafür 20 Minuten Zeit.«
6. »Hängt die Collage an der Wand auf. Findet einen Titel für sie.«
7. »Bestimmt, wer jetzt eure Collage vorstellt!«
8. »Diskutiert, von eurer Collage ausgehend:
   - Wie habt ihr die schwere Zeit mit der Krankheit oder der Krise gestaltet?
   - Welche Verbindung besteht zu eurem Familienmotto?
   - Was wünscht sich die Familie für die Zukunft – wenn ihr in einem Jahr zurückblicken würdet?
   - Wo wollt ihr sein? Wofür ist euch das wichtig?
   - Wie kommt ihr dorthin?
   - Welche Hindernisse erwartet ihr?
   - Wie wird die Familie in der Zukunft aussehen?
   - Gibt es schon Ideen für ein neues Familienmotto?«
9. »Überlegt, was ihr mit eurer Collage machen wollt. Gibt es einen Ort, wo sie für einige Zeit aufgehängt werden soll?«

Eine Variante dieser Technik wurde von Scholz für Multi-Familiengruppen bei Anorexie adaptiert (Scholz & Hegewald 2003); die Familien schneiden aus far-bigem Karton Essensportionen aus, und der Umgang mit der Essensproblematik wird dann in vertauschten Rollenspielen simuliert.

Collagen ermöglichen es, komplexe Erfahrungen auszudrücken, die mit star-ken Emotionen verbunden sind. Sie erlauben gleichzeitig eine Externalisierung des Erlebten und führen eine Beobachterperspektive ein. Die Funktion des The-rapeuten bei diesem Prozess ist weitestgehend begleitend; ich sorge dafür, dass der Prozess nicht ins Stocken gerät, und versuche, möglichst viele Perspektiven der Angehörigen zu erheben.

14.7 Lösungsbilder

Die zeichnerische Gestaltung von Lösungsentwürfen und Wunschbildern ist eine weitere nützliche Form von systemischen Gestaltungstechniken. Kinder identi-fizieren sich mit den Gestalten und den Lösungsentwürfen, die sie gemalt haben. Eine einfache Form ist ein »Ressourcen- und Power-Bild«.

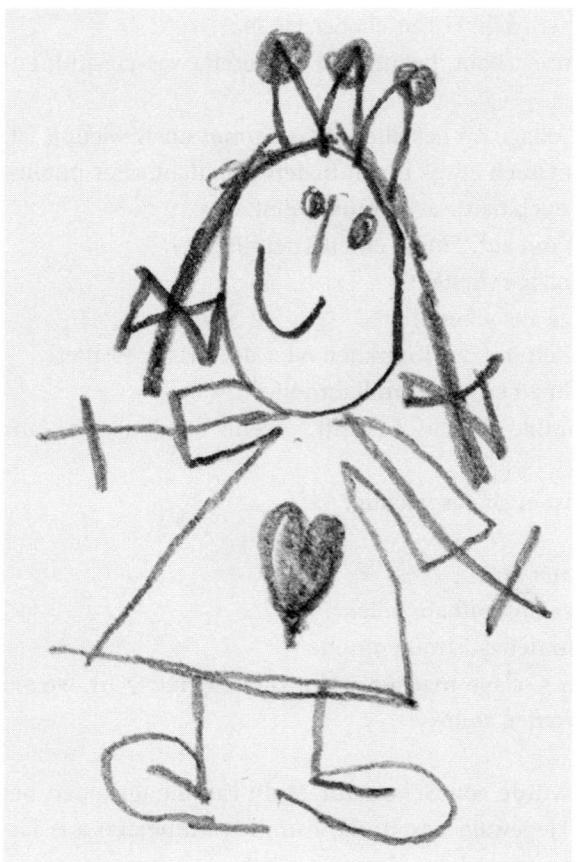

Abb. 19: Ressourcenbild

Ressourcen- und Power-Bilder.   Das Kind wird aufgefordert, sich zu malen, wie »alles ganz gut ist und du total viel Power hast«. Es kann eine Ressourcen-Gestalt malen oder ein magisches Mittel, das ihm bei seinem Problem zu helfen vermag.

Bei *Ein-Tag-nach-dem-Wunder-Bildern* malt das Kind ein Szenario, wie es an dem Tage nach dem Wunder ausschaut (Steiner & Berg 2005). Weitere Ideen für Lösungsbilder:

- Male die Erfolge seit der letzten Sitzung.
- Male ein Bild, wie sich deine Beziehung zum Problem im Laufe der Therapie verändert hat.
- Male ein Bild von dir selbst, wie du dich als Person verändert hast, seit dir die Lösung deines Problems gelungen ist.

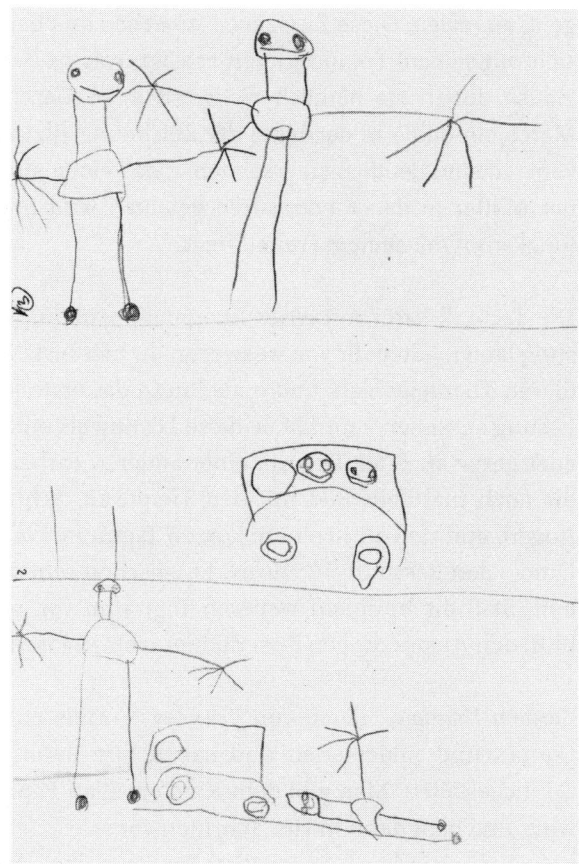

Abb. 20: Drei-Zustands-Bild

Drei-Zustands-Bilder.   Zunächst zeichnet das Kind, wie seine Beschwerden jetzt aussehen (Crowley & Mills 1989, Mills & Crowley 1986, Wirl 2000). In einem Lösungsbild malt es dann ein Bild von einer Situation, in der alles wieder völlig in Ordnung ist. Ein mittleres Bild soll zeigen, welche Ressourcen und Mittel ihm helfen, das Lösungsbild zu erreichen.

▶ Dieses Bild stammt von Marco, dessen Mutter in ihrer Einzeltherapie ihre Ängstlichkeit überwunden hatte. Kurz vor dem Therapieende präsentierte sie mir ein weiteres kleines Problem: Ihr Sohn machte morgens immer ein Riesengeschrei, wenn er in den Kindergarten sollte. Ich bat den Jungen, ein Bild von einem Jungen, der nicht in den Kindergarten will (Ausgangsszene), zu malen. Im unteren Drittel des Bildes sieht man einen Jungen, der schreiend auf dem Boden liegt, weil er nicht den Kindergarten will, und daneben eine hilflose Mutter. Anschließend bat ich ihn, eine weitere Szene mit einem Jungen, dem es ›supergut‹ im Kindergarten geht, zu malen. Diese Zielszene – zu sehen im oberen Drittel – zeigt Marco, wie er sich mit seinem Freund Jürgen schlägt, was beiden einen Riesenspaß macht: zu Hause dürfen sie nämlich nicht mit ihren Geschwistern raufen. Zuletzt malte Marco ein Bild – in der Mitte der Zeichnung sitzt er im Auto, Schweinwerfer und Lenkrad sind deutlich zu erkennen –, das einen strahlenden Jungen zeigt, der von der Mutter in den Kindergarten gefahren wird und sich schon auf einen guten Ringkampf mit seinem Freund freut.

Die Technik kann mit einer Imaginationsübung verknüpft werden. Die Anweisung lautet: »Stell dir vor, weswegen du hier bist. Wähle eine Form und Farbe für diesen Therapieanlass und male ihn in das erste Feld. Stell dir jetzt vor, wie eine Lösung aussehen kann. Male diese Lösung als eine andere Gestalt, als eine Form oder gerne auch als Tier mit einer anderen Farbe. Du hast Tiere gewählt? Schau dir noch mal dein Bild mit den Tieren an. Schließe für einen Moment deine Augen, und stell dir in einem kurzen Tagtraum vor, es gäbe ein Fantasietier, einen Dino – den Ressourcen-Saurus. Er ist schon sehr alt und hat alle Fähigkeiten vereint. Stell dir in einem weiteren Tagtraum vor, wie dir der Ressourcen-Saurus hilft, den Anlass, wegen dem du hier bist, zu lösen« (Crowley & Mills 1989).

Cartoon-Therapie (auch von Crowley & Mills entwickelt). Viele Kinder mögen Comics und Bilderserien und haben ihre besonderen Helden oder Lieblings-Comicgestalten. Man gibt dem Kind ein Blatt Papier, das in vier Felder unterteilt wird, und geht dann in vier Schritten vor:

1. Lass das Kind auf einem Blatt Papier malen, wie sein Problem aussieht – die Farbe, die Form und die Größe.
2. Bitte das Kind, einen Comic-Helden auszuwählen und zu malen, von dem es weiß, dass er ihm bei der Lösung des Problems helfen kann.
3. Lass das Kind und den Cartoon-Helden eine Gabe auswählen, die der Angst überreicht werden soll, »um sie in das zu verwandeln, was du dir wünschst«. Das Kind kann den Comic-Helden fragen: »Was wäre die mächtigste Gabe, die man dem Monster geben kann, damit wir Freunde werden?«
4. Nachdem die Gabe ausgewählt und der Furcht überreicht wurde, bitte das Kind, zu malen, wie sich die Furcht in einen Freund verwandelt hat. Der Wandel wird so sichtbar gemacht (Crowley & Mills 1989).

▶ Laura war zu Beginn der Behandlung stark verunsichert, nachdem sie in den vergangenen sechs Monaten dreimal wegen akuter Atemnot als Notfall in die Klinik eingeliefert worden war. Nach einer anfänglichen diagnostischen Unsicherheit verlief die medizinische Behandlung insgesamt sehr günstig, geblieben war jedoch

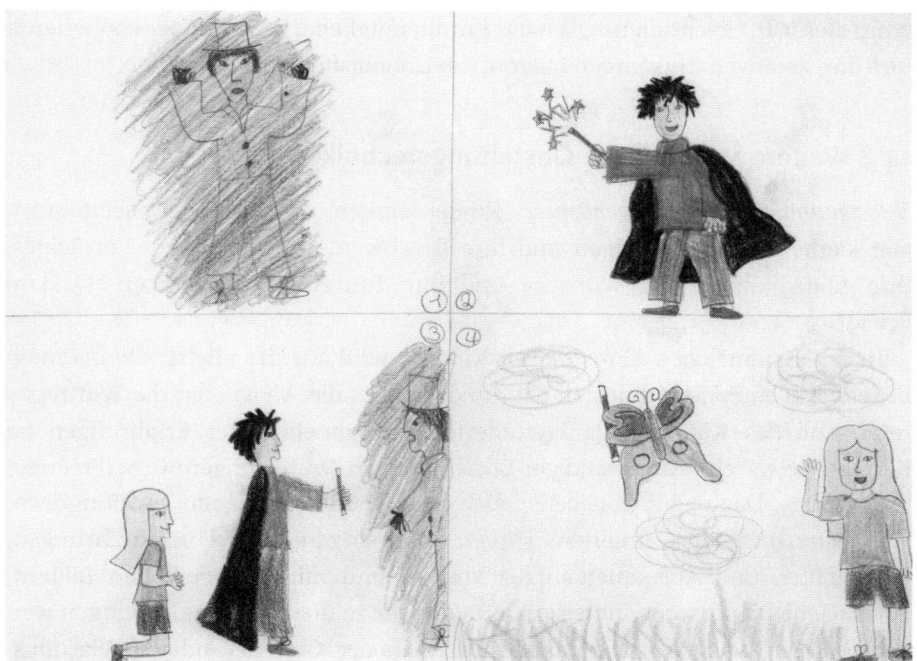

Abb. 21: Herr Atemnot trifft Harry Potter

eine starke Furcht vor überraschenden erneuten Anfällen. Im Gespräch stellte sich heraus, dass Laura gerne las und ein ausgeprägter Harry-Potter-Fan war, was Ausgangspunkt für eine Konversation darüber war, wie Harry Potter auf magische Weise die Fähigkeit besitzt, seine Angst zu überwinden. Angenommen, er könnte ihr helfen, die Angst vor der »Atemnot« zu meistern, wie würde das wohl ausschauen? Es entstand das Bild von Abbildung 21, auf dem Harry Potter als Zaubermittel »Lungenkraut« überreicht, eine Anspielung auf den vierten Band.

Lösungsorientierte Wandbilder   sind eine Variation der Familien-Wandbilder (Kwiatowski 1967, Selekman 1997). Zunächst wird das präsentierte Problem in einer externalisierenden Konversation in ein Wesen umgedeutet – zum Beispiel eine grüngraue Sorgenwolke, die das Familienleben überschattet hat, ein Monster oder ein Fabelwesen, das die Familie beherrscht und herumkommandiert. Wenn sich die Familie geeinigt hat, wie dieses Wesen ungefähr aussieht, wird es gemalt, so wie es bei seinem letzten Erscheinen ausgesehen hat. Jedes Mitglied der Familie soll insbesondere darstellen, wie es mit diesem Wesen umgeht. In einem zweiten Wandbild malt die Familie ein Lösungsbild über ein Zukunftsszenario, wie der Sieg über das Wesen oder »die grüngraue Wolke« errungen wurde. Bei der Umsetzung dieser Intervention müssen die Familiemitglieder miteinander kooperieren und ihre kreativen Ressourcen nutzen, um Lösungsbilder zu entwerfen.

14.8 Weitere systemische Gestaltungstechniken

Selbstgestaltete Therapietagebücher. Kinder können über ihre Therapieerfahrungen kleine Bücher anfertigen und ihre Beschwerden, Glückliches, Verrücktes, ihre Abneigungen und Wünsche und ihre Fantasien aufschreiben (Oaklander 1969).

In der systemischen Therapie mit Kindern wird aus der »Behandlung« möglicherweise eine »Expedition in das Land, in dem die Angst oder die Wut regieren«, und das Kind wird aufgefordert, ein Logbuch seiner Erfahrungen zu führen – etwa ein Angstbändiger-Buch oder ein Wutbändiger-Buch (Freeman et al. 2000). Dazu wird es gebeten, sich eine schöne Kladde oder ein Ringbuch, am besten mit nicht liniertem Papier, zu besorgen und seine Erfahrungen, Geschichten und Abenteuer aufzuschreiben und mit selbstgemalten Bildern, Fotos, Gedichten usw. zu illustrieren. Bilder, die in dieses Buch eingetragen werden, können beispielsweise das »Wettrennen der Gefühle« oder Skalierungsbilder sein (etwa: »Auf der Reise in das Land der Lösungen«). Mögliche Namen sind: Mein Coolness Buch, das Sorgen-Vertreiber-Buch, Abenteuer im Lande der Trägheit. Kindern gebe ich eine preiswerte Einwegkamera mit und bitte sie, einen Fotoreportage über ihr Leben zu machen – es kommen hochinteressante Reportagen zustande (Ford Sori & Hecker 2003).

▶ Kurz nach Therapiebeginn wurde Laura eine Kur in einem Sanatorium in den Alpen bewilligt. Die Eltern hatten sich sehr engagiert, um diese Maßnahme bei dem Kostenträger durchzusetzen, für Laura selbst war dies jedoch die erste längere Trennung von der Familie, und sie rechnete fest damit, riesengroßes Heimweh zu bekommen und deswegen bestimmt nichts vom Kuraufenthalt zu haben. Vom Therapeuten wurde diese Reise als ein großes Abenteuer bezeichnet, eine Expeditionsreise in die ihr noch völlig unbekannten Berge, mit dem Ziel, ihre Atemnot und ihre Sorgen zu bezwingen. Da bisher noch kein anderes Familienmitglied die Berge gesehen hatte, wurde sie gebeten, ein Tagebuch mit ihren Erlebnissen, Eindrücken und Erfahrungen auf dieser kühnen Reise aufzuzeichnen.

Laura kehrte in einem wesentlich stabileren körperlichen Zustand zurück und zeigte stolz ihr Abenteuerbuch, in das sie gute wie schlechte Erlebnisse und Gefühle eingetragen hatte und das mit zahlreichen Bildern von Rodel- und Bergausflügen illustriert war. Insgesamt hatte es ihr in den Bergen sehr gut gefallen, und bei Abschluss der Therapie meldete sie sich zu einer Ski-Freizeit ohne ihre

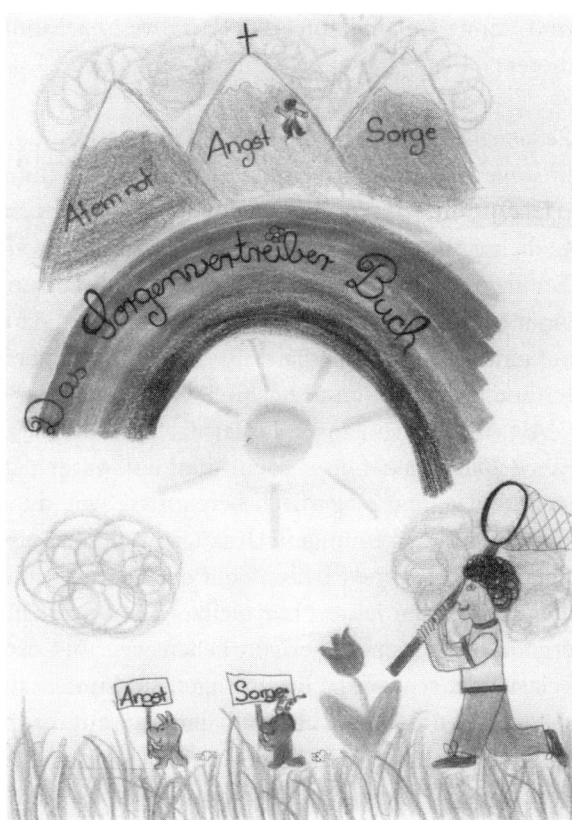

Abb. 22: Das Sorgen-
vertreiber-Buch

Familie an, ein Zeichen für ihr gewachsenes Selbstvertrauen, aber auch für die wiedergewonnene Zuversicht der Eltern.

Das Kind kann in dem Therapiebuch auch eine Reportage über seine Beschwerden aufzeichnen.

Hanney und Kozlowska (2002) setzen in ihrer Arbeit mit traumatisierten Kindern und deren Familien illustrierte Therapie-Bücher ein und bitten die Familienangehörigen, ihre Erlebnisse in einer Reihe von Bildern zu gestalten, um traumabezogene Gefühle ausdrücken zu lassen, Ängste abzubauen und Gefühle von Hoffnung und Zuversicht zu fördern. Im Unterschied zu einer lösungsorientierten Vorgehensweise empfehlen sie, dass die Familien ihre Geschichten so gestalten sollen, wie sie in der Vergangenheit erlebt wurden, und sie empfehlen, auf die Kraft der Familie zu vertrauen, dass sie ihre Geschichten reorganisieren kann, auch ohne dass der Therapeut voreilig auf Lösungsbilder drängt und damit Gefahr läuft, die Narrative der Familie nicht ausreichend zu validieren.

Zeitlinien-Bilderserien. In der Arbeit mit traumatisierten Jugendlichen können kreative Gestaltungstechniken mit der Zeitlinienarbeit verbunden werden (Dolan 1991). Über einen gewissen Zeitraum hinweg werden Bilder, Collagen, Gedichte und Fotos gesammelt, die traumatische Erfahrungen und schlechte Zeiten ebenso wie gute Momente und Erfahrungen repräsentieren sollen. In einer oder mehreren weiteren Sitzungen wird dann ein Symbol des Lebenswegs auf einer langen Papierbahn – wie zum Beispiel einer Tapetenrolle oder Computer-Endlospapier – aufgezeichnet.

Als Alternative kann eine farbige Schnur gewählt werden, an die mit Klammern Bilder geheftet werden. Markiert werden der Zeitpunkt der Geburt und weitere wichtige biografische Ereignisse, wie die Geburt von Geschwistern, die Einschulung, Trennungen, Umzüge, wichtige Episoden der Traumatisierung, der Beginn von Freundschaften oder der Schulabschluss. Entscheidend ist, dass für die zukünftigen Jahre Platz bleibt, der noch nicht gefüllt wird. Der Jugendliche ergänzt dann den bisherigen Lebensweg und ordnet die Bilder; diejenigen für belastende, schwierige Erfahrungen sind unterhalb der Linie und solche, die für gute Momente stehen, oberhalb der Linie angeordnet. Ergänzend können »offene Bilder« über Szenarien für zukünftige Wünsche und Möglichkeiten erstellt werden. Diese komplexe Intervention stärkt die Identität, hilft bei der Rekonstruktion der eigenen Geschichte, kontextualisiert belastende Erfahrungen und hilft bei der Entwicklung eines weiteren volleren Bildes der eigenen Lebensgeschichte, das auch Platz für heilende Erfahrungen und Ressourcen hat. Zeitlinien-Bilderserien sind auch in der familienmedizinischen Behandlung von körperlich kranken Kindern hilfreich, die eine Bildergeschichte ihrer Erfahrungen im Umgang mit ihrer Krankheit anlegen können.

In der systemischen Einzeltherapie und der systemischen Gruppentherapie mit Kindern und Jugendlichen können zahlreiche weitere Gestaltungstechniken genutzt werden (Hobday & Ollier 1999, James 1989, Kaduson & Schaefer 1997, 2000, 2001, Linesch 1993, Lowenstein 2003, Reinhardt 2001, Riley & Malchiodi 1994, Schaefer & Cangelosi 1993, Schaefer & Carey 1994), die traditionell eher aus einer einzeltherapeutischen Tradition stammen. Mills (2001) setzt bei der Arbeit mit Kindern und Familien, die Opfer von schweren Naturkatastrophen waren, »Traum-Töpfe« ein.

Traum-Töpfe. Die Familie bemalt gemeinsam einen großen Ton- oder Blumentopf und schmückt ihn mit bunten Steinen, Muscheln, Federn, Sand oder anderen Materialien. Das Kind und seine Angehörigen malen dann ihre positiven Hoffnungen, Wünsche und Träume für eine bessere Zukunft und legen sie in den Traum-Topf. Bei nächtlichen Albträumen können die Bilder mit den guten Träumen als ermutigende Erinnerung auch unter das Bett des Kindes gestellt werden. Die Interaktion der Familie wird so auf die Bewältigung der Erfahrungen und auf den Austausch von Ressourcenerfahrungen und -bildern gelenkt. Das Kind kann auch einen sicheren Ort malen und dann sein Bild erläutern, oder es wird gebeten, sich vorzustellen, dass es sich an einem völlig sicheren Ort befindet und malt.

Die Behandlung von Traumafolgen erfordert viele Teilschritte. Häufig bitte ich kleine und große Klientinnen, schlimme Erfahrungen auf kleine Notizzettel zu malen oder aufzuschreiben. Außerdem wird eine Truhe besorgt und ein Mülleimer aus Karton hergestellt. Schrittweise werden die Bilder dann sortiert und sicher verwahrt oder sie werden im Mülleimer entsorgt, wenn dies für die Klientin stimmig ist (James 1989). Die Bitte, ein Geheimnis zu malen, ohne offen erkennen zu lassen, was gemeint ist, ermöglicht eine behutsame Annäherung an heikle Themen. Mit Hilfe einer Pinnwand können Klienten in meiner Praxis eine Klagemauer herstellen. An diese können die Familienmitglieder Zettel mit ihren Klagen, Beschwerden, Vorwürfen und Nöten heften. Zu Beginn eines jeden Termins wird dann geprüft: Was sind die Dauerklagen? Welche Zettel haben sich überholt?

Systemische Gestaltungstechniken haben gegenüber Computer-Art und der Bearbeitung von digitalen Aufnahmen den Vorteil, dass sie emotionsnäher sind. Aus Ton, Knetmasse, Fimo können Mini-Figuren hergestellt werden (Sharp 2001). Fingerfarben, Körperfarben und Farbseifen vermitteln beim Malen eine sinnliche Qualität und erlauben einen direkteren Ausdruck von Gefühlen. Man kann eine Familie bitten, eine Skulptur aus Salzteig herzustellen. Dazu benötigt man Mehl, Salz, Wasser, ein Teelöffel Speiseöl, diverse Lebensmittelfarben und Duftstoffe. Bereits die Herstellung des Salzteigs ist ein positives gemeinsames Projekt, das Verbundenheit schafft. Die Figuren oder Tiere können auf einem Tablett oder einem Pappteller aufgebaut werden und eine Geschichte erzählen.

Kreative Brettspiele eignen sich gut für die Arbeit mit Kindern, die Verhaltensprobleme lösen wollen (Gardner 1971). Die Intervention schafft eine hohe Verbindlichkeit und erlaubt es, die Familie in den Therapieprozess einzubeziehen. Zusammen wird aus Karton ein Brettspiel angefertigt. Benötigt werden farbiger Karton, Marker oder dicke Filzstifte, Scheren, Klebestifte und Material für Effekte wie Glitzer und Federn sowie ein Spielwürfel. Das Kind wird gebeten, die Ziele des Spieles festzulegen, beispielsweise: Ausflug in die Eisdiele, ankommen ohne

Wutausbrüche. Das Kind hat die Freiheit, eine Landschaft oder eine Rennstrecke mit einer Reihe von Feldern zu malen, die zum Teil von Hindernissen, Fallen und Gefahrenzonen gespickt ist (Zurück auf Feld 1: »Angriff des Wutmännchen, ein Mal aussetzen«; Kraftfeld: »das Wutmännchen kann dir eine Runde nichts anhaben, vorrücken auf Feld 27«). Aus Knete oder Fimo werden Spielfiguren hergestellt, außerdem darf das weitere Spielfeld mit Bildern verschönert werden. Das Kind und die Familie legen die Regeln fest. Das Spiel wird dann in einer weiteren Sitzung ausprobiert. Neben klassischen Brettspielen gibt es eine Reihe von neuen Spielen, zum Beispiel das »Heute hier, morgen dort«-Spiel für Kinder in Trennungs- und Scheidungssituationen oder das Reden-fühlen-handeln-Spiel, bei dem Kind und Eltern abwechselnd Karten ziehen und entweder etwas erzählen, ein Gefühl beschreiben oder etwas Lustiges tun sollen (Gardner 1971, Vogt-Hillmann, o. J.)

Das zentrale Motto der Familie oder ein positives Mantra eines Jugendlichen können als Poster, als Button oder als Familien-T-Shirt gestaltet werden – was immer eine heitere Aktivität für Gruppen ist.

Der *Gefühlsröntgenapparat* verbindet die Technik der Körperumrissbilder (Oaklander 1969) mit einem imaginären Röntgenapparat oder Ganz-Körper-Kernspintomographen, der anzeigt, welche Gefühle man tief im Inneren spürt (Selekman 1997, Vogt-Hillmann 1999). Die Technik eignet sich gut für Kinder, die sich mit Worten nicht gut ausdrücken können. Das Kind legt sich auf eine Tapeten- oder Packpapierrolle. Der Therapeut zeichnet dann mit einem dicken Stift den Körperumriss nach. Das Kind soll dann sein Körperumriss-Bild mit Farben ausfüllen, die seine Gefühle wiedergeben. Nützlich sind auch Skizzen vom »Bauplan« des Körpers.

Körperbauplan-Skizzen. Mit Kindern erstelle ich einfache Zeichnungen; zum Beispiel einen PC (Pinkel-Computer), die wir beschriften. Vom menschlichen Gehirn halte ich die Kopie einer anatomischen Zeichnung bereit, die wir zusammen ausfüllen und beschriften.

▶ Tobias litt mit seinen acht Jahren sehr darunter, dass er regelmäßig einkotete – zu Beginn der Beratung mehrfach täglich. Die Symptomatik hatte sich deutlich gebessert, seit die Stimmungslage der Familie sehr viel wertschätzender war – seine Hose blieb schon an sechs Tagen pro Woche sauber. Tobias erklärt dies mit einer Körperbauplan-Zeichnung: »Das ist der Saibot, der hat einen sehr schnellen Computer da oben im Kopf. Aber der ist nicht gut verdrahtet mit den beiden Klappen da unten. Da sitzt noch jemand, und der macht Quatsch und macht die Klappen einfach auf und zu, wie es ihm gefällt. Aber – da wurde jetzt in den letzten Tagen eine superschnelle Verbindung geschaltet. Sie funktioniert noch nicht ohne Störung. Ein störungsfreier Betrieb wird ab dem Geburtstag von Saibot laufen. Bis dahin muss der Kerl, der die Klappen bedient, noch üben, die Leitung richtig zu benutzen!«

Alman und Lambrou (2002) verbinden bei der Arbeit mit Teenagern Tanz und malerischen Ausdruck und bitten ihre Klientinnen, ihre Lieblingsmusik mitzubringen. Während ein Blatt und Malutensilien bereitliegen, richten die Klientinnen (Klienten) eine wichtige Frage an ihr Inneres und tanzen dann wild auf die Musik. Sobald diese vom Therapeuten unvermittelt ausgestellt wird, zeichnen sie dann mit der nicht-dominanten Hand, was immer ihnen als Antwort in den Sinn kommt.

Traumatisierte Jugendliche können *komplexere Gestaltungsprojekte* durchführen, die über einen längeren Zeitraum hinweg die Jugendlichen kreativ in den Therapieprozess involvieren. Einem Adoleszenten, der seinen Einfällen und Gefühlen gerne mit der Spraydose Ausdruck verlieh, habe ich vorgeschlagen, sorgfältig ein Bild zu entwerfen, das seinen Schmerz über den Tod seines jüngeren Bruders zeigt, der durch Drogen umgekommen war, und an einem (legalen) Ort zu sprayen. Eine traumatisierte Adoleszente – hat als Projekt für die sommerliche Therapiepause – eine lebensgroße bunte »Nana« aus Draht und Pappmaché gefertigt, als Symbol für die eigene Power und Lebensfreude, als Ort, um zu beginnen, den Schmerz und die Verletzungen, aber auch Hoffnung auf ein anderes Leben auszudrücken.

15 Handpuppen

15.1 Einführung

Plüschtiere und Handpuppen sind wichtige Hilfsmittel für die systemische Arbeit mit Kindern. Sie können als erweiterte Familienmitglieder für »Teile-arbeit« genutzt werden und sind wunderbare Co-Therapeuten. Woltmann (1936, 1940) setzte Kasperlepuppen ein, um Kindern zu helfen, während Krankenhausaufenthalten die Trennung von den Eltern zu erleichtern und körperliche Krankheiten und Unfallfolgen zu bewältigen.

Die Arbeit mit »inneren Teilen« ist in den meisten Therapieverfahren gebräuchlich. Auch in schamanistischen Ritualen und im Volkskatholizismus werden »Krankheiten« als Objekt verdinglicht. Ungeliebte Teile, Persönlichkeitseigenschaften und Beschwerden werden externalisiert, während erwünschte Eigenschaften mit Hilfe von magischen Objekten angeeignet und internalisiert werden (Frank 1961). Das »Sündenbockdenken« entspricht weitgehend der Logik des Teilemodells – einer externalisierten Gestalt wird Schuld aufgeladen. »Teile-Partys« nach Satir (Bandler et al. 1976), Verhandlungen mit dem inneren Parlament (Schmidt 2004), der inneren Familie (Schwartz 1995) oder dem Chor der inneren Stimmen sind verbreitete Formen der systemischen Teilearbeit.

Viele Kinder bringen ihr Lieblingskuscheltier zur Therapie mit. Sie tragen es als »dialogisches Übergangsobjekt« mit sich, über das man leicht ins Gespräch kommt. Es gibt kaum einen Jugendlichen, der ohne ein Mini-Stofftier am Tagesrucksack unterwegs ist. Die Kinderzimmer sind bevölkert von einer Vielzahl von Stofftieren und Handpuppen. Jüngere Kinder teilen sich leichter mit, wenn eine solche Puppe mit ihnen »redet«. Sie sprechen mit ihrer Hilfe Dinge an, die sonst schwer zu sagen wären. Ein Kind kann sich mit einer »bösen« Puppe identifizieren und ihr ungeliebte eigene Anteile zuschieben. Gefühle und Konflikte, die nicht akzeptiert werden, lassen sich auf diese Weise ausdrücken – scheinbar spricht es ja nicht selbst, sondern eben die Puppe, als Stellvertreter.

Puppen können auch zu diagnostischen Zwecken eingesetzt werden. Die Auswahl der Puppen und die Themen der Spiel- oder Erzählsituation erlauben Aufschlüsse über das Kind und seine familiäre Lebenswelt (Gil 1991). Puppen ermöglichen einen spontanen emotionalen Ausdruck. Im Kasperletheater kann es recht derb zugehen. Handpuppen können zu einem imaginierten Familienmitglied oder zum Stellvertreter des Kindes bzw. der Eltern werden. Probleme lassen sich mit ihrer Hilfe externalisieren. Die Arbeit mit Handpuppen ermöglicht es, die Familieninteraktion zu beeinflussen. Das Handpuppenspiel führt zu einer Veränderung der aktuellen Stimmungslage im Raum und erlaubt es, festgelegte Überzeugungen in Frage zu stellen (Mrochen & Bierbaum-Luttermann 2000, King 2000, Trana et al. 2000). In einem von Hoffman referierten Fallbeispiel lud Minuchin die Eltern ein, sich auf den Boden zu setzen und mit der Tochter mit Puppen spielen. Auf diese Weise wurde eine positive Interaktion in Gang gesetzt und auf spielerische Weise der Kreislauf von negativer Aufmerksamkeit und Kritik durchbrochen, der in der Familie vorherrschte (Hoffman 1976).

Handpuppen können als Sprachrohr des Therapeuten fungieren und ermöglichen den Einsatz von systemischen Techniken, humorvollen Dialogen, Split-Team-Interventionen und zirkulären Fragetechniken. Wie viele andere kreative Techniken erzeugen sie eine Als-ob-Wirklichkeit und erlauben, Probleme und Lösungen auf spielerische Weise darzustellen.

Die Arbeit mit Handpuppen ist lebendiger, wenn jede Figur ihren eigenen Charakter hat, daher arbeite ich bevorzugt mit einigen Lieblingspuppen. Sie sind ein geeignetes Medium für Kinder im Alter von fünf bis zwölf Jahren. Kleinere Kinder zwischen zwei und fünf Jahren bevorzugen Stofftiere gegenüber Handpuppen, und ich bitte sie, ihre eigenen Lieblingstiere mitzubringen. Erwachsene spielen gerne mit Handpuppen, Jugendliche finden es dagegen eher peinlich, mit Kindersachen zu spielen.

Ausstattung. Eine erste Basisausstattung besteht aus ein oder zwei Handpuppen. Mini-Stofftiere, wie sie von Kindern und Jugendlichen gerne am Schulrucksack getragen werden, haben den Vorzug, klein genug zu sein, um plötzlich aus der Tasche hervorgezaubert zu werden. Manchmal improvisiere ich und imitiere mit der Hand eine Puppe, mit entsprechend verstellter Stimme. Empfehlenswert ist eine Auswahl von Handpuppen mit unterschiedlichem Charakter – freundlich, neutral, aggressiv, schüchtern oder tollpatschig. Tiere werden gerne als Identifikationsfiguren gewählt. Nützlich sind verschiedene mehrköpfige Tierfamilien, etwa Hunde-, Löwen- oder Bärenfamilien. Zu meiner Sammlung gehören:

- *Tiere:* Haustiere wie Hund, Katze, Maus, wilde Tiere wie Löwen, Bären, Wölfe, Krokodil, Dinosaurier;
- *menschliche Gestalten:* Vater, Mutter, Kinder, Krankenschwester, Arzt, Polizist, Lehrer, Prinzessin, König, Königin, Prinz;
- *symbolische Gestalten:* Zauberer, Gespenst, Hexe, Teufel, Skelett, Pirat, Landstreicher, Drachen.
- *»Klassiker«:* Ernie, das Krümelmonster, Struppi, die Maus.

Optionales Zubehör sind ein Seil und ein Tuch, um eine Spielbühne zu improvisieren, sowie eine Videokamera und ein Digitalfotoapparat, wenn man Repor-
tagespiele dokumentieren will.

15.2 Systemische Handpuppen-Techniken

Die therapeutische Arbeit mit Puppen ist im Grunde einfach und mehr Spiel als
Technik. Vorausgesetzt wird lediglich, dass man in der Lage ist, Fantasiegespräche
mit Stoffpuppen zu führen und diese als eigene Charaktere zu behandeln. Wenn
ein Kind seine Lieblingspuppe zur Therapie mitbringt oder spontan mit einer
Handpuppe aus meinem Fundus zu spielen beginnt, spreche ich mit der Puppe,
als ob sie eine reale Person wäre.

1. Sprich zur Kontaktaufnahme direkt mit der Handpuppe und bitte das Kind,
   seine Handpuppe vorzustellen: »Hallo, wer ist denn das – wie heißt du
   denn? Wie alt bist du? Wer sind deine Freunde? Womit beschäftigst du dich
   gerne? Was ist dein Lieblingsessen? Was magst du und was macht dich
   traurig? Wo sind deine Eltern? Woher hast du so hübsche Haare?«
2. Frage das Kind nach den Besonderheiten der Handpuppe: »Paul, was
   magst du am liebsten an dem Wolf?«
3. Bitte das Kind, mit der Handpuppe zu zeigen, was daheim oder in der
   Schule los ist.
4. Bedanke dich bei der Puppe, dass du sie kennengelernt hast, und kündige
   an, bei anderen Gelegenheiten mit ihr zu sprechen.

Reihum-Geschichten mit Handpuppen.   Vor der gezielten eigentlichen Arbeit mit
Handpuppen bitte ich gerne, dass sich jedes Familienmitglied eine Handpuppe
auswählen möchte. Ich selbst nehme eine meiner Lieblingspuppen und beginne
eine Geschichte zu erzählen, die reihum fortgeführt wird. Manchmal führt diese
Anwärmtechnik zu einer spontanen Probleminszenierung und Lösungsideen.

▶ Therapeut: »Es war einmal ein kleiner Bär, der mochte nicht gerne auf seine
Mama und seinen Papa hören ...« Tochter: »... weil, das macht keinen Spaß,
ich mache lieber, was ich will!« Mama-Bär (Mutter): »Ach, mach doch mit ...«
Tochter-Bär (Tochter): »Ich springe jetzt ins Wasser, auch wenn ich nicht schwimmen kann ...!« Mama-Bär (Mutter) sagt: »Das werde ich nicht zulassen!«, und
packt dabei schnell den kleine Bären. Tochter-Bär (Tochter): »Au, lass mich los.«

Papa-Bär (Vater; an Land stehend, reicht seine Tatze Mama-Bär, um ihr aus dem Wasser zu helfen): »Komm, ich helfe euch!« Vorausgegangen war in der vorherigen Sitzung eine Drohung des Mädchens, aus dem Fenster zu springen, weil es keine Lust hatte teilzunehmen. Schneller als erwartet war die Mutter hinterhergesprungen, mit den Worten: »Das werde ich nicht zulassen!«

Problem- und Lösungsinszenierungen mit Handpuppen.　Mit Handpuppen können Problemsituationen szenisch durchgespielt und zu einem guten Ende gebracht werden. Die Technik kann in der Einzelarbeit mit Kindern und im Familien-Setting eingesetzt werden. Zunächst wird eine Problemszene mit Handpuppen gespielt. Anschließend wird eine Lösungsszene entwickelt, die einen etwas besseren Ausgang nimmt. Das Kind kann der Handpuppe, die das Problem »hat«, Tipps geben oder weitere Tiere als Ratgeber und Helfern dazuholen. Bei Bedarf bietet der Therapeut eigene Lösungsideen und Geschichten an. Oft zeigen sich Kinder und Eltern von einer unglaublich lieben, süßen, einvernehmlichen Seite, die Heiterkeit auslöst.

▶　Irina war als Frühchen auf die Welt gekommen und einige Zeit über eine Sonde ernährt worden. Mit einem Jahr litt sie an Durchfällen unklarer Ätiologie. Der Verdacht einer Nahrungsmittelunverträglichkeit bestätigte sich nicht. Dennoch behielten ihre Eltern einen sehr restriktiven Speiseplan bei. Mit ihren zehn Jahren wirkte sie neben ihren vitalen jüngeren Geschwistern recht schmal. Obwohl ihr zwanghaft eingeschränktes Essverhalten den Eltern Sorge bereitete, wollten sie keinen Druck ausüben, um die innere Sperre gegen Essen nicht zu erhöhen. Zusammen malten wir Mahlzeiten auf Pappe und schnitten sie aus. Irina erhielt den Auftrag, der großen Handpuppe Käthe zu helfen, leckere Sachen zu essen. Dabei sollte sie ihr helfen, sich wohlzufühlen und die körperliche Sperre gegen unbekanntes Essen zu überwinden:

IRINA (serviert das ausgeschnittene Menü auf Puppentellern): »Komm, Käthe, iss! Das ist lecker.«

TH. (als Käthe): »Uh, ne, das kenne ich nicht, das esse ich nicht, da wird mir ja ganz anders, meine Kehle geht schon zu!«

IRINA: »Komm, Käthe, gewöhn dich dran, das schmeckt gut« (streichelt den Bauch, summt etwas, damit der Schlund sich entspannt). »Komm jetzt, du, probier's mal!«

Irina übernimmt die Puppe, füttert sie mit der anderen Hand.

KÄTHE: »Umh, schmeckt gar nicht so schlecht …!«

TH.: »Käthe, lass dir Zeit, probiere erstmal nur ein bisschen!«

Alternativ kann der Therapeut eine Problemszene spielen, und das Kind entwickelt danach Lösungsszenen. – Puppen können auch einen üblen Part übernehmen; das Kind erhält dann die Aufgabe, sie in ihre Schranken zu weisen:

▶ Marcus war zweisprachig aufgewachsen. In der Schule war er nicht besonders gut. Dafür spielte er gerne Rugby und Fußball. Obwohl er sich auf Tests gut vorbereitete, hatte er eine Riesenangst zu versagen und blockierte sich völlig. Sein innerer Dialog war von Selbstzweifeln und bangen Stimmen beherrscht. Ich stellte Marcus den Kannichtosaurus vor, eine 20 cm kleine Echse, die gerne Gedanken raubt und einflüstert: »Brauchst gar nicht hinzugehen, den Test versiebst du sowieso!« Dummerweise war dieser gemeine kleine Bursche sehr aufdringlich und versuchte schon bald, seine miesen Botschaften Marcus direkt ins Ohr zu sprechen. Marcus fing an, sich zu wehren, und schimpfte: »Hau ab, ich hör gar nicht hin! Sei endlich still, du!« Nach dieser Übung wurde Marcus selbstbewusster und weigerte sich einfach, auf den Kannichtosaurus zu hören.

Die Technik eignet sich gut für die Arbeit im Familien-Setting. Oft können Eltern genau benennen, was sie eigentlich tun müssten, um das präsentierte Problem zu lösen. Sie begnügen sich aber mit sprachlichen Appellen, weil ihnen eine konkrete Vorstellung fehlt, wie sie ihre Ideen in die Tat umsetzen können. Die Umsetzung in die Tat fällt leichter, nachdem verschiedene Szenarien mit Handpuppen durchgespielt wurden.

1. Einführung des Handpuppenspiels: »Bitte helft mir, das Problem zu verstehen, das euch herführt – wählt eine Puppe aus, die zu euch passt.«
2. Vorführen der Problemsituation: »Jetzt zeigt mir einmal, was typischerweise bei euch los ist.« Bei dieser Problem- und Lösungsinszenierung mit Handpuppen beobachte ich wie bei der klassischen Problem- und Lösungsinszenierung den Prozess des Austauschs – machen die Eltern deutlich, was sie wollen? Wie blockiert sich die Familie, wo werden Lösungsansätze deutlich?
3. Rollentausch: »Bitte, tauscht einmal die Handpuppen. Spielt die gleiche Szene noch einmal.«
4. Lösungsszenario: »Jetzt nehmt einmal die Figuren, die ihr zuerst hattet. Zeigt mir, wie es wäre, wenn alles superduper in Ordnung wäre.«

▶ Florian – der wegen eines für ihn traumatischen Angriffs durch einen großen Hund angemeldet worden war – und seinen Eltern wurde Mathilde vorgestellt, ein ca. 80 cm großes rothaariges Puppenmädchen, sowie »Wölfle«, eine große graue Wolfshund-Handpuppe mit markanten Eckzähnen. Unter der Aufsicht der Mutter und des Vaters sollte Florian zunächst Mathilde verarzten, ihr einen Verband anlegen und Mut machen, denn Wölfle hatte der arglosen Mathilde einen schmerzhaften Biss ins Bein verpasst. In der folgenden Sitzung konnte Florian der weitgehend genesenen Mathilde helfen, wieder laufen zu lernen, und erzählte ihr, wie gut ihm seine eigene Krankengymnastik getan hatte. Florian liebte es nicht nur, selbst den bösen Wolf zu spielen, sein Vater zeigte ihm auch, wie Mathilde dem großen Wolfshund Futter gab. Schließlich traute er sich, ihn, an einer bunten Leine gesichert, mit dem Vater auszuführen. Zunehmend gewann Florian seine Fröhlichkeit zurück, der Vater war froh, konkret etwas für seinen Jungen tun zu können, und die Mutter war erleichtert, weil ihr Mann und der Sohn wieder freier und gelöster waren.

Rollentausch mit Stofftieren.   Diese Technik eignet sich für die Arbeit mit klassischen »Dauerbrenner«-Themen wie Streit am Mittagstisch oder um die Schulaufgaben.

▶ Die Eltern von Tobias fühlten sich überwältigt von der Fülle der Probleme, die damit verbunden waren, als Patchwork-Familie zusammenzuwachsen. Sie klagten, die Kinder seien kein Team, die Eltern würden über ihre unterschiedlichen Erziehungsstile streiten. Die Mutter fand, dass ihr Mann mit seinem 9-jährigen Sohn Tobias und ihrer 8-jährigen Miriam viel zu heftig und laut umging; der Vater stimmte ihr zu und pendelte zwischen einem übermäßig gebremsten und einem extrem heftigen Auftreten.

Ich schlug vor, mir mit Handpuppen eine typische Mahlzeit vorzuführen. Die Kinder und die Eltern wählten Menschenpuppen aus. Mit Begeisterung spielten Miriam und Tobias mit ihren Puppen Kinder, die außer Rand und Band waren. Der Vater polterte laut los: »So geht es nicht, die Kinder sind viel zu nett – können wir nicht mal tauschen?« Innerhalb einer Minute brach das totale Chaos aus – die Eltern spielten mit ihren Handpuppen Kinder, die wild über den Tisch hampelten, aufsprangen und herumrannten, während die Elternpuppen von Miriam und Tobias brüllten, mit der Faust auf den Tisch schlugen und alle möglichen Strafen ankündigten.

Ich dankte der Familie, dass sie mir das gezeigt hatte, und bat darum, mir jetzt die Wunschtraum-Szene zu zeigen, wie es sein werde, wenn alles supergut ist. Aus dem Regal nahm ich einen Spielzeugschlüsselbund, legte ihn zusammen mit meinen eigenen Schlüsselbund in einen Korb und reichte ihn unter den Eltern- und Kinderpuppen herum mit den Worten: »Hier habe ich einen magischen Schlüsselbund, wenn ihr den berührt, verwandelt der euch und gibt euch Kraft, Zuversicht und gute Laune!« Als Tobias an die Reihe kam, bewunderte er meinen Autoschlüssel, ich erläuterte ihm die Reichweite dieses magischen Funkfernbedienungsschlüssels und ließ eine letzte Runde von »Familie bei Tisch« zeigen. Die Kinderpuppen verhielten sich außerordentlich rücksichtsvoll und zuvorkommend. Der Vater ließ die Puppe, die den Sohn repräsentierte, ein Wasserglas umkippen, bot aber sofort an aufzuwischen. Tobias ließ die Puppe, die den Vater symbolisierte, sagen: »Macht doch nichts, darf ich dir noch Wasser nachschenken? Lieber Stilles Wasser oder Sprudel?«

Zum Abschluss besprach ich mit der Familie, dass es wahrscheinlich noch zu früh sei, derartig ausgeglichene Situationen bei Tisch zu erwarten. Als Aufgabe wurde verabredet, dass die Familie etwas Schönes zusammen planen sollte – bemerkenswerterweise entschieden sich alle dafür, am Wochenende eine Pizza zu backen.

Eine Variante der Technik stammt aus unserer Multi-Familienarbeit mit Kindern, die Lernschwierigkeiten haben. Der Familie wird erläutert: »Wir können auf zweierlei Weise mit uns selbst reden: Helfer-Gedanken bauen uns auf; Räuber-Gedanken stehlen uns dagegen unsere guten Gefühle.« Als externalisierte Gestalt wird der Kannichtosaurus vorgestellt: »Er vergleicht dich immer mit anderen. Er redet dir ein, dass du nichts kannst. Er macht dir weis, dass du es sowieso nicht schaffen wirst, selbst wenn du dich anstrengst.« Danach wird das Kind befragt, ob es den Kannichtosaurus kenne. Viele Eltern berichten spontan, dass ihnen dieser Bursche schon häufiger über den Weg gelaufen sei. Als Nächstes wird der »Stachel« vorgestellt, eine aggressive Biene, die es besonders auf Eltern abgesehen hat. Eltern, die gestochen wurden, reagieren auf ihre Kinder allergisch. Sie werden schnell ärgerlich und wütend, glauben fest, dass ihre Kinder dumm und faul sind, und sagen Dinge, die ihrem Kind einen Stich geben (Stern 2002).

Die Kinder erhalten die Handpuppen für Eltern oder Lehrern, die Eltern spielen mit Handpuppen die Kinder. Gespielt werden einige kurze Szenen, beispielsweise Szene 1: »Morgens im Bett«; Szene 2: »Elterngespräch mit dem Klassenlehrer«; Szene 3: »Hausaufgaben oder Bettzeit«. Als Therapeut übernehme ich den Part des »Stachels«, der »Eltern« trotz ihrer besten Vorsätze hektisch, ungerecht und vorwurfsvoll werden lässt. Außerdem setzte ich den Kannichtosaurus ein, eine kleine gemeine, grüne Echse, die bereits erwähnt wurde, die »Kindern« weismachen will, dass sie Verlierer sind, keine Chance in der Schule haben und sowieso immer alles verkehrt machen (Retzlaff et al., 2008).

▶ Therapeut: »Die Rollenvorgabe lautet: Zwei Kinder sind morgens noch unausgeschlafen. Eine Elternpuppe (gespielt von einem Kind) weckt die Kinder, sie hat sich vorgenommen: ›Ich werde mich nicht ärgern und nicht schimpfen!‹ Szene ab!« – Elternpuppe (von einem Kind gespielt): »Kinder – wacht auf!« – Eine Kinder-Handpuppe (gespielt von einem Elternteil) hat schlechte Laune, sucht motzend Kleidung. – Therapeut: »Hier kommt Stachel«, sticht die Vater-Handpuppe (gespielt vom Kind). Diese wird total sauer, brüllt herum: »Immer trödelst du herum!«

In der Nachbesprechung werden die Kinder gefragt: »Was für Ideen habt ihr, was man anders machen könnte? Wie könnte man den Kannichtosaurus und die Biestige Biene zähmen? Wie könntet ihr ihm Kontra geben? Womit könnt ihr euch Mutmacher-Gedanken holen?« Anschließend können die Kinder ein Bild malen, wie es daheim zugeht, wenn Stachel kommt.

Handpuppen als Helfer.   Systemische Therapeuten gehen von der Prämisse aus, dass Menschen das Potenzial haben, ihre Probleme zu lösen. Ihre Ressourcen können durch Handpuppen verkörpert werden (Mrochen 1993, Robertson & Barford 1970, Selekman 1997).

1. Arbeite zunächst die Wünsche und Ziele des Kindes heraus.
2. Biete eine Auswahl von Handpuppen oder Stofftieren an: »Wähle eine Handpuppe aus, die dir gefällt.«
3. Plaudere eine Weile mit der ausgewählten Puppe über ihre Besonderheiten: »Hallo Eichhörnchen, was ist besonders an dir?«
4. Die Handpuppe soll das Problem des Kindes ausdrücken.
5. Lass das Kind eine zweite Handpuppe wählen, die das Gegenteil der ersten Handpuppe darstellt: »Eichhörnchen ist freundlich und schüchtern, Löwe ist mutig und kann laut brüllen.«
6. Sprich mit dem Kind über die Qualitäten der Helfer-Puppe: »Wusstest du, dass Löwe ein großer Helfer sein kann, um keine Angst mehr zu haben?«
7. Frage das Kind: »Was würde Löwe dir raten, um glücklicher und sicherer zu werden?«
8. Nimm die Rolle eines Souffleurs ein. Flüstere der Handpuppe gute Ideen ins Ohr oder lass andere Handpuppen gute Anregungen vortragen.
9. Bitte das Kind, die beiden Puppen miteinander sprechen zu lassen und eine Auseinandersetzung der Teile zu führen: »Eichhörnchen, was magst du an Löwe? Was könnt ihr aneinander nicht leiden?«

10. Finde einen Weg, die Teile zu utilisieren und ihre jeweiligen positiven Aspekte für das Ganze herauszuarbeiten und wertzuschätzen: »Löwe, du bist mutig und stark und kannst alle mit deinem Gebrüll vertreiben. Eichhörnchen, du bist schmusig und zart und kannst wunderbar mit Kindern spielen.«

11. Frage das Kind, welche positiven Aspekte die Handpuppen aus seiner Sicht haben und was es für seinen Alltag mitnimmt.

12. Die beiden Handpuppen können alternativ eine Abmachung treffen, wie sie das Kind unterstützen wollen.

▶ Susanne, ein etwas schüchternes Mädchen, sollte in der nächsten Woche in der Schule ein Gedicht vortragen. Zur Vorbereitung spielten wir diese Situation mit Handpuppen durch. Sie wählte ein Eichhörnchen zum Spielen aus, das sich bei meiner Befragung als besonders flink, emsig, kuschelig, aber auch recht scheu erwies. Ich erklärte Eichhörnchen, dass es in der Waldschule ein Lied vortragen solle, aber das ist natürlich gar nicht so einfach, denn Einhörnchen sind es nicht gewohnt, ihre Stimme laut zu erheben. Ich ließ Susanne ein zweites Tier als Helfer aussuchen – sie wählte Kermit, den Frosch, »weil der einen großen Mund hat und immer frech ist!« Ich fragte Kermit: »Was würdest du Eichhörnchen raten?« Kermit gab lauter gute Tipps: »Geh einfach hin – ganz laut singen, schau mal: so«, und sperrte den Mund auf. Auf meine Anregung trugen Eichhörnchen und Kermit ein Lied im Duett vor. Susanne durfte Kermit bis zur nächsten Sitzung mitnehmen und trug ihn an dem fraglichen Tag in ihrer Tasche als versteckten Souffleur mit in die Schule.

Gemeinsame Familien-Puppengeschichten. Im Familienpuppen-Interview nach Irwin und Malloy (1975) wird die Familie gebeten, Puppen auszuwählen und ihnen Namen zu geben. Anschließend soll gemeinsam eine Geschichte entwickelt werden. Bei der Ausführung werden das Interaktionsverhalten, Koalitionen, Konflikte und die Rollenverteilung beachtet. Die Intervention fördert die Kommunikation auf symbolischer Ebene und aktiviert die Familie in Richtung auf ein gemeinsames Ziel. Durch die Stellvertreter-Puppen werden außerdem Wege zur Auflösung von Konflikten aufgezeigt. Den Eltern bietet diese Intervention eine Gelegenheit, besseren Kontakt zueinander zu finden und Spaß miteinander zu haben. Im Vordergrund steht nicht der Inhalt der Geschichte, sondern die Interaktion der Familie im Hier und Jetzt. Meist entwickeln Familien dabei spontan Lösungsideen. Das gemeinsame Spiel führt zu einer Musterunterbrechung, dem Ausdruck von Gefühlen und persönlichen Anteilen, die sonst nicht gezeigt werden, und ermöglicht einen Rollentausch zwischen Eltern und Kindern.

Als Material wird eine größere Auswahl an Tieren- und Menschenpuppen benötigt. Die Intervention erfordert je nach Alter der Kinder ca. 30 Minuten Zeit. Zur Vorbereitung ist es günstig, wenn die Familie in der Therapie bereits mit den Handpuppen gespielt hat. Kinder mögen diese Technik und spielen spontan mit; Eltern benötigen gelegentlich vom Therapeuten eine Ermunterung. Ich nehme die Rolle eines interessierten Zuschauers ein und ziehe mich hinter die Einwegscheibe oder die Kamera zurück.

1. Der Familie wird ein Korb mit einer großen Auswahl an Puppen angeboten: »Bitte wählt eine Puppe aus. Gebt ihr einen Namen. Bitte stelle uns deine Puppe vor und sage, was besonders an ihr ist.«

2. »Entwickelt zusammen als Familie eine Geschichte mit einem Anfang, einer Mitte und einem Ende. Die Geschichte soll erfunden sein. Bitte übt sie ein oder zweimal ein. Sobald ihr bereit seid, könnt ihr das Stück vortragen – ich bin euer Publikum! Bitte wählt aus, wer die Hauptdarsteller sein sollen, und bestimmt, wer den Titel des Stücks vorstellt.«

3. Die Familie übt anschließend ca. sieben Minuten ein kleines Stück ein.

4. Aufführung – das Stück wird angekündigt: »Liebe Zuschauer, heute sehen Sie das Stück mit dem Namen ...« Die Handpuppen werden einzeln vorgestellt, und dann wird das Stück gespielt.

5. Interviewe nach der Aufführung die Handpuppen, um mehr über die Gedanken und Empfindungen des Kindes und der Familie zu erfahren. Bleibe zunächst auf der Ebene des Als-ob. Die Puppen werden wie echte Personen interviewt, und die Rollenspiel-Geschichte wird fortgesetzt.

6. Bitte die Puppen, zu erklären, wie sie zu ihren besonderen Eigenschaften und Verhaltensweisen gekommen sind und welche Wünsche sie haben. Wundere dich über dies und jenes. Fordere die Puppen auf, miteinander zu reden und zusammen etwas zu tun. Stelle offene, erweiternde Fragen. Alternativfragen und Ja-nein-Fragen wirken hemmend. Wiederhole die Aussagen, ohne sie zu interpretieren.

7. Abschlussrunde mit der Familie: Die Puppen werden fortgelegt, und die Ebene des Als-ob wird verlassen, um Spiel und Wirklichkeit zu trennen. Das Kind und die Eltern werden befragt, was sie für ihren Alltag mitnehmen: »Hey, das war ein gutes Stück. Was hat am meisten Spaß gemacht, was am wenigsten? Was nehmt ihr mit?«

8. Fasse das Spiel auf der Meta-Ebene zusammen: »Es ist so wichtig, als Familie zu wissen, wie man einen Streit gut auflöst ... ich verstehe gut, wie wichtig es für euch ist, Papa und Mama gerne haben zu können. So viel

Streit zwischen den Geschwistern, und doch konntet ihr so eine tolle Geschichte aufführen …«

Bei der Auswertung ist zu beachten, dass zwischen dem präsentierten Problem und dem Stück kein unmittelbarer Zusammenhang erkennbar sein muss. Neben formalen und inhaltlichen Aspekten ist die affektive Tönung der Geschichte von Bedeutung:

- Worum ging es inhaltlich?
- Wie kreativ war die Geschichte?
- Hatte sie eine gewisse Kohärenz?
- War sie traurig oder lustig?
- Wurde fortwährend gestritten?
- Welche Stärken und Schwächen haben die Einzelpersonen gezeigt?
- Welche Hinweise auf das Selbstbild der Spieler bietet die Auswahl der Puppen?
- Kann die Familie eine gestellte Aufgabe umsetzen und dabei Spaß haben, oder geht es angestrengt und chaotisch zu?

Handpuppen als Ratgeber. Diese Technik wurde in familienmedizinischen Behandlungskontexten für die Arbeit mit Kindern entwickelt (Woltmann 1940). Sie lehnt sich an das klassische Kasperle-Theater an, in dem die Puppen mit den kleinen Zuhörern interagieren. Sie warnen Kasper vor dem Krokodil, das sich gerade anschleicht, feuern ihn an und sparen nicht mit Zwischenrufen und guten Ratschlägen. Auf der Bühne wird ein Problem gezeigt, das ein Kind oder eine Gruppe von Kindern betrifft, die beispielsweise an der gleichen Krankheit leiden. Mit Handpuppen wird ein Stück aufgeführt, das Parallelen zu den Problemen der Kinder aufweist. Die Hauptfigur der Geschichte steht alle erdenklichen Gefahren durch. Dabei wird das Puppenspiel immer wieder unterbrochen, um die zuhörenden Kinder einzubeziehen und zu fragen: »Kinder, was ratet ihr dem Kasper? Hans, was soll ich da machen?« Die Zurufe werden aufgegriffen und von der Hauptfigur sofort umgesetzt. Die Kinder werden zum Ratgeber für den Umgang mit dem präsentierten Problem. Die Technik lässt sich auch im Einzelsetting anwenden.

1. Wähle zwei Handpuppen aus – einen Protagonisten für das Kind und eine Helferpuppe.
2. Präsentiere dem Kind eine kleine Problemgeschichte, die seiner Lage

ähnelt. Beispiele: »Die Mama kümmert sich fast nur noch um meinen kleinen Bruder«, »Mein kleiner Bruder schreit immer so laut herum«, »Meine Freundin kommt wegen meines kleinen Bruders nicht gerne zum Spielen«.

3. Coache mit der Helferpuppe die Handpuppe des Kindes. Gib ihr Anregungen und Ideen, was sie alles tun kann. Setze als paradoxe Variante gegebenenfalls auch einige offensichtlich schlechte Ratschläge ein, die das Kind als solche erkennen und verwerfen kann.

16 Systemische Rollenspiel- und Theatertechniken

16.1 Einführung

Fast alle Psychotherapieschulen arbeiten mit Rollenspielen, doch ursprünglich sind sie eine Erfindung von Kindern (Blatner 1994, Levenson & Hermann 1993, Moreno 1946, Oaklander 1969, Williams 1989). Kinder schlüpfen gerne in andere Rollen und spielen am liebsten Gestalten, die groß, stark und mächtig sind – Helden, magische Tiere und natürlich Mama und Papa. Um 1900 beobachtete Moreno Kinder, die Konflikte in Rollenspielen austrugen, und entwickelte daraus das *Psychodrama*. Die ersten Akteure in seinem Stegreiftheater waren Kinder. Er war auch einer der ersten Psychotherapeuten, der mit Familien arbeitete. Auch wenn sein Modell andere Begriffe verwendet, basiert seine interpersonelle Theorie auf genuin systemischen Grundannahmen (Compernolle 1981, Farmer 1995).

Viele Familientherapeuten arbeiten mit psychodramatischen Elementen. Eine der Wurzeln der strukturellen Familientherapie ist die Rollentheorie. Minuchin, ein großer Theaterliebhaber, bezeichnete den Familientherapeuten als ›Regisseur des Familiendramas‹ (Hoffman 1982). Die Technik der Familienskulptur wurde in Anlehnung an das Psychodrama entwickelt, und die So-tun-als-ob-Rituale von Madanes (1980) können als eine Variante paradoxer Rollenspiele verstanden werden.

Ausstattung. Rollenspiele sind auch ohne Hilfsmittel möglich. Sie können mit realen Personen, Mini-Figuren, Handpuppen und anderen Stellvertretern durchgeführt werden (Sprague 2001). Fast jedes Objekt im Raum lässt sich nutzen – Kissen und Stühle werden zu Platzhaltern für Personen, ein Teppich im Therapiezimmer kann zum »Land des Vaters«, ein zweiter Teppich zum »Land der Mutter« werden. Einige einfache Requisiten sind:

- Zauberstäbe;
- Podeste;
- eine Verkleidungskiste oder ein Koffer mit einem Sammelsurium fantastischer Kleidungsstücke – Hüte, Schuhe, eine Federstola, diverse Schuhe, Stiefel und Stöckelschuhe, Schmuck, Accessoires;

- eine Schatzkiste mit magischen Symbolen, Glanzsteinen und anderen Objekten;
- Balancebretter;
- diverse bunte Seile unterschiedlicher Länge;
- zwei Telefone;
- farbige Tücher in unterschiedlichen Größen;
- Theaterschminke.

Rollenspiele nutzen das spontane Fantasiespiel von Kindern und ermöglichen damit einen guten Zugang zu ihrer Erlebenswelt. Viele Grundprinzipien der systemischen Familientherapie sind in dieser Schlüsseltechnik integriert. Die *wechselseitige Bedingtheit von Rollen* und die Komplementarität von Verhaltensmustern von Menschen wird verdeutlicht: »Das Tun des Einen ist das Tun oder Lassen des Anderen« (Andolfi & Angelo 1982, Minuchin 1977, Stierlin 1978). Ein Elternteil kann beispielsweise die Rolle des »Arbeitsministers«, der andere dagegen die Rolle des »Vergnügungsministers« übernehmen. Unterschiedliche Rollen in der Familie werden auf analoger Ebene sichtbar und dramatisierend überhöht: Plastisch zeigen sich im Spiel Rollen wie »Quengler«, »klagende Mutter«, »distanzierter Vater« oder »überlegener Sohn.«

Beim Durchspielen einer Konfliktsituation wird der Beitrag der Akteure zu einem Muster von »mehr des selben« deutlich: etwa wenn sich der Vater in einem Konflikt mehr und mehr auf sein typisches Rollenverhalten versteift und die Tochter ihrerseits immer rigider auf ihrer Position beharrt. Rollenspiele fördern *Einsicht* in das eigene Tun. Sie sind eine Form der Musterunterbrechung, lösen anhaltende repetitive Problemschleifen auf und bieten *diagnostische Informationen* über die Familie. Die Bedeutung von Verhaltensweisen im Kontext der Familie wird sichtbar. Neue, bislang nicht benannte Problemmuster können ebenso offenkundig werden wie Ressourcen, die bisher nicht erkannt waren. Ähnlich wie bei der zirkulären Interviewmethode ist die Einleitung eines *Perspektivenwechsels* ein zentrales Wirkprinzip.

Rollenspiele führen auf der Handlungsebene dazu, dass eine Situation aus einem anderen Blickwinkel heraus betrachtet wird (Montada 1995). Beim Rollentausch wird das Kind eingeladen, die Welt mit den Augen einer anderen Person zu sehen, körperlich und emotional in die Rolle einer anderen Person zu schlüpfen und sich in ihre Binnenperspektive hineinzuversetzen. Er fördert auch eine *größere Empathie*. Die unmittelbare Rückmeldung der Mitspielenden ist einer der Vorzüge gegenüber Techniken, die mit Symbolen, Figuren oder Gestaltungen arbeiten. Der Perspektivenwechsel, die größere Empathie und das bessere Verständnis für die Sicht der anderen Person, all dies führt zu einem *Dezentrieren* im

Sinne von Piaget (Gelcer & Schwartzbein 1989). Rollenspiele haben eine *expressive Funktion*. Sie geben einen Rahmen für emotionalen Kontakt, den Ausdruck von Gefühlen und den spielerischen Ausdruck von Fantasien und Ideen über die Zukunft. Neue Regeln werden eingeführt und Spiel und emotionaler Kontakt zugelassen. Rollenspiele erlauben eine Externalisierung von Symptomen und damit eine *emotionale Distanzierung* – man kann »die Krankheit« spielen, »den Konflikt«, den »Weg in den Abgrund« und »den Weg in die Zukunft«.

Rollenspiele gelten als *die* Aktionstechnik schlechthin. Probleme werden in der Sitzung aktualisiert und auf der Handlungsebene dargestellt. Eine therapeutische Bearbeitung ist leichter möglich, wenn nicht nur auf der Meta-Ebene über die Beschwerden geredet wird (Perrot 1986). Beim Durchspielen von Problemsituationen werden innere Suchprozesse aktiviert und Lösungsideen generiert. Spielerisch werden *neue Verhaltensmöglichkeiten* eröffnet und ausprobiert. Sie lenken den Blick auf *alternative Handlungsoptionen:* »Es geht auch anders, ich kann innerhalb von zehn Sekunden in eine andere Rolle schlüpfen.«

Rituale können antizipatorisch ausprobiert werden, indem man beispielsweise einen guten Abschied von den Eltern durchspielt (Williams 1989). Durch Rollenspiele wird indirekt die *Idee des Spiels* mit Problemen und Lösungen vermittelt. Das eigene Tun erscheint als etwas bewusst Gemachtes. Die Regeln, die befolgt werden, sind bewusst gewählt und damit veränderbar. Wenn ein Kind und seine Mutter das eigene Problemmuster spielen, ist dies in gewisser Weise paradox. Dieser Verfremdungs-Effekt führt zu einer beabsichtigten Distanzierung von diesem Muster: »Will ich wirklich mit meinem 17-jährigen Sohn tagtäglich über die Ordnung in seinem Zimmer zanken?« Eine zentrale Botschaft lautet: »Du hast mehr Möglichkeiten als dein aktuelles Verhalten!« Durch das Spielen der Beschwerden wird Einfluss auf das Problem gewonnen.

Systemische Rollenspiele nutzen das *Potenzial des Gesamtsystems*, denn die Eltern und Geschwister steuern bei der Entwicklung von Lösungsideen und alternativer Szenarien eigene Einfälle bei. *Übende Rollenspiele* sind eine unter vielen anderen Formen des Rollenspiels. »Lernen durch Übung« wird als Form der Wissensaneignung in der systemischen Theorie weitgehend vernachlässigt, obwohl es in der systemischen Therapieausbildung eine Standardtechnik ist. Übende Rollenspiele helfen, in einem sicheren Experimentierfeld das eigene Repertoire zu erweitern und kompetenter zu werden. Kinder lernen nicht allein über eine kognitive Vermittlung von Wissen, sondern in erheblichem Ausmaß auch durch Nachahmung. Identifikatorisches Lernen, *Imitationslernen* oder Lernen am Modell der Eltern, anderer Kinder oder des Therapeuten ist eine wirksame Form der Aneignung kompetenter Verhaltensmuster (Hungerige & Borg-Laufs 2001).

Im Rollenspiel werden *neue Wirklichkeiten* geschaffen. Wenn ein schüchternes Kind einen grimmigen, starken Löwen spielt und dessen Mut und Kraft spürt, dann zeigt es im Hier und Jetzt starke und kraftvolle Seiten. Wenn ein Kind mit Schulangst für zehn Minuten in die Rolle eines furchtsamen Kindes mit Schulangst hineinschlüpft und sie sogar noch übertreibt, erfährt es gleichzeitig ein Stück Kontrolle über sein eigenes Tun (Kelley 1955). Die Aufgabe des Therapeuten besteht darin, eine Atmosphäre zu schaffen, die Neugierde zulässt und Veränderungsbereitschaft weckt.

16.2 Techniken des systemischen Rollenspiels

Systemisch-strategisches Psychodrama. Anders als im klassischen Psychodrama wird diese Form des Rollenspiels nicht in einem Gruppenkontext mit fremden Protagonisten, sondern mit der Familie des Kindes oder Jugendlichen durchgeführt (Williams 1989). Das Vorgehen ist zielorientiert und lehnt sich an das Kurzzeittherapiemodell an (Madanes 1981, Remer 1986, Weakland et al. 1974). Die Familie bestimmt die Veränderungsziele, der Therapeut organisiert lediglich den Prozess. Die Technik kann gezielter eingesetzt werden, wenn die Geschichte der Familie bekannt ist, die typischen Interaktionsschleifen um das Problem herum und die bisherigen Lösungsversuche. Probleme können durch Loyalitätsbindungen und familiäre Glaubenssätze aufrechterhalten werden. Die Auswirkungen von potenziellen Veränderungen durch das Rollenspiel sollten reflektiert werden.

- Welcher Entwicklungsschritt steht an, mit dem sich die Familie schwertut?
- Wo schränkt die Familie selbst ihren Handlungsspielraum ein?
- Welches kreative Potenzial hat die Familie, das gestärkt werden soll?
- Was wären Auswirkungen von Veränderungen?

Die Grundfigur besteht in einem Zweischritt: Darstellung einer Szene des Familienlebens und Entwicklung einer etwas besseren Lösung im Rollenspiel (Remer 1986). Beliebte Einstiegsszenen sind: »Ein Tag im Leben der Familie Meier«, »Aufstehen, zur Schule gehen«, »Wir machen einen Ausflug«, »Mama, ich mag heute nicht meine Hausaufgaben machen ...«, »Asthmaanfall«, »Geh endlich schlafen«, »Kalorien zählen« oder »Rollenspiel eines Streits«. Der Prozess kann durch systemische Fragen begleitet werden, etwa durch Skalierungsfragen: »Wer ist stärker von dem Problem betroffen?« Räumliche Metaphern und visuelle Analogien dienen dazu, Nähe und Distanz und Beziehungsmuster zu verdeutlichen.

Wie beim zirkulären Fragen können nicht anwesende Personen einbezogen werden. Angehörigen, die körperlich oder psychisch abwesend oder die verstorben sind (Boss & Greenberg 1984), wird auf diese Weise eine Stimme verliehen. Räumliche Markierungen und Platzhalter wie ein leerer Stuhl, ein Kissen oder ein paar Schuhe helfen beim Aufbau von Als-ob-Wirklichkeiten im Rollenspiel. Ein Kind kann beispielsweise spielen, dass es mit seinem Lehrer redet, der imaginär auf einem Stuhl sitzt. Wenn ich die Rolle von abwesenden Personen übernehme, die sehr negativ besetzt sind, nehme ich beim »Doppeln« eine distanzierte Position ein und markiere deutlich, wann ich in die Rolle hineinschlüpfe und diese wieder verlasse.

1. *Ankündigung*
   - Erkläre der Familie vor dem Rollenspiel, was du vorhast: »Jetzt haben wir viel geredet ... Ich möchte mir gerne besser vorstellen können, was ihr beschrieben habt. Könnt ihr mir zeigen, was genau passiert, wenn das Problem auftritt?«
   - Sorge für eine sichere, vertrauensvolle Atmosphäre, die Spontaneität zulässt. Besser als ein realer, »heißer« Konflikt ist ein eher nebensächliches Thema als erster Einstieg geeignet.
   - Nutze den Wunsch der Eltern, ihr Anliegen deutlich zu machen, und bitte, das Problem zu »zeigen«, statt es zu »spielen.«
2. *Die Bühne bereiten.* Gib eine Reihe von Teilschritten vor, im Sinne eines *pacing* und *leading*, um die Wahrscheinlichkeit einer zurückweisenden Antwort zu verringern und die Chancen des Mitmachens zu erhöhen.
   - Stehe auf und bitte gleichzeitig das Kind oder den Jugendlichen sich zu erheben. Bitte dann die Angehörigen, ebenfalls aufzustehen.
   - Wähle mit dem Kind und der Familie eine Alltagssituation aus oder gib eine Szene vor.
   - Lass dir die Situation detailliert beschreiben: »Du kommst von der Schule heim – wo seid ihr genau?«
   - Verteile die Rollen: »Also, du bist ein Mädchen, das gerne kochen will, Sie sind die Mutter, du bist ...«
3. *Die Familie zeigt eine Szene des Familienlebens*
   - Bitte das Kind und die Familie: »Und jetzt zeigt mir, wie so eine Szene typischerweise ablaufen könnte. Film ab!«
4. *Prozesshinweise*
   - Ziehe dich etwas zurück und nimm eine Beobachterposition ein. Blickkontakt hemmt den Prozess.

- Bitte Kind und Familie, in der Rolle zu bleiben und nicht über die Szene zu reden. Lass gegebenenfalls zurückgehaltene Emotionen und Haltungen durch ein Alter Ego spielen, zum Beispiel »Die Resignation«, »Die Hoffnungslosigkeit«.
- Intensiviere die Rollen durch die Anregung eines passenden mimischen und gestischen Ausdruck – bei einer Kinderrolle durch entsprechende Stimmlage, in die Hocke gehen usw.
- Konzentriere dich mehr auf den Prozess als auf den Inhalt. Sorge dafür, dass das Rollenspiel weitergeht. Für inhaltliche Lösungen ist die Familie zuständig.
- Bitte die Familie, die Szene noch einmal zu zeigen. Wiederholungen intensivieren die Erfahrung, führen zu einer Distanzierung vom Problemmuster und helfen, Lösungsideen zu finden.

5. *Zwischenauswertung*
- Beende die Sequenz mit einer positiven Interpunktion.
- Frage alle Beteiligten nach Eindrücken, Gefühlen und Erkenntnissen.
- Würdige die Standpunkte der einzelnen Angehörigen.
- Blockiere abwertende Kommentare und weise darauf hin, dass Rollenspiele immer zunächst etwas künstlich wirken.

6. *Ein bessere Lösung finden.* Schlage der Familie vor, eine neue Lösung zu finden, wofür vielleicht einige Zwischenschritte erforderlich sind. Mögliche Optionen sind:
- Ein Rollentausch
- Paradoxe Musterübertreibungen und »Horrorszenarien«: »Ich glaube, ihr könnt noch mehr aufdrehen bei eurem Streit!« »Ihr habt noch zu sehr gelacht … zeigt mir mal die Mega-Monster-Variante!«
- Verfremdungen, etwa durch einen »Streitgespräch ohne Worte«.
- Wunsch- und Lösungsszenarien einzelner Angehöriger: »Zeigt mir einfach mal, wie ein superguter Tag ausschauen würde …«
- Rollenspiel des Tages, nachdem ein Wunder stattgefunden und sich die Familie total zum Guten verändert hat.
- Sprechchöre

7. *Weitere Prozesshinweise*
- Souffliere bei Bedarf Ideen, Gedanken, Hypothesen.
- Ermuntere die Beteiligten, etwas Neues auszuprobieren, zum Beispiel aktiver oder deutlicher aufzutreten oder stiller zu werden: »Tue einmal so, also ob du ein Vater mit einer völlig anderen Persönlichkeit wärst!«
- Führe die Idee einer Fernbedienung ein, mit der das laufende Videoband gestoppt werden kann. Erzähle von Filmaufnahmen, bei denen jede

Szene mehrfach gedreht wird, weil manchmal eine Sequenz nicht ganz optimal war.

– Mache Mini-Replays: »Stopp – ich höre dich noch immer mit dieser weinerlichen Stimme. (Imitiert.) ... probiere mal, das Volumen heraufzuregeln ...«

– Nutze Eltern, Co-Therapeuten und Praktikanten als Unterstützer-Chor, der im Hintergrund Stimmen der Ermutigung oder der Entmutigung zuruft.

– Bitte das Kind oder einen Elternteil, seine Rolle zu verlassen. Schlüpfe in seine Rolle und spiegele, was du beobachtet hast. Lass dann das Kind oder den Elternteil wieder seine Rolle übernehmen.

– Doppele und artikuliere den vermuteten inneren Dialog. Achte dabei auf ein gutes nonverbales Pacing und guten Rapport. Markiere deine Aussagen als Ideen, nicht als Wahrheit. Achte auf eine nahe, parallele Körperposition, ohne aufdringlich zu wirken.

Die therapeutische Haltung beim systemischen Rollenspiel ist allparteilich. Zentrale Themen der Familienlegende werden sichtbar gemacht. Die beteiligten Personen zeigen zunächst eine recht einseitige Sicht der Verhältnisse, wie »Meine Eltern sind zu streng!« oder »Unsere Tochter kommt bald ins Heim, wenn sie so Rabatz macht!« Diese Wirklichkeitskonstruktion wird durch das Rollenspiel hinterfragt. Wichtiger als die unmittelbare Veränderung des Rollenverhaltens ist die Auflösung dieser starren Zuschreibungen und einschränkenden Skripte im Rollenspiel.

Symbolisches Rollenspiel von Problemmustern.   Nimmt man die Einladung an, »den Streit von heute Morgen« aufzugreifen, gerät die Familie rasch in ihre Problemtrance hinein. Stattdessen können prototypische Szenen von charakteristischen Beziehungsmustern durchgespielt werden, ohne sich in konkrete Beispiele zu verstricken. Geeignet sind die typischen Territorialkonflikte und andere Dauerbrenner, bei denen sich Heranwachsende beklagen, dass ihre Privatsphäre nicht respektiert wird und Eltern den Vorwurf machen, dass Grenzen und Regeln nicht geachtet werden. Der Jugendliche kann »seinen« Raum metaphorisch mit einem farbigen Seil markieren. Mutter oder Vater sollen sich aufdringlich verhalten, sich in den Raum hineinsetzen, darin aufräumen usw. Die Frage an den Jugendlichen lautet: »Was kannst du tun, um Vater oder Mutter wieder aus deinem Terrain rauszubekommen?«

Eine andere typische Situation: Der kleine Paul redet auf seine Mutter ein, die gerade mit ihrer Freundin telefoniert. Frage an die Mutter: »Wie ist das für Sie?

Wo hätten Sie ihn bremsen wollen?« Bei der Auswertung schaut man darauf, wie es für jeden war, und regt neue Muster an.

Rollentausch. Diese klassische einsichtsorientierte soziometrische Technik hilft, die Welt mit den Augen einer anderen Person zu sehen. Sie eignet sich zur Auflösung von therapeutischen Sackgassen. Ich setze sie bei ausgeprägten negativen Zuschreibungen und bei scheinbar unauflösbaren Konflikten zwischen Eltern und Kindern ein. Ähnlich wie bei der zirkulären Befragungsmethode gewinnt man Informationen über Gedanken und Gefühle, die bei einem Angehörigen vermutet werden (Morrison 1981). Durch einen Rollentausch in Anwesenheit der übrigen Familienmitglieder und die Reflexion über das Erleben und Empfinden als »andere« Person wird das Dezentrieren erleichtert. Zuschreibungen an die andere Person können besser vom wirklichen Verhalten des Gegenüber unterschieden werden.

Bei der Arbeit im Familien-Setting ist es naheliegend, einen Rollentausch auf Ebene der Subsysteme anzuregen. Eltern macht es meist viel Spaß, sich kindlich regressiv zeigen zu können. Sie erleben dabei, wie viel Macht in den trotzigen Forderungen von Jugendlichen steckt, aber auch, dass es gar nicht so einfach ist, mit Eltern zu verhandeln. Jugendlichen und Kindern gelingt es erstaunlich gut, in die Rolle ihrer Eltern zu schlüpfen. Sie zeigen sich reif und kompetent und haben gute Lösungsideen für ihre »Kinder«. Die versteckte Botschaft lautet: »Du hast auch erwachsene Seiten, du wirst einmal groß sein und die Welt mit den Augen einer Mutter sehen.«

1. Bitte während eines Rollenspiels zwei Personen, ihre Plätze zu tauschen. Nimm Widerstände vorweg: »Auch wenn du es total hart findest, deine kleine Schwester zu spielen – tue einfach mal so, als ob du in ihren Schuhen steckst.« Gib Prozessinstruktionen, die in die Rolle hineinführen: Therapeut (zur Mutter): »Also, du bist jetzt 14 Jahre, es ist dir total wichtig, dass du mit deinen Freundinnen heute lange fort darfst«; (zur Tochter): »Und Sie als ›Mutter‹ wollen erreichen …«
2. Lass das Rollenspiel laufen: »Zeig mir, wie so eine Diskussion üblicherweise abläuft.«
3. Frage bei der Nachbereitung zuerst die Angehörigen, die im Konfliktgeschehen eher am Rande standen, nach ihrer Einschätzung des Geschehens.
4. Interviewe die Hauptakteure: »Wie ging es dir in der Rolle? Fühlst du dich verstanden und gehört? Was würdest du brauchen, um auf die Bedürfnisse der Tochter/der Mutter einzugehen?«

5. Achte darauf, dass alle Rollen positiv konnotiert und als etwas gewürdigt werden, das letztlich für das Familienganze gut ist.

Paradoxe Rollenspiele. Im Verlauf eines Rollenspiels geraten Familien sehr rasch unbeabsichtigt in ihre Problemmuster hinein. Diese Tendenz kann positiv genutzt werden, indem man die Familie aufgefordert, das Problemmuster absichtlich zu übertreiben. Sehr schnell kippt die Szene, es kommt zu einer spontanen Distanzierung und konstruktivem Lösungsverhalten. Dieser Effekt wird durch Verfremdungstechniken verstärkt, beispielsweise durch den nonverbalen Ausdruck eines Streites.

1. Bitte die Familie: »Zeigt mir die Mega-Monster-Variante – das absolute Katastrophen-Szenario!«
2. »Was müsstet ihr sagen oder tun, damit es garantiert schiefgeht und ihr garantiert keine gute Lösung findet?«

▶ Eine Familie klagte darüber, dass sich der 9-jährige Sohn und seine fünfzehn Jahre alte Schwester in Therapiegesprächen sehr konstruktiv verhielten, zu Hause sei das aber ganz anders. Schon auf der Heimfahrt würde es bestimmt wieder losgehen mit den gegenseitigen Beschimpfungen. Ich bat die Familie, mir dies zu zeigen; wir stellten vier Stühle paarweise auf, um ein Auto zu simulieren, und spielten »eine wüste Keilerei auf der Heimfahrt«. Das Ganze war insbesondere der großen Tochter irgendwie peinlich. Die zweite Szene verlief schon sehr viel geordneter. In einem weiteren Rollenspiel wurde eine Zielvariante durchgespielt – der Vater setzte sich zu den Kindern nach hinten, die ältere Tochter zur Mutter nach vorn.

Beim Folgetermin erzählten die Eltern, bei der Heimfahrt hätte niemand Lust dazu gehabt, die Katastrophen-Variante zu spielen, alle hätten sich sehr gut verhalten.

Mit Hilfe von paradoxen Rollenspielen können auch komplexe Beziehungsmuster dargestellt und überhöht werden. Die Übung »Fußmatte« stammt aus der Multi-Familientherapie: Eltern von Kindern mit massiven Verhaltensproblemen sollen sich auf den Boden legen, und ihre Kinder sollen auf ihnen herumtrampeln (Asen et al. 2001). Ich neige dazu, Eltern diese drastische Intervention zu schildern, ohne die Ausführung zu verlangen.

▶ Sophia schilderte, wie Streitgespräche um Ausgehen und Schminken regelmäßig eskalierten. Ich erklärte, ich wolle mir gerne ein genaues Bild machen, wie sich eine solche Szene üblicherweise abspielte. Der Vater erhielt die Rolle eines Beobachters, weil er üblicherweise nicht zugegen war, wenn die Tochter und seine Frau aneinandergerieten. Ich erlebte eine Mutter, die bestimmt, aber etwas stur auf ihre Meinung pochte, und eine Jugendliche, die sehr schnell wüste Beschimpfungen vom Stapel ließ, was die Mutter in ihrer kompromisslosen Haltung bestärkte. Als Musterübertreibung schlug ich vor, den Streit – wie in einer Seifenoper – theatralischer darzustellen Die Mutter sollte noch schroffer ablehnend auftreten, die Tochter schriller und fordernder. Danach wechselten Mutter und Tochter die Rollen. Mit Genuss spielte die Mutter eine lautstarke Jugendliche und die Tochter eine Mutter, die fast lächerlich autoritär wirkte.

Zum Schluss fragte ich, ob beide Lust hätten, noch das absolut rosarote »Alles-ist-wieder-gut-Szenario« zu spielen – mit einer Tochter, die sich so verhält, wie es ihre Mama immer gewünscht hat, und einer Mutter, die so auftritt, wie es sich die Tochter erträumt. Beide schlüpften in ihre Rollen. Kichernd, mit süßer Stimme, fragte Sophia: »Liebe Mama, darf ich heute Abend fort? Ich gehe mit Claire aus, wir sind im ›Storchen‹ und ich komm bestimmt schon um 22.00 Uhr wieder!« »Aber natürlich, danke, wenn du mich so fragst, da kann ich ja nur Ja sagen!« Beide prusteten vor Lachen, und der Vater stimmte zu, dass diese Szene sehr unwahrscheinlich sei. Ich interviewte Sophia, ob ihr weiche Eltern lieber wären, die ihr alles durchgehen ließen, und zur Überraschung der Eltern räumte sie ein, sie brauche schon gelegentlich einen Tritt in den Hintern, wenn es nur nach ihr ginge, würde sie sich sonst in der Schule hängen lassen. Es folgte ein Gespräch darüber, ob sie einen kleinen, mittleren oder großen Tritt benötige und was ihr helfen würde, von sich aus die gesetzten Regeln zu akzeptieren.

Mini-Rollenspiele: »Spiel's noch einmal«. Beim Rollenspiel verabredet sich die Familie bewusst, aus der normalen Alltagswirklichkeit herauszutreten, und spielt mögliche andere Szenarien. Damit erschließt sich die Welt des Films und des Theaters als Metaphern für den therapeutischen Prozess. Ausdrücke wie »Film ab!« oder »Sendung läuft« betonen diesen Charakter. »Die meisten von uns kennen Filme über das Entstehen von Filmen … Da gibt es einen Regisseur, und die Schauspieler müssen wieder und wieder dieselben Szenen drehen, bis sie wirklich stimmig sind. Ebenso können Szenen in Zeitlupe abgespielt werden.«

Wenn sich eine Familie im Rollenspiel auf der Suche nach Lösungen in alten Mustern verheddert, unterbreche ich mit den Worten: »Oh, die letzte Szene wirkt auf mich nicht ganz gelungen … Ich glaube, die sollten wir noch einmal drehen! – Ich spule das Band einfach noch mal zwei Minuten zurück.« Dann bitte ich: »Zeigt mir die Szene etwas anders!« Gegebenenfalls mache ich konkrete Angebote, was verändert werden könnte. Eventuell schlüpfe ich für eine Minute in einem Mini-Rollenspiel in die Rolle eines der Beteiligten und werde danach wieder zum Regisseur.

Lösungsorientierte Rollenspiele können als Sequenzen angeboten werden, um einen »Kinofilm« zu drehen. »Drehen wir einen kleinen Videofilm mit dem Titel: ›Ein Tag im Leben der Familie Krüger!‹ Die Szene am Mittagstisch drehen wir am besten gleich dreimal und schauen auf dem Video, welche Fassung euch am besten gefällt!«

Fernbedienungs-Therapie.   Elterliche Hilflosigkeit ist ein verbreitetes Syndrom. Die Fernbedienungstherapie erinnert Eltern an ihre Handlungsmöglichkeiten und führt eine magische Realität ein.

▶ Markus hatte wegen häufiger Krankenhausaufenthalte weniger Freunde in der Schule, als ihm lieb war. Dafür drehte er daheim mit seinem 9-jährigen und seinem 5-jährigen Bruder umso mehr auf. Die Mutter und der Vater waren aus ihren Elternhäusern ruhige, folgsame Kinder gewohnt und wussten nicht, was sie mit ihrer Rasselbande machen sollten.

Die drei Burschen gaben mir im Therapiegespräch eine Kostprobe ihres wilden Verhaltens. Ich schaute in meine rechte Hand und fragte: »Habt ihr daheim eine Fernbedienung für den Fernseher und den Videorecorder? Ja? Dann stelle ich jetzt mal mit dieser ›Fernbedienung‹ in meiner Hand den Kinderkanal ein – und jetzt voll die Action!« Markus, Jannik und Fabian begannen, wild herumzuspringen, während die Eltern mit weit geöffneten Augen zuschauten. Nach fünf Minuten fragte Jannik: »Können wir jetzt aufhören?«, was ich verneinte. Nach sieben Minuten fragte er erneut, woraufhin ich auf die Stopptaste drückte. Erschöpft sanken die Kinder auf den Boden. Nach einer kurzen Pause stellte ich vom Ruhe- und Entspannungskanal wieder auf den Kinderkanal um. Die Jungen hüpften deutlich matter im Raum herum. Nach zwei weiteren Minuten wechselte ich erneut den Kanal, und die dankbaren Kinder sanken in ihre Stühle. Mit den Worten: »Und jetzt bitte Sie!«, reichte ich der Mutter die magische Fernbedienung. Doch bevor sie etwas tun konnte, rief der Älteste: »Aber nur gegen Bezahlung!« (Zu dieser Zeit wurde der bevorstehende Konkurs eines bekannten Pay-TV-Kanals ausführlich in den Medien behandelt.) Ich konterte: »Vielleicht hast du es in den Nachrichten gehört, Jannik: Pay-TV ist total out!« Nach einem Durchgang, bei dem die Mutter den Kinderkanal ein- und ausschaltete, verabschiedete ich die Familie mit den Worten: »Sie müssen sich nur daran erinnern, dass Sie selbstverständlich eine ›Fernbedienung‹ haben – Sie müssen nur gelegentlich die Batterien aufladen!«

Beim nächsten Termin berichtete mir die Mutter strahlend: »Es hat funktioniert, nicht immer, aber doch recht befriedigend.« Sie habe sich daran erinnert, wie es sich anfühlt, die Fernbedienung zu betätigen, und sei wesentlich klarer aufgetreten. Mit dem Resultat war sie durchaus zufrieden.

Griechische Chöre. Viele Erwachsene und Kinder hören destruktive innere Stimmen, die ihnen vor einer Klassenarbeit den Mut rauben oder einreden, minderwertig, zu dick und nicht liebenswert zu sein. In der Einzelarbeit mit dem jeweiligen Kind versuche ich, die Wurzeln dieser Antreiber zu ergründen, um die positiven Absichten dieser Stimmen würdigen zu können und ihre Bedeutung im inneren und im realen Familiensystem zu erkennen. Negative Stimmen führen gern ein Eigenleben und verschwinden nicht so leicht.

Zwei unterschiedliche Vorgehensweisen bieten sich an: Das Kind kann die Lautstärke der inneren Antreiber herunterregeln oder die Lautstärke der förderlichen Stimmen lauter machen. Die Fähigkeit, einfach wegzuhören, wenn unangenehme Dinge gesagt werden, erweist sich als Ressource.

Konkret frage ich: »Tust du eigentlich immer, was man dir sagt? Nicht? Das ist sehr gut!« Dann rede ich darüber, dass viele Menschen auf Durchzug schalten können, ein dickes Fell haben und Dinge nicht an sich heranlassen. Als nächsten Schritt sammeln wir die übelsten Vorhaltungen der inneren Antreiber. In einem Rollenspiel lasse ich die negativen inneren Stimmen laut werden. Ich versuche, dem Kind im Rollenspiel als ein gemeiner Souffleur just in dem Moment etwas einzureden, wenn es gerade einen Test bestehen soll: »Du bist viel zu dumm, das schaffst du nicht!« Dieser Miesmacher-Part kann auch vom Kannichtosaurus übernommen werden. Die meisten Kinder beginnen rasch, sich gegen diese Attacken zu wehren: »Ich hör gar nicht auf dich, ist mir doch wurst, was du sagst, stimmt doch gar nicht!«

Bei der zweiten Strategie regelt das Kind die Lautstärke der förderlichen inneren und der realen Helferstimmen herauf. Die Familienangehörigen werden gebeten, ein Mutmacher-Team zu bilden. Ich erzähle vom Heidelberger Halbmarathon und vom Rollstuhl-Marathon, die alljährlich Massen von begeisterten Zuschauern anziehen, die am Neckarufer stehen und die Sportler mit »Hopp! Hopp! Hopp!«-Rufen anfeuern. Im Rollenspiel spielen wir anschließend, wie sich das Kind auf einem Parcours auf sein Ziel zubewegt, zum Beispiel die Versetzung. Vater, Mutter und Geschwister rufen lautstark aufbauende, ermunternde Sätze: »Du packst es! Weiter so! Go, go, go!«

1. »Denke an eine Situation, in der du es schwer hattest und die Stimmen der Entmutigung alles übertönt haben. Denke an Stimmen, Ratgeber, die du gut in einer solchen Situation brauchen kannst. Nutze deine Familie als Mutmacher-Team. Was sagen sie laut oder auch leise?«
2. »Jetzt zeige uns, wie du an dem Morgen in die Schule gehst, an dem du das Referat halten wirst.«
3. Auftritt: Kannichtosaurus (quäkend, vom Therapeuten gespielt): »Gib es auf! Du brauchst gar nicht erst hinzugehen!« – Auftritt Eltern (fest): »Komm, das packst du!«

Das Kind kann dann die Aufgabe bekommen, Tagebuch zu führen und zu notieren, wann welche Stimmen auftreten, wie es die Lautstärke der entmutigenden Stimmen reduzieren konnte und was ihm hilft, seine ermutigenden Stimmen lauter zu machen (Stern 2002). Die Eltern können das Kind daran erinnern, dass es seine Lieblingskleidung anzieht, einen wilden Tanz (vgl. Abschnitt 19.2) aufführt oder ein Power-Objekt von Papa oder Mama bei sich trägt. Die Übung lässt sich mit imaginativen und therapeutischen Techniken kombinieren; das Kind kann an Kraftorte gehen, sich am Abend vor der Arbeit ein spezielles Kraftessen wünschen und seine Lieblings-Power-gute-Laune-Gedanken wachrufen. Wenn die Familie gerne singt, kann der Mutmacherchor seine Botschaften auch musikalisch vortragen.

Ein Drehbuch für Veränderung.   Manchmal erzähle ich Kindern von dem Film »Und täglich grüßt das Murmeltier«, in dem der Hauptdarsteller in eine Zeitschleife gerät: »Er wacht Morgen für Morgen wieder am selben Tag auf und erlebt alles noch einmal. Irgendwann entdeckt er dann, welche Chance in dieser Situation besteht ... Und er fängt an, sich jeden Tag etwas Neues vorzunehmen.« Nach dieser Einführung bitte ich das Kind bzw. den Jugendlichen aufzuschreiben, wie es bzw. er sich im Alltag zum Beispiel in der Schule typischerweise verhält. Dieses Drehbuch übernehme ich mit kleinen Variationen, die wir in der Sitzung durchspielen. In den folgenden Sitzungen wird ein weiteres Detail verändert und die Szene leicht abgewandelt gespielt, usw. Das Ziel ist es, andere Rollen und Selbstaspekte zu nutzen und die Idee zu vermitteln: »Du kannst etwas ändern!« (Levenson & Herman 1993).

Das Kind als Regisseur des Familien-Dramas.   Manche Kinder befinden sich in einer ausgeprägt unterlegenen Position und haben in ihrer Familie die Rolle eines Sündenbocks inne. Sie wirken bedrückt, und ihre Probleme scheinen alles zu beherrschen.

Das Kind wird offiziell zu einem Regisseur ernannt. Es erhält eine einfache Videokamera mit dem Auftrag, über einige Wochen hinweg einen Film über das Leben seiner Familie zu drehen. Als Regisseur kann es den Eltern und Geschwistern Anweisungen geben, was jeder tun und sagen soll. Es entscheidet, ob es eine Dokumentation oder einen Fantasiefilm drehen möchte, und wählt einen Titel aus. In den Therapiestunden übernehme ich die Rolle des Kindes. Das Filmmaterial wird zusammen angeschaut, und es wird entschieden, welche Szenen gut gelungen sind. Die Intervention wertet das Kind auf, es zeigt sich kompetent und erfindet gute Szenen. Damit wird der Kreislauf von Vorhaltungen und Schuldzuweisungen unterbrochen (Selekman 1997).

Das Kind als Ratgeber. Bei dieser Rollenspieltechnik wird ein Kind oder eine Jugendliche gebeten, die Rolle eines Erwachsenen, eines Lehrers oder eines Therapeuten zu spielen, der gerade einen äußerst schwierigen Fall hat. Die Intervention kann als Mini-Telefoninterview gestaltet werden: »Hallo, ich habe da diesen 4-jährigen Jungen, der will nicht ins Bett, was soll ich tun?« Das Kind wird eingeladen, die Hierarchieebenen zu wechseln. Dies impliziert auch, dass es kompetent ist und über Expertenwissen über das Problem verfügt.

▶ Gregor war wegen gewalttätigem Verhalten aus allen Heimen verwiesen worden und lebte jetzt in betreutem Einzelwohnen. Mit seinem Betreuer kam er gut klar, und insgesamt war er sehr aufgeweckt. Eines Tages erzählte er mir, dass er gerne in der Schule weiterkommen wollte, doch die Lehrer seien zu lasch: »Hey, die sind ja blöd, die lassen sich alles gefallen, wenn ich Lehrer wäre, würde es anders hergehen!« – ein Stichwort für einen Rollentausch.

Ich bat Gregor zu zeigen, wie er als Lehrer mit einem besonders »lümmeligen« Schüler umgehen würde. Gregor vermochte exakt das Verhalten zu benennen, das Lehrer am meisten nervt. Ich erlebte einen Jungen, der als »Lehrer« klar und kraftvoll auftrat und sich Respekt zu verschaffen wusste. Er erklärte, dass bei Jungen wie ihm und seinen Mitschülern eine andere Tour nicht ankomme.

Diese Technik bietet sich auch bei Kindern mit Krankheiten wie Asthma oder Neurodermitis an. Chronische Krankheiten können dazu führen, dass Kinder in der Familie oder Schulklasse in eine Sonderrolle geraten. Oft werden sie darauf festgelegt, dass Hilfsbedürftigkeit ein Teil ihrer Identität ist. In der Realität geht ein großer Teil der Kinder mit den erforderlichen medizinischen Routinen hochkompetent um. Ich lasse mir deshalb beschreiben, was das Kind alles über seine

Krankheit weiß und welche medizinischen Verrichtungen es gelernt hat. Zusammen entwickeln wir dann eine Anleitung, was Kindern im Umgang mit der Krankheit besonders hilft.

Familien-Saga.   Die Technik verbindet Rollenspiele mit Elementen der narrativen Therapie und der Zeitlinienarbeit. Ich setze sie bei komplexen Familiendynamiken ein, bei denen es um Entwicklungen über längere Zeiträume geht.

1. Führe die Idee einer Zeitlinie ein: »Angenommen, ihr steht heute hier … und hinter euch liegt ein Stück Wegstrecke, die vergangenen Jahre, mit Höhen und Tiefen … und vor euch auf dieser Linie liegt gewissermaßen die Zukunft. Die nahe Zukunft könnt ihr sehen, die kommenden Wochen und vielleicht Monate … die Strecke weiter vorne … die kommenden Jahre sind noch nicht wirklich gut zu erkennen …«

2. Dann wird die Idee eines Films vorgestellt: »Ihr könnt einen Film über das Leben eurer Familie drehen – mit Höhen und Tiefen, der Krise, die euch zu mir geführt hat, aber auch mit schönen Zeiten, Zeiten der Verbundenheit und des Feierns. Welche Szenen, welche Episoden aus Ihrem Leben würden in einen solchen Film mit dem Titel ›Das Leben unserer Familie‹ hineingehören?«

3. Bitte nun die Familie, gemeinsam drei Szenen über ihr Leben zu entwickeln und eine Szene aus der Vergangenheit, eine Szene aus der Gegenwart und eine Szene aus der Zukunft zu zeigen.

4. Frage die Familie: »Was wären typische Sätze, typische Haltungen, die zu jeder Szene passen? Welcher Titel passt zu jeder Szene?«

5. »Wählt eine Person, die jede Szene mit dem Titel ankündigt, und stellt die Szene dar.«

Die Szenen können auf Video aufgezeichnet werden, um sie später zusammen mit der Familie anzuschauen und zu würdigen.

Familie spielen.   Rollenspiele sind eine gute Technik für die systemische Gruppentherapie mit Kindern und die Multi-Familientherapie. Zum »Anwärmen« können alle reihum eine Grimasse machen. Ein Gruppenmitglied kann sich mit seinem Namen vorstellen und dazu eine Handbewegung machen, die von allen wiederholt und nachgeahmt werden sollen. Oder die Gesamtgruppe bildet einen Kreis, und eine Person nach der anderen versucht, in diesen Kreis hineinzukommen und »Einbrechen« zu spielen – eine wichtige Metapher für sozial isolierte Kinder und Eltern (Asen et al. 2001).

Der Therapeut schlägt dann vor, dass die Kinder in einem Innenkreis »Familie« spielen und dazu eine Geschichte erfinden sollen. Man kann auch Themen anbieten, etwa »Neulich beim Mittagessen«, »Krach daheim«. Auf große Resonanz trifft der Vorschlag, ein Drehbuch für das Theaterstück »Eine gute Familie« zu schreiben und dieses aufzuführen. Manchmal wollen alle Kinder gerne eine Kinderrolle spielen, oder alle wollen Erwachsene sein. In Familien, die im Rollenspiel dargestellt werden, geben üblicherweise die Kinder den Ton an. Die im Außenkreis zuschauenden Erwachsenen erhalten ein interessantes Bild, in welcher Rolle sich ihr Kind in das gespielte Familiensystem einbringt und wie die Rolle von Erwachsenen von den Kindern wahrgenommen wird (Gallo-Lopez 2000).

Die Kinder können Werbung für den Film »Die perfekten Eltern« machen, sich nach Jungen und Mädchen aufteilen und ein Kind wählen, das Regie führt. Manchmal werden Gespräche zwischen den Eltern bzw. einem Elternteil und einem Lehrer in der Schule simuliert. Umgekehrt kann man einige der Eltern bitten, sich im Innenkreis zu versammeln und die Rolle der Kinder einzunehmen, die morgens nicht aufstehen wollen, trödeln und mit Ausreden kommen, wenn sie Hausaufgaben machen sollen (Guldner 1982).

16.3 Theater- und Improvisationsspiele

In meiner Arbeit mit kleinen und großen Menschen verwende ich viele Elemente des Stegreif-Theaters. Im Unterschied zu den weiter oben beschriebenen Rollenspielen sind diese Techniken weniger zielgerichtet, sondern stärker expressiv orientiert. Sie erlauben Kindern, aus sich herauszugehen, andere Seiten von sich zu zeigen und neue Rollen und Anteile auszuprobieren. Alle Sinne – hören, sehen, spüren und der mimische Ausdruck – werden einbezogen. Durch den veränderten Kontakt zur Welt verändert sich auch der Zugang zu eigenen inneren Teilen.

Durch Stegreifspiele erfahren wir mehr über die Familie und ihre emotionalen Wünsche. Auch kleine Kinder können aktiv mitmachen (Ariel et al. 1985). Im Stegreifspiel kann ein freies Thema umgesetzt werden, die Familie kann spielen, was ihr gerade in den Sinn kommt, oder ich mache konkrete Vorgaben. Der Therapeut bietet eine Bühne an, ist Zuhörer und Publikum zugleich – und ein bisschen auch Kritiker, der Rückmeldungen und Anregungen gibt.

Pantomimische Übungen. Es gibt eine Fülle von »Anwärmübungen«, die Stegreifspiele erleichtern. Die Familie kann sich im Zimmer so bewegen, als ob der

Teppich spiegelglattes Eis wäre, über das man vorsichtig balancieren muss – bis man wieder festen Boden unter den Füßen hat! In Familien-Gruppen lasse ich große und kleine Teilnehmer der Reihe nach über ein imaginäres Seil balancieren, was meist großes Gelächter auslöst. Anschließend veranstalte ich ein Tauziehen mit einem »Seil«: Die beiden Mannschaften versuchen, einander gegenseitig auf ihre Seite zu ziehen. Man kann vorschlagen, ein imaginäres riesengroßes Paket weiterzureichen: »Bitte nicht fallen lassen, es enthält etwas sehr Wertvolles!« Eine wunderschön duftende Blume kann herumgereicht werden, an der sich alle ergötzen, eine Schneckenmuschel, in der man das Rauschen des Meers hört ... oder man tut so, als ob man in eine Zitrone beißt (Oaklander 1969).

Playback-Theater.   Die Familie steht im Kreis; eine Person geht in die Mitte und macht etwas vor – eine Bewegung, einen Ton – oder zeigt pantomimisch, wie es einem heute geht. Reihum imitiert jeder, was gesehen oder gehört wurde. Anschließend wechselt eine andere Person in die Mitte (Ford & Ward-Wimmer 2001). Ganz ähnlich funktioniert die »magische Maschine«: Der Therapeut fängt an, eine Maschine zu simulieren, die Bewegungen macht und Töne von sich gibt. Er baut weitere Personen ein, die die Bewegungen fortsetzen und eigene Geräusche machen.

Mit ein bisschen Erfindungsgabe lassen sich Stegreifspiele in jeder Situation spontan nutzen, wenn verbale Interventionen nicht weiterführen.

»Familien in Tieren« als Rollenspiel.   Kleine Kinder lieben es, in die Rolle von Tieren zu schlüpfen. Manchmal verwandelt sich ein kleines Kind in der Sitzung spontan in eine Katze und teilt Tatzenschläge aus. Für mich ist dies eine Einladung, »Familie in Tieren« zu spielen, ein Spiel, bei dem sich alle Angehörigen in ihr Lieblingstier verwandeln. Kinder spielen gerne kleine Tiere, die manchmal recht unschöne Dinge tun: etwa einen kleinen unartigen Hund, der alle anspringt und beißt, oder eine Katze, die den kleinen Bruder kratzt. Dies ist eine gute Gelegenheit, zu schauen, ob es vielleicht eine große Tiger-Mama oder einen starken Bären-Papa in der Nähe gibt.

Löwinnen-Power.   Diese Intervention löst nachhaltige Veränderungen bei Eltern aus, die sich hilflos fühlen. Zunächst starte ich mit einer paradoxen Aufforderung: »Spiele eine hilflose Person. Laufe herum wie jemand, der nichts kann ... Und während du herumläufst ... nimm wahr, wie dein Blick auf den Boden gerichtet ist ... wie deine Schultern hängen ... Betrachte deine Hände, die eher kraftlos erscheinen ... Und während du deine Hände betrachtest, kannst du mit den Fingern spielen. Du kannst sie einziehen, so als ob du Samtpfoten hättest –

und ausfahren, so als ob du Krallen hättest... Und stell dir, während du deine Krallen ausfährst, vor, du würdest dich auf deine Löwinnen-Power besinnen. Wie würdest du als Löwin schreiten? Wie wären dein Blick, dein Gang? Und angenommen, du würdest dir erlauben, zu fauchen oder einen Brüller zu tun – wie laut wäre der? Was ändert sich, wenn du den Blick erhebst und erkennst, dass du über sanfte, schmusige Seiten verfügst und über Löwinnen-Power?«

Kauderwelsch-Dialoge. Manche Dinge lassen sich im Dialekt oder in anderen Sprachen leichter ausdrücken. Der überwiegende Teil der Familien, die zu mir kommen, spricht Hochdeutsch. Doch Eltern von Kleinkindern wissen, dass es Formen des Dialogs gibt, die mit einem recht einfachen Vokabular auskommen, wie »Be-be«, »Bla-bla« oder »Ga-ga«. Kind und Familie werden gebeten, eine Szene aus ihrem Leben zu spielen, etwa den letzten Familienkrach. Dabei dürfen allerdings keine Worte verwendet werden, sondern nur »Ga-Ga« oder »Bla-bla«.

Die Übung lässt sich gut mit Schülern nutzen, die Angst vor mündlichen Prüfungen haben und sich mit der Frage quälen »Wird mir im richtigen Moment die richtige Antwort einfallen?« *Therapeut* (einen Lehrer spielend): »Blabla!!?« *Kind* (antwortet als Schüler): »Bla ... blabla ... blabblabla, blabla blaba bla, blababablabla.« *Lehrer:* »Blabla?« *Schüler:* »Blabla, blabla, blablabla!« Natürlich sind auch andere »Dialekte« zulässig, wie »Mu«: »Spielen wir die Prüfungssituation durch – du antwortest so, als ob dir im letzten Moment ›Mu‹ einfiele. Oder du führst aus: ›Mu, mumumumu, mu ...‹, oder gibst mit ›Mu‹ eine Antwort, die etwas ausweichend ist.« Ungeachtet ihrer scheinbaren Leichtigkeit hat die Intervention großen philosophischen Tiefgang, denn nach der japanischen Überlieferung ist »Mu« die Antwort auf die tiefsten Fragen des Zen-Buddhismus.

▶ Sophia wurde gebeten, zusammen mit ihrer Mutter einen Streit zu mimen, so wie in der Zeit, in der sie wegen ihres Wunsches, auszugehen und sich zu schminken, auf die Mutter losgegangen war. Dieser Streit sollte in einer etwas anderen Weise ablaufen, beide durften nur »Bababa« sagen. Beide schimpften einander in dieser ungewohnten Sprache nach Herzenslust und mit funkelnden Augen aus, mit Gesten voll »südländischem Temperament«. Wie vorherzusehen war, mussten beide über sich lachen, und Sophia war sich einmal mehr bewusst, wie absurd die alten Verhaltensweisen waren.

Verkleidungen, Masken und Ausdrucksspiel. Mit Verkleidungen, Hüten, Masken fällt es leichter, die Rolle zu wechseln, in die Schuhe eines anderen Menschen zu schlüpfen und so zu tun, als ob wir jemand anders wären – Kleider machen Leute! Kinder verkleiden sich gerne als Indianer oder Pirat, sie kommen stolz mit

Mamas Hut und Stöckelschuhen daher oder haben sich mit einer Decke als Umhang in ein grimmiges Gespenst verwandelt. Verkleidungen helfen, verborgene Seiten der eigenen Person zu zeigen und vorübergehend eine Gestalt zu werden, mit der sich das Kind identifiziert. Es ist so viel interessanter, Gefühle ausdrücken, als über sie zu reden! Eine simple Form von Verkleidung sind Fußball-T-Shirts, die Jungen das Gefühl geben, zu einer starken Mannschaft zu gehören. Rollenspiele mit Verkleidungen erhöhen die Rollenidentifizierung und den Spaß an der Aktion (Coale 1992, Ford & Ward-Wimme 2001, Marcus 1966, 1993).

Das Ausdruckspiel aus dem Erleben   geht auf den französischen Pädagogen Leon Chancerel zurück, der es als eine einfache Form des Theaterspiels entwickelte. Es ist auch als *Jeux dramatiques* bekannt und wurde von Heidi Frei (o. J.) weiterentwickelt.

Kleine und große Kinder werden eingeladen, durch Spiel, Bewegung und Gebärden ihre Gefühle und Beobachtungen auszudrücken. Gespielt wird zu einem Text aus einem Märchen- oder Kinderbuch, der vorgelesen wird. Es können auch Themen vorgegeben werden, etwa: »Ein Spaziergang im Dschungel«, »Im tiefen Zauberwald«, »Außenseiter auf dem Schulhof«. Der Leiter stellt das Thema vor, die Kinder wählen sich einen Aspekt einer Geschichte aus, den sie übernehmen wollen, etwa die Figur des Räubers. Aus einer großen Zahl bunter Tücher und Accessoires wird eine Verkleidung zusammengestellt, eventuell schminken sich die Kinder auch.

Die Spieler drücken ihre momentane Stimmung, ihre Vorstellungen zu dem Text, ihr aktuelles Befinden und ihre momentanen Bedürfnisse aus. Dies geschieht bereits bei der Wahl des Sujets, der Verkleidung und dem Bau der Bühne. Das Kind spielt für sich, so wie es sich fühlt, und bestimmt selbst, was und wie es spielen mag. Der Spielleiter liest die ausgewählte Geschichte vor oder denkt sich spontan etwas aus und trägt vor. Die Mitspieler werden nicht korrigiert – es gibt sehr viel Gestaltungsraum.

Die Methode ist nicht ziel- oder lösungsorientiert, sondern vertraut darauf, dass kleine und große Menschen sich durch den spielerischen Ausdruck von Geschichten, Dramen und Gefühlen weiterentwickeln und Lösungen finden, die zu ihnen passen.

16.4 Sprechchöre

Diese Aktionstechnik wurde durch Jochen Schweitzer populär (Schweitzer 2006a, 2006b). Sie kann mit Einzelklienten, Familien und Gruppen eingesetzt werden. Einschränkende innere Sätze werden in überhöhter Form als Sprechgesang ausgedrückt. Bei chronifizierten Problemen und einem von Hilflosigkeit geprägten Selbstbild entfalten sie eine stark aktivierende Wirkung. Meist kommt es spontan zu einer Distanzierung von den einschränkenden inneren Sätzen.

Wenn typische einschränkende Einstellungen deutlich werden, die Therapieschritten entgegenwirken, erzähle ich von dem Souffleur, der einem immer wieder ein negatives Mantra einredet. Oder ich rede von der umgekehrten Hitparade: »Diese Woche wieder auf Platz eins: ›Das schaffst du nicht‹ – immer wieder gerne gehört!«

1. Frage nach einem Satz oder einem Wort, das die problematische Einstellung auf den Punkt bringt: »Bitte murmele diesen Satz leise vor dich hin.«
2. »Wiederhole den Satz wie einen Song. Lass ihn lauter werden und drehe den Lautstärkeregler auf!«
3. Unterstreiche dies mit rhythmischen Einlagen, und bitte den Klienten, dabei mitzumachen.
4. Nach einigen Wiederholungen kommt es meist zu Gegenimpulsen. Lasse die Gegenstimmen lauter werden, indem du den Gesang wie ein Chorleiter dirigierst.
5. Die Angehörigen können als Chor den negativen Part übernehmen, oder der Jugendliche wechselt eine Weile zwischen beiden hin und her
6. Frage: »Welcher Song gefällt die besser? Auf wen willst du hören?«
7. Schlage als Hausaufgabe vor, darauf zu achten, wann welcher Song im inneren Radio läuft.

▶ Karen war sehr depressiv – wegen ihrer Migräne hatte sie immer wieder in der Schule gefehlt, sie war mit ihrem Gewicht unzufrieden, und ihre Stärke, eine sehr rasche Auffassungsgabe, verstand sie nicht gut einzusetzen. Eine andere verborgene Ressource war ihr Rhythmusgefühl, sie spielte Percussion-Instrumente. Aktuell traute sie sich noch nicht einmal, in die Schule zu gehen, weil sie über die Feiertage zugenommen hatte. Therapeut: »Was du erzählst, klingt wie ein Refrain: ›Ich schaff das nicht, ich kann das nicht.‹ Ist da was dran?« Ich bat Karen, den Satz zu murmeln: »Ich kann das nicht, ich kann das nicht, ich kann das nicht«, und dann lauter zu werden und darauf mit den Fingern dazu auf dem Tisch zu trommeln. Innerhalb von wenigen Minuten wurde daraus eine Improvisation:

»Ich kann, ich kann, ich kann das! – nicht?«

»Ich kann, ich kann, ich kann das! nicht?«

»Ich kann, ich kann, ich kann das! nicht?«

»Ich kann, ich kann, ich kann das! – schon!«

16.5 Familien-Opern

Statt eine schwierige Familiensituation als Skulptur aufzustellen oder als Geschichte zu erzählen, kann sie auch in Form einer Oper vortragen werden, in der jeder einen bestimmten Part singen soll. Es können Abschiedslieder (»Muss I denn ...«), Wettgesänge oder ermutigende Chöre (»Don't worry, be happy!«) zum Einsatz kommen.

1. Lass die Familie eine typische Familiensituation auswählen.
2. Führe die Idee ein, dieses Muster sei wie ein Lied oder eine Oper.
3. Bitte die Familie, auszumachen, wer welchen Part in dem Stück übernimmt.
4. Gib der Familie zehn Minuten Zeit, um das Stück einzustudieren.
5. Bitte die Familie herein und lass sie das Stück vortragen.

▶ Die Eltern bzw. Stiefeltern von Tobias und Miriam hatten geklagt, dass es in der Patchwork-Familie drunter und drüber gehe. Die zwei würden nicht miteinander spielen, ständig gäbe es Krach – und auf die Eltern hören? Fehlanzeige! Ich begann von einer Familien-Oper zu erzählen, bei der das Zusammenspiel der Sänger offensichtlich nicht optimal wäre, und bat jeden, seine Lieblingsrolle vorzutragen. Der Vater begann zu singen: »Seid doch still, seid doch still.« Lauter zu hören war die Mutter mit ihrem drohend vorgetragenen Refrain: »Ich zähl auf drei, ich zähl auf drei!« Doch das Lied von Miriam: »Ich will Spaß, ich will Spaß!«, und von Tobias: »Ich mach, was ich will, ich mach, was ich will!«, übertönte alles.

Mit den Worten »Die Stimme der Eltern ist kaum zu hören gewesen!«, teilte ich die Sitzung. Tobias und Miriam wurden gebeten, nebenan eine Viertelstunde lang zusammen ein Lied einzustudieren, während ich mit den Eltern über eine angemessene elterliche Präsenz redete.

Beide Kindern kehrten voller Begeisterung zurück. Sie trugen nicht nur ein wunderschönes Lied vor, das sie zusammen geprobt hatten, sie hatten auch eine weitere Strophe gedichtet und verbesserten einander gegenseitig, wenn der Bruder bzw. die Schwester steckenblieb. Auf meinen Vorschlag hin begann zunächst die Mutter, dann der Vater den kleinen Chor zu dirigieren, sie gaben den Einsatz, ließen die Stimmen wie ein Chorleiter leiser und lauter werden und setzten das

Schlusszeichen. Strahlend und mit dem Gefühl, dass in der Familien-Band ungeahnte Talente schlummerten, fuhr die Familie nach Hause.

Erwachsene und Kinder haben Lieblings-gute-Laune-Musik, ihre persönliche Powermusik und Entspannungsmusik. Eltern können als Mutmacher-Chor auftreten und einem Kind mit seinem Lieblings-Powersong den Rücken stärken, wenn es zu einer besonders schwierigen Klassenarbeit abmarschiert. Im Dunkeln zu singen vertreibt üble Geister – »oft haben Töne Zauberkraft«. Im Kanon gesungen sind Quatsch-Lieder wie »Klotz am Bein« oder »Ging gang gulli gulli« wunderbare Mittel gegen schlechte Gefühle. MP3-Player und iPods machen es möglich, eine selbst zusammengestellte Lieblingsmusik überallhin mitzunehmen – und Lieblingssongs, Power-Musik oder Gute-Laune-Musik bei der nächsten schwierigen Situation dabeizuhaben.

17 Familienskulpturen und Choreografien

17.1 Einführung

Die Skulpturenarbeit wurde Anfang der 70er Jahren unter dem Einfluss humanistischer Therapieverfahren entwickelt (Duhl et al. 1973, Kantor & Lehr 1975, Papp et al. 1975, Satir 1964, Schweitzer & Weber 1982). Andere Quellen waren Testverfahren wie der Sceno-Kasten und Figurenverfahren (Arnold et al. 2003). Familienskulpturen sind die bekannteste Aktionstechnik der systemischen Familientherapie, sie gelten als ein hochwirksames analoges therapeutisches Verfahren (Jefferson 1978).

In Familienskulpturen werden die Beziehungen einer Familie und charakteristische Interaktionssequenzen als lebendiges Porträt symbolisch dargestellt. Skulpturen sollen die Interaktion der Familie um das Problem herum verdeutlichen. Das innere Bild, das die aufstellende Person von ihrer Familie hat, wird externalisiert und sichtbar gemacht. Die Familienangehörigen werden als lebende Metapher aufgestellt. Ihre Anordnung im Raum, die Nähe und die Distanz stehen sinnbildhaft für die emotionalen Beziehungen, die Interaktion und die hierarchischen Verhältnisse in der Familie. Es handelt sich um eine erlebnisaktivierende Methode, die das analoge bildhafte Verstehen anspricht und den Ausdruck spontaner Erfahrungen fördert. Die Technik kann auch mit jüngeren Kindern ab vier Jahren eingesetzt werden (Satir 1964). Sie eignet sich gut bei einer ausgeprägten Sprachfixiertheit, einer Neigung zur Intellektualisierung und einseitigen Schuldzuweisungen.

Familienskulpturen sind einerseits ein diagnostisches Instrument: Beziehungsmuster, Konflikte, Dreiecksbeziehungen und Allianzen in der Familie werden plastisch dargestellt. Das innere Bild der Familie wird greifbar und veränderbar gemacht. Familienskulpturen wirken andererseits therapeutisch, weil sie den unterschiedlichen Sichtweisen verschiedener Familienmitglieder Geltung verschaffen. Die Individuation wird gestärkt, indem die Perspektive jedes Einzelnen erfragt wird. Durch Veränderung der Skulptur können Grenzen markiert und Wunsch- und Lösungsbilder aufgestellt werden. Die Möglichkeit von Veränderungen der Beziehungen wird anschaulich demonstriert. Beim Aufstellen einer Familienskulptur erlebt sich die Familie als Gemeinschaft, die eine Aufgabe zu lösen hat, was ihre Kohäsion stärkt.

17.2 Skulpturentechniken

Manche Familientherapeuten integrieren symbolische Gegenstände in die Skulpturenarbeit, etwa farbige Seile zur Markierung von Grenzen oder engen Beziehungen von Familienmitgliedern (Nemetschek 2000). In Familien mit Kindern wird meist mit *Gegenwartsskulpturen* gearbeitet. *Skulpturen zur Herkunftsfamilie* eignen sich besonders für Selbsterfahrungsgruppen mit einer nicht zu kleinen Zahl an Mitwirkenden. Sie sind ergiebiger, wenn vier oder mehr Personen mitwirken und die Raumgröße hinreichend ist. Fehlende Angehörige werden durch Kissen oder andere Platzhalter symbolisiert. Ich setze Skulpturen besonders dann ein, wenn der Therapieprozess zu kognitiv zu werden droht und ein Wechsel auf eine analoge Ausdrucksebene als sinnvoll erscheint.

1. Wähle ein Kind oder einen Jugendlichen als Protagonisten aus.
   – Beginne nach Möglichkeit nicht mit dem Indexpatienten, sondern mit einem Geschwister, das im Geschehen eher am Rande steht. »Sicherlich hast du schon mal ein Standbild mit Figuren gesehen, wie sie im Stadtpark oder vor dem Rathaus aufgestellt sind. Stell dir vor, du bist ein Bildhauer, der ein Standbild von deiner Familie machen will. Es soll einen typischen Eindruck von euch wiedergeben. Du kannst jede Person einzeln nehmen und in das Standbild deiner Familie einbauen, als ob sie aus Knetmasse wäre. Stelle sie mit der Haltung auf, die typisch für die Person ist – so wie du sie erlebst. Mit wem magst du anfangen?«
   – Ermutige das Kind, zu experimentieren und intuitiv und spielerisch vorzugehen.
   – Zeige kleineren Kindern ein oder zwei Beispiele, wie eine Person aufgestellt werden kann.
2. Das aufstellende Kind soll jeder Person eine bestimmte Position und Haltung geben, ohne dabei zu sprechen. Der Gesichtsausdruck der jeweiligen Person wird vorgemacht.
3. Wenn das Kind mit seiner Skulptur fertig zu sein scheint, wird es gebeten: »Laufe noch einmal von außen herum und schau, ob alles so richtig ist oder ob du noch etwas verändern magst.«
4. »Jetzt baue dich zum Schluss selbst in diese Skulptur ein. Stell dich dort hin, wo du meinst, dass du dazupasst. Kannst du mir einen passenden Titel für dieses Standbild sagen?«
5. Übernimm als Therapeut jetzt eine aktive Rolle. Frage alle an der Skulptur beteiligten Personen:

- »Wie geht es dir an deinem Platz?«
- »Wie fühlst du dich mit dem Abstand zu den anderen?«
- »Hast du gewusst, dass der Bildhauer die Familie so sieht und erlebt?«
- »Stimmst du zu, dass eure Familie so funktioniert?«
- »Was wäre ein Änderungsschritt, den du gerne machen würdest?«
- »Zeige einmal, wohin du dich bewegen würdest. Komm dann in die Ausgangsposition zurück.«

6. Würdige die Rückmeldungen der Personen. Benenne eigene Eindrücke und Wahrnehmungen, ohne zu deuten oder zu interpretieren.

7. Bitte gegebenenfalls andere Familienmitglieder, zu zeigen, was sie gerne verändern möchten.

8. Frage die Familienmitglieder, was sie aus der Skulptur mitnehmen und welche Schritte sich daraus für ihre Therapieziele ergeben.

9. Mache eine Fotoaufnahme der Skulptur, um bei Bedarf später auf das Bild zurückkommen zu können.

Der positive Beitrag des Symptomträgers für seine Familie wird durch die Skulptur deutlich gemacht. Manchmal erhält man von rigiden Klienten oder einem wenig motivierten Jugendlichen eine nichtssagende Skulptur, die wie ein steifes Familienfoto wirkt. Ich gehe dann einfach zur nächsten Person über und bitte sie, eine neue Skulptur aufzustellen.

In einer Doppelstunde lassen sich zeitlich kaum mehr als ein bis zwei Skulpturen stellen. Wenn alle Familienmitglieder hintereinander vier oder fünf Skulpturen aufstellen, verflacht die Wirkung. Es gibt viele Variationen der Technik (Schweitzer & Weber 1982).

Verschlimmerungs-Skulpturen sind bei der Suche nach einer guten Lösungsskulptur ein nützlicher Zwischenschritt: »Angenommen, alles bleibt, wie es ist. Ein Wunder findet nicht statt. Wie würdet ihr dann in einem Jahr als Familie dastehen?« In der Regel demonstriere ich zunächst mit einer Musterübertreibung, wie das Familiengeschehen auf mich wirkt und wo die Familie hinsteuern könnte, wenn sie ihren Kurs fortsetzt. Dieser Schritt induziert Spannung und regt Veränderungsimpulse an.

▶ Zum Leidwesen der Eltern hatte die 7-jährige Nicole sie zu ihren Dienern erklärt und verlangte, entsprechend behandelt zu werden. Sie tat dies nicht nur daheim, sondern auch ganz offen im Therapiegespräch. Die Eltern wussten sich keinen Rat. Anstatt »Nein« zu sagen, wenn sie sich daheim wie eine kleine Prinzessin benahm, führten sie lange Gespräche mit ihr und versuchten zu verstehen, welche Motive und Beweggründe die Tochter haben könnte.

Der Familie wurde vorgeschlagen, die Situation szenisch darzustellen. Der kleinen Nicole machte es einen Riesenspaß, ihre Eltern huldvoll herumzukommandieren. In diesem Fall führte ich als Therapeut eine Lösungschoreografie ein. Zunächst forderte ich das Mädchen auf, nacheinander seine Eltern hochzuheben, was ihr nicht gelang. Daraufhin wurden die Eltern gebeten, Nicole gemeinsam hochzuheben und ihr zu verdeutlichen, dass sie zusammen sehr wohl die Kraft hatten, sie zu halten und zu heben, was von der kleinen Nicole mit Erleichterung aufgenommen wurde.

Lösungsskulpturen.   Die Familie wird um eine Wunsch- oder Zielskulptur gebeten und verändert sie dann in Teilschritten, bis alle einigermaßen zufrieden sind. Dieser Prozess kann vom Therapeuten mit Anregungen für Veränderungen der Skulptur unterstützt werden. Lösungsskulpturen können im Rahmen der Auftragsklärung auch zu Beginn der Therapie eingesetzt werden: »Sie haben mir geschildert, was sie herführt. Angenommen, wir könnten eine Zeitreise machen. Es wird Ostern, die Pfingstferien sind da, die Sommerferien, dann die Herbstferien. Und Sie stellen fest: Es ist alles ganz gut. Können Sie mir zeigen, wie Sie dann als Familie dastehen würden?«

Thematische Skulpturen.   Bei dieser Variante gibt der Therapeut einen Fokus vor und fordert auf, dazu eine Skulptur aufzustellen. Thematische Skulpturen sind:
- Vorher-nachher-Skulpturen: »Zeige mir, wie ihr als Familie vor dem Umzug wart und wie danach.«
- Skulpturen zu den Auswirkungen einer Krankheit: »Zeige mir, welchen Platz das Problem in eurer Familie eingenommen hat!«
- Macht-Skulpturen: »Wer bestimmt bei euch? Wer hat das Sagen – wer steht ganz unten?«
- Nähe-Distanz-Skulptur: »Wer steht wem besonders nahe?
- Zukunfts-Skulpturen: »Zeige mir, wie eure Familie ausschaut, nachdem deine Schwester ausgezogen ist.«

Skulpturen können auch vom Therapeuten aufgestellt werden. Ich kann damit meine Einschätzung des Familiensystems veranschaulichen und Tabubereiche berühren, etwa indem ich eine Tochter ganz nah zum Vater stelle oder eine Mutter ganz inniglich neben den Sohn.

Es kann vorkommen, dass man mit einer Skulpturenarbeit nicht recht weiterkommt und sich kein klares Bild einstellt. In Sackgassensituationen rege ich als

Fortsetzung der Skulpturenarbeit eine Imaginationsreise an, zum Beispiel in die eigene Herkunftsfamilie der Eltern (Jefferson 1978). Weitere Möglichkeiten sind das »Einwechseln« einer anderen Person, die eine neue Skulptur aufstellt, und die Technik des »Doppelns«, bei der ich mich neben die aufstellende Person stelle und Gedanken, Empfindungen anbiete, die mir durch den Sinn gehen.

17.3 Familienkonstellationen

Familienskulpturen wurden in ihrer klassischen Form ursprünglich für die Arbeit mit realen Familien entwickelt. Familienkonstellationen werden dagegen in Gruppen oder Großgruppen aufgestellt, und es wird auf Aktionstechniken, Gestik, Mimik und Bewegung verzichtet. In Großgruppen gewinnt das Familienstellen den Charakter eines Heilungsrituals. Wie bei der klassischen Skulpturenarbeit stellt eine Person ihre Herkunftsfamilie oder gelegentlich auch die Gegenwartsfamilie aus den Anwesenden auf, wobei hier aber Menschen, die nicht zur Familie gehören, für Familienmitglieder stehen (Weber 2007).

Das Modell versteht die Familiengeschichte als einen bestimmenden Kontext für das Handeln des Einzelnen in der Gegenwart. Es wirkt über das innere Bild, das eine Person von den wesentlichen Beziehungen in seiner Familie hat. Eine zentrale Annahme ist das Vorhandensein gegebener Ordnungen in Familien und sozialen Systemen, die im Sinne eines organisierenden Feldes wirken und im Wesentlichen von Liebe und Loyalität getragen sind. Diese Ordnungen sind kulturell geprägt, jedoch nicht beliebig veränderbar. Ein Beispiel für eine solche Ordnung ist die Vorstellung, dass Eltern für ihre Kinder da sind und nicht umgekehrt. Wenn Kinder den Vater und die Mutter »beeltern«, entsteht eine Schieflage.

Ein anderes Beispiel: Die Bindung eines Elternteils an das Kind aus der ersten Ehe ist oft Anlass für Konflikte mit dem neuen Partner. Das Modell der »Ordnungen der Liebe« gibt der Beziehung zwischen Eltern und Kindern aus der ersten Ehe Vorrang vor einer neuen Partnerschaft. Viele Kinder in Patchwork-Familien akzeptieren den neuen Partner ihrer Eltern sehr gut – solange dieser nicht versucht, sich an den »ersten« Platz zu schieben, sondern anerkennt, dass die Bindung an die leiblichen Eltern für das Kind ganz zentral ist. Bildhaft gesprochen gehört das Kind aus der ersten Ehe zum Beispiel nicht zwischen die Mutter und ihren neuen Mann, sondern zwischen die Mutter und den leiblichen Vater. Die große Resonanz der Aufstellungsarbeit spricht für ein tiefverwurzeltes Bedürfnis nach solchen Heilritualen, die auch Wertvorstellungen berühren.

Kinder scheinen ein ausgeprägtes, tiefes Gefühl dafür zu haben, ob ihre nächsten Angehörigen einen guten Platz im Familiensystem einnehmen. Eltern mit chronisch kranken oder behinderten Kindern stehen beispielsweise vor der Herausforderung, den krankheitsbedingten Anforderungen, aber auch ihren gesunden Kindern gerecht zu werden. Wenn Kinder das Gefühl haben, dass ihre Eltern kranke Geschwister nicht besonders berücksichtigen, geht es ihnen emotional schlechter, als wenn die Eltern den besonderen Bedürfnissen Rechnung tragen (McHale & Pawletko 1992).

Das Modell der »Familienordnung der Liebe« geht weiterhin von der Annahme aus, dass sich aus der Zugehörigkeit zu einem Familiensystem und aus der Position in der Familie bestimmte Haltungen und Verhaltensweisen ableiten, die passend sind. Aus der Würdigung der Rolle oder der Position im Familiensystem erwächst dem Kind eine große innere Kraft: »Tanja ist meine große Schwester – egal, ob sie behindert ist oder nicht.«

Familienaufstellungen sollen die Ursprungsordnung erkennbar machen, die zu einem Familiensystem passt. Sie setzen an zwei Grunddynamiken an: an der *Verstrickung* und der *unterbrochenen Hinbewegung*. Mit »Verstrickung« ist gemeint, dass sich ein Kind aus Loyalität und Liebe mit einer ausgeklammerten Person identifiziert und deren Weg im eigenen Leben nachahmt. Doch mit dieser Aufgabe übernehmen Kinder sich und drohen zu scheitern, weil ihre eigenen Lebensaufgaben zu wenig berücksichtigt werden. Ein Beispiel wäre eine eng an ihre Eltern gebundene Abiturientin, die sich intensiv mit dem Thema »Tod und Sterben« auseinandersetzt, statt sich ihren gegenwärtigen Aufgaben zuzuwenden, dabei in eine existenzielle Depression verfällt und keine Ablösungsschritte unternimmt. Ihr war nicht bewusst, dass der Tod einen wichtigen Platz in ihrer Familiengeschichte einnahm. Sie war nicht wirklich Einzelkind, sondern vor ihr hatte ihre Mutter zwei Fehlgeburten gehabt, und ein Bruder war an plötzlichem Kindstod verstorben. In ihrer Familie war dieser Teil ihrer Biografie weitgehend tabuisiert. Ohne bewusst zu verstehen, warum, fühlte sie sich auf einer nicht bewussten Ebene besonders an ihre Eltern gebunden.

Das zweite Grundprinzip des Modells ist die unterbrochene Hinbewegung. Die Liebe und das vielschichtige körperliche und emotionale Bindungsgeschehen zwischen Kind und Eltern können durch Traumen gestört werden. Wenn die Hinbewegung des Kindes zu seinen nächsten Bezugspersonen blockiert ist, können insbesondere psychosomatische Beschwerden entstehen. Die Aufstellungsarbeit zielt darauf ab, die unterbrochene Hinbewegung zum Ziel zu führen und dadurch Gefühle von Liebe und Dankbarkeit erfahrbar zu machen.

Familienkonstellationen sind in meinem Verständnis eine nützliche Ergänzung des familientherapeutischen Instrumentariums. Sie ermöglichen eine Arbeit an existenziellen Themen wie schweren Krankheiten und Verlustereignissen. Aufstellungsarbeit ist mit Jugendlichen ab 16 Jahren etwa im Kontext einer stationären Gruppentherapie möglich. Auch bei Kindern, die in Heimen aufwachsen, und bei stark belasteten Eltern bietet die Technik eine gute Möglichkeit, die Loyalität zur Herkunftsfamilie deutlich werden zu lassen und die Eltern, ungeachtet ihrer eventuell gegebenen Einschränkungen, zu würdigen. Nach Möglichkeit sollte ein Elternteil anwesend sein.

1. Bitte den Jugendlichen, für seine Angehörigen und sich selbst jeweils einen Stellvertreter auszuwählen und die Personen in einer Reihe aufzustellen. Der Jugendliche sagt noch einmal explizit, wer für wen steht. Charakterisierungen der Personen sind nicht erforderlich.
2. Die übrigen Jugendlichen und der Protagonist sitzen im Außenkreis. Innerlich gesammelt stellt der Jugendliche dann mit Hilfe der Stellvertreter das innere Bild seiner Familie auf. Dabei kommt es nur auf die Position im Raum und die Blickrichtung an. Alternativ kann der Therapeut das Bild aufstellen, das er vom Familiensystem gewonnen hat.
3. Fordere den Jugendlichen auf, sich in die Aufstellung hineinzustellen und zu beschreiben, wie es ihm geht.
4. Lausche als Therapeut in dich hinein, welche Resonanz die Aufstellung in dir auslöst: »Wer gehört noch dazu? Fehlt noch jemand? Gibt es eine Person, die ausgeschlossen und nicht gewürdigt wurde?«
5. Suche nach einer Lösungskonstellation, nach einem etwas »besseren« Bild, das eine stärkende, hilfreiche Wirkung entfaltet. Finde einen Lösungssatz, zum Beispiel: »Du bist meine Mutter – und ich wohne jetzt beim Papa!«
6. Bitte den Jugendlichen, ein Bild zu der Aufstellung malen.

▶ Celine, deren Vater an Krebs verstorben war, stellte mit Figuren auf, wie sie die Situation in ihrer neuen Familien erlebte. Die Aufstellung verdeutlichte ihre Einsamkeit und die Notwendigkeit, sich Rückhalt zu verschaffen.

Prozesshinweise

■ Die Mitwirkenden reden beim Aufstellen nicht, sondern sollten sich innerlich sammeln und sich nicht von eigenen Themen ablenken lassen.
■ Wenn ein Jugendlicher sich schwer tut, einen Platz zu finden, fehlt oft eine ausgeschlossene Person. Das Bild wird klarer, wenn diese mit aufgestellt wird.

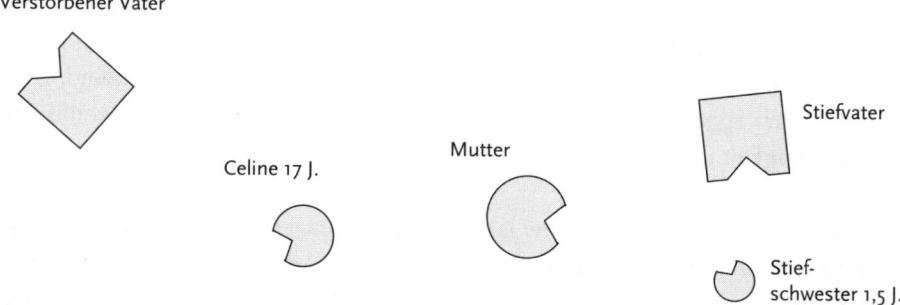

Abb. 23: Beispiel einer Aufstellung nach einer Verlusterfahrung

■ Familiendynamisch wäre es ungünstig, zu erwarten, dass Kinder die Lösungskonstellation aufstellen. Ihnen würde damit zu viel Verantwortung für das Familiengeschehen übertragen. Jugendliche, die eine Sonderrolle innehaben, geben diese ohnehin nicht gerne auf; sie fühlen sich an ihrem Platz gebraucht. Änderungsimpulse sollten deshalb von Erwachsenen kommen.

Familienaufstellungen mit Kindern werden öfter mit kreativen Techniken kombiniert und ähneln weitgehend der klassischen Skulpturenarbeit und der Arbeit mit Mini-Figuren (Dykstra 2002, Rauscher 2004, Schleiner-Tietze 2004). Sie wirken leichter und heiterer als Konstellationen mit Erwachsenen.

17.4 Choreografien

Bei dieser Weiterentwicklung der Skulpturentechnik verharren die beteiligten Personen nicht in einer starren, bewegungslosen Position, sondern verdeutlichen charakteristische Muster durch Bewegungen. Aus den statischen Aufstellungen entstehen so Bewegungsbilder, die den »Tanz« der Familie und repetitive Interaktionsmuster anschaulich machen. Gleichzeitig wird die Familie angeregt, alternative Lösungsmuster zu finden (Papp et al. 1975). Bei einem Machtkampf zwischen Vater und Sohn rege ich zum Beispiel an, »Armdrücken« zu spielen, während die Mutter die Rolle der Schiedsrichterin übernimmt, oder schlage vor, dass der Jugendliche und sein Vater sich im Raum aufstellen, ihre Arme ausstrecken und dann versuchen sollen, einander an die Wand zu schieben.

Im Unterschied zur Skulpturenarbeit lassen sich Choreografien auch mit Einzelklienten und mit Paaren durchführen. Durch die Übertreibung und Zuspitzung von Problemmustern gewinnen Choreografien eine paradoxe Wirkung und wirken dann konfrontierend. Die Sequenz kann auch in Zeitlupe wiederholt werden, oder man lässt Szenen aus der Gegenwart, der Vergangenheit und der Zukunft spielen. Beispielsweise kann der Abschied vom Elternhaus in einer Choreografie vorweggenommen werden, mit ganz kleinen Schritten in Ultrazeitlupengeschwindigkeit und einem tiefen Blick in die Augen.

▶ Die 17-jährige Lara litt seid drei Jahren an einer Magersucht. Trotz ihrer anfänglichen Motivation gelang es ihr in der ambulanten Therapie nicht, die Anregungen und Absprachen umzusetzen, die wir verabredet hatten. Sie war sehr frustriert, wollte sich aber dennoch nicht in stationäre Behandlung begeben.

Als sie in einer Sitzung wieder ihr Muster »Eigentlich will ich zunehmen, aber ...« präsentierte, bat ich sie, sich auf eine Seite des Raumes zu stellen und dieser Seite eine Stimme zu geben, die sich verändern wollte. Sie rief: »Ich will gesund werden! Ich will stark sein! Ich will nicht mehr so frieren! Ich will mich nicht mehr so deprimiert fühlen!« Anschließend forderte ich sie auf, auf die andere Seite des Raumes zu gehen und dieser Seite eine Stimme zu geben, die sich nicht ändern wollte: »Lass mich in Ruhe! Ich habe Angst, dick zu werden ... mir ist das alles zu viel. Eigentlich will ich gar nicht!« Ich bat sie dann, im Raum wieder auf die Seite zu wechseln, die ihre Veränderungswünsche repräsentierte, und erneut zu sagen, was diese Seite will. Nach zwei oder drei Minuten wechselte sie erneut auf die Seite der Vorbehalte. So wanderte Lara einige Minuten hin und her und rief schließlich verzweifelt: »Das ist ja schlimm!« Ich bestätigte ihr, dass es schlimm sei, wie sie sich mit ihrem Hin und Her quälte, und legte ihr erneut eine stationäre Behandlung nahe. Beim nächsten Termin mit ihren Eltern war Lara bereit, sich stationär aufnehmen zu lassen. In der folgenden Woche stellte sie sich in der Klinik zur Therapie vor.

Kaukasischer Kreidekreis. Endlos währende symmetrische Streitigkeiten um das Sorgerecht werden oft auf dem Rücken von Kindern ausgetragen. Wenn getrennte Eltern dieses Muster in der Sitzung demonstrieren, bitte ich das Kind aufzustehen. Die Eltern fordere ich auf, es jeweils an einem Arm zu packen und zu versuchen, es auf ihre Seite zu ziehen (Hennig & Knödler 1987). Die allermeisten Eltern reagieren betroffen auf diese Verdeutlichung ihres destruktiven Verhaltens. Von den Kindern ist dagegen die erleichterte Reaktion »Genau so geht es mir die ganze Zeit!« zu hören. – Choreografien lassen sich gut mit Gesang, Sprechchören und Musik kombinieren.

17.5 Zeitlinienarbeit

Diese vielseitig einsetzbare Technik wurde von den Gestalt- und NLP-Therapeuten Steve und Connirae Andreas (Andreas & Andreas 1987) entwickelt und von Nemetschek (2006) zum Lebensflussmodell weiterentwickelt. Die zentrale Idee der Arbeit mit *time lines* besteht darin, innere Repräsentanzen, narrative Strukturen und Wunschbilder zu externalisieren und auf einem Zeitpfad anzuordnen. Menschen mit chronischen Beschwerden verlieren leicht das Zeitgefühl (Boscolo & Bertrando 1997). Es fällt ihnen schwer, sich vorzustellen, dass sich die Dinge jemals ändern können. Zeitlinien wecken Hoffnung und vermitteln implizit die Botschaft: »Du kannst Vergangenes hinter dir lassen, du hast Zukunft vor dir! Es wird Entwicklungen in der Zukunft geben.« Die Zukunft wird gewissermaßen in die Gegenwart geholt. Künftige Auswirkungen von Entscheidungen können in Szenarien durchgespielt werden. Bei der Zeitlinienarbeit mit Jugendlichen werden Hoffnungen und Wünsche für die Zeit angesprochen, wenn man endlich groß ist. Sie spricht den Jugendlichen als kompetente Person an und hat eine starke motivationsfördernde Wirkung. Meist bitte ich die Jugendlichen, eine Zeitlinie aufzustellen, während die Eltern zuschauen.

1. Führe die Idee einer Zeitlinie ein: »Man kann sich das Leben wie einen Weg oder wie einen Fluss vorstellen. Man könnte sagen: Da, wo du jetzt stehst, ist die Gegenwart, und hinter dir liegen die vergangenen Jahre. Wir haben jetzt den Juni des Jahres 200x; das ist da, wo du gerade stehst. Wenn du nach vorne blickst, liegt dort der Weg in die Zukunft. Der Sommer wäre ungefähr hier, der Herbst dieses Jahres etwa hier. Die Zukunft ist natürlich offen – du kannst nur die nächste Strecke sehen, etwa bis hinter den Hügel. Hinter der Wand dieses Raumes geht es weiter in die Zukunft.«
2. Bitte den Jugendlichen, seine Zeitlinie zu beschreiben: »Wie weit reicht sie? Ist sie gerade oder eher kurvig? Ist sie gut zu erkennen oder vage?«
3. Fordere dazu auf, Schritte in die Zukunft zu machen: »Was glaubst du, wo du in sechs Monaten stehen wirst? Wo stehst du in zwei Jahren? Wenn du achtzehn bist, wo stehst du dann?«
4. Lass den Jugendlichen in der Gegenwartsform schildern, was er im Jahr 200x macht, denkt, fühlt. Stelle systemische Fragen: »Was hat es dir ermöglicht, hierher zu gelangen? Wie ist es für dich, frei von deinem Problem zu sein?«
5. Bei Jugendlichen mit schweren Lebenserfahrungen erkunde ich, wie es mit dem Abstand zu dem belastenden Ereignis aussieht, das weiter zurück auf

der Zeitlinie stattgefunden hat. Ich schlage vor, weitere Schritte in die Zukunft zu machen, um noch mehr Abstand zu gewinnen.

6. Bitte den Jugendlichen: »Schau eine Weile nach vorne in die weitere, noch unbestimmte Zukunft, die sich hinter dem Horizont abzuzeichnen beginnt. Irgendwo dort vorne kannst du jemand erkennen, der dir ähnlich zu sein scheint, der souverän seinen Weg zu gehen scheint. Was macht er da vorne?«

7. Erkunde mögliche Nachteile von Veränderungen: »Angenommen, du machst wirklich Schritte, die dich dieser sehr positiven Zukunft nahe bringen: Würdest du nicht Nachteile in Kauf nehmen müssen? Was wäre zum Beispiel mit dem Abstand zu deiner Familie?«

8. Hole den Jugendlichen zum Abschluss der Zeitlinienarbeit an seinen Ausgangspunkt in der Gegenwart zurück: »Kehre zurück in die Jetzt-Zeit, in dem Wissen, dass du die Möglichkeit hast, Schritte in eine gute Richtung zu tun.«

Die Familie kann auf Wunsch des Jugendlichen als Mutmacher-Team dienen. Nach der Intervention wird reflektiert, was die verschiedenen Szenarien bei den Eltern ausgelöst haben. Hypothetische Zukunftsszenarien können durchgespielt werden, etwa »Das Leben jenseits der Bulimie«. Zielvisionen sollten glaubwürdig und erreichbar wirken. Zielbilder müssen plastisch entwickelt werden. Die Technik eignet sich hervorragend, um zu erwartende Hürden und Hindernisse vorwegzunehmen, beispielsweise »Freunde«, die einen vom Weg abhalten, oder die »Resignation«, die den Weg versperrt. Bei ambivalenten Jugendlichen baue ich gerne zwei Wege auf, die wir nacheinander durchspielen: den Weg der Passivität, des »Rumhängens« und den Weg zum gewünschten Ziel. In der Rolle des Advocatus Diaboli hinterfrage ich Änderungswünsche: »Aber wäre es nicht einfacher, weiter am Computer zu sitzen und zu spielen, statt zu lernen? Was würden deine Freunde sagen, wenn du anfängst, auf den Realschulabschluss hin zu lernen? Würdest du nicht das tun, was deine Eltern immer von dir gewollt haben?« Gerne spiele ich auch ein personifiziertes Hindernis, das den Jugendlichen packen und von seinem eingeschlagenen Pfad fortziehen will.

Lebensflussmodell.   Diese besondere Form der Zeitlinienarbeit macht den Therapieraum zur Lebensbühne (Nemetschek 2006). Schon in der ersten Sitzung werden die aktuell präsentierten Probleme im weiteren Kontext des Lebenslaufs der Familie und des Einzelnen aufgestellt. Während bei der klassischen Zeitlinienarbeit kein Material erforderlich ist, lebt das Lebensflussmodell von Requisiten wie farbige Seile, Sterne, bunte Herzen und Symbolsteine.

Der Lebensweg wird durch farbige Seile markiert. Kindern hilft dies, sich den Weg von der Vergangenheit in die Zukunft besser vorzustellen. Themen wie die Trennung der Eltern und das Pendeln eines Scheidungskindes zwischen Mutter und Vater können dadurch anschaulich dargestellt werden.

Die zentrale Botschaft des Lebensflussmodells betont die Resilienz von Familien. Was der Familie als Problem erscheint, wird in einen weiteren Zeithorizont gestellt; die Familie wird daran erinnert: »Ihr habt schon viele Krisen gemeistert. Das Potenzial steckt in euch, auch die gegenwärtigen Schwierigkeiten und künftige Probleme zu meistern. Ihr seid ein Erfolgsmodell, ihr seid in Ordnung, sonst wärt ihr nicht so weit gekommen! Ihr habt in eurem Leben schon so viele Lösungen gefunden, dass ihr auch das aktuelle Thema bewältigen werdet – ihr seid bereits unterwegs auf dem richtigen Weg!« Elementare Lebenserfahrungen werden angesprochen: die hoffnungsvolle Stimmung bei der Geburt der Kinder, die Ausdauer des Kindes beim Laufenlernen und Krisen, die schon bewältig wurden. Nach dem Erheben eines Genogramms zusammen mit den Kindern wird nach etwa 20 Minuten, also bereits am Anfang des Erstgesprächs, der Lebensweg der Familie mit farbigen Seilen markiert.

1. Nimm für jede Person ein farbiges Seil und lege es als Lebensweg aus: »Schaut, man kann sich euer Leben wie einen Weg vorstellen. Hier ist der Weg, den die Mama gegangen ist – hier der Weg vom Papa, an diesem Punkt haben sich beide kennengelernt.«

2. Markiere besondere Ereignisse mit Symbolen: die Zeit des Kennenlernens mit einem Herz, die Geburt eines Kindes mit einem glänzenden Stern: »Hier ist Paul geboren, und hier beginnt auch sein Seil.« Schwere Zeiten wie Krankenhausaufenthalte und Konflikte zwischen den Eltern werden als Wellen in den Seilen verdeutlicht: »Damals ging es ganz schön auf und ab!«

3. Würdige ausgiebig die vielen kleinen und großen Schwierigkeiten, die gemeistert wurden: durchwachte Nächte in der Babyzeit, das Laufenlernen usw.

4. Lege die Seile über den gegenwärtigen Punkt weiter in die Zukunft hinein. Die ferne Zukunft kann mit einer Sonne als Symbol gekennzeichnet werden.

5. Entwickele zusammen mit der Familie ein angemessenes, klar definiertes Ziel für die nahe Zukunft.

6. Frage die Familie: »Angenommen ihr steht hier, an einem Punkt irgendwo in der Zukunft, und könnt sagen: ›Wir haben es geschafft, alles ist super.‹

Was für Schritte habt ihr gemacht? Was hat jeder von euch getan, um das sagen zu können?«

7. Spiele mit der Familie durch: »Wie kommt ihr dorthin? Was wäre ein erster Schritt? Was könnt ihr ganz praktisch tun?«

8. Fasse deine Eindrücke zusammen: »Ich bin beeindruckt, wie viele Krisen ihr schon gemeistert habt. Ihr habt wirklich gute Ideen geäußert, wie ihr einen guten Weg weitergehen könnt!«

Die Seile sollten auch nach der Aufstellung sorgsam behandelt werden, denn sie symbolisieren das Leben der jeweiligen Personen. Für künftige Sitzungen sollte man die Farben der Seile und die Symbole notieren, die ausgewählt wurden. – Aktionstechniken wie Sprechchöre, Skulpturen und Aufstellungen sollten nachbereitet werden, um den Transfer der Erfahrungen in konkrete Handlungsschritte im Alltag umzusetzen.

18 Mini-Figuren

18.1 Einführung

Kinder lieben Mini-Figuren. Indianer und Cowboys, Tiere, Dinos und Monster, Ritter und Soldaten werden mit Leidenschaft gesammelt und bevölkern die Kinderzimmer. In kaum einer Familie dürfte ein Fuhrpark von Autos, Eisenbahnen oder Raumfahrzeugen fehlen. Mit Mini-Figuren lassen sich Szenen aus dem Alltagsleben, aber auch Probleme und Lösungen, Hoffnungen und Befürchtungen, Albträume und Wunschträume darstellen. Die Welt der Großen wird nachgespielt, Linien auf dem Teppich im Kinderzimmer werden zu einem Straßennetz; im Sandkasten werden ganze Miniatur-Landschaften angelegt, die zum Schauplatz von kleinen und großen Abenteuern werden.

Die therapeutische Arbeit mit Mini-Figuren weist viele Parallelen zu Familienskulpturen und der Aufstellungsarbeit auf. Reale Personen und Beziehungen werden durch Symbole ersetzt. Zu den narrativen Techniken, dem systemischen Rollenspiel, Externalisierungen, Teilearbeit, Zeitlinienarbeit und So-tun-als-ob-Spielen besteht eine verwandtschaftliche Nähe. Andere Wurzeln dieser Technik sind die Gestalttherapie (Oaklander 1969), die Sandspieltherapie (Kalff 1966) sowie diagnostische Verfahren wie der Familiensystemtest oder das Familienbrett.

Das Spiel mit Figuren macht kleinen und großen Kindern Spaß und ist ein ausgezeichnetes Medium, um auf einfache Weise Zugang zu Kindern zu finden. Das Spielgeschehen vermittelt ein Bild von der Lebenswelt des Kindes. Beim Spielen kommt man beiläufig mit ihm ins Gespräch und erfährt, welche Gedanken, Gefühle und Konflikte es beschäftigen. Statt zu erklären, was in ihrem Leben passiert, fällt es manchen Kindern leichter, dies mit Figuren zu zeigen. Im Familiensetting spielen die Kinder gerne gemeinsam mit Figuren, die sie zu Mitspielern machen. Dies ist eine gute Gelegenheit, um zu beobachten, wie die Geschwister als Subsystem interagieren (Gil 1994, Wilson 2003).

In Spielszenen werden Themen und innere Konflikte gezeigt, die sprachlich nicht leicht ausgedrückt werden können. Die Anordnung der Figuren kann als Ausdruck von Generations- und Gender-Grenzen sowie der Hierarchie in der Familie interpretiert werden. Der Abstand zwischen Figuren wird analog zur Skulpturenarbeit als Ausdruck von emotionaler Nähe und Distanz gewertet, die Blickrichtung der Figuren als Hinweis auf die Intensität von Beziehungen.

Figuren-Spiele verdeutlichen prototypisch das Potenzial von Als-ob-Spielen. Das Kind erschafft ein Miniatur-Modell seiner Lebenswelt und nimmt eine Beobachterperspektive ein: Probleme werden externalisiert und aus einer »olympischen« Perspektive angeschaut (Freeman et al. 2000). Die Technik wirkt einem allzu engen Problemfokus entgegen, denn der Blick aus der »Vogelperspektive« zeigt Wege und Spielräume jenseits der Problemmuster auf. Die Arbeit mit Mini-Figuren eignet sich hervorragend als Traumatherapie-Technik, denn die distanzierte Perspektive ermöglicht eine Dissoziation von emotional belastendem Material.

Oft lässt das Kind das eigene Problemverhalten von einer Stellvertreter-Figur spielen. Das Kind hat als Regisseur quasi eine allmächtige Position. Es kann Helfer-Figuren hinzufügen, böse Gestalten fortzaubern oder sterben lassen und neue, mächtige Helferfiguren einführen, die eine Monsterfigur in Schach halten. Indirekt wird die Idee gestärkt: »Du kannst Einfluss auf deine Symptome nehmen!« Magische Möglichkeiten bieten sich: Durch den Modell-Charakter des Spiels können lange Zeiträume und räumliche Distanzen überbrückt werden. Ein Scheidungskind kann beispielsweise unmittelbar nacheinander Szenen aus dem Leben bei der Mutter und während der Besuche beim Vater spielen, oder eine Reihe von Szenen, die einen Zeitraum von vielen Jahren verdichten. Getrennt lebende Eltern können zusammen neben dem Kind erscheinen. Das Kind kann einen Rollentausch vornehmen und mit den Figuren in die Position seiner Eltern, eines Helden oder eines Schurken schlüpfen und so verschiedene Teile spielerisch zum Ausdruck und miteinander in Kontakt bringen. Manche Kinder wählen für eine Person mehrere Figuren, um verschiedene Seiten auszudrücken: »Kann ich meine Schwester durch zwei Figuren darstellen? Sie ist klein und niedlich, also nehme ich das Kätzchen, aber manchmal ist sie so lästig, und man wird sie nicht los, da nehme ich die Schmeißfliege.«

Heftige Konflikte lassen sich im Spiel lösen. Verschiedene Problemlösungen können erprobt und bis in die Zukunft hinein durchgespielt werden. Wenn Eltern und Kind zusammen mit Mini-Figuren Geschichten und Abenteuer konstruieren, wird ein gemeinsamer Aufmerksamkeitsfokus geschaffen und die emotionale Verbundenheit gestärkt. Implizit werden neue, heilsame Regeln ausgehandelt: »Ich respektiere, was du aufgebaut hast, meine Geschichte knüpft an deine an, wir wechseln uns im Spiel ab, jeder kommt an die Reihe.« Die therapeutische Kunst besteht darin, Eltern dafür zu gewinnen, dass sie sich Zeit nehmen, um im Spiel Lösungen zu entwickeln. Ohne die Frage aufzuwerfen, wer eigentlich der Klient ist, wird den Eltern auf diskrete Weise ermöglicht, ihre Elternkompetenz zu entwickeln. Durch das gemeinsame Spielen werden Eltern weniger dominant oder bestimmend und lassen mehr Raum für Bedürfnisse des Kindes (Montalvo & Haley 1973).

Die Arbeit mit Mini-Figuren ermöglicht es, in der Gegenwart einen Eindruck von aktuellen Problemen zu erhalten, in Bezug auf die Vergangenheit bei der Einordnung von Problemen zu helfen und zukunftsorientiert zur Entwicklung von Lösungen beizutragen.

Ausstattung. Die Arbeit mit Figuren ist interessanter, wenn eine größere Auswahl an Figuren zur Verfügung steht. Vermeintlich pädagogisch wertvolle Figuren lösen bei Kindern und Jugendlichen eher Langeweile aus. Geeignet ist eine bunte Mischung aus diversen kitschigen, gruseligen und witzigen Figuren. Nützlich sind ganze Familien von Figuren – etwa eine Löwen-, Schimpansen- oder Hundefamilie. Sie werden am besten in einem verschließbaren Schrank aufgestellt oder in Körben verwahrt. Man kann ein Entdeckerspiel durchführen und nach Figuren suchen, die dem Kind besonders gut gefallen. Biegepuppen ermöglichen die Darstellung von Bewegungen und Gesten.

Zur Ausstattung gehören:

- *Menschen- und Tierfiguren:*
  - Fantasiegestalten: Monster, Dinos;
  - archetypische Figuren: Prinzessin, König und Königin, Hexen, Zauberer;
  - Helden: Ritter, Indianer und Cowboys;
  - Tiere und Tierkinder: Zootiere, wilde Tiere, Haustiere;
  - Menschen: Kinder, Erwachsene, Großeltern;
  - Menschen mit verschiedenen Rollen: Sanitäter, Polizist, Feuerwehrmann;
  - klassische Comicfiguren: Leckerschlumpf, Mecker-Schlumpf, Muskelschlumpf, Überraschungsschlumpf.
- *Abenteuerlandschaften- und Orte:* Taucher, Korallenfische, Palmen, Schatztruhe, Perlen, Gold- und Silberkugeln aus Stanniol, Piratenschiff mit wilden Kerlen, Landschaften, die gegebenenfalls mit dem Kind zusammen aus buntem Karton gebaut werden, Wasserflächen aus Stoff oder farbiger Pappe.
- *Gebäude:* Puppenhaus (möglichst zwei) zum Umbauen, Bauernhof, Schuppen, Zäune, Fort, Ritterburg.
- *Fahrzeuge:* Autos, Laster, Rennautos, Rettungswagen, Schiffe, Fähren, Flugzeug.
- *Pflanzen:* Bäume, Blumen.
- *Rahmen:* 3–4 Kästen, Größe: 40 x 60 x 3 cm, feiner Sand; alternativ ein farbiges Tuch, farbige Schnüre für Zeitlinienarbeit.
- *Digitalkamera.*

Man kann auch mit Fingerpuppen arbeiten (Schmitt 2004) oder Figuren aus Ton, Salzteig, Fimo oder Kastanien herstellen. Landschaften und Häuser können

aus Pappe gestaltet werden. Wichtig ist ein Rahmen für das Spiel: eine Tischflä-
che, eine Sandkiste, ein Teppich mit Markierungen oder ein Tuch. Ein Matschraum mit einem Wasseranschluss und zwei Sandkästen mit trockenem und
nassem Sand gehören zur optionalen Ausstattung. Ich verwende gerne Kästen,
die mit feinem Sand gefüllt sind und für zukünftige Sitzungen beiseitegestellt
werden können. Die Kästen symbolisieren besondere Bereiche – es gibt einen
Vergangenheits-, einen Gegenwarts- und einen Zukunftskasten, einen Problem-
und einen Lösungskasten oder das »Land des Vaters« und das »Land der Mutter.«

Jugendliche wollen nicht gerne mit »Kinderzeug« in Verbindung gebracht werden. Mit ihnen arbeite ich mit nicht-figürlichen Symbolen wie Kieselsteinen,
Halbedelsteinen, Kastanien, farbigen Klötzen oder Holzfiguren aus der Aufstellungsarbeit. Die Verwendung von Gummibärchen in unterschiedlichen Farben
und Größen gibt der Arbeit eine lustvolle Note.

Vorgehensweise.   Abhängig von der therapeutischen Orientierung und den eigenen Vorlieben kann stärker direktiv oder non-direktiv vorgegangen werden. Von
der Haltung her ist es günstig, einen sicheren Rahmen zu schaffen und der eigenen Intuition zu vertrauen. Im weiteren Verlauf lasse ich mich vom Kind leiten
und übernehme nur dann die Führung, wenn dies erforderlich wird. Das Spiel
wird von gelegentlichen Fragen begleitet, ohne anzuleiten oder gezielt zu loben.
Kinder brauchen Raum, um ihr eigenes Spiel zu entwickeln. Die Funktion des
Therapeuten besteht darin, zu begleiten, gelegentliche Anregungen zu geben
und dafür zu sorgen, dass der Prozess fließt. Bei Blockaden oder redundanten
Mustern mache ich offene Vorschläge und biete Ideen und spielerische Möglich-
keiten an: »Magst du noch eine Figur dazutun oder willst du so weiterspielen?
Hast du schon mal daran gedacht, dir einen Helfer zu holen?« Die Qualität des
Spielprozesses wird beachtet:

- Ist das Spiel chaotisch oder geordnet?
- Wie ist der Kontakt der Hauptfiguren zueinander?
- Gibt es Entwicklungen, oder bleibt das Ganze hektisch? Welchen Eindruck
  bekomme ich vom Kind als Individuum, von seiner Auffassungsgabe, seiner
  Kreativität, seiner Vorstellungsgabe?
- Sind die Aufmerksamkeitsprozesse gerichtet oder hektisch? Wie sind die Wirk-
  lichkeitsorientierung, die Kontaktqualitäten und die Problemlösefähigkeit des
  Kindes?
- Welches Bild vermittelt das Spiel von den Beziehungen des Kindes?

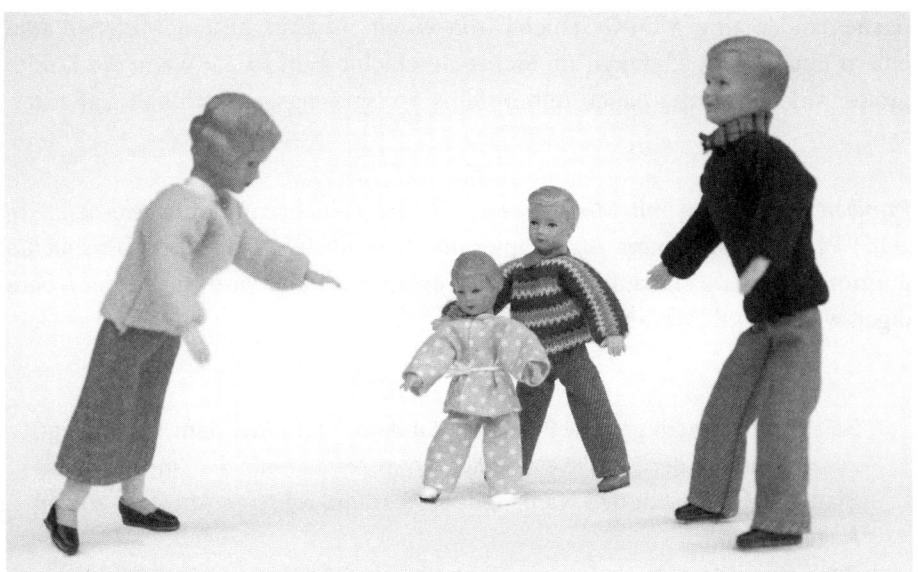

Abb. 24: Trennungskonflikt

Mini-Figuren können als Einzeltherapie-Technik und als interaktionelle Technik genutzt werden. Das Kind kann allein spielen, während der Therapeut zuschaut. Alternativ kann der Therapeut abwechselnd mit dem Kind Szenen bauen. Ich nutze diese Technik gerne als Familien-Spieltherapie, bei der die Familie gemeinsam mit Figuren spielt (Schaefer & Carey 1994, VanFleet 1994), denn Familien müssen lernen zu spielen (Keith & Whitaker 1981). Eine längere Einzeltherapie mit Kindern ohne Einbeziehung der Eltern sehe ich als eine verpasste Gelegenheit, Ressourcen des Familiensystems für die Behandlung zu nutzen. Unabsichtlich könnten dadurch Erwachsene in ihrer Vermeidung bestärkt werden, sich Zeit für spielerischen Kontakt mit ihren Kindern zu nehmen.

18.2 Techniken der Mini-Figurenarbeit

Mini-Geschichten reihum.   Kinder tun sich leicht, mit Figuren zu spielen. Erwachsene benötigen dagegen oft eine kleine Aufwärmübung. Dazu bitte ich jede Person, sich zwei Figuren aus meiner Sammlung sowie einen kleinen Gegenstand auswählen, den sie bei sich trägt. Ich selbst wähle auch zwei Figuren und einen Gegenstand aus und erläutere: »Ich bitte euch, dass jeder eine Mini-Geschichte erzählt. Ich werfe jetzt diesen Würfel. In der Geschichte sollen die beiden Figuren, euer Gegenstand und die Zahl verkommen, die ich gewürfelt habe. Jeder erzählt nacheinander eine Mini-Geschichte mit einem Anfang, einem Mittelteil und einem Ende. Okay, ich fange an. Meine Geschichte geht so ...« Wenn die Kinder größer sind, kann man auch reihum eine Fortsetzungsgeschichte erzählen lassen.

Familien-Genogramm mit Mini-Figuren.   In der Genogrammarbeit werden einzelne Personen auf einem Blatt Papier durch Symbole repräsentiert. Das Genogramm erhält eine stärkere emotionale Aussagekraft und wird für Kinder lebendiger, wenn es mit Mini-Figuren ergänzt wird.

1. Zeichne auf einem großen Blatt, das auf dem Tisch oder dem Boden liegt, zusammen mit der Familie ein Genogramm. Versammle die Kinder um das Blatt und frage nach den Namen, dem Alter und weiteren Angaben zu den Angehörigen.
2. Biete eine Auswahl an Figuren, Objekten und Artefakten an. »Wähle eine Figur oder einen Gegenstand aus, der am besten deine Gefühle und Gedanken über jeden in der Familie ausdrückt, dich eingeschlossen. Stelle sie in den kleinen Kreis oder den Kasten, den ich für die Person aufgemalt habe.«
3. »Wähle jetzt eine Figur aus, die am besten deine Beziehung zu anderen in der Familie beschreibt: zum Beispiel zwischen dir und deiner Mama, zwischen Mama und Papa. Stell die Figur dann dazu.«
4. Führe mit dem Kind ein Gespräch über die Auswahl der Figuren. Bleibe dabei auf der metaphorischen Ebene.

Familie in Tierfiguren.   Diese Technik ist eine Variante der Gestaltungstechnik »Familie in Tieren« und macht aus ihr ein interaktives Spiel.

1. »Sicherlich kennst du viele Tiere. Die meisten Tiere haben besondere Eigenschaften und Fähigkeiten. Einige sind besonders mutig, scheu oder klug. In vielen Geschichten gilt der Fuchs als schlau, man sagt »Mutig wie ein Löwe«, »Wild wie ein Tiger« oder »Scheu wie ein Reh«.
2. »Schau dir einmal die Tiere in diesem Regal an: Jedes Tier, das du siehst, hat besondere Eigenschaften. Wenn du an deine Familienmitglieder denkst, an Papa, Mama, deine Schwester, so wie sie sind ... wenn ihr alle Tiere wärt: Welches Tier könntest du für die Mama nehmen? Welches Tier für dich? Wähle für Papa ein Tier aus und eines für deine Schwester.«
3. »Was macht jedes dieser Tiere?«

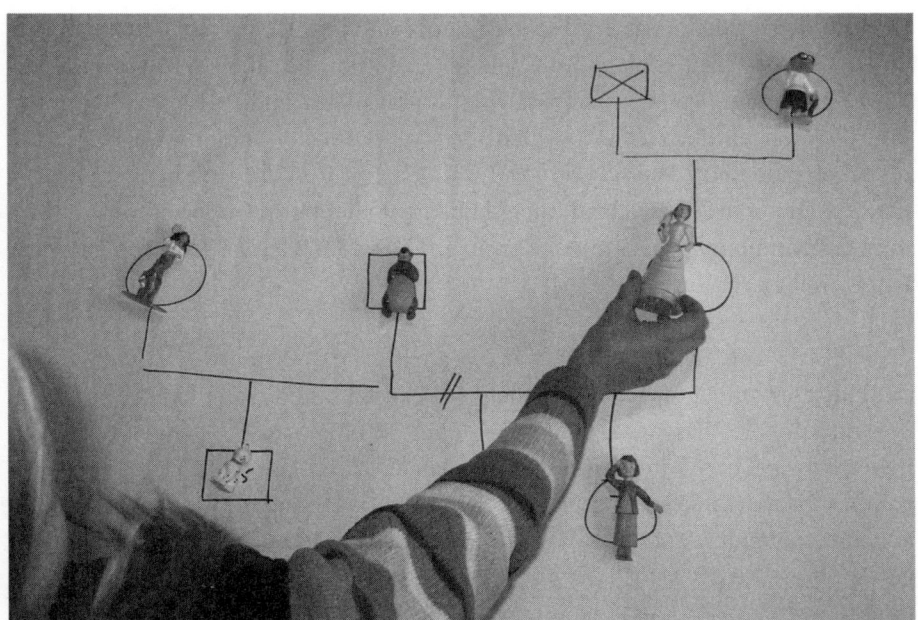

Abb. 25: Genogramm mit Mini-Figuren

Mit dem Kind werden dann mit systemischen Fragen die Ressourcen und Besonderheiten der Tiere besprochen (Mortimer 2001).

Ein typischer Tag. Diese Technik setze ich gerne ein, wenn ich einen Eindruck von der Lebenswelt der Familie aus Sicht des Kindes erhalten möchte. Aus den Berichten der Familie ist dies weniger gut möglich. Als Material benötigt man ein Puppenhaus und Figuren für eine Familie (Gil 1994; vgl. Abb. 26, S. 336).

1. »Wähle Figuren, die deine Familie darstellen sollen. Zeige mir einen typischen Tag im Leben deiner Familie. Beginne am besten mit einem Schultag. Mit welcher Tageszeit willst du anfangen?«
2. »Stelle die Figuren dorthin, wo sie zu dieser Tageszeit im Haus oder in der Wohnung sind. Was tun sie? Was dann? Und nun zeige mir einmal, was ihr mittags tut. Was macht ihr meistens an einem Wochenende?«

Man kann sich auch einen »typischen Schultag in meinem Leben« zeigen lassen; allzu oft wissen Eltern und Therapeuten viel zu wenig darüber, wie es dem Kind in der Schule ergeht.

Zwei Häuser. Eine große Zahl von Kindern lebt in zwei Familien, nachdem sich ihre Eltern getrennt haben. Zum Teil gelten in den Familien sehr unterschiedliche Spielregeln. Der Wechsel zwischen Mamas Welt und Papas Welt kann mit Mini-Figuren und zwei Puppenhäusern verdeutlicht werden. Gespielt wird »Wochenende beim Papa«. Das Kind wandert hin und her und erzählt von seinen Abenteuern. Ein zweites Puppenhaus lässt sich leicht improvisieren, indem man das Kind bittet, auf buntem Karton ein Haus für Mamas Welt und eines für Papas Welt zu malen.

Thematische Spiele mit Mini-Figuren. Manchmal ist es sinnvoll, das Spiel zu strukturieren und Szenen vorzugeben: »Hier sitzt eine Familie beim Essen, das Telefon klingelt. Was passiert dann?« »Hier ist eine Familie, gerade wurde ein neues Baby geboren, und die Mama ist dabei, es zu wickeln. Spiele, wie es weitergeht!« »Dieser Junge spielt, und da kommen ein paar andere Jungen, lachen ihn aus und wollen ihn hauen.« »Hier ist ein Kind, und Papa und Mama haben sich getrennt.« »Dieses Mädchen wird von seinem Papa ausgeschimpft und soll bestraft werden. Wie geht es weiter?« »Diese zwei Burschen hier sollten aufräumen, haben es aber vergessen, und die Mama kommt« (Oaklander 1969).

Neben thematischen Spielen kann man das Kind auch ohne Vorgaben mit Figuren spielen lassen.

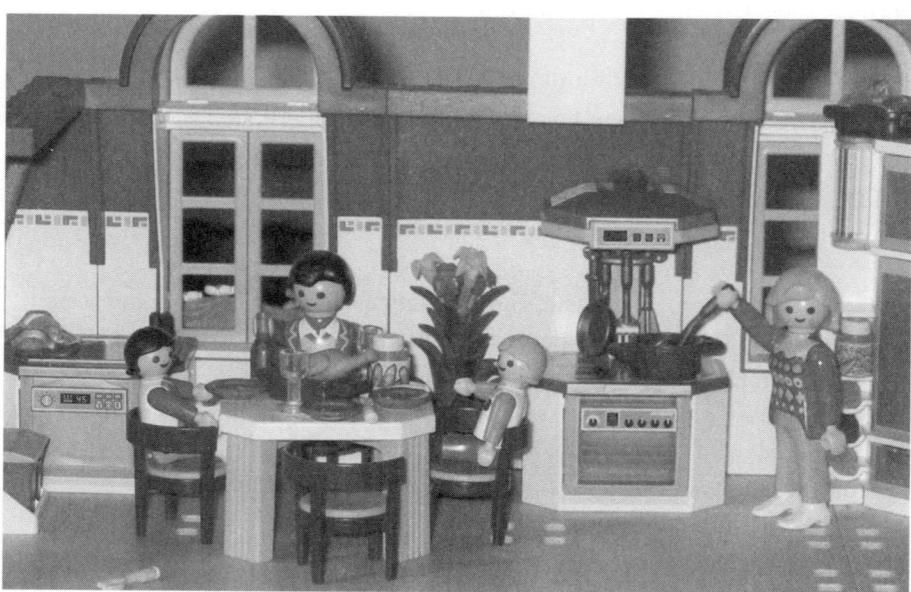

Abb. 26: Ein typischer Tag

1. Bitte das Kind: »Spüre einen Moment in dich hinein ... jetzt schau dich um und wähle so viele Spielfiguren aus, wie du magst. Baue eine Szene, die wiedergibt, wie es dir geht.«

2. Gehe innerlich mit, registriere, was passiert, und benenne, was du siehst, ohne zu deuten und zu interpretieren. »Du hast da eine Reihe von starken Helfern um dich herumgeschart, nicht nur einen, sondern acht? Sie beschützen dich vor dem Opa? Und was sind ihre besonderen Eigenschaften? Du magst den Delfin? Was gefällt dir an dem Delfin?«

3. Stelle systemische Fragen: »Kannst du diese Szene wiederholen? Kannst du sie noch deutlicher machen? Und was wäre, wenn du deine Helfer dazuholst? Angenommen, du würdest ein starkes Tier dazuholen?«

Wenn ein Kind etwas erzählt, das es bedrückt, kann es seine Geschichte und alles, was es stört, auf kleine Zettel schreiben und diese dann in eine »Mülltüte« stecken. In der folgenden Sitzung kann einer der Zettel herausgeholt und es können mit Mini-Figuren Lösungsszenarien durchgespielt werden.

Probleme spielen, Lösungen spielen. Oft berichten Kinder und Eltern in einem Gespräch spontan von einer Problemsituation, die kürzlich stattgefunden hat, etwa mit dem Titel: »Zankt euch nicht bei Tisch!«, oder: »Demütigungen auf dem Schulhof«. Ich schlage dann vor: »Zeige mir bitte diese Szene mit Mini-Figuren.« Im zweiten Schritt wird jede Person aufgefordert, eine Lösungsszene oder eine Wunschszene zu zeigen. Eltern und Kinder können mit ihren Figuren auch einen Rollentausch vornehmen. Manchmal ist es sinnvoll, zuerst eine Übertreibung des Problemmusters durchzuspielen, bevor gemeinsame Lösungen gespielt oder ausgehandelt werden (Freeman et al. 2000).

1. Auswahl einer oder mehrerer Figuren für das Problem: »Gibt es eine Figur, die dich an das Problem erinnert? Zeige mir, wie das Problem aussieht! Hat die Figur einen Namen? Woher kommt sie, und wie lebt sie? Wer sind ihre Helfer? Was tun sie zusammen? Von wem werden sie unterstützt?«

2. Probleminszenierung: »Kannst du mir in dem Kasten zeigen, was sie macht? Wie sieht die Welt des Problems aus?«

3. Auswahl einer Figur für das Kind und seine Familie: »Gibt es eine Figur, die du nehmen kannst, um zu zeigen, wo du bist und was du machst? Wie heißt sie? Was sind ihre besonderen Eigenschaften und Fähigkeiten?«

4. Spielerische Aufstellung der Beziehung des Kindes und des Problems: »Zeige mir, wo sich die Figur befindet und was sie macht!«

5. Überprüfung der Szene: »Möchtest du noch etwas verändern oder alles so lassen? Du kannst auch weitere Figuren dazustellen oder etwas umstellen!«

6. Erkundung des »Lands der Probleme« mit Hilfe von Skalierungen und paradoxen Fragen:
   - »Wie groß ist das Land, in dem das Problem herrscht?«
   - »Wie groß ist das Land der Sicherheit?«
   - »Finde einen magischen sicheren Ort!«
   - »Welche Pfade führen immer tiefer in den Sumpf des Problems?«
   - »Was müsste passieren, damit alles schlimmer wird und das Problem die Oberhand gewinnt?«
   - »Welche Wege führen in die Freiheit?«
   - »Gibt es eine Friedenswiese, auf der beide Figuren ein Palaver machen können?«

7. Rege Veränderungen an: durch magische Helfer, Ressourcen, Übergangs- und Zukunftskästen:
   - »Welche magischen Gestalten kannst du rufen, die dir helfen?«
   - »Finde ein magisches Objekt, das dein Helfer dir überreicht und das dir hilft, den Einfluss des Problems zurückzudrängen!«
   - »Angenommen, es geschieht ein Wunder ... wie sieht dein Leben dann aus?«
   - »Angenommen, es geschieht kein Wunder – wie geht es dann weiter?«
   - »Kannst du zeigen, wie du dir deine Freiheit zurückholst?«
   - »Was müsstest du ändern oder wegnehmen, damit du ein besseres Gefühl bekommst?«
   - »Wie kannst du dein Problem auf einen angemessenen Platz zurückdrängen?«
   - »Kannst du zeigen, wie du der Herr über dein Problem wirst?«

8. Schlage vor, auf einer Zeitlinie einen Lösungskasten in der nahen oder fernen »Zukunft« aufzustellen:
   - »Zeige mir, wie es aussieht, wenn alles gut ist!«
   - »Wie sieht in deinen Träumen ein Leben ohne das Problem aus?«
   - »Wie würde es aussehen, wenn die Dinge super-duper so wären, wie du sie dir wünschst?«

Das Spiel an der Szene kann über mehrere Therapiesitzungen hinweg fortgesetzt werden. Die Kästen werden mit einer Digitalkamera fotografiert, um sie später anschauen zu können. Bilder von dem heroischen Kampf mit dem Problem können in ein illustriertes Therapiebuch eingeklebt werden, um Fortschritte und Rückschritte zu dokumentieren. Als Hausaufgabe kann das Kind eine Landkarte der Region malen, die es im Zukunftskasten dargestellt hat. Zusammen mit dem Kind können Abenteuergeschichten über den zähen, aber erfolgreichen Kampf mit dem Problem erfunden werden.

▶ Birgit hatte sich getraut, ihrer Mutter den jahrelangen sexuellen Missbrauch durch den Großvater mitzuteilen. Zu Beginn der Therapie erklärte mir das neunjährige Mädchen: »Das ging so viele Jahre lang – so schnell wird das nicht gehen, bis dieser Schmerz verheilt ist!« In der mittleren Phase der Therapie bot ich ihr an, mit Mini-Figuren aufzustellen, was sie erlebt hatte. In einem ersten Kasten (Abb. 27) stellte sie den Großvater durch mehrere blutsaugende, gefährliche Figuren auf, aber auch ein Rehkitz für seine scheinbar harmlose, liebenswerte Seite. Die Idee, eine Person durch mehrere Figuren zu repräsentieren, die für verschiedene Persönlichkeitsanteile stehen, stammte von Birgit. Für sich selbst wählte sie eine zurückhaltende Frauengestalt und eine weitere stolze Frau. Ein zentrales Problem der Missbrauchsdynamik zeigt sich in dem ersten Kasten: Die Monster (Drache, Gespenst, Echse, Krokodil, wilder Kämpfer) schotten Birgit von ihrer Familie ab. In einem zweiten Kasten (Abb. 28) werden die Übergriffe symbolisiert, aber auch das Auftauchen magischer Helfer: die Mutter als Königin, der sie sich anvertraut hat, und der Vater in Gestalt eines Musketiers, der sie befreit. Die folgende Szene zeigt die erleichterte Birgit, geborgen im Kreis ihrer Familie (Abb. 29).

Ich bat sie, noch einen Wunschkasten für die Zukunft aufzustellen. Er zeigt Birgit mit ihren Lieblingstieren, zu einem unbestimmten Zeitpunkt in der Zukunft, wenn es ihr wieder wirklich gutgehen wird (Abb. 30). Bemerkenswerterweise stellte sie das Rehkitz mit dazu, denn sie hatte die Hoffnung, dass ihr Großvater seine schrecklichen Seiten überwinden und sich zu einem lieben Wesen entwickeln würde.

Techniken wie das gemeinsame Geschichtenerzählen, Familien- Puppengeschichten und So-tun-als-ob-Rituale lassen sich auch mit Mini-Figuren durchführen.

Eine weitere Variante der Figuren-Arbeit ist das paradoxe Durchspielen von Problemszenen mit Hilfe von Mini-Figuren. Diese Technik setze ich gerne bei Prüfungsängsten ein. Zuerst lasse ich das Kind die angstbesetzte Szene spielen, dann übernehme ich seine Rolle.

Familien-Sandspiel. Die Sandspielarbeit geht auf die englische Kinderärztin Lowenfeld zurück (Allan & Berry 1993) und wurde von der Jungianerin Kalff (1966) weiterentwickelt. In seiner klassischen Form ist das Sandspiel eine non-direktive, symbolisch-expressive Einzeltherapietechnik. Beim Familien-Sandspiel wird die

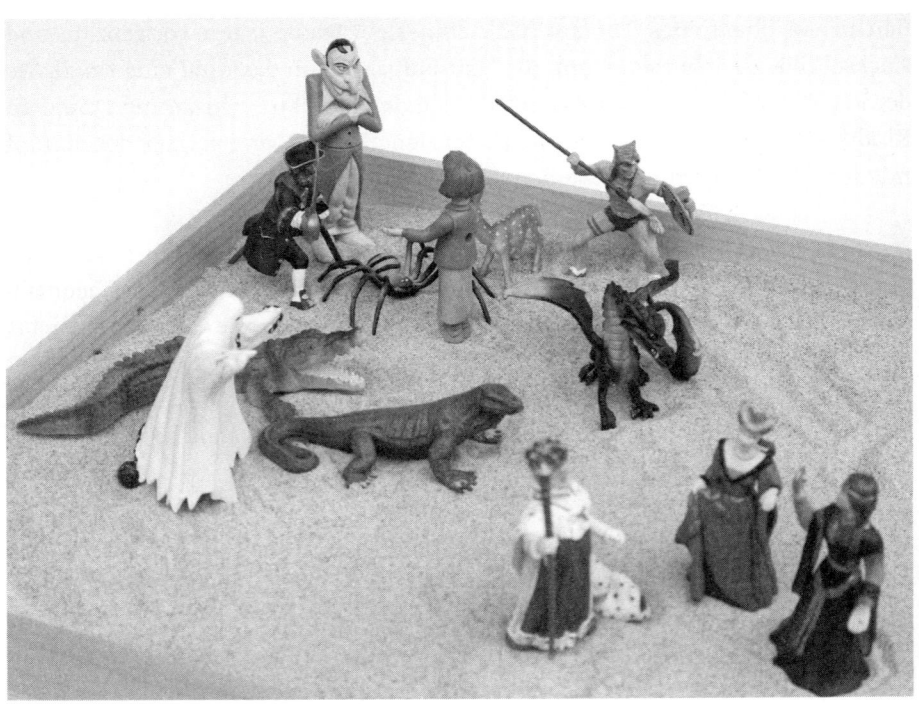

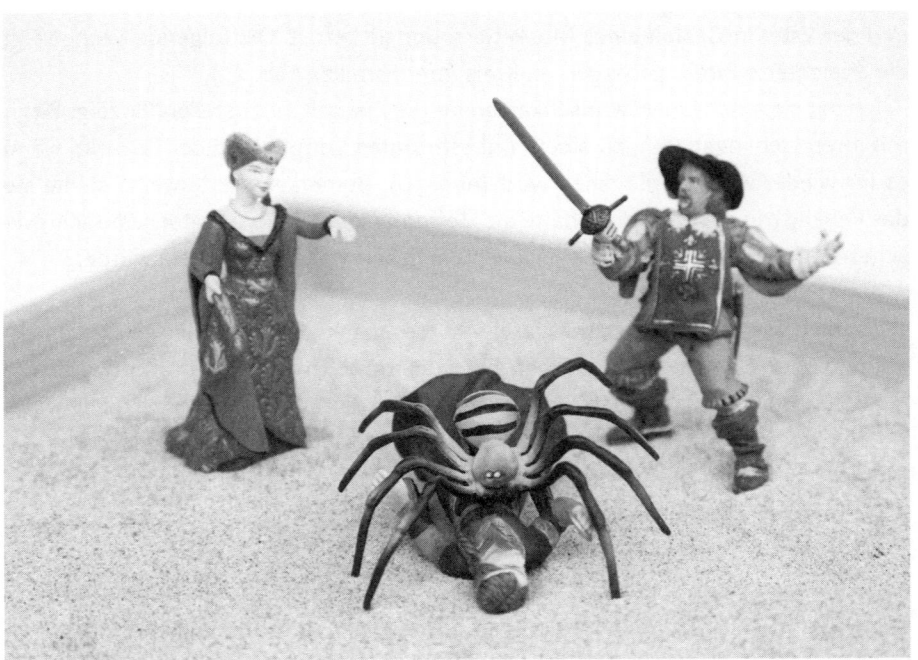

Abb. 27 und 28: Problemkästen

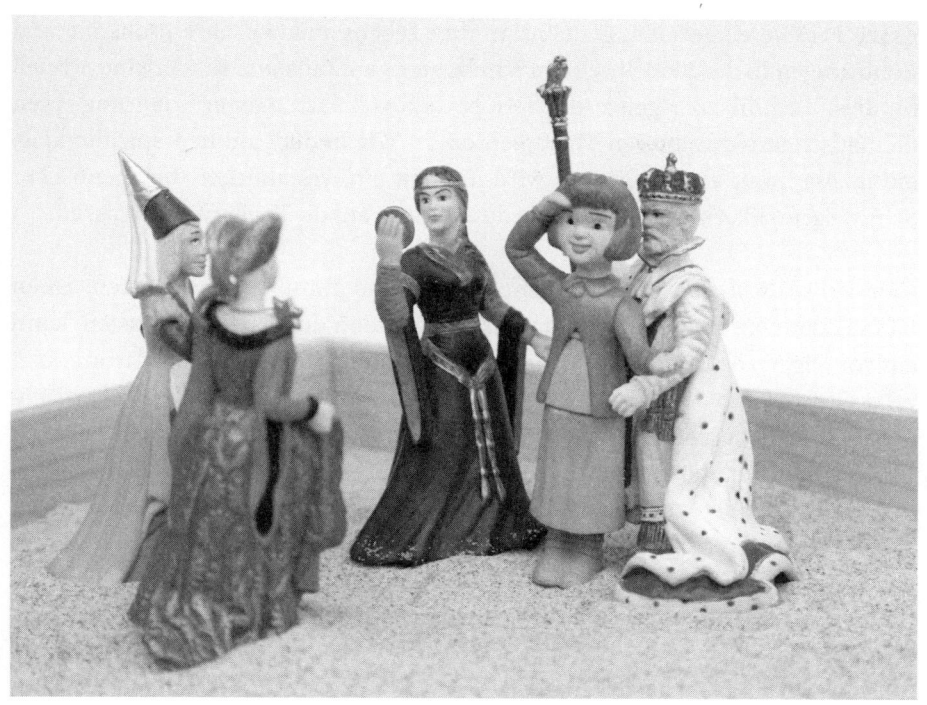

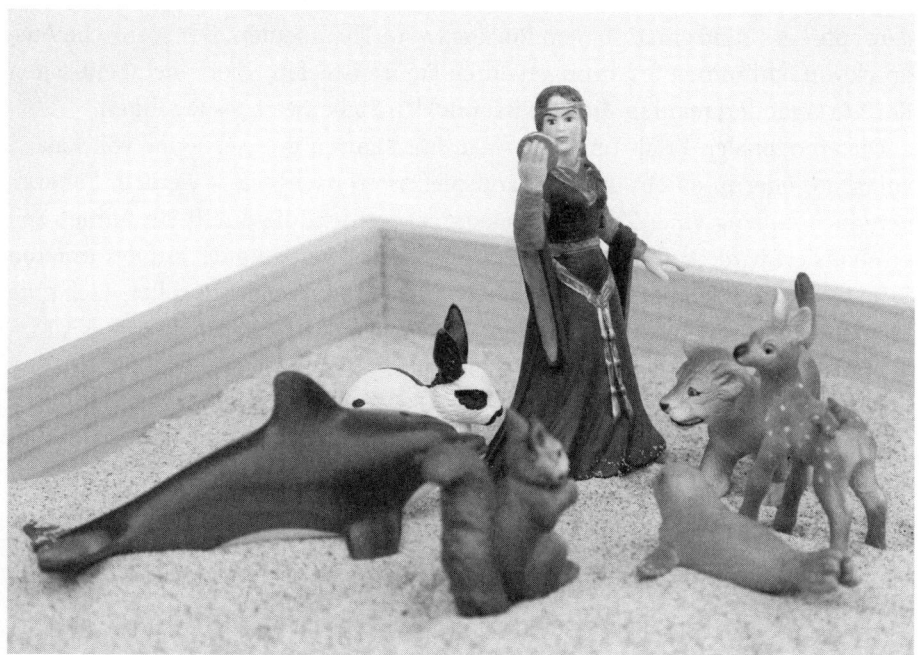

Abb. 29 und 30: Lösungskästen

ganze Familie eingeladen, gemeinsam ihre Lebenssituation, ihre Probleme und Erfahrungen in der Modellwelt des Sandkastens aufzubauen. Kinder sind schnell für diese Technik zu begeistern, Eltern bevorzugen nach meiner Erfahrung einen thematisch strukturierteren Therapieprozess. Wie in der Familien-Spieltherapie, die in Abschnitt 21.4 vorgestellt wird, besteht ein wesentlicher therapeutischer Schritt darin, Eltern dazu gewinnen, dass sie sich auf die Kinderwelt einlassen.

Gute Zeiten, schlechte Zeiten. Wenn Kinder und Familien Krankheiten, einen Unfall oder eine fortgesetzte traumatische Situation durchstehen mussten, kann ein voreiliger Lösungsfokus therapeutisch ungünstig sein. Es geht darum, leidvolle Geschichten von Menschen mitzutragen, statt sie durch einen oberflächlichen Ressourcenfokus zu negieren. Wir müssen bereit sein, auch schwere Geschichten anzuhören, bevor wir Fragen stellen können und Lösungswege erkunden. Zu einer konsequenten Ressourcenorientierung gehört die Zuversicht, dass Klienten ihren eigenen Weg finden, auch wenn sie nicht dazu gedrängt werden, Lösungen zu suchen.

Der spielerische Ausdruck von emotional belastenden Erfahrungen hat eine heilende Funktion, wenn sich das Kind gehört und emotional gut aufgehoben fühlt. Der Therapeut bietet einen Rahmen an, in dem die Geschichten sicher gespielt werden können. Wenn schwere Erlebnisse auf diese Weise gewürdigt werden, spürt das Kind einen starken Rückhalt vom Therapeuten. Der szenische Ausdruck von schlimmen Erfahrungen durch Figurenspiel in einem therapeutischen Kontext verändert rekursiv die Qualität und den Stellenwert des Erzählten.

Die emotionalen Erfahrungen können mit Figuren in einer Reihe von Kästen aufgebaut oder in einem großen Sandspielkasten nachgestellt werden. Sie können auch entlang einer Zeitlinie angeordnet werden, die durch ein buntes Seil symbolisiert wird. Auf der oberen Seite des Seiles werden gute, auf der unteren Seite schlechte Zeiten dargestellt. Neben schlimmen Momenten sollen auch gute Momente gewürdigt werden, die ebenfalls einen Teil der Erfahrungswelt des Kindes ausmachen. Das Ende der Geschichte kann offen bleiben.

1. »Wähle für jeden in deiner Familie eine Figur aus.«
2. »Zeige mir, wie es bei euch war, bevor der Papa so krank wurde.«
3. »Zeige mir den tiefsten Tiefpunkt – eure allerschwierigste Zeit.«
4. »Zeige mir, wie es heute ist.«
5. »Zeige die größte Befürchtung, wenn alles so bleibt oder schlimmer wird.«
6. »Entwickle einen Zukunftskasten. Welche Hoffnungen hat jede Person, wie es in einem halben oder einem Jahr ausschauen wird?«

TEIL V Weitere Interventionen

19 Bewegungs- und körperorientierte Interventionen

19.1 Einführung

Bei der Arbeit mit kleinen Kindern spielen körperliche Ausdrucksformen, Bewegung und Berührung eine viel größere Rolle als bei der mit Erwachsenen (Keith & Whitaker 1981). Satir hat die Technik des kinästhetischen Ankerns von Ressource-Zuständen durch Körperberührungen entwickelt (Bandler et al. 1976). Ackerman (1970, S. 409) äußerte, wenn Kinder ausagierten, müsse »der Therapeut die eigene Muskelkraft richtig einschätzen können«, um ihnen in den Sitzungen auch physisch Grenzen zu zeigen und sie zurückzuhalten, statt zuzulassen, dass sie sich selbst oder anderen schaden.

19.2 Körper- und bewegungsorientierte Techniken

Kampfspiel. Keith und Whitaker (1981) beschreiben ihre Technik des »Kampfspiels«, bei dem sie mit Kindern, die Omnipotenzgefühle haben, einen spielerischen Ringkampf auf dem Boden einleiten. Es gibt Situationen, in denen Eltern oder gegebenenfalls auch der Therapeut auf ihre eigene Kraft setzen und Kinder körperlich bremsen müssen. Der bekannte Kindertherapeut Mrochen lädt Jugendliche regelmäßig zum Boxkampf ein. Ich neige dazu, nicht selber in den Ring zu steigen, sondern den Vater oder die Mutter zu allabendlichen Kampfspielen einzuladen, die wir zuvor in der Sitzung erprobt haben – Ringkämpfe, sich gegenseitig an die Wand schieben, Kissenschlachten oder Kämpfe mit Batakas.

▶ Anne war voll von ihren kleinen Brüdern genervt – Simon und Lukas stritten sich im Familiengespräch immer wieder. Ich fragte die Eltern, was passieren würde, wenn Anne nicht immer bei den Rangeleien der Brüder dazwischenginge. »Die würden sich umbringen, auf der Stelle!«, war die Antwort der Mutter. Ich schlug vor, es auf einen Versuch ankommen zu lassen, die Notaufnahme des Klinikums sei nur wenige Schritte entfernt. Simon und Lukas wurden mit Batakas – festen Schaumstoffschlägern – ausgestattet. Für den Kampf gab es nur zwei Regeln: keine Schläge ins Gesicht und aufhören, wenn einer dies verlangt. Während die zwei Jungen bereits aufeinander losdroschen, zog ich mich mit den Eltern und Anne hinter die Einwegscheibe zurück. Verblüfft stellten sie fest, dass Simon und Lukas einen Riesenspaß hatte, absolut fair miteinander kämpften und es überhaupt keinen Grund gab, sich einzuschalten. Nach einer Viertelstunde kehrten wir zurück und trafen zwei glückliche, wenn auch erschöpfte Burschen an. Mit dem Vater wurde abgesprochen, dass er allabendlich ein Kampfspiel mit den beiden veranstalten sollte. Gegen Ende der Therapie erwähnten die Eltern, dass sie durch diese Intervention ihre Kinder in einem ganz anderen Licht zu sehen begannen: Schon mit ihrer Krankheit belastet, aber ansonsten als recht normale Burschen.

Marionetten-Spaziergang. Neben »lauten« körperorientierten Interventionen gibt es auch stillere Zugangsweisen.

▶ Der 9-jährige Bernd war hyperaktiv und hatte eine starke Sehbehinderung. Sein unruhiges Verhalten führte zu massiven Klagen seiner Lehrer. Die alleinerziehende Mutter wirkte durch die doppelte Belastung aus ihrer Berufstätigkeit und der Betreuung von Bernd oft sehr angespannt, litt unter Bluthochdruck und wünschte sich, dass sie ihren Sohn nicht in einem fort bremsen und tadeln müsse. In Anwesenheit seiner Mutter wurde Bernd zunächst gebeten, zu zeigen, wie »hopfelig« er durch das Zimmer springen könnte. Anschließend gelang es ihm, im Zeitlupentempo »langsam wie ein Roboter« die gleichen Bewegungen zu wiederholen. Schließlich fand er selbst mittels einer Berührung an der Schulter »einen Knopf«, um vom einen in den anderen Zustand zu schalten, was ihm zur Verblüffung der Mutter bemerkenswert gut gelang. Der Junge hatte viel Spaß daran, langsam wie eine Marionette einen Fuß vor den anderen zu setzen und dabei bewusst seinen Körper wahrzunehmen. In einigen Einzelstunden lernte er progressive Muskelentspannung. Anschließend erhielt er den Auftrag, die Übungen zusammen mit seiner Mutter durchzuführen. Damit die Mutter überprüfen konnte, ob er seine Sache richtig machte, sollte sie sich von ihm zeigen lassen, wie man sich entspannt, was Mutter und Sohn sehr viel Freude machte.

Bewegungsspiele. Eine Variante für kleinere Kinder ist »Schuschuschu, die Eisenbahn«, bei der das Kind eine Lok spielt, an die sich alle anhängen. Anschließend übernimmt die Mutter oder der Vater die Rolle der Lok, und die Kinder sollen folgen.

▶ Eine Mutter stellte ihren 5-jährigen Sohn Jonas vor, um abzuklären, ob neben Medikamenten vielleicht andere Therapien hilfreich sein könnten. Der Kinderpsychiater hatte die Diagnose Hyperaktivität gestellt. Jonas konnte dem Gespräch kaum folgen und begann nach wenigen Minuten, Kletterübungen auf dem Stuhl zu veranstalten. Ich schlug vor, in den Gruppenraum zu gehen, und fragte Jonas, ob er denn das letzte Rennen auf dem nahegelegenen Hockenheimring mitbekommen hätte. Er bestätigte dies, worauf ich ein Spiel anregte. Die Teppichkante wurde zur Rennstrecke erklärt. Jonas Aufgabe war es, mit möglichst hohem Tempo Runden zu drehen, ohne aus der Kurve zu fliegen, was er mit Begeisterung tat. Nach einigen Runden kam das Kommando »Boxenstop«. Jonas begann, bereitwillig Start- und Stopp-Signale zu befolgen. Auf der Ebene einer Bewegungsmetapher wurde spielerisch ein kooperativer Kontext geschaffen, in dem Jonas üben konnte, sein Tempo zu regulieren.

Rotes Rennauto.   Bonney (2003) und Nemetschek (2000) integrieren körperorientierte Interventionen in die Familienbehandlung von hyperaktiven Kindern. Die Unruhe der Kinder, die ständig zappelnden Beinen, das ständige Aufstehen und das rastlose Eilen von einem Gegenstand zum nächsten, das alles ist für die Eltern sehr anstrengend. Die Vorgeschichte wird mit den Eltern besser in einem Elterngespräch erhoben, in dem auch Behandlungsoptionen diskutiert werden können. Ein intensiver körperorientierter Ansatz zielt auf eine Verbesserung der motorischen Koordination ab. Das Symptom wird im Sinne eines *pacing* und *leading* aufgriffen. Der Junge wird für seinen tollen Motor bewundert, der super Gas geben kann – doch wie steht es mit den Bremsen? Der Therapieraum wird zu einem Rennkurs; das Kind soll mit Höchstgeschwindigkeit um die Teppichkante oder durch einen durch ein Seil markierten Parcours fahren – bis es etwas müde oder aus der Kurve getragen wird. Irgendwann schlage ich vor, auf Zuruf einen Boxenstopp einzulegen, und Vater oder Mutter »stellen die Bremsen nach«. Dazu legt sich das Kind auf die Matte und soll Vollgas geben und strampeln. Die Eltern halten dagegen, sie packen die Beine und geben dem Kind körperlich Feedback darüber, wie stark seine Bewegungen gerade sind. Es wird aufgefordert, in den ersten, zweiten oder dritten Gang zu schalten. Wenn Papa ein Bein des Kindes hochhebt und dies nicht nach unten sinkt, ist es im Ruhezustand noch immer in Anspannung. Der Vater bittet dann: »Hey, brems mal und lass die Luft ab!«, damit die Beine entspannt nach unten sinken können. Schließlich wird ein Mechanikervertrag geschlossen, um regelmäßige Boxenstopps einzulegen und die Körperreaktionen durch diese kinästhetische Feedbackschleife zu kalibrieren.

Eine andere Technik für Kinder mit raschem Temperament ist das beliebte Spiel »Stopp-Tanz«. Ich bitte das Kind, eine CD mit einer Lieblingsmusik mitzubringen, auf die es dann wild hüpfen und tanzen soll. Mit dem Zuruf »Stopp« wird die Musik unterbrochen, und es muss regungslos stehen bleiben, bis ich die Musik wieder einschalte.

Maori-Therapie. Vor Klassenarbeiten oder Prüfungen versuchen viele Menschen sich zu beruhigen. Entspannungstechniken wirken am besten, wenn man sie einige Zeit vor dem Stressereignis einsetzt. »Schmetterlinge im Bauch« zu haben ist ein Anzeichen einer Bereitstellungsreaktion, die für optimale Leistungen erforderlich ist, aber leicht ein Übermaß an Energie liefert. Unmittelbar vor der herausfordernden Situation ist es am besten, dieser gesteigerten Aktivierung Raum zu geben – durch einen Powertanz auf die eigene Lieblingsmusik oder durch wilde Grimassen und Gebärden. »In Neuseeland, einem Land, das viele von uns gerne einmal besuchen möchten, gibt es die Maori, ein altes, kühnes Südseevolk. Sie hatten eine hohe Kultur, lange bevor die Weißen kamen, und galten als mutige Krieger. Besonders bekannt sind ihre Tänze. Bevor die Maori in einen Kampf zogen, führten sie einen wilden Tanz auf. Bis in die heutigen Tage machen es ihnen die Mitglieder der neuseeländischen Rugby-Mannschaft vor Entscheidungsspielen nach – denn dieser Power-Tanz tut einfach gut!« Dann führe ich mit wilden Lauten und Grimassen, herausgestreckter Zunge und zornigem Blick einen wilden Tanz vor, stampfe heftig mit den Füßen und schlage mir mit den Armen abwechselnd auf den Brustkorb und die Oberarme. Vorsorglich weise ich darauf hin, dass uns niemand zusieht. Das Ganze sollte möglichst schaurig ausschauen und furchterregend klingen und vertreibt garantiert Beklemmungsgefühle. Die Eltern bitte ich, ihr Kind daran zu erinnern, dass es diesen Tanz regelmäßig als Teil der Vorbereitungen ausführt.

Tanzen. Mit Jugendlichen führe ich gerne eine einfache Form von Bewegungstrance durch: »Spiel deine Lieblingsmusik und tanze darauf wie verrückt. Lass dich auf den Boden fallen und schreibe oder male mit geschlossenen Augen mit der nicht-dominanten Hand eine Idee für eine Lösung deines Problems auf – oder etwas, das du gut kannst. Wiederhole dies sechs- bis achtmal.« Am besten bewegt man sich mit, um nicht wie ein Zuschauer zu wirken.

Tanz- und bewegungstherapeutische Methoden ermöglichen es, auch kleine Kinder und Kinder mit Behinderungen, die sich nicht gut artikulieren können, in die familientherapeutische Arbeit einzubeziehen. In Multi-Familiengruppen setze ich dafür ein großes, farbiges Schwungtuch ein. Die Familie bewegt sich bei einem Bewegungsspiel zu einer Musik, das Kind liegt im Tuch und kann an dem Prozess teilhaben (Goll-Kopka 2000, 2004).

Bewegung und Körperbewusstsein. Das Selbstwertgefühl ist primär über das Körperselbst vermittelt. Das Köperschema lässt sich nicht adäquat mit verbalen Mitteln oder Fragebögen erfassen. Wir halten unser erlebtes Selbst für etwas Konstantes. Doch einige einfache Köperwahrnehmungsübungen – etwa nach der

Feldenkrais-Methode – zeigen uns innerhalb von wenigen Minuten, wie hochgradig plastisch unser Selbst ist (Feldenkrais 1978, Hanna 1990, Russell 2003).

Körperwahrnehmungs- und Zentrierungsübungen sind besonders bei Ängsten, Phobien und funktionelle Beschwerden hilfreich. Die Übungen sprechen direkt das Körperschema und den Lagesinn im Raum an, etwa das Gespür für die Ausdehnung des Raumes rechts und links von mir, vor und hinter mir und über und unter mir.

Eine Körper-Achtsamkeitsübung, die ich gerne als Aufgabe mit nach Hause gebe, spricht das Gefühl für die eigene Größe an: »Achte einmal darauf: Wie groß fühlst du dich gerade? Hast du deine volle Größe? Oder fühlst du dich kleiner, als du in Wirklichkeit bist? Wie würdest du dich fühlen, wenn du deine wirkliche Größe einnehmen würdest? Nimm diese Übung mit nach Hause. Wenn du unten aus dem Haus herausgehst, achte darauf, wie groß du dich gerade fühlst. Und genauso kannst du im Alltag, ohne etwas ändern zu wollen, gelegentlich registrieren: Wie groß fühlst du dich gerade?«

Jugendliche mit Aufmerksamkeitsstörungen machen ihr eigenes Bewegungstherapieprogramm beim Skateboardfahren in den Halfpipes. Bei Kindern mit ausgeprägter Hyperaktivität ist eine gezielte, koordinationsorientierte Bewegungstherapie wie zum Beispiel das Sportklettern oder Yoga eine wichtige Ergänzung des Therapieangebots (Goldstein & Quast 2003).

20 Entspannung, Hypnose, Imagination

20.1 Einführung

Systemische Therapien mit Kindern und Jugendlichen können nachhaltig durch Entspannungsverfahren, Fantasiereisen, Imagination und hypnotherapeutische Übungen gefördert werden. Zum Wesen einer Problemtrance, wie sie typischerweise von Klienten erlebt wird, gehören bestimmte kognitive, affektive und körperliche Muster. Sie führen zu einem eingeengten Wahrnehmungsfokus und physiologischen Mustern, die der Entwicklung von Lösungen entgegenwirken. Änderungen sind leichter zu erreichen, wenn das Familienklima gelöst ist und Klienten Zugang zu ihren fantasievollen und kreativen Seiten haben. Genau hier setzt die Arbeit mit Entspannungstechniken, Vorstellungsreisen und Hypnose an. Neben der Anwendung im Einzelsetting lohnt es nach meiner Erfahrung, diese Techniken auch mit gesamten Familien durchzuführen.

20.2 Entspannung

Das Leben von Kindern ist keineswegs unbeschwert; genau wie große Menschen sammeln sie in ihrem Alltag Spannung an, wenn sie Probleme mit Freunden haben, wenn Klassenarbeiten bevorstehen oder einfach in Folge von Alltagskummer (Oaklander 1969). Manche Kinder entwickeln in Wachstumsphasen muskuläre Dysbalancen, die vorübergehend zu Haltungsproblemen und Kopfschmerzen führen, oder neigen zu Migräne. Kinder lernen von ihren Eltern, wie man abschalten kann und aus einem angespannten Zustand wieder herausfindet. Sich wohlfühlen zu können ist mehr als das Ergebnis von Entspannungstechniken, es ist das Resultat einer Lebensführung, die achtsam Bedürfnisse des Kindes und der Familie berücksichtigt. Entspannungstechniken stärken die Fähigkeit zur Selbstregulation und damit das Selbstvertrauen und das Selbstwirksamkeitsgefühl (Stern 2000).

Kinder werden durch Reize rasch überstimuliert. Ihre Eltern versuchen manchmal verzweifelt, sie gemäß einem Muster nach dem Motto »mehr desselben« mit allen möglichen Ablenkungen zu beruhigen. Das Konzept der Feinfühligkeit beschreibt die Kompetenz, Signale von Babys einzuordnen und zu erkennen, welche aktuellen Bedürfnisse befriedigt werden müssen, damit sie sich wohlfühlen. Bei Kindern, die sehr reizoffen sind, liegt die Lösung in einer paradoxen Vorgehensweise. Das Gegenteil des bisherigen Lösungsversuchs – das Kind auf vielfältige Weise beruhigen zu wollen – besteht darin, ihm seine Unruhe zuzubilligen und selbst innerlich ruhiger zu werden. In solchen Situationen nehme ich innerlich Kontakt mit der kleinen Person auf und gehe in einen stillen Raum in mir. Auf diese Weise verändere ich meine eigene Affektlage, die für das Kind eine Art energetischen Kontext darstellt. Auf eine fast magisch anmutende Weise hilft dies dem kleinen Wesen, körperlich mitzugehen; es beginnt sich zu entspannen und die Stille an der Seite seiner Eltern zu genießen.

Kindern mit besonderen Bedürfnissen infolge von Entwicklungsverzögerungen und geistiger Behinderung helfen ähnliche Strategien, um sich zu beruhigen: das Schaffen eines angenehmen Kontextes, die Vermeidung von Überstimulation, rhythmisches Wiegen wie zum Beispiel in einer Hängematte, Musikreisen für Kinder, Trancemusik, Musik mit vollen ruhigen und einigen hellen Klängen, CDs mit Klängen, die einem weißen Rauschen entsprechen, das Plätschern eines Brunnens oder das Geläut der Glocken von Bergkühen.

Biorhythmus. Unser Leben ist von wiederkehrenden Zyklen geprägt, die den Rhythmus eines Tages, einer Woche und des Jahres insgesamt bestimmen. Kompetente Eltern stimmen sich auf tageszeitliche Rhythmen von Kindern ein. Es gibt Kinder, die morgens nicht aus dem Bett kommen, und ausgesprochene Frühaufsteher. Einem müden Kind nach der Schule Vorhaltungen zu machen führt nur zu Überstimulation und Abwehr. Mit etwas Feinfühligkeit vermögen es Eltern, gut zu beurteilen, wann ein geeigneter Zeitpunkt gegeben ist und sie ihr Kind leichter erreichen. Toben gilt allgemein nicht als Entspannungstechnik. Doch unruhige Kinder – die Kinder, die sich zu wenig bewegen – werden durch koordinationsorientierte Sportarten eher ruhig als durch mentales Training.

Aus systemischer Sicht liegt es nahe, Eltern in Entspannungsübungen einzubeziehen. Oft zeige ich einem Kind eine Entspannungsübung, die es zu Hause üben soll. In der folgenden Sitzung demonstriert es den Eltern, wie gut es sich zu entspannen vermag. Zu Übungszwecken soll es den Eltern die Übung vormachen – am besten, indem es den Eltern die Entspannungsanweisung gibt. Diese Übung, bei der das Kind den Eltern Anweisungen zum Entspannen gibt, wird dann zu Hause fortgesetzt. Die Mutter oder der Vater helfen so ihrem Kind, und das Kind hilft umgekehrt den Eltern, etwas gegen ihren Stress oder hohen Blutdruck zu tun.

Selbstberuhigung. Mit Kindern und mit Jugendlichen bespreche ich gerne, was ihre Lieblingsform ist, sich eine Auszeit zu nehmen: Sport, duschen, Musik hören, mit den Rennmäusen spielen usw. Wir erarbeiten dann einfache Rezepte, die notiert werden: »Öffne den Mund und hole dreimal tief Atem. Beobachte und prüfe dein Gefühlshirn – das gerät manchmal außer Rand und Band. Bitte dein Denkhirn, dem Gefühlshirn zu sagen, es soll runterkommen.« »Stell dir den Punkt zwischen deinen beiden Augen vor. Geh in den Raum, der dahinter liegt.« Daheim sollen diese Rezepte dann täglich angewendet werden.

Die meisten Entspannungsübungen für Kinder stammen aus der Hypnotherapie, dem autogenen Training oder sind an die Muskelentspannung nach Jacobsen angelehnt (Friedrich & Friebel 1989, Kowatschek 1997, Müller 1983, Peter & Gerl 1988). Aus dem Shiatsu stammt eine Technik, die für unruhige Kinder hilfreich ist – die Fingerkuppen werden sanft massiert, um die Konzentration zu fördern (Gach 1979, Steiner & Berg 2005).

Die Welt ist Klang.   Singen ist eine der elementarsten Selbstberuhigungstechniken. Summen löst keinen Leistungsdruck aus und ist noch einfacher als Singen. Man kann so leise summen, dass niemand es zu hören vermag – ein wunderbares Mittel gegen innere Spannung und Aufregungen. »Sicherlich kannst du singen – noch einfacher ist es, zu summen, laut oder ganz leise ... Worum ich dich bitten möchte, ist, dass du summst, ein kleines Lied oder einfach vor dich hin ... und mit dem Summen verschiedene Körperpartien berührst ... die Arme ... die Beine ... rechts und links ... deinen Körper ... du kannst die Wände rechts und links mit deinem Summen berühren, vorne und hinten, die Decken und den Boden mit dem Klang berühren ... den Raum mit diesen mächtigen Vibrationen füllen.«

Kinder können frei summen, Erwachsenen setze ich gerne eine völlig eingängige Melodie ins Ohr ... etwas »La cucharacha«, »A yellow submarine« oder »Klotz, klotz, klotz am Bein«, was ich wegen seiner besonderen inhaltlichen Aussagekraft jedoch gerne laut singen lasse.

Bei sich ankommen.   Die folgende Basisintervention ist mehr eine Zentrierungs- als eine reine Entspannungsübung. Sie ist zugleich einfach und hochwirksam. Der Selbstkontakt und die eigene innere Souveränität werden gestärkt. In Stresssituationen steigt die Aktivierung, wir verlieren leicht unser Körperselbstgefühl und eskalieren schließlich hilflos. Diese Übung fördert die Fähigkeit, unabhängig vom eigenen Aktivierungsgrad Kontakt zu sich zu halten. Sie eignet sich für alle Situationen, in denen Kinder und Eltern präsent und gesammelt sein wollen, etwa Klassenarbeiten oder Konfliktgespräche. Sie ist zentraler Bestandteil jedes Coolness-Trainings, Voraussetzung für Sit-ins und fürsorgliche Belagerungen und entspricht dem Prinzip des *Ahimsa* im gewaltfreien Widerstand nach Gandhi (Duncan 1972).

• Zunächst erläutere ich, dass ein gutes Selbstwertgefühl sehr viel stärker durch das Körperempfinden als durch Einstellungen bestimmt wird. Das Selbst von Kleinkindern entwickelt sich durch psychomotorische Abläufe, Bewegungen und ein Begreifen der Welt, lange bevor Kinder Sprache erwerben. Ich zitiere sprichwörtliche Redewendungen wie »ein *gestandenes* Weibsbild«, »ein Mann, der *mit beiden Beinen auf der Erde* steht«, »*aus der Haut fahren*«, »*in die Luft gehen*«.

»Setze dich bitte so hin, dass deine Beine und Hände sich nicht berühren. Bei dieser Übung brauchst du nichts Besonderes zu tun, es reicht völlig, wenn du nur beobachtest, einfach nur so, ohne etwas ändern zu wollen. Fangen wir mit deinem linken Handgelenk an. Spüre einmal hinein, wie dein linkes Handgelenk da liegt. Wenn du kleine, ruckelnde Mini-Bewegungen machst, kannst du die Lage deines linken Handgelenks etwas besser spüren. Wenn du den Strahl deiner Aufmerksamkeit wie von innen in den Arm, das Handgelenk und in die Finger hineinschlüpfen lässt, wenn du wie in einen Handschuh hineinfährst, kannst du die Lage der linken Hand etwas genauer spüren. Fahre fort mit Mini-Bewegungen der einzelnen Finger. Du kannst den kleinen Finger der linken Hand einen Millimeter heben, so dass gerade ein Blatt darunterpasst. Wenn du in dieser Weise mit dem Ringfinger ... dem mittleren Finger ... dem Zeigefinger ... dem Daumen der linken Hand spielst, kannst du ein besseres Gespür deiner Finger erhalten. Wenn du sie gleichzeitig hebst und wieder löst, spürst du die Handfläche deiner linken Hand. Komme nun über das Handgelenk zurück ... wieder mit den kleinen, ruckenden orientierenden Bewegungen. Komme zum Ellbogengelenk links ... wenn du zur Schulter links kommst, mache ganz kleine Bewegungen. Oft ist dies eine Zone, in der sich viele Spannungen ansammeln. Jetzt wackle einmal gleichzeitig mit Mini-Bewegungen mit dem linken Schultergelenk, dem linken Ellbogengelenk, dem linken Handgelenk. Kannst du spüren, dass du einen deutlicheren Sinn für deinen linken Arm entwickelt hast? Nun fahre mit dem rechten Handgelenk fort ... den Fingern der rechten Hand. Spüre die Handfläche, indem du die Finger zusammen ein wenig hebst. Komme über das rechte Handgelenk zum rechten Ellbogen ... zur rechten Schulter, mit kleinen orientierenden Bewegungen. Auch hier kannst du einmal mit dem Handgelenk, dem Ellbogen und dem Schultergelenk die vertrauten kleinen Wackelbewegungen machen ... und damit deinen rechten Arm voller spüren. Fahre fort mit dem linken Fuß ... stell dir vor, du würdest kleine Bewegungen machen, als ob du Kiesel greifen wolltest. Spüre, wie sich dein linker Fuß anfühlt, wenn er sich auf dem Boden niederlässt ... komme zum Fußgelenk links, wieder mit den kleinen Bewegungen ... zum linken Knie ... zur linken Hüfte. Dies ist ein Gelenk, das im Körper etwas verborgen ist ... du kannst es deutlicher spüren, wenn du, mit dem Gesäß links auf der Sitzfläche, die Hüfte und das Bein hin- und herbewegst ...

Mache weiter mit dem rechten Fuß, so als ob du Kiesel oder Sand greifen wollest ... die Fußsohle rechts auf dem Boden ... wackele etwas mit dem Fußgelenk rechts hin und her ... mit dem rechten Knie ... beim Hüftgelenk rechts wieder etwas mit dem rechten Gesäß und Bein hin- und herrutschen ... Spüre nun einmal zu der Stelle hin, an der dein Kopf in den Nacken übergeht – auch so eine Art Gelenk ... bewege ganz sanft deinen Kopf hin und her und spüre, wie sich seine Lage gegenüber dem Körper verändert ... mache weiter mit dem Kiefergelenk, bewege wieder ganz sanft den Kiefer auf und ab. Und nun kannst du ... in freier Folge ... die verschiedenen Gelenkpunkte mit deiner Aufmerksamkeit berühren ... kannst zum Beispiel das Knie rechts, das Handgelenk links, das rechte Fußgelenk, die Finger links ein wenig hin- und herruckeln ... spüre, dass zwischen all diesen Punkten dein Körper ist, du selbst bist ... und ohne irgendetwas zu ändern ... nimm wahr: Wie ist deine Stimmung? Stelle fest: Wie aktiviert, wie aufgeregt oder ruhig bist du gerade? Wenn du dich in einem Augenblick umschaust, nimm wahr, was sich verändert hat ... Wenn irgendwann dieses besondere Körpergefühl in den Hintergrund zu treten beginnt, kannst du dich mit den ruckenden Bewegungen erneut auf dein Körperselbst besinnen, das Gefühl wieder deutlicher werden lassen ... Und wenn du mich nun anschaust, probiere einmal, bei dir zu bleiben und dabei immer wieder dein inneres Fundament zu spüren.«

Die Übung kann innerhalb von 10 bis 20 Minuten durchgeführt werden. Sie ist ein guter Einstieg in die Arbeit mit Fantasiereisen und hypnotherapeutischen Übungen. Ich bitte, sie regelmäßig daheim umzusetzen, und nach sehr kurzer Zeit können Kinder und Eltern innerhalb von drei bis fünf Minuten bei sich ankommen.

Atementspannung.   Auch diese Übung ist leicht zu erlernen. »Nehmen wir uns doch erst einmal fünf Minuten Zeit zum Ankommen. Setz dich bitte so hin, dass deine Arme und Beine sich nicht berühren. Und ganz gleichgültig, ob du die Augen noch eine Weile offen hältst oder es bequemer findest, sie zu schließen, kannst du wahrnehmen, wie dein Atem kommt und geht ... kommt und geht. Nimm deinen Atem, wie er ist. Du brauchst nur deinen Körper zu beobachten, der ganz von alleine einatmet ... du atmest ... ein und aus ... nimm einfach nur wahr ... wie die Welle des Einatmens ... übergeht in das Ausatmen ... und das Ausatmen in das Einatmen ... ganz von alleine – wie Wellen, die kommen und gehen ... kommen und gehen ... und genau genommen tust du dies, ohne darüber nachzudenken, seit der ersten Minute deines Lebens... ganz von selbst. Und so kannst du Dinge hinter dir lassen ... loswerden ... denn im Grunde genommen ... sagen wir mit jedem Atemzug: ›Ja‹, ja zum Leben, ja zu uns selbst. Denn mit jedem Atemzug holt dein Körper sich, was er zum Leben braucht: Sauerstoff ... Und du gibst Dinge ab, verbrauchte Luft, die er loswerden will. Und als Zeichen des inneren ›Ja‹ kannst du ... bei einem der nächsten Atemzüge beginnen, leise zu nicken. Als ein ›Ja‹ zu dir selbst ...«. Diese Übung ist mit unruhigen Klienten ein guter Einstieg in die Therapiesitzungen, die dann geordneter, ruhiger und themenzentrierter ablaufen.

Fingerzeig. Eine andere einfache Entspannungsübung nutzt kleine Fingerbewegungen als Einstieg in einen zentrierten Zustand: »Bitte setze dich so mit den Händen auf deinen Beinen, dass diese sich nicht berühren. Jetzt hebe einmal den kleinen Finger der linken Hand einen Millimeter. Wenn du ihn wieder sinken lässt, spüre, wie angenehm es ist, wenn deine Muskeln sich entspannen. Wiederhole dies. Kannst du spüren, wie sich die Muskeln bis in den Arm, bis in die Schultern hinein anspannen und dann wieder lösen? Fahre mit dem Ringfinger der linken Hand fort. Du wirst merken ... wie viel angenehmer es wäre, wenn du diesen Finger gar nicht heben müsstest. Tue es dennoch, nur einen Millimeter ... weniger ist mehr ... und wie wäre es, wenn du dir nur vorstellen würdest, den mittleren Finger der linken Hand zu heben ... um ihn dann wieder sinken zu lassen.«

Klopfmassage. Diese Übung ist gleichermaßen für hypotone und überaktive Kinder geeignet. Sie wird am besten ohne Schuhe durchgeführt: »Balle einmal deine Hände zu einer losen Faust ... beginne mit den beiden weichen Fäusten eine Minute lang auf deinen Kopf und dein Gesicht zu klopfen ... mache eine Pause ... jetzt klopfe auf deinen rechten Arm ... nun auf den linken ... mache wieder eine Pause ... fahre mit dem Körper fort, dem Rumpf ... mache eine Pause ... mache weiter mit dem rechten Bein, dem linken Bein ... mache eine Pause ... und nun klopfe auf die Fußsohle rechts und links. Wie geht es dir jetzt?« In der Regel wird von einem wachen, angenehmen Körpergefühl berichtet.

Entspannung und Imagination. Geeignete Vorstellungsbilder können den Entspannungsprozess stärken: »Tue so, als ob du ein Schneemann wärst. Der Morgen ist warm und du schmilzt.« »Stell dir vor, wie du am Strand liegst ... jemand hat dich im feinen Sand eingebuddelt ... du kannst fühlen, wie er auf deinen Armen, deinen Beinen ... dem ganzen Körper liegt ... ich weiß nicht, ob er sich eher warm oder eher kühl anfühlt ... und natürlich *könntest* du aufstehen, wenn du es wolltest ... aber es ist so viel angenehmer, das Gewicht zu spüren ... und dieses Gefühl der Schwere mehr und mehr zu genießen ...« (Oaklander 1969).

Meditation. Manche Kinder besitzen großes Talent, sich selbst zu beruhigen. Die Grundtechnik der gegenständlichen Meditation lautet einfach: »Setze dich aufrecht hin. Sei achtsam. Schau auf einen Gegenstand. Zähle deine Atemzüge. Wenn deine Gedanken abschweifen, kehre zurück und sitze aufrecht, zähle deine Atemzüge.«

▶ »Seit ich meditiere, geht es mir viel besser!«, erzählte mir Dieter, ein 9-jähriger Junge, der als hyperaktiv galt und unter den Hänseleien seiner Mitschüler sowie fortgesetzten familiären Streitereien litt. Auf meine Nachfrage erinnerte er mich daran, dass ich etliche Wochen zuvor davon erzählt hatte, wie manche Menschen meditieren und abschalten können; wir hatten dies aber nie ausprobiert. Dieter behauptete jedoch, dass ich ihm beigebracht hätte zu meditieren: Er setzte sich in der Pause auf dem Schulhof einfach etwas abseits auf eine Bank … schaute das Herbstlaub an, das der Wind vorbeitrug … nahm wahr, wie die Welt um ihn herum weiter und weiter zurücktrat und die Blätter vor ihm mit ihren Farben immer voller und deutlicher wurden … bis er schließlich weit entfernt das Pausenzeichen hörte … und mit einem guten, erholten, erfrischten Gefühl aufstand, das die Hänseleien der Mitschülern an ihm abperlen ließ.

Entspannung als Familien-Aufgabe.   Viele Familien sind ständig ausgebucht, ihre Terminkalender sind übervoll. Für ruhige Momente scheinen einfach die Freiräume zu fehlen. Wenn die Familie mehr als eine oberflächliche Veränderung will, müssen Aktivitäten, Termine und Verpflichtungen zurückgefahren werden – »weniger ist mehr« (Jellouschek 1996). Dies gilt analog auch für unruhige Kinder. Die vermeintliche Zunahme von Kindern mit Aufmerksamkeitsstörung wird auch mit Schlafdefiziten, langem abendlichen Fernsehkonsum und Bewegungsmangel in Zusammenhang gebracht (Christakis et al. 2004, Healey 2004). Ausgeruhte Kinder reagieren weniger leicht gestresst. Ich lasse die Familien gerne eine Ideensammlung für einen »Familien-Wohlfühl-Plan« erstellen, wie es weniger Stress und mehr Spaß geben kann. Einige Ideen, die von Familien in Beratungen zusammengetragen wurden:

- morgens fünf Minuten auf dem Trampolin hüpfen;
- zusammen Sport machen;
- gemeinsam einen lustigen Film anschauen;
- etwas draußen unternehmen;
- schöne Musik hören;
- Dinge in Ruhe tun;
- einen Faulenzertag einlegen.

Eine gelassene Atmosphäre wird begünstigt, wenn die Familie die Alltagsaufgaben gut geregelt bekommt und besondere Zeiten reserviert, um miteinander Spaß zu haben (Stern 2000).

20.3 Hypnose in der Familientherapie

Die Entwicklung der systemischen Therapie wurde über die Arbeit von Watzlawick, Haley und Weakland stark von der Hypnotherapie M. Ericksons geprägt. Psychotherapie kann als die Kunst der interpersonellen Beeinflussung verstanden werden. Wirksame Therapieverfahren enthalten immer offen oder verdeckt hypnotherapeutische Anteile – es ist nicht möglich, keinen Einfluss auf andere Menschen zu nehmen (Haley 1978). Die Kommunikation von Familien kann als eine Form der hypnotischen Beeinflussung aufgefasst werden, die geeignet ist, gute, aber auch einschränkende Botschaften zu vermitteln (Ritterman 1983, Schmidt 2004). Trancephänomene werden von Therapeuten meist als etwas Positives angesehen. Neben positiven Botschaften gibt es in Familien aber auch negative zentrale Beziehungsbotschaften und tranceerzeugende Suggestionen, die Kinder auf ihre Einschränkungen festlegen, etwa wenn ein Mädchen wieder und wieder hört: »Du bist schön, aber dumm!«, weil die Eltern ihre Ungeschicklichkeit nicht als motorisches Entwicklungsproblem erkennen. Die systemische Therapie setzt an der Auflösung solcher Problemtrancen an.

Selbsthypnose. Eine effektive Intervention besteht darin, Kindern und Familien Techniken der Selbsthypnose beizubringen (Holtz & Mrochen 2005, Signer-Fischer 2006). Hypnosetechniken stärken die Fähigkeit zur Selbstregulation, fördern den Zugang zu guten Gefühlen als Ressourcen und ermöglichen so eine Einflussnahme auf Beschwerden wie Kopfschmerzen, Asthma oder Neurodermitis (Seemann 2000). Die Übergänge zwischen Entspannung, Imagination und Trance sind in der Arbeit mit Kindern fließend. Bei der Technik der *relaxed mental imagery* bei Bettnässen (Mrochen 1993) wird das Kind aufgefordert:

1. »Entwickle eine sinnliche Vorstellung einer Ressource.«
2. »Begebe dich an einen Lieblingsort.«
3. »Gehe dort einer Lieblingsaktivität nach.«
4. »Entspanne dich bei dieser Vorstellung.«
5. »Verbinde diese Erfahrung mit dem Vorsatz, bei einer vollen Blase den Schließmuskel geschlossen zu halten, rechtzeitig aufzuwachen und auf die Toilette zu gehen, dich wieder hinzulegen ... einzuschlafen ... und in einem trockenen Bett aufzuwachen!«
6. »Setze diese Übung regelmäßig ein.«

Trance-Arbeit mit Familien. Trance ist durch eine Reduktion der spontanen Inter-aktionen mit Personen im unmittelbaren Umfeld gekennzeichnet, durch eine Synchronisation emotionaler und körperlicher Prozesse, durch die Unterbre-chung gewohnter geistiger Muster und einen stärkeren Fokus auf innere Pro-zesse. Der spontane Bewegungsausdruck ist sparsamer, die Reaktion auf Äu-ßerungen und Verhalten von Familienmitgliedern ist gemächlicher. Dieser langsamere Interaktionsrhythmus erleichtert es zu intervenieren.

Systemische Interventionen wie Problem- und Lösungsinszenierungen oder paradoxe Rollenspiele unterbrechen ritualisierte Problemmuster, die durch mini-male Hinweisreize und Reizworte getriggert werden; sie wirken als eine Form von De-Hypnose. Beim Erzählen von Lehrgeschichten und bei gestalterischen Techniken entwickeln Kinder und Eltern dagegen spontan eine Lösungstrance. Gute Erzähler sprechen mit besonderer Betonung und wenden sich an jeden ein-zelnen Angehörigen. Die Stimme wird mit dem Fluss der Geschichte verändert und langsamer oder dramatischer. Die Bilder und Metaphern werden auf die Besonderheiten der Familie abgestimmt und sollten alle Anwesenden anspre-chen, um die Wirkung der Botschaften zu erhöhen.

Auf Wunsch der Familien kann auch mit direkten Trance-Induktionen gearbei-tet werden. Eine formale Trancearbeit sollte immer angekündigt werden. In der Therapie können auch spontane Trancephänomene genutzt werden. Kleinere Kinder werden oft nach einer Zeit von 15 bis 20 Minuten etwas stiller – ein guter Zeitpunkt für die Arbeit mit Tranceübungen. Familien sind viele verschiedenen Formen von Alltagstrance bekannt – die bekannte Langeweile-Trance im Schul-unterricht etwa, das Vergessen von Zeit und Raum beim Spielen mit dem Com-puter oder die Bewegungstrance beim Tanzen.

Das Erleben in einer Trance ist hochindividuell, deshalb ist es in Ordnung, wenn Angehörige bei einer Familienhypnose unterschiedlich intensiv mitma-chen. Eine tiefe Trance ist in der hypnosystemischen Arbeit nicht erforderlich, sie setzt vielmehr darauf, Ressourcen zur Lösung von Problemen zu wecken, die in der Familie bereits vorhanden sind. Die Aufgabe des Therapeuten besteht darin, einen Kontext für die Aktualisierung und Nutzung eigener Ressourcen zu schaf-fen: »Wenn ihr bereit seid, setzt euch in eine bequeme Position ... Und hört auf das, was ich sage ... auf eine besondere Weise ... bestimmt habt ihr schon mal einen Ausflug gemacht ... stellt euch eine Zeit vor, in der ihr als Familie einen Ausflug macht, ein Picknick vielleicht, an einem besonderen Ort, zu einer beson-deren Zeit ... einen besonderen Ausflug ... vielleicht auf eine Wiese, die ihr mögt, in einen Wald oder zu einem Ort in den Bergen ... und schon der Weg dorthin ist angenehm ... und schon die Vorbereitung, dieses Wissen, wir werden etwas zusammen unternehmen und es uns gutgehen lassen, hat etwas Schönes ..., denn jeder kann etwas mitbringen ... vielleicht etwas zu trinken, vielleicht etwas zu essen ... vielleicht mit Musik, Gesang, oder dem Rauschen der Natur ... vielleicht eine Decke, um es sich gemütlich zu machen ... vielleicht etwas zum Spielen ... genießt einfach das Essen. Denn jeder kommt auf seinen Geschmack ... und es ist genau das da, was ihr gerne habt ... so unterschiedlich Geschmäcker auch sein können ... und spürt den Geschmack. Genießt einfach das Essen, esst einfach in dem Bewusstsein, dass jeder bekommt, was er wirklich braucht.«

Familien stärken in Trance. Diese Intervention ist gut für Familien geeignet, in denen Zuneigung und Wärme zu spüren sind. Ich bitte die Familie, die Augen zu schließen, und führe die Ateminduktion (s. Abschnitt 20.2) durch. Nach etwa fünf bis sieben Minuten frage ich dann eine eher weniger am Problemgeschehen beteiligte Person: »Was schätzt du an Peter? Was sind Peters Stärken, was magst du besonders an Peter?« Bruder: »Seine Fröhlichkeit.« Therapeut: »Du magst seine Fröhlichkeit. Und du, Schwester, was magst du an Peter?« Schwester: »Ich mag seine Witze.« Therapeut: »... seine Fröhlichkeit, seine Witze ... und Sie als Mutter, was mögen Sie?« Mutter: »Seine Hilfsbereitschaft!« Therapeut: »Seine Fröhlichkeit, seine Witze, seine Hilfsbereitschaft ... und Sie, Vater, was mögen Sie?« Vater: »... dass er gut im Fußball ist!« Therapeut: »Seine Fröhlichkeit, seine Witze, seine Hilfsbereitschaft, sein Fußballspiel ... und du, Bruder, was magst du noch am Peter?« In dieser Weise wird die Runde reihum fortgesetzt, und die wertschätzenden Botschaften werden wiederholt, bis 10 bis 12 Punkte zusammengekommen sind. Zu guter Letzt wird Peter selber gefragt: »Und du, Peter, was magst du selbst an dir?« Für diese Intervention werden etwa 45 Minuten benötigt.

20.4 Imagination

Seit der Frühzeit des Menschen werden Träume und Imagination als psychologische Behandlungsform genutzt (Bongartz 1992). Alle großen Psychotherapieverfahren arbeiten mit Imagination (Epstein 1985, Kast 1991, Krüger & Reddemann 2007, Lazarus 1993, Müller 1983, 1985, Petermann & Kusch 1993, Reddemann 2004, Shorr 1981, Stevens 1980). Imaginative Techniken aus der Hypnotherapie und dem NLP sind heute Standardinterventionen der Traumatherapie geworden. Sie eignen sich hervorragend für die Arbeit mit Kindern. Tagträume, imaginatives Spiel und Als-ob-Wirklichkeiten sind Teil der Entwicklung des Kindes (Piaget 1969). Kinder fallen immer wieder spontan in kurze Momente der Versunkenheit; beim Spielen im Hof, im Schulunterricht oder beim Hören einer Lieblings-CD kommt es immer wieder vor, dass ein Kind zu träumen beginnt (Mrochen 1993). Im imaginativen Spiel ist das Erleben dissoziiert (Morrison 1981). Physiologische Prozesse können durch Tagträume positiv beeinflusst werden. Auf neuropsychologischer Ebene werden reale Erfahrungen als innere Bilder repräsentiert und verarbeitet. Der Unterschied zwischen realer Wirklichkeit und vorgestellter Wirklichkeit ist für das Gehirn weniger erheblich (Hüther 2006, Roth 1994). Es gibt Hinweise aus Untersuchungen, dass die kognitive Entwicklung von Kindern durch Imaginationsübungen stimuliert werden kann. In einem bekannten Experiment baten Ostrander et al. (1994) Kinder aus armen Verhältnissen, sich über einen längeren Zeitraum hinweg vorzustellen, in eine andere Person hineinzuschlüpfen: »Denke an jemanden, der sehr klug ist. Stell dir vor, du bist Schauspieler. Blicke in die Welt, so als ob du diese Person wärst.« Nach einem Jahr schnitten die Kinder in Testbefunden deutlich besser als die Vergleichsgruppe ab. Imagination ist also weit mehr als das Abrufen gespeicherter Vorstellungsbilder – sie beeinflusst aktiv die geistige Entwicklung von Kindern. Das Vorstellungsvermögen ist plastisch und überschreitet Ordnungen von Zeit, Raum und Logik. Kindergeschichten, gute Prosa und Lyrik sprechen das Sehen, Hören und Fühlen der Leser an.

Es gibt viele Formen von Imaginations-Übungen: Bei der *assoziativen Imagination* bietet der Therapeut ein Wort, Bild oder eine Geschichte an, und das Kind soll sich dazu etwas Bestimmtes vorstellen oder eine innere Suche nach Bildern und Einfällen einleiten, die spontan aus seinem Inneren auftauchen. Bei der *konstruktiven Imagination* soll das Kind sich eine Geschichte ausdenken, ein Wunschbild seiner Familie erfinden oder ein Symptom auf der Vorstellungsebene verwandeln – etwa einen Juckreiz in das Gefühl eines angenehm kühlen Windes, der über die Haut streicht. Bei der *ergänzenden Imagination* wird ein Tagtraum oder ein Satzfragment imaginativ zu Ende geführt: »Und dann kommst du in dieser Welt an eine Tür ... stelle dir vor, welche Schätze du hinter dieser Tür finden wirst ...« Bei der *expressiven Imagination* wird das Kind gebeten, seine Vorstellungsbilder kreativ zu gestalten, ein Bild dazu zu malen oder eine Musikimprovisation durchzuführen.

Imaginationen haben ähnlich wie Metaphern eine suggestive Wirkung, sie legen Prozesse und Entwicklungen nahe und tragen zur Konstruktion einer neuen Wirklichkeitssicht bei. In einem sicheren Experimentierfeld können neue Haltungen, Verhaltensweisen und Rollen ausprobiert werden. Dadurch fühlt sich das Kind gestärkt und gewinnt eine bessere Selbstkompetenz. Oft kommt es bei der Arbeit mit imaginativen Techniken zu überraschenden, kreativen Momenten. Durch Zeitreisen, Lösungsszenarien und imaginatives Probehandeln auf der Ebene des Als-ob werden Szenarien durchgespielt, die über den Punkt hinausgehen, an dem die Fantasie des Kindes normalerweise abbricht.

Imaginative Techniken sind weniger für Kinder mit ausgeprägten Lernbehinderungen oder autistischen Zügen geeignet. Nach Extremerfahrungen wie Vergewaltigungen, bei emotional wenig stabilen Jugendlichen und bei Psychosen nutze ich imaginative Techniken im umgekehrten Sinne: Die Fähigkeit, nicht in negative Bilder zu rutschen und das Hier und Jetzt deutlich von der Welt der inneren Bilder zu unterscheiden, muss gestärkt werden.

Zunächst frage ich: »Ist es okay, wenn wir eine kurze Fantasieübung durchführen?« Kinder haben in der Regel eine gute Vorstellungsgabe. Mit Jugendlichen und Eltern kann es sinnvoll sein, zunächst mit einer Entspannungsübung zu beginnen. Viele Schüler sind hervorragend darin geübt, mit offenen Augen zu träumen; doch mit geschlossenen Augen sind Vorstellungsbilder meist noch intensiver. Ein tiefer, regelmäßiger Atem fördert das Umschalten auf die imaginative Ebene, es ist jedoch nicht erforderlich, unbedingt »tief« zu arbeiten. Wenn Kinder oder Jugendliche schwere Erfahrungen durchgemacht haben, sollte zunächst mit der Imagination von guten Zeiten begonnen werden.

Familie als ... Diese Reihe von einfachen Imaginationsübungen eignet sich besonders für die Anfangsphase einer Einzel- oder Familientherapie. Man bittet einfach um eine Reihe von Vorstellungsbildern: »Stell dir deine Familie als ein Tier vor ... als eine Farbe ... als eine Musik ... als ein Essen ... als ein Land ... als eine Kleidung ... als einen Filmschauspieler ... als einen Lieblingsort.« Diese Übung macht Spaß und lädt das Kind dazu ein, eine Als-ob-Wirklichkeit aufzubauen.

Eine andere Übung ist die *Imagination eines sicheren Lieblingsortes*. Diese Technik wurde durch die Traumatherapie bekannt, eignet sich aber bei einer ganzen Reihe von Beschwerden als Einstieg (Alman & Lambrou 2002, Dolan 1991).

1. Lass dir zunächst eine Situation schildern, die für das Kind angenehm ist.
2. Sprich dann zum Kind: »Schließe deine Augen. Wähle einen Lieblingsort aus, an dem du dich gerne aufhältst. Die meisten Menschen haben einen Ort, an dem sie sich wohlfühlen – einen Lieblingssessel, ein Versteck, einen Ort, an dem man schon mal im Urlaub war. Beschreibe mir, wie dein Lieblingsort ausschaut.«
3. Fahre mit einer Entspannungsübung fort und führe das Kind dann in die Szene hinein: »Was kannst du an deinem Lieblingsort sehen ... hören ... fühlen ... riechen?« Die Angebote müssen spezifisch genug sein, um das Kind anzusprechen, und allgemein genug, um ihm Raum für seine eigene Fantasie zu lassen.

4. Nach einem Spaziergang an diesem sicheren Ort wird die Erfahrung über ein Schlüsselwort geankert, etwa durch einen Namen für diese Szene.

5. Die Fantasiereise kann mit den Worten beendet werden: »Du kannst, wann immer du es wünschst, an diesen inneren Ort zurückkehren, um Kraft zu tanken.« Natürlich kann auch ein sicherer Ort wie eine Sommerwiese, ein Bach oder ein offenes Waldstück als Einstiegsszene angeboten werden.

Wir sind Helden. Kinder und Jugendliche lernen durch Identifikation und Nachahmung. Neben Eltern sind Stars aus der Welt des Sports, aus Filmen und dem öffentlichen Leben wichtige Rollenmodelle.

1. »Stell dir vor, du bist jemand, den du sehr bewunderst.«

2. »Nimm eine Gestalt aus dem Fernsehen, einem Comic oder eine Person, die du gut kennst.«

3. »Mache dir ein genaues, klares Vorstellungsbild von deinem Helden – wie sieht er aus, wie bewegt er sich, und was würdest du hören, wenn er spricht?«

4. »Jetzt beginne eine Unterhaltung mit deinem Helden – sage ›Hallo‹ zu ihm. Wo seid ihr? Wie sieht er aus und was hat er an? Was macht ihr? Wie mag es sich anfühlen, dein Held zu sein? Werde zu dieser Person – schüttelt euch die Hände – und du wirst nun zu deinem Helden. Wie würdest du dich als dieser Held in deiner Situation verhalten?«

5. Bitte das Kind, eine Weile in dieser Rolle zu verweilen.

6. Verabrede dann als Hausaufgabe, dass es im Alltag wiederholt in die Rolle des Helden schlüpft und die Welt mit dessen Augen sieht.

7. Als weiterer Schritt kann angeregt werden, dass sich das Kind vorstellt, sich zu beobachten, wie es als Held konstruktive Schritte zur Lösung seines Problems unternimmt.

Imagination des Problems. Bei Problemen wie Grübeleien, Ängsten und bei körperlichen Krankheiten oder Essstörungen kann man das Kind bitten, sich das Symptom als Objekt vorzustellen, das sich spontan zu verändern beginnt – als »Sorgengedanken, die als Zettel vorbeifliegen, die sich an die Sommerwolken heften, die gemächlich vorbeischweben, getragen vom Wind, der sie weiter und weiter fortbläst ... Gedanken, die als Wolken vorbeischweben, während du auf dem Boden liegst und sie dahinziehen siehst.«

1. »Stell dir einmal vor, dein Problem wäre ein Gegenstand. Wie groß ist es, wo befindet es sich?«
2. Frage weiter, bis spontan Änderungen auftreten.
3. Lade das Kind ein, das Problem in Gedanken aktiv zu inspizieren, beispielsweise darum herumzulaufen, es von allen Seiten anzuschauen und in der Vorstellung darum herumzugehen. Der Abstand kann vergrößert oder verkleinert werden. »Wie ist es, wenn es hinter dir ist und vor dir alles frei ist?«

Wer spukt in deinem Kopf herum. Meine Lieblingstechnik für Kinder, die unter negativen inneren Stimmen leiden, verbindet Externalisierungstechniken, die Arbeit mit Submodalitäten und Fernbedienungstherapie (Goulding 1985). Sie macht Spaß und ist auch deshalb ein gutes Mittel gegen Grübeleien.

1. Frage das Kind nach lästigen inneren Dialogen: »Stell dir vor, diese Stimme käme von einer Person oder einer Gestalt. Kannst du ihr einen Namen geben? Wie würde sie ausschauen?«
2. Erfrage weitere Aspekte: »Wäre die Figur männlich oder weiblich, groß oder klein?«
3. Frage nach unterschiedlichen Submodalitäten: »Ist die Stimme laut oder leise? Ist sie hell oder tief? Hörst du sie von nah oder von fern?«
4. Lade das Kind ein, sich vorzustellen, dass es eine magische Fernbedienung in der Hand hat, mit der es die Stimme leiser oder lauter regeln, die Tonhöhe verändern, eine Mickey-Maus-Stimme erzeugen oder auf Zeitlupengeschwindigkeit schalten kann. Frage wiederholt: »Was verändert sich in deinem Erleben?«
5. Bitte das Kind nun, dass es sich vorstellt, die Figur überlebensgroß aufzublähen (»wie das Michelinmännchen«) und dann so klein werden zu lassen, dass sie auf dem Beistelltisch Platz hat. Frage wieder: »Was verändert sich jetzt?«
6. Arbeite so lange weiter, bis das Kind eine Veränderung gefunden hat, die für es eine deutliche Entlastung bringt. Beende die Übung mit Bemerkungen wie: »Es ist so angenehm zu wissen, dass du diese Möglichkeit zur Verfügung hast und üben kannst, sie einzusetzen.«

Das innere Mutmacher-Team.   Wenn einem Kind keine reale Familie als Unterstützer zur Verfügung steht, hilft diese Imaginationstechnik.

1. »Stell dir vor, du stellst ein Team zusammen, das dir helfen soll.«
2. »Schreibe Personen, Aktivitäten, Orte, Strategien, angenehme Gedanken und alles auf, was dir sonst noch Mut macht und dir das Gefühl gibt, unterstützt zu werden:
   – Personen;
   – Aktivitäten – zum Beispiel eine Lieblingsaktivität wie Ski fahren;
   – Gegenstände – zum Beispiel eine Urkunde, einen Hockeyschläger;
   – Orte – zum Beispiel deinen Lieblingssessel, die Bank im Urlaubsort;
   – Strategien – zum Beispiel einen Plan machen;
   – und anderes mehr – zum Beispiel in Gedanken deinen Hund bei dir zu haben.«
3. »Stell dir vor, wie du dieses Mutmacher-Team in Gedanken mitnimmst, in guten Situationen in deinem Leben, aber auch dann, wenn du Stress hast.«

Imagination einer Lieblingsaktivität.   Viele Kinder sprechen gut auf die Vorstellung von bewegungsbezogenen Aktivitäten an, die in belastenden Situationen als starke Ressource aufgerufen werden können. Reiten, Ski fahren, Fußball spielen, Rad fahren oder tanzen sind Beispiele für Aktivitäten, die Spaß machen und mit einem sicheren, kompetenten Selbsterleben verbunden sind.

1. Frage nach einer Lieblings-Aktivität, die sehr vertraut ist, bei der sich das Kind wohlfühlt und im günstigsten Fall sogar ein Flow-Erleben hat. Lass dir diese Szene kurz schildern.
2. Führe das Kind imaginativ in die Szene hinein und beschreibe das Körpererleben bei der Lieblingsaktivität. Achte dabei auf die Rückmeldung des Kindes.
3. Beende die Vorstellungsübung mit dem allgemeinen Hinweis, wie angenehm es sein kann, immer dann, wenn man es gut brauchen kann, in dieses gute Gefühl einzutauchen.
4. Verabrede mit dem Kind, dass es vor einer Stresssituation die Bewegungsressource auf der Vorstellungsebene wachruft und in die Situation mit hineinnimmt.

▶ Nach einem paradoxen Rollenspiel hatte Esther begonnen, wieder in die Schule zu gehen. Sie besuchte ihre Freundinnen und konnte einkaufen gehen, fühlte sich aber innerlich noch nicht wirklich sicher. In einer Einzelsitzung nutzten wir eine Ressource – sie ritt sehr gerne. Da ich von Pferden wenig verstehe, musste sie mir sehr genau das wunderbare Gefühl schildern, auf ihrem Lieblingspferd zu sitzen, einen Ausritt zu machen und das Gefühl zu haben: »Dieses große Tier tut wirklich, was du willst, du kannst dich wirklich auf seine Stärke verlassen« … Es war nur ein kleiner Schritt, dieses Gefühl mitzunehmen und sich vorzustellen, auf dem Rücken ihres Pferdes … zum Einkaufen zu reiten oder ins nächste Dorf zu ihrer Freundin. Und ganz gleichgültig, ob man sich auf einem Fahrrad bewegt oder zu Fuß geht – man kann immer dieses tolle, starke Gefühl wachrufen.

Imagination von Erfolgszenen. Ähnlich wie die vorangegangene Technik beruht diese Aufgabe auf dem Aufrufen real erlebter Erfolge als Ressourcenerfahrung. Qualitativ macht es einen großen Unterschied, ob imaginierte Ressourcen auf einer wirklichen Erfahrung beruhen oder nur konstruiert sind.

1. Bitte das Kind: »Stell dir bildlich eine gute Szene vor, in der dir etwas gut gelungen ist. Geh in die Szene für ein, zwei Minuten hinein und erlaube dir, zu sehen, zu hören und zu fühlen, wie es dir geht, wenn du deinen Erfolg hast!«
2. Nach einer Unterbrechung und kurzen Besprechung dieser Ressourcenerfahrung wird dann die Problemszene wachgerufen: »Jetzt stell dir vor, du gehst auf die Klassenarbeit zu … Stell dir vor, du bist beim Handball und spürst, wie deine Kraft kommt. Du kannst Bälle halten und dein Bestes geben. Du fängst nicht jeden Ball ab, beantwortest nicht jede Frage, doch im Großen und Ganzen hast du dieses tolle Gefühl von Power in dir.«

Imaginäre Zeitmaschine. In therapeutischen Sackgassen oder bei einem stockenden Therapieprozess bietet sich folgende kreative Übung an: »Sicherlich hast du schon mal einen Film mit einer Zeitmaschine gesehen. Das ist eine prima Sache: Man steigt in das Gerät hinein und gibt ein, in welche Zeit man reisen will. Angenommen, dieses ganze Zimmer wäre eine solche Zeitmaschine und wir könnten auswählen, in welche Zeit und zu welchem Ort der Zukunft wir reisen wollen. In welche Zeit soll es gehen, Peter? Ins Jahr 200x? Und was tut ihr im Jahr 200x?« (Selekman 1997)

Lösungsorientierte Imagination.   Die Imagination von positiven Zukunftsszenarien kann wie ein Sog aus der Zukunft wirken. Als Alternative zu hypothetischen zukunftsorientierten Fragen kann man dem Kind vor seinen Eltern eine reale – oder notfalls auch eine imaginäre – Kristallkugel reichen. Dann erläutere ich: »Diese fantastische Kugel erlaubt einen – wenn auch verschwommenen – Blick in die Zukunft.« Zunächst frage ich das Kind: »Kannst du einmal so hineinschauen, dass du in die nächsten ein bis zwei Wochen schaust ...? Was kannst du sehen – was geschieht?« Danach werden reihum alle Anwesenden nach ihren »Kristallkugel«-Visionen gefragt (de Shazer 1978). – Als Variante kann man dem Kind einen »realen« oder imaginierten Zauberstab geben, um eine Zukunftsszene herbeizuzaubern, in der alles ganz okay ist. »Angenommen, du hättest einen Zauberstab und drei magische Wünsche frei – was würdest du zaubern? Was würde jeder von euch dann tun?«

Imaginative Lösungstrance.   Diese Technik kann gut in Gruppen und Familien durchgeführt werden. Zunächst beginnt man mit einer körperlichen Zentrierungs- oder Atemübung. Die Familie wird dann auf eine Fantasiereise an einen imaginären Ort in der Zukunft geführt, an dem sie feststellt: »Alles ist wieder in Ordnung.« Die Angehörigen sollen sich dann umschauen und berichten, was sie genau tun (Alman & Lambrou 2002).

Unsichtbare Familienintervention.   Bei einem zähen Therapieverlauf und in therapeutischen Sackgassen kann die Problemlösefähigkeit durch folgende Frage stimuliert werden: »Wenn ihr als Familie gemeinsam eine Erfindung machen, eine Geheimwaffe oder ein magisches Instrument erfinden würdet, das anderen Familien, die in derselben Lage sind, super hilft – was könnte das sein?« Familien entwickeln meist sehr kreative Ideen, die im weiteren Therapieprozess aufgegriffen werden.

Stell dir vor, du bist das Problem.   Statt das Problem zu externalisieren oder zu verflüssigen, kann es verdinglicht werden. Die Technik eignet sich für Familien, in denen prinzipiell Zuneigung spürbar ist und das Kind nicht zum Sündenbock gemacht wird. Es wird gebeten, in seinem Symptom, seiner Angst oder seinem Schmerz voll und ganz aufzugehen und zu ihm zu werden, statt das Symptom (die Angst, den Schmerz) zu bekämpfen. Das Symptom kann befragt werden, welche Bedeutung es für das Kind hat (Selekman 1997). Indem das Kind es aufgibt, gegen das Symptom anzukämpfen, werden Veränderungen möglich. Beim Zahnarzt kann das Kind in den Schmerz eintauchen und dabei entdecken, wie es mit den Vibrationen mitgeht und von den Wellen in eine andere Welt getragen wird.

Imagination und Teilearbeit. Kinder internalisieren ihre Bezugspersonen mit ihren Besonderheiten und Merkmalen; sie verinnerlichen auch die Art und die Qualität der Beziehungsgestaltung ihrer Angehörigen. Manche Anteile werden offen angenommen, andere sind weniger geschätzt und werden gerne ausgeblendet. Diese Teile stellen eine Art innere Familie dar. Das Ziel der Teilearbeit besteht darin, Kontakt zu persönlichen Anteilen und Seiten zu finden, die nicht gut integriert sind (Bandler et al. 1976).

Der Umgang mit eigenen Kindern ruft in Eltern Erfahrungen aus der eigenen Kindheit wach und spricht persönliche Seiten an, die vor langer Zeit verinnerlicht wurden. Innere Stimmen können freundlich sein, es gibt aber auch destruktive innere Stimmen, die Eltern belasten (Bauer 1981). Die folgende Technik eignet sich für Situationen, in denen Eltern am Kind Themen »abhandeln«, die nicht primär mit diesem zu tun haben, sondern projiziert sind.

1. Bitte den Elternteil: »Stell dir vor, dein Kind sitzt auf dem Stuhl vor dir. Tausche in Gedanken mit ihm den Platz ... werde zu deinem Sohn oder deiner Tochter.«
2. »Gib deinem Kind eine Stimme. Erzähle als dein Sohn oder deine Tochter, wie es dir mit deinem Vater oder deiner Mutter geht.«
3. »Wechsle den Platz und sprich als du selbst, wie es dir geht.«
4. »Wechsle einige Male hin und her.«
5. Fahre fort, bis deutlich wird, dass der Elternteil eine unterschiedliche Sicht gewonnen hat.

Ziel der Intervention ist ein besserer Kontakt, eine bessere Integration von Erwachsenen- und Kindheitsanteilen bei den Eltern. – Dialoge mit imaginierten Angehörigen eignen sich auch bei Verlusterfahrungen oder wenn eine wichtige Person nicht an Therapiegesprächen teilnehmen kann.

▶ Anke, 17 Jahre, stellte sich wegen ihres Übergewichts zur Therapie vor. Hintergrund waren eine ausgeprägte depressive Stimmungslage und Selbstwertprobleme. Anke war immer eine »Vaterstochter« gewesen, sein Tod an einem Tumor vor knapp zwei Jahren war für sie sehr schwer zu verkraften gewesen. Ihre Mutter hatte sich sehr rasch einem neuen Partner zugewandt; mit diesem neuen Stiefvater kam Anke gar nicht zurecht. Sie hatte auch nicht wirklich Rückhalt bei ihrer Mutter, die sich hauptsächlich ihrem neuen Mann zuwandte und für ihre Tochter wenig ansprechbar war.

Mit Anke wurde besprochen, dass ihre Stimmung nach dem schweren Verlust gut nachzuvollziehen war und dass es in ihrer Lage verständlich war, sich einsam zu fühlen und traurig zu sein. Die Hauptintervention bestand darin, dass sie, zunächst in der Therapiesitzung und anschließend zu Hause, in Zwiesprache mit ihrem Papa gehen, ihm von ihrem Leben erzählen und sich von ihm Rat und Trost erbitten sollte. Zum nächsten Gespräch erschien Anke dankbar und weitaus glücklicher als lange zuvor. Sie fühlte sich gestärkt und erzählte, sie habe verstanden, dass ihr Vater sicherlich wollte, dass es ihr gutgehe. Wir verabredeten, dass sie ihm in der Vorstellung ab und zu von ihren Entwicklungen berichteten sollte.

Das innere Team stärken.   Die Lösung von manchen Problemen kann sich etwas kompliziert gestalten, wenn es in der »inneren Familie« widerstreitende Parteien gibt oder ein Jugendlicher verschiedene Dinge erreichen will, die nicht gut miteinander vereinbar sind.

1. Erarbeite mit dem Jugendlichen eine klar umrissene Problemdefinition.
2. Befrage ihn nach Anteilen, die beteiligt sind. Manche dieser Teile sind ungeliebt, andere werden bejaht.
3. Lade den Jugendlichen ein, sich diese Seiten wie Personen vorzustellen und sie so zu beschreiben.
4. Finde Namen für diese Teile: »die alte Chaostante«, »die Vernünftige«.
5. Führe eine Entspannungsübung durch, um die Übung zu intensivieren, und leite einen Binnenfokus ein: »Begib dich an einen ruhigen inneren Ort.«
6. Sprich eine Szene an, die den inneren Konflikt wiedergibt: zum Beispiel einen Änderungswunsch und die gleichzeitige Befürchtung, etwas aufgeben zu müssen.
7. Bitte dann, die verschiedenen Teammitglieder an einen runden Tisch einzuladen und zu moderieren. Der Jugendliche soll dies fortsetzen, bis es zu einer guten Lösung kommt.
8. Entwickele einen Plan oder einen Lösungsvorschlag, der mit den Teilen durchgesprochen wird.
9. Coache den Jugendlichen, wie er seiner Moderatorenrolle gerecht werden kann.
10. Gegebenfalles kann als Ratgeber die »Stimme der inneren Weisheit « eingeführt werden.

Der innere Ratgeber. Mit Imaginationstechniken lassen sich innere Ratgeber und Helferteile aktivieren (Sherman & Fredman 1986). Diese Technik stelle ich häufig als »Harry-Potter-Therapie« vor und frage das Kind, ob es sich erinnern kann, was der mächtigste Zauber ist, den Harry beherrscht, obwohl er noch jung ist. Dieser Zauber schützt ihn in großen Notsituationen – es ist der Patronus-Zauber! Mit ihm beschwört er das Bild seines verstorbenen Vaters in Gestalt eines mächtigen Hirsches – als Helfergestalt –, der ihm gegen finstere Mächte zur Seite steht.

Drei Lösungen vom Cartoon-Helden. Die Cartoon-Therapie wurde im Kapitel über systemische Gestaltungstechniken vorgestellt. Die folgende Technik setzt auf imaginativer Ebene an.

1. Auswahl des Cartoon-Helden: Lass das Kind die Augen schließen und seinen Lieblings-Comic-Helden auswählen, der ihm bei seinem Problem oder seiner Sorge helfen kann. Bitte das Kind zu nicken, wenn der Cartoon-Held »bereitsteht«.
2. Drei Lösungen: Bitte das Kind, seine Augen zu schließen und so zu tun, als ob sein Lieblings-Comic-Held ihm drei Lösungsideen vorschlüge. Es kann hilfreich sein, wenn sich das Kind einen Helden vorstellt, der in einer Comic-Geschichte eine rettende Wendung herbeigeführt hat. Bitte das Kind, erneut zu nicken, wenn es diese Hilfe empfangen hat. Lass dem Kind ausreichend Zeit!
3. Fordere das Kind auf, unter den drei Vorschlägen des Cartoon-Helden die Lösung auswählen, die am besten passt: »Bitte wähle die Lösung aus, die nach deiner Meinung am besten passt, und nicke mit dem Kopf, wenn du die beste Lösung ausgewählt hast.«
4. Auflösung: Bitte das Kind, sich vorzustellen, wie es selbst die »beste Lösung« in dem früheren Problemfeld anwendet. Gewähre dem Kind auch jetzt viel Zeit und ermutige es sanft, sich diese Abschlussphase der Visualisierung so detailliert wie möglich vorzustellen. Bitte das Kind, die Augen zu öffnen, wenn es sich »wirklich besser« fühlt.

Kinder, die zu schmerzhaften Zahnarztbehandlungen gehen müssen, können sich den Schmerz als Farbe oder als Geräusch vorstellen und sich ausmalen, wie der Comic-Held die Farbe oder den Ton in etwas verwandelt, das angenehmer klingt, angenehmer ausschaut und sich angenehmer anfühlt.

Beobachtertechnik.   Die Fähigkeit, zu dissoziieren und Abstand zu belastenden Erfahrungen zu bekommen, ist eine nützliche Ressource für Kinder.

1. Wähle mit dem Kind eine Problemsituation aus.
2. Mache eine Fantasiereise, bei der das Kind – wie von einem Berg, Aussichtsturm, Flugzeug ... aus – aus der Beobachterperspektive, von einer höheren Warte aus und mit Abstand auf die Dinge schaut.
3. Frage nach, was sich an dem Erleben und den Einschätzungen verändert.
4. Schlage dem Kind vor, dass es sich vorstellen möge, wie es sich von oben dabei beobachten kann, wie es eine schwierige Situation durchsteht.
5. Bringe die Übung zu einem guten Abschluss.

Roter Ballon.   Diese Technik schätze ich besonders für die Arbeit mit Familien, die durch eine Häufung von Belastungen erschöpft sind:

»Schließt für einige Augenblicke die Augen. Achtet auf das Kommen und Gehen des Atems. Nimm wahr, wie auf jedes Ausatmen ein Einatmen folgt. Gehe in Gedanken spazieren ... über eine freundliche Sommerwiese, auf der du hinter einigen Bäumen einen großen, roten Heißluftballon entdeckst. Wenn du dir erlaubst, näher zu treten, kannst du sehen, wie die Korbgondel noch mit Schnüren am Boden festgehalten wird. An Bord des Ballons sind offene, leere Kisten, die du mit deinen Sorgen füllen kannst. Lade alle Probleme, die du loswerden möchtest, hinein ... denn außen am Ballon kannst du eine Schere finden ... du kannst damit die Seile kappen, eins nach dem anderen ... der Ballon wird unruhiger und will mit seiner Last fort ... nachdem du das letzte Seil gekappt hast, erhebt er sich in die Luft ... der Ballon fliegt fort ... du bleibst am Boden und beobachtest, wie er kleiner und kleiner wird ... bis du kaum noch seine Farbe erkennen kannst ... nur noch die Größe einer Stecknadel ... du fragst dich, ob er überhaupt noch wahrzunehmen ist ... du kannst beginnen, dich wieder hier, am Boden, umzuschauen ...« Zum Abschluss biete ich den Satz an: »Und du kannst diesen Ballon immer wieder nutzen, wann immer du es gut brauchen kannst!«

Der zweite Beobachter.   Wie viele andere dissoziative Techniken geht diese Intervention auf M. Erickson zurück. Ich setze sie gerne ein, wenn Kinder vor einer Operation stehen, an Schulangst leiden oder wenn Eltern vor einem schwierigen Gespräch mit Behörden stehen.

»Stell dir vor, Carla, du bist in einem Kino ... einem Kino, in dem viele Reihen frei sind ... du schaust auf die Leinwand und siehst, dass der Film beginnt ... Den

Film, der läuft, kennst du gut ... da vorne auf der Leinwand siehst du eine Szene deines Problems ... du kannst sehen, wie die Carla da vorne auf der Leinwand bibbert ... als Nächstes bitte ich dich, dass du wie aus dir heraus trittst, deinen Körper in der achten Reihe sitzen und schauen lässt, während du dich noch weiter nach hinten begibst ... Du kannst nun beobachten, wie dein anderes Selbst da vorne anschaut, was in dem Film passiert ... und hinten kannst du den Vorführraum finden ... es ist niemand da, du siehst nur eine ganze Reihe von unterschiedlichen Filmkassetten im Regal ... und du kannst wieder aus diesem Regieraum heraus in den Kinosaal schauen und sehen, wie dein anderes Selbst immer noch denselben alten Film anschaut ... und du kannst dich fragen, wann die Zeit gekommen sein wird zu entscheiden: Willst du denselben alten Film wieder auflegen, weiter und weiter laufen lassen? Wenn du einen anderen Film auflegen wolltest – welcher könnte das sein? Und nach einiger Zeit ... geh wieder zurück in die achte Reihe, schlüpfe wieder hinein in deinen Körper ... während dort vorne noch immer der gleiche Film mit Carla als Hauptperson läuft ... bis du dich entscheidest, den Film zu beenden ... und du beginnst dich umzuschauen, um in diesem Raum, in dieser Zeit zu landen ...«

Reise zum inneren Kern.   Auch wenn es aus konstruktivistischer Sicht eine Illusion sein mag, dass wir über ein inneres Selbst im Sinne einer Entität verfügen – ein achtsamer Umgang mit dem wahrnehmenden, erkennenden Selbst wirkt selbstwertstärkend. Zunächst wird eine entspannte Wendung nach innen eingeleitet: »Manchmal, in guten Momenten, sind wir uns ganz nah ... vielleicht morgens in dem Schwebezustand zwischen Wachen und Schlafen ... vielleicht, wenn man Musik hört oder läuft ... und wäre es nicht schön, diese freundlichen Gefühle ein bisschen öfter zu empfinden? Sich selbst ein guter Freund zu sein?« Danach rege ich an: »Spüre einmal hin zu deinem tiefen Inneren. Was erlebst du, wenn du dir selbst ganz nahe bist? Und wie wäre es, wenn du in dieser Weise ... gelegentlich deinen inneren Kern besuchen würdest, wie einen guten Freund?«

20.5 Träume

Systemische Traumarbeit fokussiert stärker auf den Prozess als auf den Inhalt von Träumen. Auch scheinbar nebensächliche Aspekte eines Traums sind von Bedeutung und können als Ausdruck von Selbstanteilen des Kindes oder Jugendlichen aufgefasst werden. Ebenso wichtig sind die Beziehungen einzelner Aspekte des Traums und ihr Kontakt zueinander (Sherman & Fredman 1986). Wenn mir ein Kind oder ein Jugendlicher in einer Einzelsitzung einen Traum erzählt, frage ich:

- »Was interessiert dich besonders an dem Traum?«
- »Wie ist deine Energie in dem Traum?«
- »Wie war dein Gefühl, als du aufgewacht bist?«
- »Erzähle den Traum in der Gegenwartsform. Nimm das Element, das dir am meisten ähnelt, und gib ihm eine Stimme.«
- »Welcher Teil ähnelt dir am wenigsten – womit möchtest du so gar nichts zu tun haben?«
- Spiele wiederholt Teile des Traumes durch, bis das Kind spontane Änderungen entwickelt.

Die Arbeit mit Träumen ähnelt der lösungsorientierten Arbeit mit Mini-Figuren. Träume können mit Mini-Figuren nachgespielt werden, um verschiedene Fortsetzungen des Traums zu entwickeln. Es ist sinnvoll, auf einer metaphorischen, primärprozesshaften Ebene zu bleiben und der eigenen Intuition zu trauen, statt nach der »richtigen« Bedeutung zu suchen (Whitaker & Keith 1981). Der Traum kann als Tagtraum wiederholt werden. Durch das Auftreten von Helfergestalten kann er zu einem »etwas besseren Ende« geführt werden (Beck 1977). Die Angst zu fallen kann zum Beispiel in die Lust zu fliegen umgewandelt werden (Ornstein 1976, Tart 1969).

Familien-Träume. Träume sind Geschenke, die von Familien gewürdigt werden sollten. Ich rege an, dass sich Familien ihre Träume mitteilen und in einem Traum-Tagebuch aufschreiben (Bynum 1980, Garfield 1974). Morgens beim Frühstück kann gefragt werden: »Was hast du heute Nacht geträumt?« Wenn ein Kind einen Traum erzählt, kann es dafür ausdrücklich gelobt werden. Selbst Albträume werden als Gelegenheit für eine innere Entwicklung dargestellt. Wichtig ist eine positive, wertschätzende Reaktion der Erwachsenen auf den Traumbericht. Anschließend können weitere Familienangehörige von ihren Träumen berichten, nach wichtigen Gestalten des Traums fragen und diskutieren, was der Traum besagen könnte. Jeder Angehörige kann seine Ideen zu dem Traum äußern und seine Einfälle frei erzählen. Gemeinsam werden verschiedene Fortsetzungen des Traums gefunden, die ihn zu einem guten Ende bringen. Dieses gleichberechtigte Erzählen von Träumen fördert den emotionalen Ausdruck und den Kontakt in der Familie (Markowitz et al. 1968). Träume werden als Ressource angesehen, die helfen kann, eine Herausforderung im Alltag zu meistern, vor der ein Kind steht.

21 Systemisches Elterncoaching

21.1 Einführung

Neben der Arbeit mit Kindern und Jugendlichen im Einzel- oder im Familiensetting ist eine Elternberatung oder ein Elterncoaching ein weiterer Zugang der systemischen Therapie. Viele der in diesem Buch vorgestellten Techniken sollen helfen, Kinder und Jugendliche direkt anzusprechen und in den Prozess der Therapie einzubeziehen. Doch nicht immer ist ein kindzentriertes Vorgehen sinnvoll – manche Kinder sind noch zu klein, um von einer direkten therapeutischen Arbeit zu profitieren; Jugendliche zeigen mitunter wenig Interesse, an einer Beratung mitzuwirken, obwohl massive Probleme bestehen, die bei ihren Eltern einen hohen Leidensdruck verursachen – zum Beispiel wenn ein 15-jähriges Mädchen seine Nahrungsaufnahme weitgehend reduziert hat, aber jede Therapie vehement ablehnt oder ein 15-jähriger Junge nicht zur Schule geht, sondern lieber mit seinen Freunden durch die Stadt zieht und exzessiv trinkt.

In der Geschichte der systemischen Therapie wurden verschiedene Ansätze des Elterncoachings mit zum Teil sehr unterschiedlichem theoretischen Hintergrund entwickelt (Tsirigotis et al. 2006). Die hier vorgestellten Modelle wollen Eltern stärken, respektieren gleichzeitig aber auch die Position des Kindes als Gegenüber und suchen nach Lösungen, mit denen die Beziehung zwischen Eltern und Kind gestärkt wird.

21.2 Videounterstützte Beratung und Arbeit mit der Einwegscheibe

Die Arbeit mit der Videokamera und der Einwegscheibe – die lange als eine typisch familientherapeutische Arbeitweise galt – ist heute zu einem allgemein verbreiteten Behandlungs- und Forschungsinstrument geworden. Beide Instrumente haben zu einer größeren Transparenz und zu einer Entmystifizierung der Psychotherapie geführt.

Die Arbeit mit der Einwegscheibe geht auf eine eher zufällige Entdeckung zurück: Der Familientherapeut Fulweiler beobachtete in einer Testsituation vom Nebenraum aus durch eine Einwegscheibe, wie ein Kind von seiner im Raum anwesenden Mutter beeinflusst wurde. Er kehrte in das Therapiezimmer zurück, riet der Mutter – wie bei einem Coaching –, sich anders zu verhalten und zog sich wieder in eine Beobachterposition zurück (Fulweiler 1967, Haley 1996). Jay Haley vom Mental Research Institute hörte davon und begann, Familiengespräche mit Co-Therapeuten hinter einer Einwegscheibe durchzuführen, die den Therapeuten coachen – per Telefon, über ein Headset oder in Besprechungen in Gesprächspausen.

Die videounterstützte Familientherapie wurde von Alger und Hogan entwickelt (1971). Aus der Zusammenarbeit mit Verhaltensforschern wie Beaven (Straughan 1964, Watzlawick et al. 1969) entstand die Technik der Mikrofeldanalysen von dyadischen und triadischen Interaktionsabläufen (Fivaz-Depeursinge & Corboz-Warney 2001), die heute zum Standard in der Säuglingsforschung geworden ist.

Die Grundidee der videounterstützten Beratung besteht darin, Eltern und zum Teil auch Kinder in eine Beobachterperspektive zu bringen und sie zu Experten des eigenen Tuns werden zu lassen. Beim Betrachten von Videoaufnahmen gewinnen Eltern eine Außenperspektive des Familiengeschehens. Die Technik ermöglicht es, Verhaltenssequenzen wiederholt anzuschauen und dabei Einschätzungen und Wahrnehmungen mit dem Therapeuten auszutauschen, um alternative Lösungsideen und »Drehbücher« für anderes Verhalten zu entwickeln.

Der Familien-Kanal. Anfang der 70er Jahre bat Jay Haley Jugendliche aus den verarmten Stadtbezirken im Einzugsgebiet der Philadelphia Child Guidance Clinic, ein Filmprojekt über ihr Alltagsleben zu drehen, und gab ihnen eine Kamera mit nach Hause (Zeig 2001). Nach der Devise »Ein Bild sagt mehr als 1000 Worte« bitte ich regelmäßig darum, mir Videoaufnahmen von zu Hause mitzubringen, mit einer Mahlzeit als Standardszene und einer »freien« Situation, etwa: die Familie bei einem Spiel. Ich rege an, die Kamera fest aufzubauen und laufenzulassen, zum Beispiel bei den Hausaufgaben. Die Chance ist dann größer, dass auch die eine oder andere spontane Problemszene mit aufgezeichnet wird. Jugendlichen leihe ich eine einfache Videokamera, um ein Filmprojekt über ihren Alltag oder ihre Therapieerfahrung zu drehen. Gemeinsam mit der Familie werden diese Aufnahmen wiederholt angeschaut. Der Therapeut nimmt dabei mehr die Rolle eines Coaches ein und hilft, eigene Kompetenzen zu entdecken und auszubauen. Selbstkritischen Eltern fällt es zunächst leichter, zu sagen, was ihnen nicht gefällt. Sie werden deshalb explizit aufgefordert, auch positive Sequenzen zu benennen. Durch die Möglichkeit, das Video wiederholt anzuschauen, wird die Idee vermittelt, dass »gelungenere« Szenen auch im Alltag machbar sind. Als Aufgabe für zu Hause werden ein oder zwei konkrete Schritte verabredet. In der folgenden Sitzung werden dann weitere Videoaufnahmen durchgesprochen. Zwischen Sitzungen können Eltern auch in Telefongesprächen oder per E-Mail Unterstützung erhalten.

Auch in Multi-Familiengruppen arbeite ich mit Videofeedback. Innerhalb kürzester Zeit lernen Familien die Technik des zirkulären Fragens. Eltern und Kinder sind gute Beobachter, die differenziertes und hochkompetentes Feedback geben können, das leichter angenommen wird, wenn es von einer anderen Familie kommt und nicht von Fachleuten. Die Familien schauen zusammen Videoaufnahmen von zu Hause an und schätzen ein: »Was ist gut gelaufen – was könnte anders gehen?« Aus ihrer Gruppe wählen sie einen »Paten« aus, der ihnen als »Experte« bei einer Coaching-Sitzung vom Beobachtungsraum aus per Telefon oder Headset Anregungen gibt.

Babys verstehen. In den Säuglingssprechstunden für Eltern von Kindern, die exzessiv schreien, schauen Eltern zusammen mit den Therapeuten Videoaufnahmen von Spiel- oder Füttersituationen an. Sie schätzen dann selbst ein, wann Signale des Kindes gut aufgegriffen worden sind, wie kontingent Eltern und Kind aufeinander abgestimmt sind, ob kindliche Signale vielleicht fehlgedeutet werden und ihr Baby vielleicht eher mehr Ruhe braucht statt Ablenkung (Cierpka & Cierpka 2000, Thiel-Bonney 2002). Diese kurzzeitorientierte Form der videounterstützten Elternberatung stärkt die Kompetenz von Eltern im Umgang mit ihrem Säugling und wirkt präventiv der Entstehung von persistierenden Störungen entgegen.

21.3 Marte meo

Marte meo (latein.: »aus eigener Kraft«) eignet sich besonders für Kinder mit Entwicklungsproblemen, schweren kommunikativen Beeinträchtigungen und für Eltern mit geringen kommunikativen Kompetenzen, wird aber auch allgemein in der systemischen Therapie mit Kindern und in der Erziehungsberatung eingesetzt (Bünder et al. 2006, Sirringhaus-Bünder 2005). Dieser Ansatz wurde von Maria Aarts (2002) ursprünglich aus der Arbeit mit autistischen Kindern entwickelt und wird heute bei einem breiten Spektrum unterschiedlicher kindlicher Probleme angewandt. Das Verfahren will die intuitive Elternkompetenz fördern. Auch hier werden die Eltern gebeten, Videos von Spielsituationen und Mahlzeiten mitzubringen, die dann gemeinsam angeschaut werden, um Entwicklungsmöglichkeiten aufzuzeigen. Die Sequenzen werden nicht gedeutet oder bewertet, sondern die Eltern schätzen zunächst selbst ein:

■ Wie treffend werden Signale des Kindes verstanden und seine Initiativen erkannt?

- Werden die Initiativen angemessen bestätigt und benannt?
- In welcher Weise wird auf Initiativen eingegangen?
- Wie gut stellen sich die Eltern auf besondere Entwicklungsbedürfnisse ein?
- Wie ist der Rhythmus oder das Wechselspiel zwischen Eltern und Kind?
- Folgen die Eltern dem Verhalten, dem Tempo und den Initiativen des Kindes?
- Wie sind die Kontaktaufnahme und die gemeinsame Affektabstimmung?
- Werden Initiativen des Kindes strukturiert?
- Strukturieren die Eltern ihr eigenes Tun mit einem Anfang und einem Ende?
- Können die Eltern leiten?

Die Orientierung ist positiv und setzt am Potenzial der Eltern an. Kompetente Aspekte werden bei der gemeinsamen Auswertung hervorgehoben, aufgezeigt und gestärkt, ohne zu belehren (Bünder et al. 2006). Auch Problemfamilien verfügen über ein Repertoire an guten und weniger guten Verhaltensweisen, guten oder weniger guten »Filmszenen«. Im Unterschied zu radikalkonstruktivistischen Positionen geht das Marte-meo-Modell davon aus, dass es beschreibbare elterliche Kompetenzen gibt, die zu einer guten psychosozialen Entwicklung von Kindern beitragen.

Bei einer Variante dieses Modells spielt der Therapeut zunächst selbst mit dem Kind, während die Eltern hinter der Einwegscheibe zuschauen. Der Prozess kann von einem Co-Therapeuten unmittelbar kommentiert oder im Nachhinein anhand von Videoaufnahmen nachbereitet werden.

21.4 Familien-Spieltherapie

Empirische Untersuchungen belegen eine hohe Wirksamkeit dieses Modells, das systemische und humanistische Therapiekonzepte verbindet (Ray et al. 2001).

Zunächst beobachten Eltern durch die Spiegelscheibe oder durch Videoaufnahmen den Therapeuten und ihr Kind beim nicht-direktiven Spiel, das in einem vorgegeben Rahmen abläuft: Der Spielbereich ist mit Handpuppen, Mini-Figuren und Malutensilien ausgestattet. Dem Kind werden die Regeln und der Zeitrahmen erklärt. Es entscheidet, was und wie es spielen will. Durch reflektives Zuhören schafft der Therapeut eine verständnisvolle, akzeptierende Atmosphäre, ermutigt den Ausdruck von Gefühlen und fördert das Vertrauen und die Zuversicht in Beziehungen. Das Spiel des Kindes wird nicht gelobt oder bewertet. Es werden auch keine Lösungen angeregt oder anderweitige Vorgaben gemacht – das Geschehen wird vom Kind bestimmt. Grenzüberschreitungen wie zum Beispiel Schlagen oder das Werfen von Gegenständen werden benannt, Konsequenzen angekündigt und bei weiteren Verstößen auch durchgeführt. Über einen

Zeitraum von zehn bis zwölf Spielsitzungen erhalten die Eltern vom Therapeuten videobasierte Rückmeldung.

In Rollenspielen üben Eltern einfühlsame Kommunikation mit ihren Kindern. In einem weiteren Schritt spielt erst ein Elternteil, dann beide Eltern in strukturierter Weise mit dem Kind. Videoaufnahmen der Spielsituationen werden in begleitenden Elterngruppen angeschaut, und die Eltern geben sich gegenseitig Rückmeldung über gelungene Situationen.

Kinder lernen in der Familien-Spieltherapie, sich besser zu akzeptieren, und gewinnen größeres Vertrauen in ihre eigenen Kompetenzen. Eltern entwickeln ein größeres Verständnis für den Entwicklungsstand ihres Kindes, seine Gefühle und seine Persönlichkeit. Ziel des Verfahrens sind die Verbesserung des Familienklimas, der Ausdruck von Emotionen und die Stärkung des Selbstbewusstseins. Eltern sollen kindliche Bedürfnisse kennen und empathisch zuhören können. Vielen Eltern fällt es nicht leicht, sich auf die Fantasiewelt von Kindern einzulassen. Die Familien-Spieltherapie dient dazu, dass Eltern insgesamt leichter, spielerischer mit ihren Kindern interagieren. Durch die Stärkung ihrer Kompetenz fühlen sich Eltern weniger frustriert und hilflos, und eine herzliche Beziehung zum Kind wird gestärkt.

Die Familien-Spieltherapie kann auch zu Hause bei den Familien durchgeführt werden – die Intensität der Intervention wird dadurch erhöht.

21.5 Theraplay

Diese direktive spieltherapeutische Methode lehnt sich an die Bindungstheorie an und wurde stark von der strukturell-strategischen Familientherapie beeinflusst (Wettig & Franke 2005). Das Verfahren wurde ursprünglich für sozial stark depravierte Kinder, insbesondere mit massiven Entwicklungsverzögerungen, reaktiven Bindungsstörungen, Regulationsstörungen, Aufmerksamkeitsproblemen und Autismus, entwickelt (Jernberg 1987).

Das Vorgehen beruht auf spontanen, mitreißenden körperlichen Spielen von Eltern mit kleinen Kindern, auf denen eine sichere Bindung basiert. Die Therapie will eine gelungene kompetente Interaktion von Eltern und Kindern zeigen. Das Kind macht die Erfahrung, liebenswert zu sein, und erlebt die Welt als einen sicheren, spannenden Ort. Das Spiel ist strukturiert und gibt Kindern, die im Alltag ein hohes Maß an Unbestimmtheit gewöhnt sind, einen sicheren Rahmen. Der Therapeut bestimmt den Ablauf der Sitzung, setzt Grenzen und sorgt für eine sichere Atmosphäre. Die Eltern erhalten auch bei Theraplay – ähnlich wie in der Familien-Spieltherapie – ein intensives Coaching dazu, wie sie das Modell selbst kompetent umsetzen können.

Der erste Schritt ist eine strukturierte Interaktionsbeobachtung. Im weiteren therapeutischen Prozess erlebt das Kind bei einfachen spielerischen Interaktionen wie »Guckuck«, »Backe backe Kuchen« und »Kommt eine Schnecke« fürsorgliches Verhalten, Herzlichkeit, Trost und Rückhalt. Es wird geplappert, geschäkert, gesungen und mit dem Kind »geknuddelt«. Die Vorgehensweise nutzt alle Sinne, ist körpernah, fördert die Regulationsfähigkeit und das Einfühlungsvermögen. Diese Spiele entsprechen weitgehend der Art und Weise, wie kompetente Eltern intuitiv mit ihren Kindern umgehen.

Im Spiel werden Herausforderungen gestellt, um Entwicklungsschritte anzuregen und die Autonomie zu stärken. Das Kind wird aktiv zum Mitmachen eingeladen. Seine Bedürfnisse werden geachtet, doch bei einem defensiven Rückzugsverhalten wirbt der Therapeut engagiert um Kontakt. Die zentrale Botschaft lautet: »Es macht Spaß, mit dir zusammen zu sein!« Die Aufmerksamkeit des Kindes wird durch überraschende, spannende und lustige Angebote gewonnen.

Die Spielsitzungen sind kompakt und dauern etwa 40 bis 45 Minuten. Die Eltern werden in diese kurzzeitorientierte Spieltherapie zunächst als Beobachter hinter der Einwegscheibe oder per Video einbezogen. Später werden sie in Rollenspielen vorbereitet, als Co-Therapeuten zu wirken. Sie erhalten Informationen über kindliche Bedürfnisse und Entwicklungsthemen. Im Co-Therapiesetting spielt ein Therapeut mit dem Kind, während der Co-Therapeut mit den Eltern reflektiert, was sie beobachten. Unter Anleitung und Supervision des Therapeuten führen die Eltern anschließend spielerische Interaktionen durch. Wie in der Familien-Spieltherapie erhalten Eltern eine Art Kurz-Ausbildung in dieser therapeutischen Vorgehensweise. Die Arbeit kann auch im Multi-Familiensetting und im Rahmen einer aufsuchenden Familientherapie erfolgen.

21.6 Eltern als Team

Kooperative Beziehungen herstellen zu können ist eine Schlüsselkompetenz von Familien. Dies gilt für die Kooperation von Eltern untereinander, aber auch für den Umgang mit Lehrern, Ärzten oder Mitarbeitern der Jugendhilfe (Haley 1988, Price 1996, Swenson & Henggeler 2005). Die Forderung, Eltern sollten immer an einem Strang ziehen, ist unrealistisch und wenig praktikabel. Unterschiedliche Einstellungen und Standpunkte von Eltern sind ein Reichtum, der Kindern eine Vielfalt an Ideen bietet, solange ein Gefühl von Verbundenheit zwischen den Eltern zu spüren ist.

Vor einem »Konsens-Training« mit den Eltern ist es sinnvoll zu prüfen, in welchen Bereichen es sich lohnt, eine gemeinsame Linie verbindlich abzusprechen. In der Regel leisten Mütter den überwiegenden Teil der Elternarbeit. Deshalb erscheint es fair, wenn sie in Erziehungsfragen auch etwas mehr zu sagen haben. Eltern können viel Energie sparen, wenn nicht alles zwanghaft im Konsens geregelt werden soll und feste Zuständigkeiten abgesprochen werden. Wenn ein Vater seiner Frau ständig in ihre Erziehungsarbeit hineinredet, obwohl er wegen beruflicher »Verpflichtungen« in der Erziehung kaum präsent ist, hat dies wenig mit gleichberechtigter Elternschaft zu tun (Madanes 1981).

In Beratungen wird Müttern immer wieder der Vorwurf gemacht, sie würden nicht konsequent genug Grenzen setzen. Doch Mütter sind meist konstanter präsent als Väter, sie verbringen mehr Zeit mit dem Jugendlichen und wissen, dass es nicht mit gelegentlichen »Gastspiel-Auftritten« getan ist, in denen Väter markig auftreten, sie setzen vielmehr auf flexiblere Strategien mit größerer Nachhaltigkeit (Taffel 2001).

Zunächst können Eltern eine Liste der Aufgaben anlegen und ihre Zuständigkeiten klären: »Was ist uns wichtig? Welcher Elternteil ist wofür zuständig?« Zur Erhöhung der eigenen Flexibilität und zum besseren Verständnis des Partners kann ein Rollentausch der Eltern hilfreich sein. Beispielsweise übernimmt der Vater den versöhnlichen Part und die Mutter verhängt eine Zeit lang die Sanktionen.

Die Kooperation von Eltern wird besonders dann auf die Probe gestellt, wenn ein Jugendlicher massive Probleme zeigt – Drogenkonsum, aggressive Übergriffe, selbstschädigende Handlungen, die Weigerung zu essen oder ausgeprägte Lethargie. Die Schwierigkeiten, die der Jugendliche verursacht, werden rasch zum Hauptproblem der Eltern, die eigene Sorgen beiseitestellen. Über kurz oder lang kann diese Dynamik zu einer Eskalation führen, die stationäre Jugendhilfemaßnahmen oder eine Klinikbehandlung nach sich zieht.

In vielen westlichen Ländern zeigen sich Eltern verunsichert und hilflos. Nicht immer sind es Kinder, die Opfer von familiärer Gewalt sind, auch Eltern können erpresst, tyrannisiert und geschlagen werden. Bei Gewaltkonstellationen ist das Kernproblem nicht allein der Übergriff. Das Hauptproblem ist, dass nach einem Vorfall nichts geschieht und Gewalt keine Konsequenzen hat. Oft sind sich die Eltern uneinig und nutzen ihre elterliche Autorität zu wenig. Eine inkongruente Hierarchie entsteht in der Familie – die Eltern billigen dem Jugendlichen den Status eines Erwachsenen zu, was jedoch nicht seinem Handeln entspricht: »Er ist doch alt genug ... er soll selber nach sich sehen ...« »Sie ist schon zu alt, ich kann und will ihr keine Vorschriften machen«. Statt eine eindeutige Haltung zu vertreten, wird manchmal allzu verständnisvoll, dann wieder zu autoritär reagiert. Verständlicherweise hoffen Eltern, dass Einrichtungen der sozialen Kontrolle die Verantwortung übernehmen. Doch in größeren Systemen – Jugendhilfeeinrichtungen, Kliniken oder Internaten – wiederholen sich leicht die Muster der

Familie. In einem sozialen Kontext mit angemessener Rollenstruktur übernehmen Menschen eher Verantwortung für ihr Tun und verhalten sich altersangemessen und »normal«. Psychiatrische Diagnosen begünstigen dagegen eine
Opferposition und die externe Attribution von Verantwortung, statt die Selbstver-
antwortung zu stärken. Deshalb übersetze ich vorhandene Diagnosen in Begriffe
der Alltagssprache – der Jugendlich »verhält sich rebellisch«, befindet sich im
»Hungerstreik«, ist »verwirrt« oder »braucht Orientierung«.

Die therapeutische Vorgehensweise zielt darauf ab, die Elternrolle klar zu definieren, die hierarchische Struktur zu korrigieren und eine kooperative Beziehung zwischen Eltern und dem weiteren sozialen Bezugssystem zu fördern.
Wenn sich beide Eltern für den Jugendlichen verantwortlich fühlen – und entsprechend handeln –, kann eine weitere Eskalation verhindert werden. Als ersten Schritt muss der Therapeut die Eltern gewinnen, eine defensive Opferhaltung aufzugeben, und sie davon abhalten, dass sie sich als hilflos darstellen.
Wenn sich etwas bewegen soll, müssen Eltern eine aktive Position einnehmen
und zu »Kunden für Veränderungen« werden. Um effektiv handeln zu können,
müssen die Eltern ihre kompetenten, starken und verantwortlichen Seiten zeigen, ihre Beziehungen eindeutig definieren und klare Regeln und Konsequenzen
vorgeben. Der Heranwachsende soll davon abgehalten werden, gegenüber den
Eltern überlegen aufzutreten. Statt mit den Eltern Machtspiele zu veranstalten,
soll er sich altersangemessen verhalten und als Jugendlichen ansehen, nicht als
Erwachsenen.

Die Strategie fokussiert nur offenes Symptomverhalten. Eine Diskussion über
tiefere Beweggründe führt zu einer Vermeidung von Handlungsschritten. Es
geht um simple alltägliche Dinge – den regelmäßigen Schulbesuch, den Kontakt
zu einigen Freunden, die Erfüllung von Aufgaben daheim, den Verzicht auf die
Einnahme von Drogen oder auf Gewalt. Das Vorgehen basiert auf vier grundlegenden Schritten – Bewältigung der akuten Krise, Umgang mit zu erwartenden
Rückschlägen, Ablösung vom Elternhaus sowie Einzelgespräche mit dem jungen
Erwachsenen.

1. Betone die Verantwortung der Eltern:
   – »Wer, wenn nicht Sie, könnte Ihrem Sohn helfen?«
   – »Er braucht Ihre Präsenz und Ihre Anleitung.«
2. Bereite die Eltern auf schwierige Auseinandersetzungen vor:
   – »Es wird schwer werden. Er wird Sie testen. Sind Sie wirklich bereit, ihm
     zu helfen? Wollen Sie es wirklich durchstehen?«
3. Führe mit den Eltern eine Grundentscheidung herbei, ob sie diese Strategie

anwenden wollen. Mach erst weiter, wenn die Eltern entschlossen sind mitzuarbeiten.

4. Die Eltern sollen exakt benennen, was sie vom Jugendlichen verlangen. Beide Eltern sollen übereinstimmen und praktikable, spezifische Regeln benennen. »Darf der Sohn abends fortgehen? Wenn ja – wie lange? Soll er sich um einen Job bewerben? Welches Verhalten wird zu Hause erwartet? Wann soll er aufstehen?« Die Diskussion und Abstimmung dieser Regeln ist die Hauptarbeit dieses therapeutischen Vorgehens. Bleiben die Eltern bei unverbindlichen Aussagen, müssen sie ihre Erwartungen konkretisieren.

5. Führe Einzelgespräche mit dem Jugendlichen und schau, welche Ziele und Interessen er hat. Prüfe die Kooperationsbereitschaft. Verhält sich der Jugendliche kooperativ und verantwortungsbewusst, werden seine Ziele im Therapieprozess direkt berücksichtigt. Verhält er sich dagegen unkooperativ, ist es sinnvoller, elternzentriert vorzugehen.

6. Die Einhaltung der Regeln und die Konsequenzen werden überprüft. Es ist Aufgabe der Eltern, dafür zu sorgen, dass Regeln beachtet werden.

7. Bereite die Eltern auf Rückschläge und auf Störmanöver vor. Nach Veränderung der Hierarchie können sich Geschwister, Großeltern oder Peers mit dem Indexpatienten verbünden und die Entwicklung in Frage stellen.

8. Mit zunehmenden Fortschritten werden mehr und mehr Einzelsitzungen mit dem Indexpatienten durchgeführt und über Alltagsprobleme wie Arbeit und Schule gesprochen, die Therapie geht in eine normale Beratung über.

Bei Ausweichmanövern durch die Eltern oder den Indexpatienten bleibt der Fokus auf den Therapiezielen: »Es geht darum, dass Käthe aus ihrem bedrohlichen Gesundheitszustand herausgeholfen wird; die Frage, ob der Papa zu streng ist, ist jetzt nicht das Thema!« Äußert beispielsweise ein Elternteil Trennungsgedanken, kann man vorschlagen, eine Entscheidung zu vertagen, bis der Jugendliche über den Berg ist. Eine Heimunterbringung, ein Klinikaufenthalt zum Beispiel wegen Suiziddrohungen, ein Schulwechsel auf ein Internat oder ein Therapeutenwechsel sind meist keine wirkliche Lösung. Nach einem Klinikaufenthalt oder in den Internatsferien stellen sich dieselben Fragen wieder: Macht er seine Aufgaben? Ist er clean? Lernt er für seinen Abschluss?

Die größte Falle ist eine Überschätzung der Kooperationsbereitschaft der Eltern. Für den Therapeuten ist es wichtig, eine Pseudokooperation von einem echten Engagement zu unterscheiden. Auch bei heftigen Reaktionen und Protesten ist ein klarer Kurs einzuhalten. Die Furcht vor lautstarken Auseinandersetzungen kann zu einem Ausweichen auf andere Themen und einem Wechsel der Behandlungsstrategien führen – ist jedoch letztlich eine kontraproduktive Vermeidung. Die Eltern brauchen Kraft, um einen Therapieerfolg zu erreichen. Deshalb ist es sinnvoll, abzusprechen, wie sie einander emotional Rückhalt geben können und als Partner unterstützen können. Gelegentliche liebevolle Umarmungen – auch vor den Kindern – sind eine simple Form, sich gegenseitig zu stärken und zu signalisieren: »Wir stehen zusammen«. Eine Stärkung der elterlichen Allianz kann durch die invariante Verschreibung erreicht werden (vgl. Abschnitt 9.7).

Liebevolle Sabotage.   Viele Eltern trauen sich einen offenen Machtkampf mit ihrem rebellischen Teenager nicht zu. Watzlawick (Watzlawick et al. 1974) empfahl Eltern, eine »Partisanentaktik« anzuwenden und sich aus einer scheinbar unterlegenen Position dumm zu stellen oder das Kind zu verwirren: Bei einem Wutanfall wird das Kind überraschend umarmt, die Mutter hat einfach »vergessen«, etwas zum Essen einzukaufen, »versehentlich« wird der Jugendliche ausgesperrt, herumliegende Schuhe sind in Beutel verpackt in die Tiefkühltruhe geraten; das Zimmer des Jugendlichen wurde ausgeräumt, weil die Eltern eine Party gemacht haben oder renovieren wollen. Gegen »Schusseligkeit« kann man nicht gut rebellieren.

Elternstreik.   Bei einer Arbeitsniederlegung verweigern sich Eltern den Befehlen des Kindes. Sie führen kleine Dienste nicht mehr aus, kochen nicht, zahlen kein Taschengeld aus und mobilisieren die Öffentlichkeit durch ein Streikplakat oder Transparent – sie tun dies, solange ihre Forderungen nicht erfüllt werden (Price 1996). Bei einem Regelverstoß kann ein *Strafzettel* gegeben werde. Selbst wenn dieser zunächst in den Papierkorb wandert, wird der Jugendliche darauf vorbereitet, dass Fehlverhalten Folgen haben wird. Der Computer, der Internetzugang oder die Stereoanlage können eingezogen und »verpfändet« werden. Sie dürfen dann benutzt werden, wenn eine Absprache eingehalten wurde. Die Eltern können einen »Paten« hinzuziehen. Oft gibt es eine Person, vielleicht einen Onkel oder den Trainer aus dem Sportverein, deren Meinung dem Jugendlichen etwas bedeutet. Ein engagierter, athletisch gebauter Nachbar, der sich Respekt zu verschaffen weiß, erfüllt diesen Zweck ebenfalls.

▶ Eine Mutter, die trotz ihrer schweren Gehbehinderung berufstätig war, zog ihren 16-jährigen Sohn und ihre 18-jährige Tochter allein auf. Zusehends gelangte sie zu der Einschätzung, dass ihre Kinder sich von ihr extrem bedienen ließen und ihre Gutmütigkeit ausnutzten. In einer Einzelstunde erzählte sie von einer bevorstehenden komplizierten Operation. Nach der Entlassung sollte sie beide Beine einige Wochen nicht belasten und streng liegen. Sie machte sich Sorgen, dass ihre Kinder sie vernachlässigen und sich nur dann um ihre Versorgung kümmern würden, wenn es ihnen gerade passte – und das in ihrem wehrlosen Zustand! Meine Intervention bestand darin, ihre beste Freundin und ihre Schwester einzuladen, die von den Kindern sehr gemocht wurden. Beide Frauen machten unmissverständlich klar: »Wir rufen täglich an! Eure Mutter macht einen klaren Plan, wer was zu tun hat, solange sie liegen muss. Wenn wir auch nur eine einzige Klage hören, sind wir sofort da und reißen euch den Kopf ab!«

Eine aufwendige Maßnahme ist ein *ständiger Begleiter* – eine Person, die rund um die Uhr mit dem Jugendlichen zusammen ist und dafür sorgt, dass er nichts anstellt, bis er über den Berg ist. Diese 1:1-Betreuung wird in Deutschland von den Kostenträgern bislang nur in Verbindung mit Reisen in ferne Länder finanziert. In meiner Praxis habe ich Eltern gesehen, die es fertigbrachten, über ein ganzes Schuljahr hinweg vor der Tür des Klassenzimmers zu sitzen, um zu verhindern, dass ihr Sohn fortläuft – mit dauerhaftem Erfolg. Die *Geheimwaffenstrategie* dient dazu, dass Eltern vorausschauend handeln, statt Entwicklungen immer nur hinterherzulaufen. Sie legen vorbeugend fest, wann die Linie überschritten ist, was automatisch dazu führt, dass weitergehende Maßnahmen eingeleitet werden, zum Beispiel eine Jugendhilfemaßnahme beantragt wird.

Anders sieht die Situation aus, wenn der Jugendliche bereits Gewalt gegen Gegenstände ausübt und einschüchternde Drohungen äußert. Geht es um Kinder oder jüngere Jugendliche, können die Eltern ihn oder sie zusammen körperlich zurückhalten, etwa durch eine *Bärenumarmung* (Price 1996), um deutlich zu machen: »Wir nehmen keine Gewalttätigkeiten hin!« Es ist notwendig, die Lage öffentlich zu machen und das Jugendamt, gegebenenfalls auch die Polizei einzuschalten. Wurden von einem Jugendlichen bereits Menschen verletzt, liegt eine akute Krisensituation vor. Die Idee, Grenzen zu setzen, ohne zuvor Unterstützung von Außenstehenden organisiert zu haben, kann gefährliche Eskalationen heraufbeschwören. Sie setzt Einflussmöglichkeiten voraus, über die die Eltern aktuell offensichtlich nicht verfügen. Zur Krisenintervention ist es sinnvoll, sich sofort Hilfe zu holen und zunächst deeskalierend vorzugehen. Statt Auseinandersetzungen zu führen, ist es im Zweifelsfall besser, wenn sich die angegriffene Person in Sicherheit bringt und bei der Polizei Hilfe holt. Leere Drohungen sind in dieser Situation kontraproduktiv. Beim weiteren Vorgehen ist eine gute diagnostische Einschätzung erforderlich, ob genügend Ressourcen für einen Verbleib in der Familie bestehen oder eine zumindest vorübergehende Unterbringung in einer Einrichtung erforderlich ist.

21.7 Elterliche Präsenz

Das Konzept der elterlichen Präsenz wurde von Omer (Omer & v. Schlippe 2004) entwickelt. Gewalttätiges Verhalten zu Hause, in der Schule und auf der Straße wird mit den Methoden des gewaltlosen Widerstandes beantwortet; gleichzeitig werden destruktive Eskalationen vermieden. Ohne autoritär aufzutreten, können Eltern Autorität ausüben, was dem heutigen postmodernen Zeitgeist entgegenkommt.

Systemisches Elterncoaching verstehe ich als Ausdruck einer Rückbesinnung auf die pragmatischen Ansätze der Familientherapie. Das Vorgehen ist handlungsorientiert, die Rolle des Therapeuten aktiv. Eltern werden angeleitet, ihre Position entschieden zu vertreten. Es wird auf die Kraft positiver Bindung gesetzt und eine bezogene Individuation gefördert. Änderungen gehen nicht vom Jugendlichen, sondern von den Eltern aus. Die elterliche Autorität wird nicht mit dem Ziel gestärkt, das Verhalten des Jugendlichen zu ändern. Die Eltern sollen erkennen, dass die Lösung darin liegt, dass sie selbst anders auftreten. Das Vorgehen entspricht einem lösungsorientierten Elterncoaching zur Veränderung von familiären Interaktionsmustern und ist weniger Familientherapie im klassischen Sinne.

Durch eine stärkere elterliche Präsenz werden Rahmenbedingungen geschaffen, die eine andere Beziehung zwischen Eltern und Jugendlichem ermöglichen. Anders als bei der strukturell-strategischen Familientherapie geht es nicht primär um das Wiederherstellen elterlicher Autorität. Als therapeutisch wirksam wird ein besserer Kontakt der Eltern zu ihrer Selbstachtung, ihrer persönlichen Integrität und Würde angesehen. Die Qualität des Kontakts zum Jugendlichen soll sich verändern. Die zentrale Botschaft lautet: »Du bist uns zu wichtig, als dass wir zulassen, dass du dich so schlecht verhältst. Wir kämpfen nicht gegen dich, sondern für eine gute Beziehung zu dir.«

Als Ausweg aus der Eskalationsfalle wird, ähnlich wie im gewaltfreien Widerstand, schädliches Verhalten behindert und erschwert, ohne dass versucht wird, es direkt zu unterbinden. »Ich bin nicht einverstanden mit dem, was du tust. Hier stehe ich – ich bleibe beharrlich bei meiner Position!« Vorhaltungen und Abwertungen werden vermieden, weil sie zu sinnlosen Konfrontationen führen. Es wird nicht gedroht oder geschlagen. Kontrollversuche und Moralpredigten resultieren in einer komplementären Eskalation. Versuche, dem Jugendlichen Grenzen zu setzen, führen zu einer symmetrischen Eskalation.

Wiederholte feindselige Auseinandersetzungen führen zu einer wachsenden Entfremdung. Nicht hilfreich sind Versuche, den Jugendlichen zu bekehren, einen »Endsieg über das Böse in ihm« erringen zu wollen, oder der Impuls, es ihm mal so richtig zeigen zu wollen. Deshalb wird nicht attackiert oder Gleiches mit Gleichem vergolten. Die Eltern halten Kontakt und nehmen eine Ich-Position ein: »Ich bin da. Ich will, dass du dich anders verhältst. Ich bin dein Vater, deine Mutter und werde es bleiben! Ich bin nicht allein.« Bei Konflikten gehen die Eltern nicht aus dem Feld, sondern nehmen den elterlichen Platz ein.

Statt ein Kind ins *time out* zu schicken, machen die Eltern ein *time in*. Sie gehen dem Kind bis ins eigene Territorium nach – in sein Zimmer, die Diskothek und zu Freunden. Dies erhöht die Intensität des Kontakts. Die Eltern verlassen ihre Opferposition, ohne Täter zu werden, und nehmen eine aktive Haltung ein. Ein wichtiger Schritt ist die Herstellung von Öffentlichkeit und die Nutzung sozialer Netzwerke. Die Eltern machen das Problem publik, das sie mit dem Jugendlichen haben, statt alleine vorzugehen, und organisieren sozialen Rückhalt. Das Kind wird als Person respektiert, die Eltern respektieren aber auch ihre eigene Person und stellen eine Situation her, in der das Kind nicht sein Gesicht verliert und alle Beteiligten gewinnen können.

Fürsorgliche Belagerungen. Diese Intervention sollte nicht spontan als Reaktion auf ein Fehlverhalten erfolgen, sondern muss sorgfältig vorbereitet werden. Statt vorausschauend zu handeln, *reagieren* Eltern häufig immer nur auf das Geschehen. Nach einem Fehlverhalten ist es besser, zu warten, bis man innerlich gesammelt ist, um dann ein »Sit-in« durchzuführen. Konfliktsituationen gehen mit einer hohen psychophysiologischen Aktivierung einher, bis zum Gefühl, außer sich zu sein und die Beherrschung zu verlieren. Aktionen des gewaltfreien Widerstands verlangen Selbstbeherrschung, Willenskraft und die Fähigkeit, die eigene Furcht zu bannen. »Wenn eine Person von sich sagt, sie gehe gewaltfrei vor, kann man erwarten, dass sie nicht zornig auf jemanden ist, durch den sie verletzt wurde« (Gandhi, nach Duncan 1972). Zu dieser Haltung gehört – trotz eines berechtigten Zorns –, über den Dingen zu stehen, das Kind als Person zu respektieren und die Tür für eine Versöhnung offenzuhalten; diese Haltung ist in ihrem Wesen spirituell.

1. Spiele mit den Eltern als Vorbereitung über drei oder vier Sitzungen hinweg durch, wie sie aus der reaktiven Rolle herausfinden und auftreten können, wenn das Kind verbale Gewalt ausübt. Bitte die Eltern, als Selbstbeobachtungsaufgabe eine Liste zu schreiben, welche Überzeugungen und Glaubenssätze sie davon abhalten, souverän aufzutreten.

2. Übe mit den Eltern intensiv in den Sitzungen die in Abschnitt 20.2 beschriebene Technik »Bei sich ankommen«. Fordere die Eltern auf, diese Übung

täglich zu wiederholen. Das Ziel ist, die eigenen Reaktionen zu drosseln und auch bei Provokationen gesammelt und schweigend auftreten zu können.

3. Erstelle mit den Eltern eine Karte ihres sozialen Netzes (»Öko-Karte«; Abschnitt 6.6). »Welche Personen können als Unterstützer mobilisiert werden?«

4. Erarbeite mit den Eltern am besten schriftlich eine Ankündigung, mit einem »Nein« zum Problemverhalten als zentrale Botschaft.

5. Lass die Eltern einen geeigneten Zeitpunkt auswählen, um die Ankündigung vorzutragen.

6. Verabrede gegebenenfalls, dass Unterstützer mit dabei sind, falls ein Gewaltausbruch zu befürchten ist.

7. Ankündigung – die Eltern erklären dem Jugendlichen, dass sie sich seinen Befehlen verweigern: »Wir wollen so nicht weitermachen.« »Wir können und wollen so nicht leben. Wir holen uns Unterstützung. Wir sind entschlossen, dein Tun nicht zu tolerieren. Wir sind nicht bereit, hinzunehmen, dass du deine Schwester schlägst. Wir werden – außer Gewalt anzuwenden – alles tun, das dich davon abhalten kann, dein Verhalten fortzusetzen. Mache einen Vorschlag, wie du es dir vorstellst.« Als Sprecher eignet sich der Elternteil, der bisher weniger involviert war.

8. Die Eltern konzentrieren sich darauf, eine Mitteilung zu machen. Es kommt nicht darauf an, dass der Jugendliche positiv reagiert, die Reaktion auf die Ankündigung ist unerheblich. Es geht nicht um die Deklaration einer Machtposition. Es wird nicht diskutiert, gedroht oder eskaliert, und es gibt keine Standpauke oder Rechtfertigungen. Statt sich provozieren zu lassen, bleiben die Eltern gelassen.

9. Unvernünftige Reaktionen des Jugendlichen werden mit Schweigen beantwortet.

10. Bei einer wahrscheinlich zu erwartenden Fortsetzung des Problemverhaltens werden die Eltern gebeten, gemeinsam ein »Sit-in« in dem Zimmer des Jugendlichen durchzuführen und dabei innerlich gesammelt zu bleiben. »Wir werden hier sitzen und auf Ideen von dir warten, wie du dein Benehmen in Zukunft ändern wirst.«

11. Falls mit lautstarkem Protest zu rechnen ist, müssen eventuell vorab die Nachbarn informiert werden. Vorsorglich kann ein kleiner Informationszettel mit der Bitte um Verständnis bereitgehalten werden, für den Fall, dass die Polizei an der Tür klingeln sollte. Die Eltern können auch eine Mitteilung an die Klassenlehrer schicken und ihr Verhalten erläutern, um Unterstützung von dieser Seite zu erhalten. Jüngere Kinder können davon

abgehalten werden, Gewalt auszuüben und in ihrem Zimmer Schaden anzurichten, indem man sie körperlich davon abhält. Geht ein Jugendlicher auf einen Elternteil los, schützt man sich, ohne selbst anzugreifen.

12. Forderungen und Bedingungen – etwa: »Verschwindet, sonst sage ich gar nichts!« – werden mit Schweigen beantwortet, jeder konstruktive Vorschlag wird dagegen angenommen.

13. Das »Sit-in« kann je nach Ausdauer nach 30 Minuten oder nach zwei Stunden beendet werden. Es wird nicht diskutiert oder gedroht, auch wenn vom Jugendlichen kein vernünftiges Angebot kommt. Mit der nüchternen Feststellung: »Wir haben keine Lösung erreicht«, wird das »Sit-in« fürs Erste beendet. Triumphgeschrei beim Gehen wird mit der leisen Aussage beantwortet: »Du kannst uns nicht besiegen.«

14. Zu weiteren »Sit-ins« werden gegebenenfalls »Paten« hinzugezogen, die durch ihre bloße Anwesenheit körperliche oder verbale Attacken hemmen. Falls mit einem längeren Sitzstreik zu rechnen ist, können Eltern vorsorglich belegte Brote und eine Thermoskanne mit heißem Tee bereithalten. Eventuell im Zimmer vorhandene Fernseher und der Computer werden ausgeschaltet oder die Sicherung herausgedreht.

15. Im Alltag zeigen die Eltern keinen Zorn, aber auch kein Mitleid. Kleine Versöhnungsgesten im Sinne von ausgleichender Kommunikation bekunden Respekt und Zuneigung. Man kann dem Jugendlichen auch spontan etwas Gutes tun, um zu signalisieren: »Wir stehen zu dir als Person; es ist dein Verhalten, gegen das wir uns wenden.« Um den Eindruck von Selbstgerechtigkeit oder Rechthaberei zu vermeiden, können Eltern im Alltag durchaus eigene Fehler einräumen.

Verschwindet der Jugendliche, ist es sinnvoll, ihm zu folgen und Präsenz zu zeigen, indem das »Sit-in« etwa vor der Wohnung des Freundes durchgeführt wird. Bleibt der Sohn viel zu lange aus, können die Eltern zur Diskothek fahren und ihn auffordern mitzukommen: Im Zweifelsfall verweilen sie als Streikposten vor dem Eingang. Manchmal müssen sich Eltern Urlaub nehmen, um einen verlängerten Sitzstreik durchführen zu können. Das Konzept der elterlichen Präsenz erfordert einen langen Atem.

Ein entscheidender Punkt für ein Gelingen des Vorgehens ist die Mobilisierung von Unterstützern. Fehlt ein unterstützendes soziales Netzwerk, muss der Therapeut zunächst der Familie aus ihrer sozialen Isolation helfen, etwa durch eine Multi-Familiengruppe. Fürsorgliche Belagerungen verlangen von Eltern

einen zeitaufwendigen, emotional hochintensiven Einsatz. Sie müssen sich entscheiden, ob sie bereit sind, ihren gewohnten Alltag für eine längere Zeit aufzugeben und aus Liebe zu ihrem Kind die Lösung des Problems in den Mittelpunkt
zu stellen.

22 Ende gut, alles gut

22.1 Einführung

Das Ende der Therapie ist eine Chance zur Konsolidierung der erreichten Fortschritte (Combrinck-Graham 1981, Patterson et al. 1998, Wilcoxon & Gladding 1985). Über Veränderungen auf der Ebene des Symptomverhaltens hinaus geht es hierbei besonders um eine Änderung des Selbstbildes der Familie – hin zu einer kohärenten, selbstkompetenten Haltung: »Wir verstehen, was los war, wir wissen, wie wir uns als Familie verhalten können, um Probleme zu bewältigen, und blicken mit größerer Hoffnung in die Zukunft.« Antonovsky (Antonovsky & Sourani 1988) spricht von *Familien-Kohärenzgefühl*, Bateson (1972) bezeichnete diese Änderung auf übergeordneter Ebene als *Deutero-Lernen*.

Gegen Ende der Therapie wandelt sich das Verhältnis des Kindes oder Jugendlichen und der Familie zum Therapeuten. Die Gespräche nehmen einen weniger therapeutischen Charakter an und gleichen sich stärker Alltagskontakten an. Die Beziehungen und Rollen von Therapeut und Familie müssen neu ausgehandelt und definiert werden (Stanton 1981). In wirksamen Therapien entsteht zwischen Therapeut und Klienten eine besondere Beziehung. Systemische Therapien sind in der Regel kurzzeitorientiert, doch unabhängig von der Dauer der Therapie verlieren das Kind und seine Familie mit dem Therapieende eine Person, die ihnen wichtig geworden ist.

Therapieerfolge gehören dem Kind und seiner Familie. Es ist wünschenswert, dass die erreichten Fortschritte vom Kind und seiner Familie auf eigene Anstrengungen und weniger auf die Hilfe des Therapeuten zurückgeführt werden. Selbstverständlich nehme ich anerkennende Äußerungen über meine Arbeit gerne an, betone aber den Beitrag der Klienten: »Es freut mich sehr, dass euch die Beratung geholfen hat. Aber wie ich bereits im ersten Gespräch gesagt habe, kann ich nur Hilfe zur Selbsthilfe leisten. Die Hauptarbeit habt ihr gemacht!« Diese Haltung wirkt Idealisierungen des Therapeuten und einer Abhängigkeit entgegen und fördert die Zuversicht: »Alles Weitere werden wir irgendwie schon selbst packen!« Allerdings erhält man bei dieser Vorgehensweise weniger Abschiedsgeschenke, weil man weniger idealisiert wird.

Ein gutes Therapieende benötigt Zeit und muss vorbereitet werden (Wetchler & Ofta-Atha 1993). Der Abschluss einer Therapie ist ein Prozess mit einem

Anfang, einem Mittelteil und einem Schluss. Bereits zu Beginn einer Behandlung spreche ich davon, wie es sein wird, wenn die Therapie zu Ende ist und das Gefühl besteht: »Wir haben erreicht, was wir uns vorgenommen haben«. Wenn die Therapie richtig begonnen wurde und ein klar umrissenes, lösbares Problem ausgehandelt wurde, kann sie auch richtig beendet werden (Haley 1976). Bereits in der mittleren Phase einer Therapie, nachdem erste substanzielle Fortschritte erreicht worden sind und sich die Familie auf einem guten Weg befindet, sollte der Abschied angesprochen und vorbereitet werden. Das eigentliche Therapieende besteht im Wesentlichen aus einem Abschlussritual mit einem Rückblick, einem Blick nach vorn und einem persönlichen Lebewohl (Imber-Black 1993).

22.2 Techniken für das Therapieende

Einstreuen von Ideen. In Therapiegesprächen können immer wieder beiläufig Ideen und Bilder für die Zeit nach dem Therapieende eingestreut werden. Beispielsweise erzähle ich von kleinen Kindern, die mit zwei bis drei Jahren immer selbständiger werden. Sie genießen es, immer wieder in die Freiheit abzudüsen, kehren aber noch für eine kurze Weile zur Mutter zurück und tanken dort Sicherheit, um gleich wieder in eine weitere Runde zu starten. Irgendwann fühlen sie sich sicher genug, um ihren eigenen Weg zu gehen. Sie gehen hinaus – ins Leben, in den Kindergarten, dann in die Schule usw. Und doch ist es für sie ein gutes Gefühl, zu wissen: »Da ist jemand, bei dem du auftanken kannst!«

Anekdoten über einen guten Therapieabschluss sind eine weitere Möglichkeit, in der mittleren Therapiephase den Abschluss vorzubereiten. Beispielsweise erzähle ich:»Irgendwie fällt mir gerade mein alter Körpertherapeut ein, bei dem ich vor Jahren Selbsterfahrung gemacht habe. Der Rudolf hat mir damals gesagt, dass Menschen, die von einer Therapie auf lange Sicht wirklich profitieren, es sich zur Gewohnheit machen, sich einmal am Tag Zeit für sich zu nehmen, ein kleines Ritual entwickeln und etwas Gutes für sich tun.« Zu Beginn meiner Therapieausbildung in San Francisco erzählte mir Dick Fisch vom Mental Research Institute, dass die Palo-Alto-Gruppe drei Jahren nach Therapieabschluss immer ein Katamnesegespräch durchführte. Ein Klient antwortete auf die Frage, wie es ihm in der Zwischenzeit ergangen war: »Das Leben ist ein Problem nach dem anderen!« Auf die Nachfrage, ob die Therapie ihm nicht geholfen habe, erwiderte er: »Sie verstehen mich nicht richtig, Dr. Fisch! Vor der Therapie bei Ihnen war das Leben ein einziges großes Problem, jetzt besteht es dagegen aus einem Problem hier und einem Problem da – das ist ein großer Unterschied!«

Zwischenbilanzen. Therapien lassen sich wie andere Reisen in Etappen unterteilen. Nach einer Reihe von sechs oder vielleicht zehn Gesprächen frage ich: »Was habt ihr in den Sitzungen, die wir gemacht haben, von den Zielen erreicht, die wir ausgemacht hatten? Ist etwas offengeblieben? Gibt es ein weiteres Problem, das ihr lösen möchtet?« Wenn auf der Zielliste einige Punkte offengeblieben sind, kann ein weiterer Therapieabschnitt verabredet werden, bevor das Therapieende ansteht.

Skalierungen dienen zur Veranschaulichung, was schon erreicht worden ist. Eine Symptomskalierung, die zu Beginn der Therapie gezeichnet wurde, kann genutzt werden, um zu prüfen, welche Entwicklungen es gegeben hat. Man kann auch um eine aktuelle Einschätzung bitten: »Zeige mir auf einer Skala von 1 bis 10, wie es dir ging, als wir mit den Gespräche begonnen haben. Wo stehst du heute? Was hast du getan, um so weit zu kommen? Angenommen, du wolltest dich noch ein wenig besser fühlen, sagen wir mal fünf Prozent – wie könntet ihr das erreichen?«

Verschreibung von Rückschlägen. Fast immer verschreibe ich gegen Ende der Therapie Rückschritte: »Natürlich würde ich mich mit euch freuen, wenn du stabil bleibst, dich wohlfühlst und dir das Essen weiterhin so leichtfällt. Zu einer Therapie gehört es aber auch, mit einem Rückschritt umzugehen. Aus meiner Sicht wäre das eine Übungschance, wie du selber wieder weitermachen kannst. Ich fände es daher wichtig, wenn du vor dem Abschluss der Beratung noch ein oder zwei Rückschläge durchstehst, in denen dich die alten Selbstzweifel packen.« Eine mildere Variante ist der Vorschlag, so zu tun, als ob der Jugendliche einen Rückfall hätte. Er kann beispielsweise spielen, dass es ein ganz furchtbarer Tag wäre und die Gefühle wieder unendlich tief im Keller wären. Dann könnte man einen Rückfall simulieren und beispielsweise so tun, als ob man eine Essattacke hätte. Parallel kann das eigene Tagebuch mit neuen Warnzeichen ergänzt werden, die man auf diese Weise erfährt.

Rezepte und Notfallpläne. In Zeiten, in denen es uns gutgeht, neigen wir glücklicherweise dazu, zu vergessen, wie es war, als wir in der Sackgasse waren; wir vergessen aber leider auch allzu leicht die Lösungswege. Zur Vorbereitung des Endes der Therapie bitte ich häufig, zwei Listen zu führen: die eine mit dem Titel »Was mir nicht bekommt ...«, die andere mit der Überschrift »Wege aus Not und Gefahr ...« Die Rettungs-Rezepte können dann an einem witzigen Ort aufbewahrt werden, um sie »im Falle eines Falles« parat zu haben.

Der innere Begleiter. Diese Technik nutzt ein Phänomen, das kleine und große Klienten ohnehin verwenden – die innere Zwiesprache mit dem Therapeuten in schwierigen Situationen.

▶ Eine Mutter berichtet: »Und dann habe ich mich gefragt: ›Was würde Dr. R. zu der Situation sagen?‹ Ich habe innerlich Ihre Stimme gehört und mir gedacht: Okay, du hast so lange unter dem Alkoholproblem deines Mannes gelitten. Ich war so stolz, als ich es nach Jahren geschafft hatte, mich von ihm zu trennen. Und mein Sohn kommt mit seinen 16 Jahren daher und fragt: ›Wieso hast du dich überhaupt vom Papa getrennt?‹ Da habe ich einfach die Flasche Kognak über seinem Bett ausgeleert und gesagt: ›So, jetzt weißt du es. Weil es jeden Abend bei uns so gestunken hat!‹ Ich wollte nur fragen: War das in Ordnung?«

Kind und Familie als Experten. Dies ist eine einfache Intervention, mit der die Familiensicht »Wir sind Leute, die es geschafft haben!« gefestigt wird. Das Kind und seine Eltern werden zu Experten erklärt, die über wichtiges Erfahrungswissen beim Umgang mit dem Problem verfügen. In meiner familienmedizinischen Sprechstunde an der Universitätsklinik lade ich manchmal Familien ein, Studenten darüber zu unterrichten, was angehende Ärzte und Therapeuten über Familien mit einem ähnlichen Problem wissen sollten. Oder ich frage nach einem Tipp für die Beratung eines Kindes, das ein ähnliches Problem hat, wie die Familie es zu Beginn der Therapie hatte.

Kreative Gestaltungen der Therapieeffekte. Das Kind kann ein oder besser zwei Körperumrissbilder oder Kugeln malen, mit Facetten wie bei einer Nana. Das erste Bild stellt die Zeit vor der Therapie dar. Mit Farben werden Problemzonen, aber auch Stärken markiert und beschriftet: »Meine Ängstlichkeit«, »Meine Fröhlichkeit«. Das zweite Bild soll wiedergeben, wie sich das Kind verändert hat, welche Eigenschaften gestärkt worden sind und welche Restzonen vielleicht noch griesgrau geblieben sind.

Symbole und Metaphern eignen sich ebenfalls zur Veranschaulichung von Therapieeffekten (Lowenstein 2003).

1. »Findet eine Gestalt oder eine Märchenfigur, ein Symbol oder ein Bild, das wiedergibt, wie ihr euch als Personen und als Familie verändert habt.«
2. »Was wäre ein Symbol oder ein Bild für die Familie, wie sie früher war, für die Familie, wie sie heute dasteht, und für die mögliche Familie der Zukunft?«

3. »Welcher Power-Song, welche Melodie oder welcher Wahlspruch würde
   dazu passen?«
4. »Gestaltet diese Ideen als Bild oder Collage.«

Mit Kindern im Alter von sechs bis acht Jahren kann man bei Therapieende eine
Siegergestalt erfinden (Nickerson 2001): »Wenn du zusätzlich zu deinem Namen
Paul Müller den Ehrennamen ›Der Sieger‹ erhalten würdest, welche Eigen-
schaften hätte Paul M. ›Sieger‹? Welches Outfit würde zu diesem ›Sieger‹ pas-
sen? Was für ein Fahrzeug würdest du als Paul M. ›Sieger‹ fahren, über welche
magischen Waffen würdest du verfügen, die dir in der Zukunft helfen?« Die
Gestalt kann dann als Bild oder als Umrissfigur mit Farben, Federn, Glitter und
Knöpfen dargestellt werden, um die Veränderungen darzustellen.

Blick nach vorn. Kind und Familie werden an einen imaginären Zeitpunkt in der
Zukunft versetzt und sollen dann in der Gegenwartsform schildern, was sie
machen und wie es ihnen geht: »Angenommen, wir würden uns in drei, vier
oder sechs Jahren zufällig in der Hauptstraße begegnen. Das wäre dann das Jahr
200x. Es geht euch ganz offensichtlich gut. Was machst du? Gehst du noch zur
Schule? Hast du eine Freundin?« Dann wird ein Blick »zurück« geworfen und
gefragt: »Was habt ihr getan, dass ihr so weit gekommen seid? Wodurch habt ihr
es geschafft, euer Problem hinter euch zu lassen?« Diese Technik wird durch
Requisiten intensiviert, etwa eine Kristallkugel, mit der man in die Zukunft
schauen kann, oder durch ein Seil als Zeitlinie in die Zukunft.
   Zur Vorbereitung des Therapieabschlusses stelle ich gerne die Aufgabe, Briefe
aus der Zukunft an sich selbst zu schreiben. Jugendliche werden gebeten, sich
zurückzuziehen und in Klausur zu gehen, um dann ihrem heutigen Selbst einen
Briefe aus dem Jahr 200x zu schreiben, in dem sie berichten, wie es ihnen geht
und welche Hürden sie gemeistert haben.

Drehbuch des Lebens.   »Stell dir vor, dein Leben wäre ein Film, in dem du die
Hauptrolle spielst. Du kannst dich an einige der letzten Szenen des Filmes zurück-
erinnern. Wie hast du es geschafft, Höhen und Tiefen zu überwinden, Hindernisse und Gefahren zu meistern? Was wäre ein Titel für diesen Film deines Lebens?
Und wenn du erkennst, dass du zugleich Hauptdarsteller und Regisseur dieses
Filmes bist – wie könnte das nächstes Kapitel weitergehen? Und wie das über-
nächste? Und ohne dich festzulegen, kannst du ein paar Ideen für künftige Szenen
entwickeln. Das wäre eine Abschlussszene, die zeigt … Auch wenn der Film natürlich noch weitergeht – wird es möglicherweise ein »Happy End« geben?«

Eine ähnliche Metapher ist »Das Leben als Buch«: »Wenn dein Leben ein Roman wäre, in dem du die Hauptperson bist, was wären Namen für die vergangenen Kapitel? Wenn du erkennst, dass du gleichzeitig der Autor bist – wie könnten die kommenden Kapitel ausschauen?« Eine einfache Form des Abschiednehmens besteht im Austausch von guten Wünschen und Danksagungen. Man kann die Familie bitten, in die Sitzung Symbole mitzubringen, die darstellen, was für eine besondere Erfahrung die Therapie war. Bei dieser Gelegenheit kann man das Kind offiziell freisprechen.

22.3 Therapieabschlussritual

Der eigentliche Therapieabschluss besteht im Wesentlichen aus einem Ritual mit einem Rückblick, einem Blick nach vorne und einem persönlichen Lebewohl. Das Abschlussgespräch sollte einige Zeit vorab verabredet werden. Zur Konsolidierung der Therapiefortschritte gehört eine gemeinsame Würdigung des Weges, der zurückgelegt worden ist. Manchmal lohnt es sich, sich für diesen Rückblick zwei oder drei Sitzungen Zeit zu nehmen, um einige Fragen zu prüfen.

Fragen an die Familie
- »Welche Veränderungen gab es bei dem Kind, dem Jugendlichen und den Eltern?«
- »Wie hat sich die Familie verändert?«
- »Welche Schwierigkeiten wurden überwunden?«
- »Falls eine ähnliche Situation erneut auftreten sollte – welche Erfahrungen können als Ressourcen dienen?«
- »Was ist offengeblieben; was nehmt ihr mit?«
- »Was war am hilfreichsten, was hat am wenigsten geholfen?«
- »Was würdet ihr anderen Familien mit ähnlichen Problemen raten?«

Fragen an den Therapeuten
- Was waren wichtige Momente im Therapieverlauf?
- Welche Ressourcen und Stärken siehst du?
- Was ist offengeblieben?
- Welche Hindernisse kommen möglicherweise auf die Familie zu?
- Wie wird sie diese möglicherweise meistern?

Urkunden, Zeugnisse und Medaillen verleihen dem Therapieabschluss einen feierlichen, amtlichen Charakter. Dem Kind kann offiziell ein Zeugnis mit guten Noten bei der Monsterjagd ausgehändigt, eine Urkunde überreicht und es kann ein Foto mit der Familie in Siegerpose aufgenommen werden.

Geschenke sind ein zentraler Teil von Abschlussritualen. Es fällt leichter zu gehen, wenn man etwas zurückgegeben hat. Kleinere Kinder überreichen gerne selbstgemalte Bilder. Manche Eltern bedanken sich mit einem Geschenk, das eine symbolhafte Beziehung zur Therapie hat. Manchmal bringen Familien zum Abschied einen Kuchen oder Plätzchen mit, während ich Getränke und Kerzen für eine schöne Abschlussrunde beisteuere. Arbeitet man mit einem Beobachtungsteam, bietet es sich an, es zur Abschlusssitzung dazuzuholen. Dem Kind kann ein magisches, symbolisches Geschenk überreicht werden, das auf metaphorischer Ebene ein zentrales Element der Therapie wiedergibt, wie beispielsweise ein bedrucktes T-Shirt mit dem Motto der Therapie, ein Symbolstein, eine große, farbige Wasserkanone für die Monsterjagd oder ein Buch wie *Durch die Wüste* für einen Jungen, der es geschafft hat, trocken zu werden (Roberts 1993). Die Familie kann sich auch selbst ein Geschenk machen und beispielsweise eine Zeit lang einmal pro Woche etwas Schönes unternehmen, statt zur Therapie zu kommen.

Es gibt Romane, die nach dem Ende der eigentlichen Erzählung in einem Postskriptum berichten, wie es den Hauptfiguren in den Folgejahren ergangen ist. Solche Fortsetzungsgeschichten gibt es auch in Therapien. Seit vielen Jahren biete ich zwei oder drei offene Termine nach Ende der Therapie an. In der Abschlusssitzung erkläre ich, dass ich gerne in drei oder vier Monaten von der Familie hören würde, wie es ihr weiterhin ergangen ist. »Sie können anrufen, um einen Termin auszumachen, um zu erzählen, wie es der Familie geht. Sie können auch anrufen, wenn Sie eine Frage oder ein Problem haben, zu dem Sie sich eine Anregung holen wollen. Sie können aber auch gerne kommen, um zu erzählen, dass es weiterhin gut läuft.«

Ausblick

Dieses Buch wurde von mir als ein praktischer Leitfaden für die systemische Arbeit mit Kindern, Jugendlichen und Familien konzipiert, der auf die große Palette kreativer Interventionen neugierig machen sollte. Zu Beginn der Arbeit wollte ich den großen Schatz an kinderfreundlichen Techniken zusammentragen, die es neben sprachlichen und handlungsorientierten Interventionen gibt. Sie sind über viele Jahrzehnte hinweg in den verschiedenen familientherapeutischen Richtungen entstanden und machen einen Teil des Reichtums des systemischen Modells aus. Wenn man sich nicht allein auf sprachliche Formen der Kommunikation verlässt, finden Kinder im therapeutischen Geschehen besser Gehör. Doch nicht immer sind Kinder oder Jugendliche der Schlüssel zu Veränderungen – viele Eltern messen ihrer eigenen Stimme zu wenig Gewicht bei, und eine kraftvollere elterliche Präsenz kann für ein Familiensystem einen wesentlichen Unterschied bedeuten.

Die dargestellten Techniken werden eingesetzt, um Kinder und Eltern zu stärken. Sie fördern einen Perspektivenwechsel, dienen der Externalisierung von Problemen und dem Entwurf von Lösungsgeschichten auf bildhafter Ebene. Auf Beziehungsebene tragen sie dazu bei, jenseits einer allzu ernsthaften problemorientierten Vorgehensweise Leichtigkeit in den therapeutischen Prozess einzuführen und diesem eine spielerische Qualität zu geben.

Behandlungstechniken entfalten ihre Wirkung innerhalb eines bestimmten Kontextes, im Rahmen einer besonderen Beziehung zwischen Therapeut, dem Kind und seiner Familie. So wichtig ein guter Fundus an kreativen Interventionen ist – es sind nicht die Techniken, die das Wesentliche sind; die Technik des Genogramms wird beispielsweise in verschiedenen Therapieverfahren und in der Medizin mit sehr unterschiedlichen Zielsetzungen eingesetzt. Entscheidend ist unsere *Haltung* als Therapeut zu unseren Klienten und den Schwierigkeiten, mit denen sie ringen. Das wesentliche Moment der systemischen Therapie ist eine ökologische Perspektive, die Beschwerden und Leid immer in interaktionelle Zusammenhänge eingebettet begreift.

Systemische Interventionen erfreuen sich einer hohen Popularität und werden gerne von anderen Psychotherapieverfahren übernommen. Doch ich bin skeptisch, ob sich Techniken wie Bausteine transferieren lassen, ohne eine bestimmte

Haltung bei der therapeutischen Herangehensweise an Kinder, an Familien und ihre Entwicklungsthemen mit zu übernehmen. Die systemische Therapie ist mehr als eine weiteres Psychotherapieverfahren – sie bietet eine Meta-Theorie, die unser Denken als Psychotherapeuten organisiert und das Verhalten, Denken und Fühlen von Menschen in ihre Geschichte und die gegebenen soziopolitischen Rahmenbedingungen einordnet und dadurch verstehbar macht. Mit einem umfassenden Verständnis der Lebenssituation des Kindes fällt es leicht, passende Techniken zu finden, ihre Wirkung ist dann wesentlich gezielter. Neben der detaillierten, praxisnahen Darstellung von Interventionen und ihrer Anwendung bin ich deshalb in diesem Buch ausführlich auf therapeutische Grundpositionen und den Aufbau eines therapeutischen Systems eingegangen.

Wenn eine aktive, spielerische Qualität des therapeutischen Prozesses Kennzeichen einer guten Psychotherapie ist, dann sollten die in diesem Buch dargestellten Verfahren auch in der Arbeit mit erwachsenen Klienten zum Einsatz kommen können. Eine gute Familientherapie ist eine Form von Spieltherapie, die es Klienten ermöglicht, ihre kreativen und spielerischen Seiten wiederzuentdecken und bei der Lösung ihrer Probleme zu nutzen (Keith & Whitaker 1981, Winnicott 1971). Die Arbeit mit Kindern und Jugendlichen ist für Berater und Therapeuten eine Chance, Spiel, Fantasie und Kreativität zu integrieren und Spaß und Freude an ihrem Tun zu haben.

Auf den letzten Seiten dieses Lehrbuchs vermag ich nicht einzuschätzen, ob es mir gelungen ist zu vermitteln, welch tiefe, vielleicht spirituelle Erfahrung es ist, Kindern Raum für ihre Entwicklung zu geben, sie an eigenen Erfahrungen teilhaben zu lassen, Jugendliche ein Stück ihres Weges zu begleiten und gehen zu lassen. Ob es so viel mehr auf dieser Welt gibt, das lohnender ist, als in dieser Weise für junge Menschen da zu sein?

Literaturverzeichnis

Aarts, M. (2002): *Marte meo – Ein Handbuch.* Harderwijk (Marte meo Production).

Ackerman, N. (1970): Child participation in family therapy. *Family Process* 9, 403–410.

Ainsworth, M. (1969): Object relations, dependance and attachment: A theoretical review of the infant-mother relationship. *Child Development* 40, 969–1025.

Alger, I., Hogan, P. (1971): Enduring effects of videotape playback experience on family and marital relationships. In: Haley, J. (Hrsg.): *Changing families. A family therapy reader.* New York (Grune & Stratton), S. 237–246.

Allan, J., Berry, P. (1993): Sandplay. In: Schaefer, C., Cangelosi, D. (Hrsg.): *Play therapy techniques.* Northvale (Jason Aronson), S. 117–123.

Alman, B., Lambrou, P.T. (2002): *Selbsthypnose.* Heidelberg (Carl-Auer-Systeme Verlag).

Anderson, C., Malloy, E. (1976): Family photographs in treatment and training. *Family Process* 15, 259–264.

Anderson, H., Goolishian, H. (1990): Menschliche Systeme als sprachliche Systeme. *Familiendynamik* 15, 212–243.

Anderson, T. (1996): *Das reflektierende Team. Dialoge und Dialoge über Dialoge.* 4. Aufl. Dortmund (Verlag Modernes Lernen).

Andolfi, M. (1994): The child as consultant. In: Ders. (Hrsg.): *Please help me with this family. Using consultants as resources in family therapy.* New York (Brunner/Mazel), S. 73–89.

Andolfi, M., Angelo, C. (1982): The therapist as director of the family drama. In: Kaslow, F. L. (Hrsg.): *The international book of family therapy.* New York (Brunner/Mazel), S. 119–132.

Andreas, S., Andreas, C. (1987): *Change your mind – and keep the change.* Moab (Real People Press). Dt. (1993): *Gewusst wie: Arbeit mit Submodalitäten und weitere NLP-Interventionen nach Mass.* 3. Aufl. Paderborn (Junfermann).

Antonovsky, A., Sourani, T. (1988): Family sense of coherence and family adaptation. *Journal of Marriage and the Family* 50, 79–92.

Aponte, H. (1976): Underorganisation and the poor family. In: Guerin, J. (Hrsg.): *Family therapy. Theory and practice.* New York (Gardner), S. 321–408.

Arad, D. (2004): If your mother was an animal, what animal should she be? Creating play-stories in family therapy: The animal attribution story-telling technique. *Family Process* 43, 249–263.

Arbeitskreis OPD (2006): *Operationalisierte Psychodynamische Diagnostik OPD-2. Das Manual für Diagnostik und Therapieplanung.* Bern (Huber).

Ariel, S., Carel, C.A., Tyano, S. (1985): Uses of the children's make-believe play in family therapy: Theory and clinical examples. *Journal of Marital and Family Therapy* 11, 47–60.

Arnold, S., Joraschky, P., Cierpka, A. (2003): Die Skulpturverfahren. In: Cierpka, M. (Hrsg.): *Handbuch der Familiendiagnostik.* 2., erg. Aufl. Berlin (Springer), S. 339–372.

Asen, E. (2006): Kinder und Erwachsene in der Multifamilientherapie. *Psychotherapie im Dialog* 7, 49–52.

Asen, E., Dawson, N., McHugh, B. (2001): *Multiple family therapy: The Marlborough model and its wider applications.* London (Karnac).

Attneave, C. L. (1990): Core network intervention: An emerging paradigm. *Journal of Strategic and Systemic Therapies* 9, 3–10.

Axline, V. (1969): *Play therapy.* (Überarb. Aufl.). New York (Ballantine).

Ball, D., Piercy, F., Bischof, G. (1993): Externalizing the problem through cartoons: A case example. *Journal of Systemic Therapies* 12, 19–21.

Bandler, R. (1985): *Using your brain – for a change.* Moab/Utah (Real People Press). Dt. (1987): *Veränderung des subjektiven Erlebens – fortgeschrittene Methoden des NLP.* Paderborn (Junfermann).

Bandler, R., Grinder, J. (1982): *Reframing.* Moab/Utah (Real People Press). Dt. (1985): *Reframing: Ein ökologischer Ansatz in der Psychotherapie (NLP).* Paderborn (Junfermann).

Bandler, R., Grinder, J., Satir, V. (1976): Changing with families. Palo Alto (Science and Behavior Books). Dt. (2002): *Mit Familien reden. Gesprächsmuster und therapeutische Veränderung.* 6. Aufl. Stuttgart (Klett-Cotta Leben Lernen).

Bateson, G. (1954): A theory of play and fantasy. A. P. A. Psychiatric Research Reports II. In: Ders.: *Steps to an ecology of mind.* New York (Ballantines) S. 177–193. Dt.: Eine Theorie des Spiels und der Phantasie. In: *Ökologie des Geistes* (1981). Frankfurt a. M. (Suhrkamp), S. 241–261.

Bateson, G. (1942): Sozialplanung und der Begriff des Deutero-Lernens. In: *Ökologie des Geistes* (1981). Frankfurt a. M. (Suhrkamp), S. 219–240.

Bateson, G. (1972): *Steps to an ecology of mind. Collected essays in anthropology, psychiatry, evolution, and epistemology.* New York (Ballantines). Dt. (1981): *Ökologie des Geistes. Anthropologische, psychologische, biologische und epistemologische Perspektiven.* Frankfurt a. M. (Suhrkamp).

Bauer, R. (1979): Gestalt approach to family therapy. *American Journal of Family Therapy* 7, 41–45.

Bauer, R. (1981): Gestalt therapy techniques to reduce projection in families. In: Gurman, A. (Hrsg.): *Questions and answers in the practice of family therapy.* New York (Brunner/Mazel), S. 417–420.

Bauer, S., Golokarmnay, V., Kordy, H. (2005): E-Mental-Health. *Psychotherapeut* 50, 7–15.

Baumrind, D. (1971): Current patterns of parental authority. *Developmental Psychology* 4, 1–101.

Beavers, J., Hampson, R. B. (1990): *Successful families: Assessment and intervention.* New York (Norton).

Beck, M. J. (1977): Dream analysis in family therapy. *Clinical Social Work Journal* 15, 53–57.

Benson, M. J., Long, J. K., Sporakowski, M. (1992): Teaching psychopathology and the DSM-III-R from a family systems therapy perspective. *Family Relations* 41, 135–140.

Berg, I. (1994): A wolf in disguise is not a grandmother. *Journal of Systemic and Strategic Therapies* 13, 13–14.

Berg-Cross, G., Berg-Cross, L. (1976): Bibliotherapy for young children. *Journal of Clinical Psychology* 5, 35–38.

Berger, C., Klopfer, U. (2002): Kinder zeigen, wo Lösungen langgehen: Ressourcenorientierte Diagnostik im sozialen Netz. In: Vogt-Hillmann, M., Burr, W. (Hrsg.): *Lösungen im Jugendstil.* Dortmund (Borgmann), S. 93–102.

Berger, M. (1978): *Beyond the double bind.* New York (Brunner/Mazel).

Berger, P., Luckmann, T. (1966): *The social construction of reality.* New York (Doubleday). Dt. (1970): *Die gesellschaftliche Konstruktion der Realität.* Frankfurt a. M. (Suhrkamp).

Bergman, J. (1995): Die Kraft des Rituals: Der Familienaltar. *Hypnose und Kognition* 12, 50–56.

Bertolino, S. G. (2002): *The therapist's notebook for families. Solution-oriented excercises for working with parents, children, and adolescents.* Binghamptom (Haworth).

Bing, E. (1970): The conjoint family drawing. *Family Process* 9, 173–194.

Blatner, A. (1994): Psychodramatic methods in family therapy. In: Schaefer, C. E., Carey, L. (Hrsg.): *Family play therapy*. Lanham (Jason Aronson), S. 235–246.

Bohdal, S. (1996): *Selina, Pumpernickel und die Katze Flora*. Zürich (Nord-Süd-Verlag)

Bodin, A., Ferber, A. (1972): How to go beyond the use of language. In: Ferber, A., Mendelsohn, M., Napier, A. (Hrsg.): *The book of family therapy*. New York (Jason Aronson), S. 272–317.

Boeckhorst, F. (1994): Theoretische Entwicklungen in der Systemtherapie II: Die narrative Denkrichtung. *Systhema* 8, 2–22.

Bongartz, W. (1992): Die prähistorischen Wurzeln der Trance. In: Peter, B., Schmidt, G. (Hrsg.): *Erickson in Europa*. Heidelberg (Carl-Auer-Systeme Verlag), S. 328–339.

Bonney, H. (2003): *Kinder und Jugendliche in der familientherapeutischen Praxis*. Heidelberg (Carl-Auer-Systeme Verlag).

Borg-Laufs, M.(Hrsg.) (2001): *Lehrbuch der Verhaltenstherapie mit Kindern und Jugendlichen*. Bd. I: *Grundlagen*. Tübingen (dgvt-Verlag).

Borg-Laufs, M. (2006): Kinderverhaltenstherapie. *Psychotherapie im Dialog* 7, 22–28.

Boscolo, L., Bertrando, P. (1997). *Systemische Einzeltherapie*. Heidelberg (Carl-Auer-Systeme Verlag).

Boss, P., Greenberg, J. (1984): Family boundary ambiguity: A new variable in family stress theory. *Family Process* 23, 535–546.

Branden, N. (1983): *Honoring the self*. New York (Bantam).

Bräutigam, B. (2006): Kinderliteratur in der Kinder- und Erwachsenentherapie. *Psychotherapie im Dialog* 7, 68–71.

Brem-Gräser, L. (2000): *Familie in Tieren. Die Familiensituation im Spiegel der Kinderzeichnung*. München (Reinhardt).

Brooks, R. (1993): Creative characters. In: Schaefer, C., Cangelosi, D. (Hrsg.): *Play therapy techniques*. Northvale (Jason Aaronson), S. 211–224.

Brown-Stanridge, M. (1992): Ein Paradigma für die Konstruktion und Gestaltung von familientherapeutischen Aufgaben. *Familiendynamik* 17, 39–67.

Bünder, P., Helfer, A., Sirringhaus-Bünder, A. (2006): *Praxisbuch Marte Meo*. Köln (Kölner Verein für systemische Beratung – Eigenverlag).

Bundespsychotherapeutenkammer (2006): Musterberufsordnung.www.bptk.de/bptk/rechtliches/100660.html

Bürgin, D. (2006): Psychoanalytisch orientierte Kinderpsychotherapie. *Psychotherapie im Dialog* 7, 9–15.

Burns, R. C., Kaufman, S. H. (1972): *Kinetic family drawing (K-F-D). Research and application*. New York (Brunner/Mazel).

Burr-Fulda, H. (1999): Das ist ja babyleicht – Lösungen in der Entwicklungstherapie. In: Vogt-Hillmann, M., Burr, W. (Hrsg.): *Kinderleichte Lösungen. Lösungsorientierte kreative Kindertherapie*. Dortmund (Borgmann), S. 103–116.

Bynum, E. B. (1980): The use of dreams in family therapy. *Psychotherapy: Theory, Research and Practice* 17, 227–231.

Caby, F. (2002): Die Gruppe als System. Systemische Gruppentherapie mit Kindern und Jugendlichen in der Kinder- und Jugendpsychiatrie. In: Vogt-Hillmann, M., Burr, W. (Hrsg.): *Lösungen im Jugendstil*. Dortmund (Borgmann), S. 361–371.

Carey, L. (1991): Family sandplay therapy. *The Arts in Psychotherapy* 18, 231–239.

Carr, A. (1990): Failure in family therapy: A catalogue of engagement mistakes. *Journal of Family Therapy* 12, 371–386.

Carr, A. (1996): A structured approach to disengagement in family therapy with child-focused problems. *Contemporary Family Therapy* 18, 471–487.

Cecchin, G. (1987): Zum gegenwärtigen Stand von Hypothetisieren, Zirkulariät und Neutralität: eine Einladung zur Neugier. *Familiendynamik* 13, 190–203.

Chasin, R. (1981): Involving latency and pre-school children in family therapy. In: Gurman, A. (Hrsg.): *Questions and answers in the practice of family therapy.* New York (Brunner/Mazel), S. 32–35.

Chasin, R. (1989): Interviewing families with children. *Journal of Family Psychotherapy* 5, 15–30.

Chasin, R., White, T. (1989): The child in family therapy: Guidelines for active engagement across the age span. In: Combrinck-Graham, L. (Hrsg.): *Children in family contexts.* New York (Guilford) S. 5–25.

Christakis, D., Zimmerman, F., DiGuiseppe, D., McCarty, C. (2004): Early television exposure and subsequent attentional problems in children. *Pediatrics* 113, 708–713.

Cierpka, M. (Hrsg.) (2003): *Handbuch der Familiendiagnostik.* 2., erg. Aufl. Berlin (Springer).

Cierpka, M., Cierpka, A. (2000): Beratung von Familien mit zwei- bis dreijährigen Kindern. *Praxis der Kinderpsychologie und Kinderpsychiatrie* 49, 563–579.

Cierpka, M., Krebeck, S., Retzlaff, R. (2001): *Arzt, Patient und Familie.* Stuttgart (Klett-Cotta).

Cierpka, M., Loetz, S., Cierpka, A. (2002): Beratung für Familien mit Säuglingen und Kleinkindern. In: Wirsching, M., Scheib, M. (Hrsg.): *Paar- und Familientherapie.* Berlin (Springer), S. 553–563.

Coale, H. W. (1992): Costume and pretend identities: A constructicvist's use of experiences to co-create meanings with clients in therapy. *Journal of Strategic and Systemic Therapies* 11, 45–55.

Combrinck-Graham, L. (1981): Termination in family therapy. In: Gurman, A. (Hrsg.): *Questions and answers in the practice of family therapy.* New York (Brunner/Mazel), S. 505–509.

Combrinck-Graham, L. (1986): *Treating young children in family therapy.* Maryland (Aspen Publication).

Combrinck-Graham, L. (Hrsg.) (1989): *Children in family contexts. Perspectives on treatment.* New York (Guilford).

Compernolle, T. (1981): J. L. Moreno: An unrecognized pioneer of family therapy. *Family Process* 20, 331–335.

Conen, M.-L. (2002): Aufsuchende Familientherapie. In: Dies. (Hrsg.): *Wo keine Hoffnung ist, muss man sie erfinden. Aufsuchende Familientherapie.* Heidelberg (Carl-Auer-Systeme Verlag), S. 41–163.

Conen, M., Cecchin, G. (2007): *Wie kann ich Ihnen helfen, mich wieder loszuwerden? Therapie und Beratung in Zwangskontexten.* Heidelberg (Carl-Auer-Systeme Verlag).

Cooklin, A. (2001): Eliciting children's thinking in families and family therapy. *Family Process* 40, 293–312.

Coppersmith, E. (1980): The family floor plan: A tool for training, assessment and intervention in family therapy. *Journal of Marital and Family Therapy* 6, 141–145.

Cottrell, D., Boston P (2002): Practioner review: The effectiveness of systemic family therapy for children and adolescents. *Journal of Child Psychology and Psychiatry* 43, 573–586.

Crane, R. (2007): Effektivitätsstudien zu den Kosten von Familientherapie. *Psychotherapeutenjournal* 6, 20–24.

Cromwell, R. E., Fournier, D. G., Kvebaek, D. (1980): *The Kvebaek Family sculpture technique. A diagnostic research tool in family therapy.* Jonesboro/TN (Pilgrimage).

Crowley, R., Mills, J. C. (1989): *Cartoon Magic.* New York (Magination Press).

Davidson, B., Quinn, W. H., Josephson, A. M. (2003): Diagnostik in der Familientherapie. *Familiendynamik* 28, 159–175.

Dell, P. (1986): *Klinische Erkenntnis: Zu den Grundlagen systemischer Therapie.* Dortmund (Verlag Modernes Lernen).

Deutsche Gesellschaft für Systemische Therapie und Familientherapie (DGSF) (2005): Richtlinien für die Weiterbildung Systemische Kinder- und Jugendlichentherapie. http://www.dgsf.org/service/richtlinien-zertifikate/dgsf-richtlinien-systemische-kinder-und-jugendlichentherapie

de Shazer, S. (1978): Brief hypnotherapy of two sexual dysfunctions: The crystal ball technique. *American Journal of Clinical Hypnosis* 20, 203–208.

de Shazer, S. (1989): *Wege der erfolgreichen Kurztherapie.* Stuttgart (Klett-Cotta).

de Shazer, S. (1991): *Putting differences to work.* New York (Norton).

de Shazer, S., Lipchik, E. (1982): Frames and reframing. In: Imber-Coppersmith, E. (Hrsg.): *Families with handicapped members.* Rockville (Aspen Publishers), S. 88–97.

de Shazer, S., Molnar, A. (1984): Four useful interventions in brief family therapy. *Journal of Marital and Family Therapy* 10, 297–304.

Diller, L. (1986): On giving good advice successfully. *Family Systems Medicine* 4, 78–80.

Diller, L. (1991): Not seen not heard. *Family Therapy Networker* 15, 18–27.

Dilling, H., Mombour, W., Schmidt, M. H., Schulte-Markwort, E. (Hrsg.) (2000): Internationale Klassifikation psychischer Störungen ICD-10, Kapitel V (F) (2., korr. Aufl.). Bern (Huber).

DiLeo, J. H. (1973): *Children's drawings as diagnostic aids.* New York (Brunner/Mazel).

DIMDI (2002): *ICF. Internationale Klassifikation der Funktionsfähigkeit, Behinderung und Gesundheit. Entwurf zu Korrekturzwecken.* Köln (DIMDI).

Dolan, Y. M. (1991): *Resolving sexual abuse.* New York (Norton).

Drake, M. A., Drake, D. (2000): Storytelling via cartoons. In: Kaduson, H., Schaefer, C. (Hrsg.): *101 more favorite play therapy techniques.* Lanham (Jason Aronson), S. 51–54.

Dreesen, H. N. (1995): Rituelles Gestalten bei der Gestaltung von Ritualen. *Hypnose und Kognition* 12, 56–62.

Dreesen, H. N., Vogt-Hillmann, M. (2002): Ressourcenorientierte Fragen zur familiären Ritual-Geschichte. In: Vogt-Hillmann, M., Burr, W. (Hrsg.): *Lösungen im Jugendstil.* Dortmund (Borgmann), S. 345–359.

Duhl, F., Kantor, D., Duhl, B. (1973): Learning space and action in family therapy: A primer of sculpting. In: Bloch, D. (Hrsg.): *Techniques of family psychotherapy.* New York (Grune & Stratton), S. 167–183.

Duncan, R. (1972): *Selected writings of Mahatma Gandhi.* (1. Aufl. 1951). London (Fontana).

Durrant, M. (1995): *Creative strategies for school problems.* New York (Norton).

Dykstra, I. (2002): *Wenn Kinder Schicksal tragen.* München (Kösel-Verlag).

Efron, D., Rowe, B. (1987): *Strategic parenting manual.* London/Ont. (Journal of Strategic and Systemic Therapies).

Eikmann, E. (1980): Die Grenzen der Erinnerung überwinden. *Partnerberatung* 4, 189–191.

Ende, M. (1960): *Jim Knopf und Lukas der Lokomotovführer.* Stuttgart (Thienemann).

Ende, M. (1979): *Die unendliche Geschichte.* Stuttgart (Thienemann).

Engel, G. (1977): The need for a new medical model: A challenge for biomedicine. *Science* 196, 129–136.

Entin, A. (1981): The use of photographs and family albums in family therapy. In: Gurman, A. (Hrsg.): *Questions and answers in the practice of family therapy.* New York (Brunner/Mazel), S. 412–425.

Epstein, G. (1985): *Wachtraumtherapie. Der Traumprozess als Imagination.* Stuttgart (Klett-Cotta).

Erickson, M. H., Rossi, E., Rossi, S. L. (1978): Hypnose. Induktion, therapeutische Anwendung, Beispiele. 6. Aufl. 2004. Stuttgart (Klett-Cotta Leben Lernen).

Farmer, C. (1995): *Psychodrama and systemic therapy*. London (Karnac).

Farrelly, F., Brandsma, J. M. (1974): *Provocative therapy*. Cupertino (Meta Pulications). Dt. (1986): *Provokative Therapie*. Berlin u. a. (Springer).

Feldenkrais, M. (1978): *Bewußtheit durch Bewegung. Der aufrechte Gang*. Frankfurt a. M. (Suhrkamp).

Felitti, V. J., Anda, R. F., Nordenberg, D., Williamson, D. F. Spitz, A. M., Edwards, V., Koss, M. P., Marks, J. S. (1998): Relationship of childhood abuse and household dysfunction to many of the leading causes of death in adults. *American Journal of Preventive Medicine* 14, 245–258.

Fellner, C. (1976): The use of teaching stories in conjoint family therapy. *Family Process* 15, 427–431.

Ferber, A., Mendelsohn, M., Napier, A. (Hrsg.) (1972): *The book of family therapy*. New York (Jason Aronson).

Fiese, B., Hooker, K. A., Kotary, L., Schagler, J., Rimmer, M. (1995): Family stories in the early stages of parenthood. *Journal of Marriage and the Family* 75, 763–770.

Fisch, R., Weakland, J. H., Segal, L. (1982): The tactics of change. San Francisco (Jossey Bass). Dt. (1987): *Strategien der Veränderung*. (3. Aufl. 1996) Stuttgart (Klett-Cotta).

Fischer, L., Anderson, A., Jones, J. (1982): Formen paradoxer Interventionen und Indikationen/Gegenindikationen für ihren Einsatz in der klinischen Praxis. *Familiendynamik* 7, 96–112.

Fisher, B., Gibblin, P., Hoopes, M. (1982): Healthy family functioning: What therapists say and what families want. *Journal of Marital and Family Therapy* 1982, 273–284.

Fishman, C. (1988): *Treating troubled adolescents*. New York (Basic Books).

Fivaz-Depeursinge, E., Corboz-Warney, A. (2001): *Das primäre Dreieck*. Heidelberg (Carl-Auer-Systeme Verlag).

Fleuridas, C., Nelson, T., Rosenthal, D. (1986): The evolution of circular questioning. Training family therapists. *Journal of Marital and Family Therapy* 12, 113–127.

Ford, G., Ward-Wimmer, D. (2001): Playback theatre. In: Kaduson, H., Schaefer, C. (Hrsg.): *101 more favorite play therapy techniques*. New York (Jason Aronson), S. 390–394.

Ford Sori, C. (2006): *Engaging children in family therapy. Creative approaches to integrating theory and research in clinical practice*. New York (Routledge).

Ford Sori, C., Hecker, L. (2003): *The therapist's notebook for children and adolescents*. New York u. a. (Haworth Clinical Practice Press).

Ford Sori, C., Sprenkle, D. H. (2004): Training family therapists to work with children and families: A modified delphi study. *Journal of Marital and Family Therapy* 30, 470–495.

Fraenkel, P. (2000): The time crunch. In: Ackerman Faculty (Hrsg.): *Family matters. A guide to parenting*. New York (Ackerman Institute for the Family), S. 107–110

Fraenkel, P., Shannon, M. (1999): *Multiple family discussion group manual: Family support from welfare to work program (Fresh Start for Families) for survivors of domestic violence*. Unveröffentlichtes Manual. New York (Ackerman Institute for the Family).

Framo, J. (1965): Rationale and techniques of intensive family therapy. In: Boszormenyi-Nagy, I., Framo, J. (Hrsg.): *Intensive family therapy*. Hagerstown (Harper & Row), S. 143–212.

Frank, J. (1961): *Persuasion and healing*. Baltimore (John Hopkins University Press).

Franz, M. (2006): Traumatische Kindheit – ihre Folgen für das Erwachsenenleben. *Psychotherapie im Dialog* 7, 83–88.

Freeman, J., Epston, D., Lobovits, D. (2000): *Ernsten Problemen spielerisch begegnen. Narrative Therapie mit Kindern und ihren Familien*. Dortmund (Verlag Modernes Lernen).

Frei, H. (o. J.): *Jeux dramatique mit Kindern II. Ausdrucksspiel aus dem Erleben*. Bern (Zytglogge Verlag).

Friedrich, S., Friebel, V. (1989): *Entspannung für Kinder*. Reinbek b. Hamburg (Rowohlt).

Fröhlich-Gildhoff, K. (2006): Die Kraft des Spiel(ens) – Personenzentrierte Psychotherapie mit Kindern. *Psychotherapie im Dialog* 7, 42–48.

Fulweiler, C. (1967): No man's land. An interview with Charles R. Fulweiler. In: Haley, J., Hoffman, L. (Hrsg.): *Techniques of family therapy*. New York (Basic Books), S. 3–96.

Gach, M. R. (1979). *Shiatsu*. Berkeley (Acupressure Workshop).

Gadamer, H.-G. (1999): Erziehen heißt sich erziehen. Vortrag am 19.9.1999 in Heidelberg.

Gallo-Lopez, L. (2000): A creative play therapy approach to the group treatment of young sexually abused children. In: Kaduson, H., Schaefer, C. (Hrsg.): *Short-term play therapy for children*. S. 269–295.

Gammer, C. (2007): *Die Stimme des Kindes in der Familientherapie*. Heidelberg (Carl-Auer-Systeme Verlag).

Gardner, H. (1993): *Multiple intelligences. The theory in practice*. New York (Basic Books).

Gardner, R. (1970): Die Technik des wechselseitigen Geschichtenerzählens bei der Behandlung eines Kindes mit psychogenem Husten. *Fortschritte der Psychoanalyse* 4, 159–173.

Gardner, R. (1971): *Therapeutic communication with children*. New York (Science House).

Gardner, R. (1993a): Checkers. In: Schaefer, C., Cangelosi, D. (Hrsg.): *Play therapy techniques*. Northvale (Jason Aronson), S. 247–262.

Gardner, R. (1993b): The mutual story telling technique. In: Schaefer, C., Cangelosi, D. (Hrsg.): *Play therapy techniques*. Northvale (Jason Aronson), S. 199–209.

Garfield, P. (1974): *Creative dreaming*. New York (Ballantine).

Gehring, T. M. (1998): *Familiensystemtest/FAST: Manual*. Weinheim (Beltz).

Gelcer, E., Schwartzbein, D. (1989): A Piagetian view of family therapy: Selvini-Palazzoli and the invariant approach. *Family Process* 28, 439–456.

Gil, E. (1991): *The healing power of play. Working with abused children*. New York (Guilford). Dt.: (1993): *Die heilende Kraft des Spiels. Spieltherapie mit mißbrauchten Kindern*. Mainz (Matthias-Grünewald-Verlag).

Gil, E. (1994): *Play in family therapy*. New York (Guilford).

Gilligan, C. (1982): *In a different voice*. Cambridge (Harvard University Press).

Gilligan, S. (1995): Rituelle Übergänge in neue Identitäten. *Hypnose und Kognition* 12, 25–39.

Görlitz, G. (2004): *Psychotherapie für Kinder und Jugendliche*. 2. Aufl. 2005. Stuttgart (Klett-Cotta Leben Lernen).

Görlitz, G. (2005): *Psychotherapie für Kinder und Familien*. Stuttgart (Klett-Cotta Leben Lernen).

Goetze, H. (2002): *Handbuch der personenzentrierten Spieltherapie*. Göttingen (Hogrefe).

Goldstein, N., Quast, M. (2003): *Hyperaktiv – na und? Yoga-Übungen für überaktive Kinder*. Dortmund (Verlag Modernes Lernen).

Goll-Kopka, A. (2000): Tanz- und bewegte Systeme. Ein Werkstattbericht zur Integration von Tanz- und Bewegungstherapie und Familientherapie. *Zeitschrift für Tanztherapie* 3, 8–13.

Goll-Kopka, A. (2004): Jedes Kind hat eine Familie – Formen der ressourcenorientierten Familienarbeit in einem Soziapädiatrischen Zentrum. *Kontext* 35, 21–42.

Gordon, D. (1996): *Therapeutische Metaphern*. Paderborn (Junfermann).

Gottman, J. M., Katz, L (1989): Effects of marital discord on young children's peer interaction and health. *Developmental Psychology* 25, 373–381.

Goulding, M. (1985): *Who has been living in your head?* Watsonville (WGFT Press) Dt.: (2000) *Kopfbewohner oder: Wer bestimmt dein Denken?* Paderborn (Junfermann).

Grabbe, M. (2001): Kooperation mit kleinen Kindern in Therapie und Beratung. In: Schlippe, A.v., Lösch, G., Hawellek, C. (Hrsg.): *Frühkindliche Lebenswelten und Erziehungsberatung: Die Chancen des Anfangs*. Weinheim (Beltz), S. 220–240.

Grawe, K. (1995): Grundriß einer Allgemeinen Psychotherapie. *Psychotherapeut* 40, 130–145.

Grawe, K., Donati, R., Bernauer F. (1994): *Psychotherapie im Wandel. Von der Konfession zur Profession.* Göttingen (Hogrefe).

Grawe, K., Grawe-Gerber, M. (1999): Ressourcenaktivierung – Ein primäres Wirkprinzip der Psychotherapie. *Psychotherapeut* 44, 63–73.

Green, R.-J., Herget, M. (1991): Outcomes of systemic/strategic team consultation: III. The importance of therapist warmth and active structuring. *Family Process* 30, 321–336.

Greene, R. W. (2001): *The explosive child.* New York (Quill).

Grinder, J., Bandler, R. (1976): *The structure of magic II. A book about communication & change.* Palo Alto (Science and Behavior Books). Dt. (1982): *Kommunikation und Veränderung. Die Struktur der Magie II.* Paderborn (Junfermann).

Grunebaum, H., Chasin, R. (1978): Relabeling and reframing reconsidered: The beneficial effects of a pathological label. *Family Process* 17, 449–455.

Günter, M. (2003): *Psychotherapeutische Erstinterviews mit Kindern. Winnicotts Squiggle-Technik in der Praxis.* Stuttgart (Klett-Cotta).

Guerney, L. F., Guerney, B. (1989): Child relationship enhancement: Family therapy and parent education. *Person Centered Review* 4, 334–357.

Guldner, C. A. (1982): Multiple family psychodramatic therapy. *Journal of Group Psychotherapy, Psychodrama, and Sociometry* 35, 47–56.

Gutsche, S., Walker, S. (1989): Treatment of encopresis using a modification to Michael White's approach. *Journal of Strategic and Systemic Therapies* 8, 60–69.

Hain, P. (2001): *Das Geheimnis therapeutischer Wirkung.* Heidelberg (Carl-Auer-Systeme Verlag).

Haley, J. (1976): *Problem-solving therapy.* San Franscisco (Jossey Bass). Dt. (1977): *Direktive Familientherapie.* München (Pfeiffer).

Haley, J. (1978): *Gemeinsamer Nenner Interaktion.* München (Pfeiffer).

Haley, J. (1987) Psychotherapy – a new phenomenon. In: Zeig, J. (Hrsg.): *The evolution of psychotherapy conference.* New York (Brunner/Mazel), S. 17–28. Dt. (1991): Therapie – ein neues Phänomen. In: Zeig, J. (Hrsg.): *Psychotherapie. Entwicklungslinien und Geschichte.* Tübingen (dgvt-Verlag), S. 60–78.

Haley, J. (1988): *Ablösungsprobleme Jugendlicher. Familientherapie – Beispiele – Lösungen.* München (Pfeiffer).

Haley, J. (1989): *Ordeal-Therapie.* Hamburg (ISKO Press).

Haley, J. (1996): *Learning and teaching family therapy.* New York (Guilford).

Hanna, T. (1990): *Beweglich sein ein Leben lang. Die heilsame Wirkung körperlicher Bewußtheit.* München (Kösel).

Hanney, L., Kozlowska, K. (2002): Healing traumatized children: Creating illustrated storybooks in family therapy. *Family Process* 41, 37–63.

Hansen, H. (2007): *A bis Z der Interventionen in der Paar- und Familientherapie.* Stuttgart (Klett-Cotta Leben Lernen).

Healey, J. M. (2004): Early television exposure and subsequent attention problems in children. *Pediatrics* 113, 917–918.

Hennig, C., Knödler, U. (1987): *Problemschüler – Problemfamilien. Ein praktisches Lehrbuch zum systemischen Arbeiten mit schulschwierigen Kindern.* (2. Auflage 2000). Weinheim (PVU).

Hildenbrand, B., Jahn, W. (1988): »Gemeinsames Erzählen« und Prozesse der Wirklichkeitskonstruktion in familientherapeutischen Gesprächen. *Zeitschrift für Soziologie* 17, 203–217.

Hobday, A., Ollier, K. (1999): *Creative therapy with children & adolescents.* Atascadero (Impact Publisher).

Hoffman, L. (1976): Breaking the homeostatic cycle. In: Guerin, P. E. (Hrsg.): *Family therapy. Theory and practice*. New York (Gardner Press), S. 501–519.

Hoffman, L. (1982): *Grundlagen der Familientherapie*. Hamburg (ISKO Press).

Holtz, K. (2000): Rituale in der hypnotherapeutischen Arbeit mit Kindern und Jugendlichen. In: Holtz, K., Mrochen, S., Nemetschek, P., Trenkle, B. (Hrsg.): *Neugierig aufs Großwerden*. Heidelberg (Carl-Auer-Systeme Verlag), S. 228–225.

Holtz, K. (2006): Was Kinder alles können – Kompetenz-, Resilienz- und Salutogeneseforschung. *Psychotherapie im Dialog* 7, 89–93.

Holtz, K. (o. J.): Literatur zur Kindertherapie. http://www.ph-heidelberg.de/wp/holtz/Kind Lit.htm

Holtz, K., Mrochen, S. (2005): *Einführung in die Hypnotherapie mit Kindern und Jugendlichen*. Heidelberg (Carl-Auer-Systeme Verlag).

Holtz, K., Eberle, G., Hillig, A., Marker, K. R. (1998): *Das Heidelberger Kompetenz-Inventar für geistig Behinderte (HKI). Handbuch*. 4. Aufl. Heidelberg (Universitätsverlag C. Winter).

Hubert, C., Vogt-Hillmann, M. (2002): Ressourcenorientierte Gruppentherapie mit Kindern und Jugendlichen. In: Vogt-Hillmann, M., Burr, W. (Hrsg.): *Lösungen im Jugendstil*. Dortmund (Borgmann), S. 373–386.

Hüther, G. (2006): *Die Macht der inneren Bilder*. 3. Aufl. Göttingen (Vandenhoek & Ruprecht).

Hungerige, H., Borg-Laufs, M. (2001): Rollenspiel. In: Borg-Laufs, M. (Hrsg.): *Lehrbuch der Verhaltenstherapie mit Kindern und Jugendlichen*. Bd. 2: *Interventionsmethoden*. Tübingen (dgvt-Verlag), S. 247–299.

Hulse, W. C. (1951): The emotionally disturbed child draws its family. *Quarterly Journal of Child Behavior* 3, 152–174.

Imber-Black, E. (1986): Toward a resource model of family functioning. In: Karpel, M. A. (Hrsg.): *Family resources: The hidden partner in family therapy*. New York (Guilford), 148–174.

Imber-Black, E. (1988): Ritual themes in families and family therapy. In: Imber-Black, E., Roberts, J., Whiting, R. (Hrsg.): *Rituals in families and family therapy*. New York (Norton), S. 47–83.

Imber-Black, E. (1990): Rituale des Heilens und des Feierns. *System Familie* 3, 237–250.

Imber-Black, E. (1992): *Familien und größere Systeme*. Heidelberg (Carl-Auer-Systeme Verlag).

Imber-Black, E. (1993): The giving of gifts – a therapeutic ritual. In: Nelson, T. H., Trepper, T. (Hrsg.): *101 interventions in family therapy*. New York (Haworth Press), S. 120–125.

Imber-Black, E. (2000): Celebrating the family: The importance of rituals. In: Ackerman Faculty (Hrsg.): *Family matters. A guide to parenting*. New York (The Ackerman Institute for the Family), S. 34–38.

Imber-Black, E., Roberts, J., Whiting, R. (1988) (Hrsg.): *Rituals in families and family therapy*. New York (Norton).

Imber-Coppersmith, E. (1982): From hyperactive to normal but naughty: A multisystem partnership in delabeling. *International Journal of Family Psychiatry* 3, 131–144.

Irwin, E. C. (1983): The diagnostic and therapeutic use of pretend play. In: Schaefer, C., O'Conner, K. J. (Hrsg.): *Handbook of play therapy*. New York (Wiley), S. 148–173.

Irwin, E. C. (1993): Using puppets for assessment. In: Schaefer, C., Cangelosi, D. (Hrsg.): *Play therapy techniques*. Northvale (Jason Aronson), S. 69–81.

Irwin, E., Malloy, E. (1975): Family puppet interview. *Family Process* 14, 179–191.

Isaacs, M., Montalvo, B., Abelsohn, D. (1986): *The difficult divorce. Therapy for children and families*. New York (Basic Books).

Jackson, D. (1973): *Therapy, communication, and change*. (Human Communication, Bd. 2.) Palo Alto (Science and Behavior Books).

James, B. (1989): *Treating traumatized children: New insights and creative interventions*. Lexington (Lexington Publisher).

Jefferson, C. (1978): Some notes on the use of family sculpture in therapy. *Family Process* 17, 69–76.

Jellouschek, H. (1996): *Mit dem Beruf verheiratet*. Stuttgart (Kreuz Verlag)

Jernberg, A. M. (1987): *Theraplay: Eine direktive Spieltherapie*. Stuttgart (G. Fischer).

Johnson, S. (2004): *The practice of emotionally focussed couples therapy*. New York (Brunner-Routledge).

Kaduson, H., Schaefer, C. (Hrsg.) (1997): *101 favorite play therapy techniques*. New York (Jason Aronson).

Kaduson, H., Schaefer, C. (2000): *Short-term play therapy for children*. New York (Guilford).

Kaduson, H., Schaefer, C. (Hrsg.) (2001): *101 more favorite play therapy techniques*. Lanham (Jason Aronson).

Kafka, F. (1976): Kleine Fabel. In: Ders.: *Sämtliche Erzählungen*. Hrsg. von P. Raabe. Frankfurt a. M. (Fischer Taschenbuch Verlag), S. 320.

Kalff, D. M. (1966): *Sandspiel. Seine therapeutische Wirkung auf die Psyche*. Zürich, Stuttgart (Rascher Verlag).

Kaminski, G. (1976): *Umweltpsychologie – Perspektiven, Praxis, Probleme*. Stuttgart (Klett-Cotta).

Kanfer, F. (1989): persönliche Mitteilung.

Kantor, D., Lehr, W. (1975): *Inside the family*. San Francisco (Jossey Bass).

Karpel, M. A. (1986): *Family resources: The hidden partner in family therapy*. New York (Guilford).

Kaslow, F. W. (1996): *Handbook of relational diagnosis and dysfunctional family patterns*. Chichester (Wiley & Sons).

Kaslow, F. W., Friedman, J. (1977): Utilization of family photos and movies in family therapy. *Journal of Family and Marriage Counseling* 3, 19–27.

Kast, V. (1991): *Imagination als Raum der Freiheit*. Olten (Walter-Verlag).

Keim, I., Lentine, J., Keim, J., Madanes, C. (1987): Strategies for changing the past. *Journal of Strategic and Systemic Therapy* 6, 2–17.

Keim, J. P. (1993): Triangulation and the art of negotiation. *Journal of Systemic Therapies* 12, 76–87.

Keith, D., Whitaker, C. (1981): Play therapy: A paradigm for work with families. *Journal of Marital and Family Therapy* 7, 244–254.

Kelley, G. (1955): *The psychology of personal constructs*. Bd. II.: *Clinical diagnosis and psychotherapy*. New York (Norton).

Kempler, W. (1974): *Principles of gestalt family therapy*. Costa Mesa (The Kempler Institute).

Kilian, H. (1990): Psychodiagnostik als Möglichkeit für systemische Intervention? Einige Gedanken zu Tests und systemischem Ansatz. *Praxis der Kinderpsychologie und Kinderpsychiatrie* 39, 300–305.

King, B. (2000): Frau Meier, die Trauergiraffe. Ein Konzept zur Arbeit mit Handspielpuppen vor dem Hintergrund systemischer Ideen. *Zeitschrift für systemische Therapie* 18, 216–223.

Kos, M., Biermann, G. (1984): *Die verzauberte Familie*. München (Reinhardt).

Klemenz, B. (2003): *Ressourcenorientierte Diagnostik und Intervention bei Kindern und Jugendlichen*. Tübingen (dgvt-Verlag).

Kowatschek, D. (1997): *»Ich kann ruhig sein.« Übungen zur Entspannung von Kindern*. Dortmund (Borgmann).

Krause, R., Echelmeyer, L. (1981): Analyseebenen im diagnostisch-therapeutischen Prozess. In: Bommert, H., Hockel, M. (Hrsg.): *Therapieorientierte Diagnostik*. Stuttgart (Kohlhammer), S. 94–114.

Krüger, A., Reddemann, L. (2007). *Psychodynamisch Imaginative Traumatherapie für Kinder und Jugendliche. PITT-KID – Das Manual.* Stuttgart (Klett-Cotta)

Kröger, F., Hendrischke, A., McDaniel, S. (2000): *Familie, System und Gesundheit.* Heidelberg (Carl-Auer-Systeme Verlag).

Kritzberg, N. (1975): *The structured therapeutic game method of child analytic psychotherapy.* Hicksville, NY (Exposition Press).

Kwiatowski, H. Y. (1967): Family art therapy. *Family Process* 6, 33–57.

Lakoff, G., Johnson, M. (1980): *Metaphors we live by.* Chicago (University of Chicago Press).

Lakoff, G., Johnson, M. (1999): *Philosophy in the flesh: The embodied mind and its challenge to western thought.* New York (Harper Collins).

Landau, J., Garrett, J. (2006): *Invitational intervention: A step by step guide for clinicians helping families engage resistant substance abusers in treatment.* Charleston (BookSurge Publishing).

Landgarten, H. (1991): *Kunsttherapie als Familientherapie.* Karlsruhe (Gerardi).

Landgarten, H. (1994): Family art therapy. In: Schaefer, C., Carey, L. (Hrsg.): *Family play therapy.* Lanham (Jason Aronson), S. 221–233.

Lazarus, A. (1993): *Innenbilder.* München (Pfeiffer-Verlag).

Leben, N. Y. (1997): The yarn drawing game. In: Kaduson, H., Schaefer, C. (Hrsg.): *101 favorite play therapy techniques.* New York (Jason Aronson), S. 64–66.

Lebow, J. (2005): *Handbook of clinical family therapy.* New York (Wiley).

Lebow, J. (2006): *Research for the psychotherapist. From science to practice.* New York (Routledge).

Levenson, R., Herman, J. (1993): Role playing. In: Schaefer, C., Cangelosi, D. (Hrsg.): *Play therapy techniques.* Northvale (Jason Aaronsen), S. 225–236.

Leveton, E. (1991): The use of doubling to counter resistance in family and indivual therapy. *The Arts in Psychotherapy* 18, 241–249.

Li-Tsang, C. W. P., Yau, M. K., Yuen, H. K. (1999): Adjustment and adaptation in parents of children with developmental disability in two-parent families: A review of the characteristics and attributes. *The British Journal of Developmental Disabilities* 45, 38–51.

Liddle, H. A. (1993): Engaging adolescents in family therapy: Some early phase skills. In: Nelson, T., Trepper, T. (Hrsg.): *101 interventions in family therapy.* New York (Harworth Press), S. 389–398.

Linesch, D. E. (1993): *Art therapy with families in crisis: Overcoming resistance through nonverbal expression.* New York (Brunner/ Mazel).

Lösel, F., Bender, D. (1999): Von generellen Schutzfaktoren zu differentiellen protektiven Prozessen. In: Opp, G., Fingerle, M., Freytag, A. (Hrsg.): *Was Kinder stärkt. Erziehung zwischen Risiko und Resilienz.* München (Reinhardt), S. 37–48.

Lowe, L. H. (1997): Scribble art. In: Kaduson, H., Schaefer, C. (Hrsg.): *101 favorite play therapy tecnniques.* New York (Jason Aronson), S. 121–124.

Lowenstein, L. (2003): *Creative interventions for troubled children & youth.* Toronto (Champion Press).

Ludewig, K. (1992): *Systemische Therapie. Grundlagen klinischer Theorie und Praxis.* Stuttgart (Klett-Cotta).

Ludewig, K., Wilken., U. (Hrsg.) (2000): *Das Familienbrett: Ein Verfahren für die Forschung und Praxis mit Familien und anderen sozialen Systemen.* Göttingen (Hogrefe).

Maar, P. (1984). *Lippels Traum.* Hamburg (Oetinger).

Madanes, C. (1980): Protection, paradox, and pretending. *Family Process,* 19, 73–85. Dt. (1981): Beschützen, Paradox und So-tun-als-ob. *Familiendynamik* 6, 208–224.

Madanes, C. (1981): *Strategic family therapy.* San Franscico (Jossey-Bass).

Madanes, C. (1989): *Hinter dem Einweg-Spiegel.* Hamburg (ISKO-Press).

Madanes, C. (1997): *Sex, Liebe und Gewalt*. Heidelberg (Carl-Auer-Systeme Verlag).

Madanes, C., Dukes, J., Harbin, H. (1980): Familiäre Bindungen von Heroinabhängigen. *Familiendynamik* 6, 24–43.

Madsen, W. C. (1998): Attitude as an intervention. In: Nelson, T. H., Trepper, T. (Hrsg.): *101 interventions in family therapy*. New York (Haworth Press), S. 27–32.

Maisel, R., Epston, D., Borden, A. (2004): *Biting the hand that starves you. Inspiring resistance to anorexia/bulimia*. New York (Norton).

Marcus, I. M. (1966): Costume play therapy: The exploration of a method for stimulating imaginative play in older children. *Journal of the American Adacemy of Child Psychiatry* 5, 441–452.

Marcus, I. M. (1993): Costume play therapy. In: Schaefer, C., Cangelosi, D. (Hrsg.): *Play therapy techniques*. Northvale (Jason Aronson), S. 91–100.

Markowitz, I., Taylor, G., Bokert, E. (1968): Dream discussion as a means of reopening blocked familial communication. *Psychotherapy and Psychosomatics* 1968, 348–365.

Mason, B. (2005): Relational risk-taking and the training of supervisors. *Journal of Family Therapy* 27, 298–301.

McCarrick Wuerker, A. (1994): Relational control patterns and expressed emotion in families of persons with schizophrenia and bipolar disorder. *Family Process* 33, 389–407.

McDaniel, S., Hepworth, J. Doherty, W. (1997): *Familientherapie in der Medizin*. Heidelberg (Carl-Auer-Systeme Verlag).

McGoldrick, M., Gerson, R. (1990): *Genogramme in der Familienberatung*. Bern (Huber).

McFarlane, W. R., Lukens, E., Link, B., Dushay, R., Deakins, S. A., Newmark, M., Dunne, E. J., Horen, B., Toran, J. (1995): Psychoeducational multiple family therapy groups: Four year relapse out-come in schizophrenia. *Family Process* 34, 127–144.

McHale, S., Pawletko, T. M. (1992): Differential treatment of siblings in two family contexts. *Child Development* 63, 68–81.

Mills, J. C. (2001): Dreaming pots: A natural healing approach for helping children with fears and trauma. In: Kaduson, H., Schaefer, C. (Hrsg.): *101 more favorite play therapy techniques*. Lanham (Jason Aaronson), S. 152–158.

Mills, J., Crowley, R. J. (1986): *Therapeutic metaphors for children and the child within*. New York (Brunner/ Mazel). Dt. (1996): *Therapeutische Metaphern für Kinder und das Kind in uns*. Heidelberg (Carl-Auer-Systeme Verlag).

Minuchin, P. (1985): Families and individual development: Provocations from the field of family therapy. *Child Development* 56, 289–302.

Minuchin, P., Colapinto, J., Minuchin, S. (2000): *Verstrickt im sozialen Netz*. Heidelberg (Carl-Auer-Systeme Verlag).

Minuchin, S. (1977): *Familie und Familientherapie*. Freiburg (Lambertus Verlag).

Minuchin, S. (1983): Der Aufbau einer therapeutischen Wirklichkeit. In: Kaufman, E., Kaufmann, P. (Hrsg.): *Familientherapie bei Alkohol- und Drogenabhängigkeit*. Freiburg (Lambertus-Verlag),

Minuchin, S. (1984): *Family kaleidoscope*. Cambridge (Harvard University Press). Dt: (1988): *Familienkaleidoskop. Bilder von Gewalt und Heilung*. Reinbek b. Hamburg (Rowohlt).

Minuchin, S. (2004): *Conference with Salvador Minuchin* (Videoband). In Zusammenarbeit mit Bernhard Trenkle und dem Milton Erickson Institut Rottweil. Heidelberg 23.–25. 5. 2003. Dortmund (Video-Cooperative Ruhr).

Minuchin, S., Chamberlain, P., Goodman, J. (1967): A project to teach learning skills to disturbed delinquent children. *American Journal of Orthopsychiatry* 37, 634–643.

Minuchin, S., Fishman, C. (1983): *Praxis der strukturellen Familientherapie*. Freiburg (Lambertus Verlag).

Minuchin, S., Nichols, M. (1993): *Familie. Die Kraft der positiven Bindung. Hilfe und Heilung durch Familientherapie.* München (Kindler-Verlag).

Minuchin, S., Nichols, M., Lee, W.-Y (2006): *Assessing families and couples: From symptom to system.* Boston (Allyn & Bacon).

Molnar, A., de Shazer, S. (1987): Solution-focused therapy: Toward the identification of therapeutic tasks. *Journal of Marital and Family Therapy* 13, 349–358.

Montada, L. (1995): Die geistige Entwicklung aus der Sicht Jean Piagets. In: Oerter, R., Montada, L. (Hrsg.): Entwicklungspsychologie. Weinheim (Beltz/PVU), S. 518–560.

Montalvo, B., Haley, J. (1973): In defence of child therapy. *Family Process* 12, 227–244.

Moreno, J. (1946): *Psychodrama.* Bd. 1. New York (Beacon House).

Morrison, J. K. (1981): The use of imaginary techniques in family therapy. *American Journal of Family Therapy* 9, 52–56.

Mortimer, D. A. (2001): The use of toy animals to reveal family relationships. In: Kaduson, H., Schaefer, C. (Hrsg.): *101 more favorite play therapy techniques.* Lanham (Jason Aronson), S. 331–336.

Moynihan, S. (1974): Home visits for family treatment. *Social Casework* 55, 712–717.

Mrochen, S. (1993): Das RMI-Konzept (Relaxed Mental Imagery). Hypnosetherapie bei der Behandlung kindlicher Verhaltensstörungen – dargestellt am Beispiel Enuresis. In: Mrochen, S., Holtz, K.-L., Trenkle, B. (Hrsg.): *Die Pupille des Bettnässers.* Heidelberg (Carl-Auer-Systeme Verlag), S. 117–153.

Mrochen, S., Bierbaum, H. (1993): Einige Grundlagen der Kinderhypnose. In: Mrochen, S., Holtz, K., Trenkle, B. (Hrsg.): *Die Pupille des Bettnässers.* Heidelberg (Carl-Auer-Systeme Verlag), S. 13–29.

Mrochen, S., Bierbaum-Luttermann, H. (2000): Beziehungsaufbau und Rapport mit Kindern. In: Holtz, K. H., Mrochen, S., Nemetschek, P., Trenkle, B. (Hrsg.): *Neugierig aufs Großwerden.* Heidelberg (Carl-Auer-Systeme Verlag), S. 55–74.

Mücke, K. (1998): *Systemische Beratung und Psychotherapie.* Berlin (Ökosysteme Verlag).

Müller, B., Hornig, S., Retzlaff, R. (2006): Kohärenz und Ressourcen in Familien von Kindern mit Rett-Syndrom. *frühförderung interdiziplinär* 26, 3–14.

Müller, E. (1983): *Du spürst unter deinen Füßen das Gras. Autogenes Training in Phantasie- und Märchenreisen. Vorlesegeschichten.* Frankfurt a. M. (Fischer-Verlag).

Müller, E. (1985): *Auf der Silberstraße des Mondes. Autogenes Training mit Märchen zum Entspannen und Träumen.* Frankfurt a. M. (Fischer-Verlag).

Müller, F.-W. (1993): Der Prinz, der das Laufen verlernte. In: Hahn, K., Müller, F.-W. (Hrsg.): *Systemische Erziehungs- und Familienberatung.* Mainz (Matthias-Grünewald-Verlag), S. 80–82.

Nardone, P. (1997): *Systemische Kurzzeittherapie bei Zwängen und Phobien.* Bern (Huber).

Nardone, G. (2003): *Systemische Kurzzeittherapie bei Essstörungen.* Bern (Huber).

Nemetschek, P. (2000): »Wenn ich mal groß bin!« Alltagstrance und familientherapeutisches Arbeiten mit Kindern und Eltern. In: Holtz, K., Mrochen, S., Nemetschek, P., Trenkle, B. (Hrsg.): *Neugierig aufs Großwerden.* Heidelberg (Carl-Auer-Systeme Verlag), S. 114–172.

Nemetschek, P. (2006): *Systemische Familientherapie mit Kindern, Jugendlichen und Eltern. Lebensfluss-Modelle und analoge Methoden.* Stuttgart (Klett-Cotta).

Neumann, W. (2004): Das »Familienbrett« als methodisches Hilfsmittel bei der »Spurensuche als psychologische Erinnerungsarbeit«. *Kontext* 34, 247–260.

Nichols, M. (1984): *Family therapy.* New York (Gardner Press).

Nichols, M., Schwartz, R. (2004): *Family therapy: Concepts & methods.* Boston (Allyn & Bacon).

Nickerson, E. (2001): Super me! In: Kaduson, H., Schaefer, C. (Hrsg.): *101 more favorite play therapy techniques*. New York (Jason Aronson), S. 25–28.

Oaklander, V. (1969): *Windows to our children*. Moab (Real People Press). Dt. (2004): *Gestalttherapie mit Kindern und Jugendlichen*. 13. Aufl. Stuttgart (Klett-Cotta).

O'Connor, J. (1983): Why can't I get hives: Brief strategic therapy with an obsessional child. *Family Process* 22, 201–209.

O'Connor, J., Hoorwitz, A. (1988): Imitative and contagious magic in the therapeutic use of rituals with children. In: Imber-Black, E., Roberts, J., Whiting, R. (Hrsg.): *Rituals in families and family therapy*. New York (Norton), S. 135–157. Dt. (1993): Imitierende und ansteckende Zauberei bei der Verwendung von Ritualen in der Therapie mit Kindern In: Imber-Black, E., Roberts, J., Whiting, R. (Hrsg.): *Rituale: Rituale in Familien und Familientherapie*. Heidelberg (Carl Auer-Systeme-Verlag), S. 182–210.

Omer, H., Schlippe, A. v. (2004): *Autorität durch Beziehung*. Göttingen (Vandenhoeck & Ruprecht).

Ornstein, R. (1976): *Die Psychologie des Bewußtseins*. Frankfurt a. M. (Fischer-Verlag).

Oster, G. D., Gould, P. (1987): *Using drawings in assessment and therapy*. New York (Brunner/Mazel).

Ostrander, S., Schroeder, L., Ostrander, N. (1994): *Superlearning*. New York (Dell).

Papp, P. (1980): The Greek chorus and other techniques of paradoxical therapy. *Family Process* 19, 45–57.

Papp, P. A., Imber-Black, E. (1996): Familienthemen: Übergänge und Wandel. *System Familie* 9, 12–21.

Papp, P., Silverstein, O., Carter, B. (1975): Family sculpting in preventive work with »well families«. *Family Process* 12, 197–212.

Patterson, J. M. (2002): Understanding family resilience. *Journal of Clinical Psychology* 58, 233–246.

Patterson, J. M., Garwick, A. W. (1994): Levels of meaning in family stress theory. *Family Process* 33, 287–304.

Patterson, J. M., Williams, I., Grauf-Grounds, C. Chamow, L. (1998): *Essential skills in family therapy: From the first interview to termination*. New York (Guilford).

Penn, P. (1983): Zirkuläre Fragen. *Familiendynamik* 8, 198–220.

Perrot, L. A. (1986): Using psychodramatic techniques in structural family therapy. *Contemporary Family Therapy* 8, 279–280.

Peter, B., Gerl, W. (1988): *Entspannung*. München (Mosaik-Verlag).

Petermann, F., Kusch, M. (1993): Imaginative Verfahren. In: Vaitl, D., Petermann, F. (Hrsg.): *Handbuch der Entspannungsverfahren*, Bd. I: *Grundlagen und Methoden*. Weinheim (PVU), S. 217–244.

Piaget, J. (1969): *Nachahmung, Spiel und Traum*. Stuttgart (Klett-Cotta).

Pichot, T., Coulter, M. (2007): *Animal assisted brief therapy*. New York (Haworth).

Pleyer, K. H. (2001): Systemische Spieltherapie – Kooperationswerkstatt für Eltern und Kinder. In: Rotthaus, W. (Hrsg.): *Systemische Kinder- und Jugendlichenpsychotherapie*. Heidelberg (Carl-Auer-Systeme Verlag), S. 125–159.

Pleyer, K.-H. (2004): »Parentale Hilflosigkeit« – ein systemisches Konstrukt für die therapeutische und pädagogische Arbeit mit Kindern. *Familiendynamik* 28, 467–491.

Pleyer, K.-H. (2006): Coaching für Eltern – unverzichtbarer Baustein in der systemischen Kindertherapie. In: Tsirigotis, C., Schlippe, A. v., Schweitzer, J. (Hrsg.): *Coaching für Eltern. Mütter, Väter und ihr »Job«*. Heidelberg (Carl-Auer-Systeme Verlag), S. 102–117.

Prest, L. A., Carruthers, W. K. (1991): The case of the sneaky sleep thief: White's externalizing technique within a broad strategic frame. *Journal of Strategic and Systemic Therapy* 10, 66–75.

Price, J. (1996): *Power and compassion*. New York (Norton).

Prior, M. (2006) *Beratung und Therapie optimal vorbereiten*. Heidelberg (Carl-Auer-Systeme Verlag).

Proshansky, H. M., Ittelsen, W. H., Rivlin, L. G. (Hrsg.) (1970): *Environmental psychology*. New York (Holt, Rinehart and Winston).

Rausch Herscovici, C. (2006): La sesión de comida, el recupero de peso y su interacción con la psicopatología de la anorexia nerviosa adolescente. *Vertex: Revista Argentina de Psiquiatría* 17 (65), 7–15.

Rauscher, K.-H. (2004): Aufstellungen mit Jugendlichen. *Systemische Aufstellungspraxis* 1, 14–17.

Ray, D., Bratton, S., Jones, L. (2001): The effectiveness of play therapy: Responding to the critics. *International Journal of Play Therapy* 10, 85–108.

Reddemann, L. (2004): *Psychodynamisch Imaginative Traumatherapie. PITT – das Manual*. Stuttgart (Pfeiffer bei Klett-Cotta) (4., erw. Aufl. 2007, Stuttgart: Klett-Cotta Leben Lernen).

Reich, G., Massing, A., Cierpka, M. (1996): Die Mehrgenerationenperspektive und das Genogramm. In: Cierpka, M. (Hrsg.): *Handbuch der Familiendiagnostik*. Berlin (Springer-Verlag), S. 223–258.

Reich, G., Massing, A., Cierpka, M. (2007): *Praxis der psychoanalytischen Familien- und Paartherapie*. Stuttgart (Kohlhammer).

Reiners, B. (2006): Kindorientierte Familientherapie. Eine neue Methode aus Skandinavien zur besseren Integration jüngerer Kinder in die Familientherapie. *Kontext* 37, 349–359.

Reinhardt, M. (2001): Systemische Kunsttherapie in Gruppen. In: Rotthaus, W. H. (Hrsg.): *Systemische Kinder- und Jugendlichenpsychotherapie*. Heidelberg (Carl-Auer-Systeme Verlag), S. 372–384.

Remer, R. (1986): Use of psychodramatic intervention with families: Change on multiple levels. *Journal of Group Psychotherapy, Psychodrama and Sociometry* 39, 13–29.

Resch, F. (1999). *Entwicklungspsychopathologie des Kindes- und Jugendalters. Ein Lehrbuch*. (2. Auflage) Weinheim (Beltz Psychologie Verlags Union)

Retzer, A. (1993): Zur Theorie und Praxis der Metapher. *Familiendynamik* 18, 125–145.

Retzlaff, R. (1985): *Zirkuläre Fragen*. Unveröffentlichte Diplomarbeit. Eberhardt-Karls-Universität Tübingen.

Retzlaff, R. (2002): Behandlungstechniken in der systemischen Familientherapie mit Kindern. *Praxis der Kinderpsychologie und Kinderpsychiatrie* 51, 792–810.

Retzlaff, R. (2005): Malen und kreatives Gestalten in der Systemischen Familientherapie *Praxis der Kinderpsychologie und Kinderpsychiatrie* 54, 19–36.

Retzlaff, R. (2006a): Systemische Therapie mit Kindern. *Psychotherapie im Dialog* 7, 16–21.

Retzlaff, R. (2006b): *Kohärenz und Resilienz in Familien von Kindern mit Behinderungen. Eine quantitative und qualitative Untersuchung*. Unveröffentlichte Dissertation. Universitätsklinik Heidelberg.

Retzlaff, R. (2007) Families of children with Rett syndrome: Stories of coherence and resilience. *Families, Systems, & Health* 25, 246–262.

Retzlaff, R., Brazil, S., Goll-Kopka, A. (2008): Multi-Familientherapie bei Kindern mit Teilleistungsfertigkeiten. *Praxis der Kinderpsychologie und Kinderpsychiatrie* 58, 346–361

Riley, S., Malchiodi, C. A. (1994): *Integrative approaches to family art therapy*. Chicago (Magnolia Street).

Ritscher, W. (2005). *Systemische Kinder- und Jugendhilfe*. Heidelberg (Carl-Auer-Systeme Verlag)

Ritterman, M. (1983): *Using hypnosis in family therapy.* San Franscisco (Jossey-Bass).

Robbins, M. S., Alexander, J. F., Newell, R. M., Turner, C. W. (1996). The immediate effect of reframing on client attitude in family therapy. *Journal of Family Psychology* 10, 28–34.

Roberts, J. (1993): Termination rituals. In: Nelson, T. H., Trepper, T. (Hrsg.): *101 interventions in family therapy.* New York (Haworth Press), S. 38–42.

Roberts, J. (2005): Transparency and self-disclosure in family therapy: Dangers and possibilities. *Family Process* 44, 45–63.

Robertson, M., Barford, F. (1970): Story-making in psychotherapy with a chronically ill child. *Psychotherapy: Theory, Research and Practice* 7, 104–107.

Rolland, J. S. (1994): *Families, illness and disability – an integrative treatment model.* New York (Basic Books).

Rosman, B., Minuchin, S., Liebman, R. (1975): Der »Familien-Lunch«. Eine Möglichkeit zur Einleitung einer Familientherapie bei Magersucht. *Familiendynamik* 1, 334–347.

Ross, P. T. (1977): A diagnostic technique for assessment of parent-child and family interaction patterns. The family puppet technique. *Family Therapy* 4, 129–142.

Roth, G. (1994): *Das Gehirn und seine Wirklichkeit. Kognitive Neurobiologie und ihre philosophischen Konsequenzen.* Frankfurt a. M. (Suhrkamp).

Rotthaus, W. (1999): *Wozu erziehen?* Heidelberg (Carl-Auer-Systeme Verlag).

Rotthaus, W. (2001) (Hrsg.): *Systemische Kinder- und Jugendlichenpsychotherapie.* Heidelberg (Carl-Auer-Systeme Verlag).

Rubin, J. (1978): *Child art therapy. Understanding and helping children grow through art.* New York (Van Nostrand Reinholdt).

Rubin, J., Magnussen, M.G. (1974): A family art evaluation. *Family Process* 13, 185–200.

Russell, R. (2003): *Dem Schmerz den Rücken kehren.* Paderborn: Junfermann.

Rutter, M. (1999): Resilience concepts and findings: Implications for family therapy. *Journal of Family Therapy* 21, 119–144.

Satir, V. (1964): *Conjoint family therapy.* Palo Alto (Science and Behavior Books). Dt. (1973): *Familienbehandlung. Kommunikation und Beziehung in Theorie, Erleben und Therapie.* Freiburg (Lambertus).

Satir, V. (1980): *Selbstwert und Kommunikation.* München (Pfeiffer-Verlag).

Satir, V. (1990): *Kommunikation, Selbstwert, Kongruenz.* Paderborn (Junfermann).

Schaefer, C., Cangelosi, D. (Hrsg.) (1993): *Play therapy techniques.* Northvale (Jason Aronson).

Schaefer, C., Carey, L. (Hrsg.) (1994): *Family play therapy.* Lanham (Jason Aronson).

Scheib, P., Wirsching, M. (2004): *Paar- und Familientherapie. Leitlinie und Quellentext.* Stuttgart, New York (Schattauer).

Schiepek, G., Cremers, S. (2003): Ressourcenorientierung und Ressourcendiagnostik in der Psychotherapie. In: Schemmel, H., Schaller, J. (Hrsg.): *Ressourcen.* Tübingen (dgvt-Verlag), S. 147–194.

Schleiner-Tietze, U. (2004): Familienstellen mit Kindern und Eltern. *Praxis der Systemaufstellung* 1, 60–63.

Schlippe, A. v., El Halchimi, M., Jürgens, G. (2004): *Multikulturelle systemische Praxis. Ein Reiseführer für Beratung, Therapie und Supervision.* 2. Aufl. Heidelberg (Carl-Auer-Systeme Verlag).

Schlippe, A. v., Schweitzer, J. (2007): *Lehrbuch der systemischen Therapie und Beratung.* (Bd. I) Göttingen (Vandenhoeck & Ruprecht).

Schlippe, A. v., Schweitzer, J. (2006): *Lehrbuch der systemischen Therapie und Beratung.* Bd. II: *Das störungsspezifische Wissen.* Göttingen (Vandenhoek & Ruprecht).

Schmidt, G. (1985): Systemische Familietherapie als zirkuläre Hypnotherapie. *Familiendynamik* 10, 241–264.

Schmidt, G. (2001): Kompetente jugendliche Kunden und Familien als kotherapeutische Helfersysteme – das Hardberg-Modell einer stationären systemisch-hypnotherapeutischen Jugendlichen-Psychosomatik. In: Rotthaus, W. (Hrsg.): *Systemische Kinder- und Jugendlichenpsychotherapie*. Heidelberg (Carl-Auer-Systeme Verlag), S. 313–359.

Schmidt, G. (2004): *Liebesaffären zwischen Problem und Lösungen*. Heidelberg (Carl-Auer-Systeme Verlag).

Schmitt, A. (2004): Magische Gestalten auf dem Familienbrett. *Familiendynamik* 29, 22–53.

Schneewind, K. A. (1999): *Familienpsychologie*. Stuttgart (Kohlhammer).

Schneewind, K. (2001): Kleine Kinder in Deutschland: Was sie und ihre Eltern brauchen. In: Schlippe, A. v., Lösch, G., Hawellek, C. (Hrsg.): *Frühkindliche Lebenswelten und Erziehungsberatung: Die Chancen des Anfangs*. Weinheim (Beltz), S. 124–150.

Scholz, M., Asen, E. (2001): Multiple family therapy with eating disordered adolescents: Concepts and preliminary results. *European Eating Disorders Review* 9, 33–42.

Scholz, M., Hegewald, K. (2003): Tagesklinische Multifamilientherapie (tMFT) bei Anorexia nervosa – Manual des Dresdner Modells. In: Steinbrenner, B., Schönauer-Cepjek, M. (Hrsg.): *Essstörungen: Anorexie, Bulimie, Adipositas. Therapie in Theorie und Praxis*. Wien (Maudrich Verlag),

Schultz von Thun, F. (1989): *Miteinander reden. Bd. 2: Stile, Werte und Persönlichkeitsentwicklung*. Reinbek b. Hamburg (Rowohlt).

Schütz, G., Freigang, H. (2002): *Metaphern, Stellvertreter-Geschichten und hypnotische Texte für den Einsatz in der Zahnmedizin*. Stuttgart (Hypnos-Verlag).

Schwäbisch, L., Siems, M. (1974): *Anleitung zum sozialen Lernen für Paare, Gruppen und Erzieher*. Reinbek b. Hamburg (Rowohlt).

Schwartz, D. S. (1993): The gamesmanship of bedwetting. *Journal of Systemic Therapies* 12, 1–7.

Schwartz, R. C. (1995): *Internal family systems therapy*. New York (Norton).

Schweitzer, J. (2001a): Systemische Jugendlichenpsychotherapie: Ein Multi-System-Ansatz bei dissozialen, delinquentem und gewalttätigem Verhalten Jugendlicher. In: Rotthaus, W. (Hrsg.): *Systemische Kinder- und Jugendlichenpsychotherapie*. Heidelberg (Carl-Auer-Systeme Verlag), S. 185–204.

Schweitzer, J. (2001b): Die Förderung von Kooperation und die Koordination von Helfersystemen und betroffenen Familien: Eine systemische Herausforderung. In: Schlippe, A. v., Lösch, G., Hawellek, C. (Hrsg.): *Frühkindliche Lebenswelten und Erziehungsberatung: Die Chancen des Anfangs*. Weinheim (Beltz), S. 276–291.

Schweitzer, J. (2006a): Elterliche Sorgen lindern – Sprechchöre und Zeitlinienreisen in der Elternberatung. In: Tsirigotis, C., Schlippe, A. v., Schweitzer, J. (Hrsg.): *Coaching für Eltern. Mütter, Väter und ihr »Job«*. Heidelberg (Carl-Auer-Systeme Verlag), S. 233–241.

Schweitzer, J. (2006b): Sprechchor. In: Fliegel, S., Kämmerer, A. (Hrsg.): *Psychotherapeutische Schätze. 101 bewährte Übungen und Methoden für die Praxis*. Tübingen (dgvt-Verlag), 183–186.

Schweitzer, J., Weber, G. (1982): Beziehung als Metapher. Die Familienskulptur als diagnostische, therapeutische und Ausbildungstechnik. *Familiendynamik* 7, 113–128.

Schweitzer, J., Sydow, K. v., Beher, S., Retzlaff, R. (2007b): Systemische Therapie/Familientherapie. *Psychotherapeutenjournal* 6, 4–19.

Seemann, H. (2000): *Freundschaft mit dem Köper schließen*. Stuttgart (Pfeiffer bei Klett-Cotta).

Seemann, H. (2002): *Kopfschmerzkinder*. Stuttgart (Klett-Cotta).

Seiffge-Krenke, I. (2006): Kindliche Entwicklung: Wissenswertes für Psychotherapeuten. *Psychotherapie im Dialog* 7, 3–8.

Selekman, M. D. (1993): *Pathways to change: Brief therapy solutions with difficult adolescents.* New York (Guilford).

Selekman, M. D. (1997): *Solution-focused therapy with children.* New York (Guilford).

Selvini Palazzoli, M., Boscolo, L., Cecchin, G., Prata, G. (1974): The treatment of children through brief therapy of their parents. *Family Process* 13, 429–442.

Selvini Palazzoli, M., Boscolo, L., Cecchin, G., Prata, G. (1977): Family rituals: A powerful tool in family therapy. *Family Process* 16, 445–453.

Selvini Palazzoli, M., Boscolo, L., Cecchin, G., Prata, G. (1978): *Paradoxon und Gegenparadoxon.* Stuttgart (Klett).

Selvini-Palazzoli, M., Boscolo, L., Cecchin, G., Prata, G. (1981): Hypothetisieren, Zirkularität, Neutralität. *Familiendynamik* 123–139.

Selvini Palazzoli, M., Cirillo, S., Selvini, M., Sorrentino, A. (1992): *Die psychotischen Spiele der Familie.* Stuttgart: (Klett-Cotta)

Sharp, C. (2001): The parent-child clay animal activity. In: Kaduson, H., Schaefer, C. (Hrsg.): *101 more favorite play therapy techniques.* Lanham (Jason Aronson), S. 65–69.

Sherman, R., Fredman, N. (1986): *Handbook of structured techniques in marriage and family therapy.* New York (Brunner/Mazel).

Shields, J. D., Green, R.-J., Cooper, B. A. B., Ditton, P. (1995): The impact of adults' communication clarity versus communication deviance on adolescents with learning disabilities. *Journal of Learning Disabilities* 28, 372–384.

Shoham-Salomon, V., Rosenthal, R. (1987): Paradoxical interventions: A meta-analysis. *Journal of Consulting and Clinical Psychology* 55, 22–28.

Shorr, J. (1981): *Psycho-Imagination.* Hamburg (ISKO Press).

Siegel, D., Hartzell, M. (2004): *Parenting from the inside out. How a deeper self-understanding can help you raise children who thrive.* New York (Jeremy P. Tarcher/Penguin). Dt. (2004): *Gemeinsam leben, gemeinsam wachsen. Wie wir uns selbst besser verstehen und unsere Kinder einfühlsam ins Leben begleiten können.* Freiamt/Schwarzwald (Arbor-Verlag).

Signer-Fischer, S. (2006): Hypnose mit Kindern und Jugendlichen. *Psychotherapie im Dialog* 7, 29–34.

Simon, F., Clement, U., Stierlin, H. (1999): *Die Sprache der Familientherapie. Ein Vokabular.* 5. Aufl. Stuttgart (Klett-Cotta).

Sirringhaus-Bünder, A. (2005): Marte meo – videogestütze Beratung und systemische Perspektive. In: Hawallek, C., v. Schlippe, A. (Hrsg.): *Entwicklung unterstützen – Unterstützung entwickeln.* Göttingen (Vandenhoeck & Ruprecht), S. 227–241.

Smith, G. M. (1985): The collaborative drawing technique. *Journal of Personality Assessment* 49, 582–585.

Smoller, J. W. (1994): The etiology and treatment of childhood. In: Ellenbogen, G. C. (Hrsg.): *Oral sadism and the vegetarian personality: Readings from the Journal of Polymorphous Perversity.* New York (Brunner/Mazel), S. 65–70. Dt.: Schnuller, J. W. (2001): Die Entstehung und Behandlung von Kindheit. In: Borg-Laufs, M. (Hrsg.): *Lehrbuch der Verhaltenstherapie mit Kindern und Jugendlichen.* Bd. I: *Grundlagen.* Tübingen (dgvt-Verlag), S. 609–615.

Snyder, M. (1995): »Becoming«: A method for expanding systemic thinking and deepening empathic accuracy. *Family Process* 34, 241–252.

Sobol, B. (1982): Art therapy and strategic family therapy. *American Journal of Art Therapy* 21, 23–31.

Speck, R. V., Attneave, C. L. (1971): Social network intervention. In: Haley, J. (Hrsg.): *Changing families.* New York (Grune & Stratton), S. 312–332.

Speck, R. V., Attneave, C. L. (1973): *Family networks.* New York (Pantheon). Dt. (1976): *Die Familie im Netz sozialer Beziehungen.* Freiburg i. Br. (Lambertus).

Spitczok von Brisinski, I. (1999): Zur Nützlichkeit psychiatrischer Klassifikationen in der systemischen Therapie – DSM, ICD und MAS als Hypothesenkataloge dynamischer Systemkonstellationen. *Zeitschrift für systemische Therapie* 17, 43–51.

Sprague, D. (2001): Psychodrama with puppets. In: Kaduson, H., Schaefer, C. (Hrsg.): *101 more favorite play therapy techniques*. New York (Jason Aronson), S. 270–274.

Sprenkle, D. (Hrsg.) (2002): *Effectiveness research in marriage and family therapy*. Alexandria (AAMFT).

Stanton, D. (1981): Who should get credit for change that occurs in therapy. In: Gurman, A. (Hrsg.): *Questions and answers in the practice of family therapy?* New York (Brunner/Mazel), S. 519–522.

Stanton, D., Todd, T.C., (1982): The family therapy of drug abuse and addiction. New York (Guilford).

Stasch, M., Cierpka, M. (2006). Beziehungsdiagnostik mit der GARF-Skala. Ein Plädoyer für die interpersonelle Perspektive nicht nur in der Mehr-Personen-Psychotherapie. *Psychotherapie in Psychiatrie, Psychotherapeutischer Medizin und Klinischer Psychologie* 11, 56–63.

Steiner, B., Berg, I. K. (2005): *Handbuch Lösungsorientiertes Arbeiten mit Kindern*. Heidelberg (Carl-Auer-Systeme Verlag).

Steinglass, P. (1998): Multiple family discussion groups for patients with chronic medical illness. *Family, Systems & Health* 16, 55–70.

Stern, M. (2000): Relax. A family guide to combating stress. In: Ackerman Faculty (Hrsg.): *Family matters. A guide to parenting*. New York (Ackerman Institute for the Family), S. 111–113.

Stern, M.B. (2002): *Child-friendly therapy. Biopsychosocial innovations for children & families*. New York (Norton).

Stevens, J.O. (1980): *Die Kunst der Wahrnehmung*. 5. Aufl. München (Kaiser).

Stierlin, H. (1973) *Eltern und Kinder. Das Drama von Trennung und Versöhnung im Jugendalter*. Frankfurt a.M. (Suhrkamp).

Stierlin, H. (1978): *Delegation und Familien*. Frankfurt a.M. (Suhrkamp).

Stierlin, H., Levi, D., Savard, R. (1980): Zentrifugale und zentripetale Ablösung in der Adoleszenz: Zwei Modi und einige ihrer Implikationen. In: Döbert, R., Habermas, J., Nunner-Winkler, G. (Hrsg.): *Entwicklung des Ichs* S. 46–67. Meisenheim (Anton Hain) (1. Aufl. 1973).

Straughan, J. E. (1964): Treatment with mother and child in the playroom. *Behavior Research and Therapy* 2, 37–41.

Suess, G. (2001): Eltern-Kind-Bindung und kommunikative Kompetenzen kleiner Kinder – die Bindungstheorie als Grundlage für ein integratives Interventionskonzept. In: Schlippe, A.v., Lösch, G., Hawellek, C. (Hrsg.): *Frühkindliche Lebenswelten und Erziehungsberatung: Die Chancen des Anfangs*. Weinheim (Beltz), S. 39–66.

Swenson, C.C., Henggeler, S.W. (2005): Die multisystemische Therapie: Ein ökologisches Modell zur Behandlung schwerer Verhaltensstörungen bei Jugendlichen. *Familiendynamik* 30, S. 128–144.

Sydow, K. v., Vogel, F., Hilffert, V., Ullmeyer, M. (1999): Die Rekonstruktion der Familienbeziehungen in der eigenen frühen Kindheit: Eine Studie mit dem neuentwickelten Verfahren Familienskulptur mit Playmobilfiguren (FSPlay). *Psychotherapie, Psychosomatik & Medizinische Psychologie* 49, 467.

Sydow, K.v., Beher, S., Schweitzer, J., Retzlaff, R. (2006): Systemische Familientherapie bei Störungen des Kindes- und Jugendalters: Eine Meta-Inhaltsanalyse von 47 randomisierten Primärstudien. *Psychotherapeut* 51, 107–143.

Sydow, K. v., Beher, S., Retzlaff, R., Schweitzer, J. (2007a): *Die Wirksamkeit der systemischen Therapie/Familientherapie*. Göttingen (Hogrefe).

Szapocznik, J., Perez-Vidal, A., Brickman, A. L., Foote, F. H., Santisteban, D., Hervis, O., Kurtines, W. (1988): Engaging adolescent drug abusers and their families in treatment: A structural-strategic approach. *Journal of Consulting and Clinic Psychology* 56, 552–557.

Szapocznik, J., Hervis, O., Schwartz, S. (2003): *Brief strategic family therapy for adolescent drug abuse*. Bethesda (National Institute on Drug Abuse).

Taffel, R. (1991): How to talk with kids. *Family Therapy Networker* 15, 39–68.

Taffel, R. (2001): *Getting through to difficult kids and parents. Uncommon sense for child professionals*. New York u. a. (Guilford).

Tart, C. (1969): *Altered states of consciousness*. New York (Wiley).

Thiel-Bonney, C. (2002): Beratung von Eltern mit Säuglingen und Kleinkindern: Videogestützte Beobachtung und Videomikroanalyse als Interventionsmöglichkeit. *Psychotherapeut* 47, 381–384.

Thomann, C., Schulz von Thun, F. (1992): *Klärungshilfe. Handbuch für Therapeuten, Gesprächshelfer und Moderatoren in schwierigen Gesprächen. Theorien, Methoden, Beispiele*. Reinbek b. Hamburg (Rowohlt).

Tienari, P., Wynne, L., Wahlberg, K.-E. (2006): Genetics and family relationships in schizophrenia and the schizophrenic spectrum disorders. In: Miller, S., McDaniel, S., Rolland, J., Feetham, S. (Hrsg.): *Individuals, families, and the new era of genetics*. New York (Norton), S. 445–462.

Tomm, K. (1989): Externalizing the problem and internalizing personal agency. *Journal of Strategic and Systemic Therapy* 8, 54–59.

Tomm, K. (1994): *Die Fragen des Beobachters*. Heidelberg (Carl-Auer Verlag).

Tonge, B. J. (1982): Draw a dream. In: Kaslow, F. (Hrsg.): *The international book of family therapy*. New York (Brunner/Mazel), S. 221–225.

Trana, H., Johannesen, T., Rieber, H. (2000): Die reflektierenden Handpuppen. Ein neuer Weg der Kommunikation mit Kindern in der Familientherapie. *Zeitschrift für systemische Therapie* 18, 68–80.

Trenkle, B. (1994): *Das Ha-Handbuch der Psychotherapie*. Heidelberg (Carl-Auer-Systeme Verlag).

Trenkle, B. (1997): *Die Löwengeschichte. Hypnotherapeutisch-metaphorische Kommunikation und Selbsthypnosetraining*. Heidelberg (Carl-Auer-Systeme Verlag).

Tsirigotis, C., Schlippe, A. v., Schweitzer, J. (2006): *Coaching für Eltern. Mütter, Väter und ihr »Job«*. Heidelberg (Carl-Auer-Systeme Verlag).

Vaihinger, H. (1920): *Die Philosophie des Als-ob. System der theoretischen, praktischen und religiösen Fiktionen der Menschheit auf Grund eines idealistischen Positivismus. Mit einem Anhang über Kant und Nietzsche*. Leipzig (Verlag Felix Meiner).

van der Hart, O. (1983): *Rituals in psychotherapy: Transition and continuity*. New York (Irvington Publishers). Dt.: *Abschiedsrituale in der Psychotherapie*. München (Pfeiffer-Verlag).

van der Hart, O. (1995): Imaginatives Abschiednehmen in der therapeutischen Trauerarbeit. *Hypnose und Kognition* 12, 40–49.

VanFleet, R. (1994): *Filial therapy: Strengthening parent-child relationship through play*. Sarasota (Professional Resource Series).

VanFleet, R. (2001): The gallery of goofy art. In: Kaduson, H., Schaefer, C. (Hrsg.): *101 more favorite play therapy techniques*. New York (Jason Aronson), S. 372–374.

Velthuijs, M. (1996): *Frosch im Glück*. München (G. Lentz-Verlag).

Viaro, M., Leonardi, P. (1983): Getting and giving information: Analysis of a family interview strategy. *Family Process* 22, 27–42.

Vogt-Hillmann, M. (o. J.) Das Reden-Fühlen-Handeln-Spiel. www.mvsv.de.

Vogt-Hillmann, M. (1999): Vom Ressourcensaurus und anderen fabelhaften Wesen – Malen und Zeichnen in der kreativen Kindertherapie. In: Vogt-Hillmann, M., Burr, W. (Hrsg.): *Kinderleichte Lösungen*. Dortmund (Verlag Modernes Lernen), S. 11–29.

Vogt-Hillmann, M. (2002): Ressourcen- und Kompetenzsterne in der Diagnostik von Kindern und Jugendlichen. In: Vogt-Hillmann, M., Burr, W. (Hrsg.): *Lösungen im Jugendstil*. Dortmund (Borgmann), S. 123–149.

Vogt-Hillmann, M., Burr, W. (Hrsg.) (1999): *Kinderleichte Lösungen. Lösungsorientierte kreative Kindertherapie*. Dortmund (Verlag Modernes Lernen).

Vygotsky, L. S. (1962): *Thought and language*. New York (Wiley). Dt.: *Denken und Sprechen*. Frankfurt a. M. (Fischer) 1977.

Wachtel, E. (1987): Family systems and the individual child. *Journal of Marital and Family Therapy* 13, 15–25.

Walsh, F. (1993): *Normal family process*. New York (Guilford).

Walsh, F. (1998): *Strengthening family resilience*. New York (Guilford).

Wambach, S., Kojan, I., Burgardt, C., Häuser, W. (2001): Der Arztbrief. *Psychotherapeut* 46, 43–50.

Watzlawick, P. (1966): Structured family interview. *Family Process* 5, 256–271.

Watzlawick, P. (1977): *Die Möglichkeit des Andersseins*. Bern (Verlag Hans Huber).

Watzlawick, P., Beavin, J. H., Jackson, D. D. (1969): *Menschliche Kommunikation*. Bern (Huber).

Watzlawick, P., Weakland, J., Fisch, R. (1974): *Change: Principles of problem formation and problem resolution*. New York (Norton). Dt.: (1984): *Lösungen. Zur Theorie und Praxis menschlichen Wandels*. Bern (Huber).

Weakland, J. H., Fisch, R., Watzlawick, P., Bodin, A. (1974): Brief therapy: Focused problem resolution. *Family Process* 13, 141–168.

Weber, G. (2007): *Zweierlei Glück. Das Familienstellen Bert Hellingers*. 15. Aufl. Heidelberg (Carl-Auer-Systeme Verlag).

Weber, M., Klitzing, K. v. (2004): Die Geschichtenstamm-Untersuchung in der klinischen Anwendung mit jüngeren Kindern. *Praxis der Kinderpsychologie und Kinderpsychiatrie* 53, 333–346.

Weber, T., McKeever, J., McDaniel, S. (1985): A beginner's guide to the problem-oriented family interview. *Family Process* 24, 357–364.

Weeks, G., L'Abate, L. (1985): *Paradoxe Psychotherapie*. Stuttgart (Enke Verlag).

Welter-Enderlin, R. (2002): Möglichkeiten und Grenzen von Ritualen und ritualisierten Übergängen in der Praxis der systemischen Therapie. In: Welter-Enderlin, R., Hildenbrand, B. (Hrsg.): *Rituale – Vielfalt in Alltag und Therapie*. Heidelberg (Carl-Auer-Systeme Verlag), S. 239–249.

Welter-Enderlin, R., Hildenbrand, B. (1996): *Systemische Therapie als Begegnung*. Stuttgart (Klett-Cotta).

Welter-Enderlin, R., Hildenbrand, B. (2002) (Hrsg.): *Rituale – Vielfalt in Alltag und Therapie*. Heidelberg (Carl-Auer-Systeme Verlag).

Werner, E. E., Smith, R. S. (1992): *Overcoming the odds*. Ithaca (Cornell University Press).

Wernitzing, H. (1994): Drei systemische Märchen aus der psychologischen Praxis. Problembereiche Adoption, Einkoten, Trennungsangst. *Familiendynamik* 19, 404–413.

West, C. (2001): Play therapy: A Wygotskian perspective. *Journal of Systemic Therapies* 20, 60–67.

Wetchler, J. L., Ofta-Atha, G. R. (1993): Empowering families at termination: A structural/strategic orientation. *Journal of Family Psychotherapy* 4, 33–44.

Wettig, H., Franke, U. (2005): Theraplay Therapeut/innen Fortbildung 4.–5.3.2005, Mannheim.

Whitaker, C., Keith, D. V. (1981): Symbolic-experiential family therapy. In: Gurman A., Kniskern, D. (Hrsg.): *Handbook of family therapy.* New York (Brunner/ Mazel), S. 187–225

White, M., Epston, D. (1990): *Die Zähmung der Monster.* Heidelberg (Carl-Auer-Systeme Verlag).

Wiener, D. J., Cantor, D. (2003): Improvisational play in couples therapy. In: Schaefer, C. E. (Hrsg.): *Play therapy with adults.* New York (John Wiley), S. 62–77.

Wilcoxon, S. A., Gladding, S. T. (1985): Engagement and termination in marital and family therapy: Special ethical issues. *American Journal of Family Therapy* 13, 65–71.

Williams, A. (1989): *The passionate technique. Strategic psychodrama with individuals, families and groups.* London (Tavistock/Routledge).

Wilson, J. (2003): *Kindorientierte Familientherapie.* Heidelberg (Carl-Auer-Systeme Verlag).

Winnicott, D. W. (1971): *Therapeutic consultations in child psychiatry.* New York (Basic Books). Dt. (1973): *Die therapeutische Arbeit mit Kindern.* München (Kindler).

Wirl, C. (1993): Therapeutische Geschichten und Metaphern. In: Mrochen, S. (Hrsg.): *Die Pupille des Bettnässers.* Heidelberg (Carl-Auer-Systeme Verlag), S. 60–83.

Wirl, C. (2000): Kreatives Gestalten als Kurzinterventionen in einer Erickson'schen Psychotherapie für Kinder und Jugendliche. In: Holtz, K., Mrochen, S., Nemetschek, P. Trenkle, B. (Hrsg.): *Neugierig aufs Großwerden.* Heidelberg (Carl-Auer-Systeme Verlag), S. 196–227.

Wirsching, M., Scheib, P. (2002): *Paar- und Familientherapie.* Berlin (Springer).

Wood, A. (1988). King Tiger and the Roaring Tummies: A novel way of helping young children and their families change. *Journal of Family Therapy* 10, 49–63.

Wood, B. (1993): Beyond the »psychosomatic family«: A biobehavioral family model of pediatric illness. *Family Process* 32, 261–278.

Wolin, S., Bennett, L. (1984): Family rituals. *Family Process* 23, 401–420.

Woltmann, A. G. (1936): The use of puppet shows as a psychotherapeutic method for behavior problems in children. *American Journal of Orthopsychiatry* 6, 341–354.

Woltmann, A. G. (1940): The use of puppets in understanding children. *Mental Hygiene* 24, 445–458.

Wynne, L. (1980): Paradoxe Interventionen: Eine Technik zur therapeutischen Veränderung von individuellen und familiären Systemen. *Familiendynamik* 5, 42–56.

Wynne, L. C., McDaniel, S., Weber, T. T. (Hrsg.) (1986): *Systems consultation. A new perspective for family therapy.* New York, London (Guilford).

Zeig, J. (2001): *Changing directives: The strategic therapy of Jay Haley.* Phoenix (The Milton H. Erickson Foundation Press).

Zeig, J. (2007): Processing and gift wrapping. www.erickson-foundation.org/zeig/processing. htm.

Zentner, M. R. (1998): *Die Wiederentdeckung des Temperaments: Eine Einführung in die Kinder-Temperamentsforschung.* Paderborn (Junfermann).

Ziegler, R., Ziegler, P. (1992): *Homemade books to help kids cope: An easy-to-learn-technique for parents and professionals.* New York (Magination Press).

Zilbach, J. J. (1986): *Young children in family therapy.* Northvale (Jason Aronson)

Zilbach, J., Bergel, E., Gass, C. (1972): The role of the young child in family therapy. In: Sager, C., Singer Kaplan, H. (Hrsg.): *Progress in group and family therapy.* New York (Brunner/ Mazel Publishers), S. 385–400.

Zimmermann, T., Protinsky, H. (1990): Strategic parenting: The tactics of changing children's behavior. *Journal of Strategic and Systemic Therapies* 9, 6–13.

Zimmerman, T. S., Shepherd, S. (1993): Externalizing the problem of bulimia: Conversation, drawing and letter writing in group therapy. *Journal of Systemic Therapies* 12, 22–31.

Zulliger, H. (1995): *Heilende Kräfte im kindlichen Spiel*. Stuttgart (Kohlhammer).

Personenregister

Sachregister

Der Siegfried nimmt sein Horn in d' Hand,
blast owa von der Kampnwand.
Und aus den Woikn kommt hervor
der Pilger- und Matrosnchor.
De habn jetzt oan Verein aufgmacht,
de Konkurrenz, de hat nix bracht.
Und gsunga habns a bayrisch Liad,
der oide Sachs hat's dirigiert.
Des Liad vom Fensterstock is gwen,
und gsunga habnses so vui scheen.

Der Wagner-Himme steht weit auf,
vo untn kemmans langsam rauf.
Der Feuerzauber, der hat gleucht
– jetzt habns de Woikn grad erreicht,

O welch ein Anblick, rein und hold:
d' Isolde und ihr Wonnebold!

Turandot

oder
Wia a chinesische Prinzessin
à la tatar kloakriagt worn is.
(Frei nach der Oper von Giacomo Puccini)

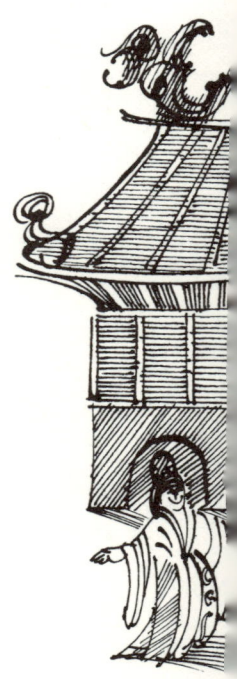

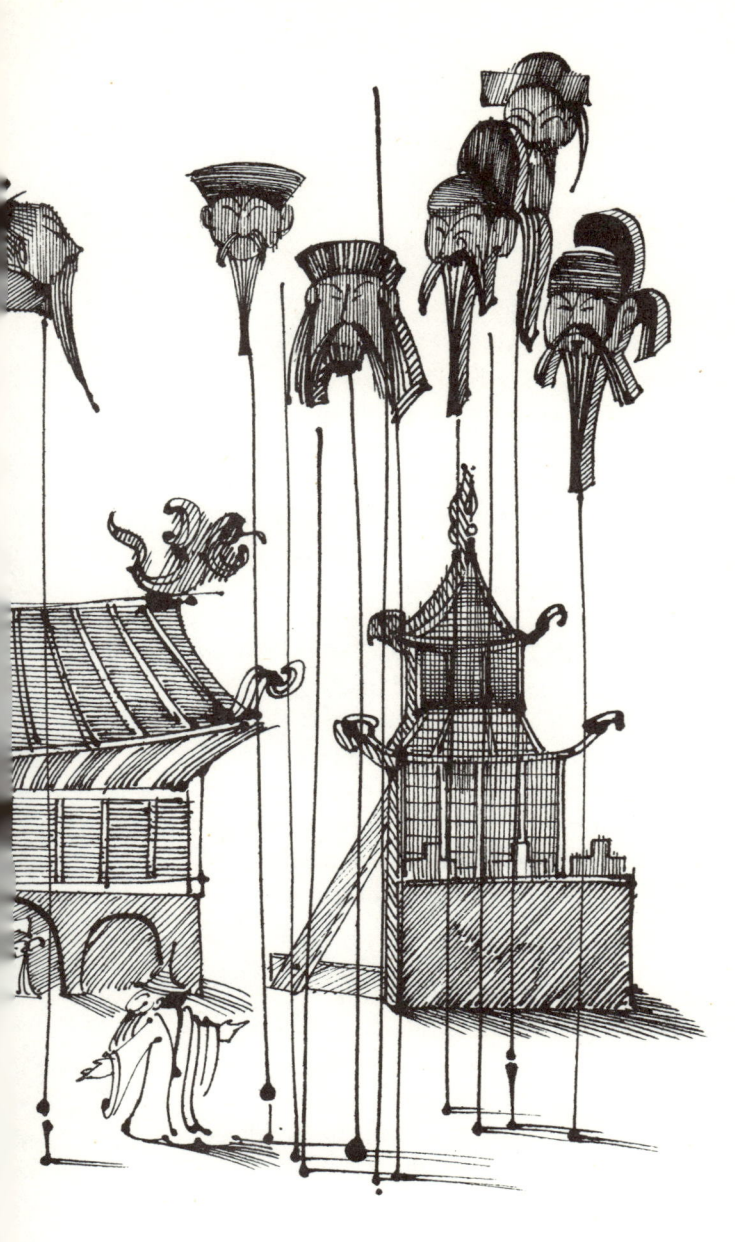

Wenn du in München bist dahoam,
fahrst außé über Berg am Loam
in Richtung Rosenheim am Inn,
laßt linker Hand an Chiemsee liegn,
Freilassing, gradaus weiter dann,
na kimmst nach China – irgendwann.

*

Im Reich der Mitte, weit von hier,
wo ma an Tee trinkt statt a Bier,
wo sich de Leut mit Reis ernährn
und wos mit Steckerl eßn dean,
wos Nama habn wia WANG TSCHING TU
und LI TSCHAI WONG und HUP MAY FU,
dort hat vor viele hundert Jahr,
wia China Kaiserreich no war,
gelebt Prinzessin Turandot.
Ihr Vater, Kaiser MING TSCHING HOD,
war scho recht oid und hätt's gern ghabt,
daß sie sich boid a Mannsbuid schnappt.
Er sagt: »Des wichtigste für mi
ist der Bestand der Dynastie!
Wenn jetzt net boid a Mo auftaucht,
der sich vor dir net ducka braucht
und der dein Starrsinn überwindt,
dann siech i schwarz, mei herzliabs Kind!«

Prinzessin Turandot, de war
für Mannerleut a große Gfahr:
ein Weibsbuid, wia's an jedn gfoit,
doch leider wia a Fisch so koid.
Nur der, hats gsagt, waar auserwählt,
der auf drei Fragen, die sie stellt,

40

die rechte Antwort hätt parat,
doch hat ers net, is' für eahm fad.
Woaß er koa Lösung auf de Fragn,
werd eahm sofort der Kopf abgschlagn.

Einelaßn habns an jedn,
grennt sans alle wia de Blädn,
doch no jeder arme Tropf
is außakemma ohne Kopf.
Vor den Toren des Palastes
habn de Leut gsagt: »Schaug, da hast es!«
Denn da habns an ziemlich langen
rotgestrichnen Eisenstangen
so, daß d' Zähn habn gräuslich bleckt,
de Totnschädl aufegsteckt.
Wenn der Wind hat nachtlings gwaht
und am Platz war's mäuserlstaad,
hat ma's schnattern ghört und jammern
weit bis in de fernstn Kammern.

*

A Zeit is' her, a Offizier
is zackig einegstampft zu ihr
und haut de Hackn schneidig zamm,
daß seine Orden gscheppert habn.
Er hat bestanden manche Schlacht
und sich als Held an Nama gmacht,
hat denkt, des kriag i aa no hi,
des is a kloaner Fisch für mi!
Jedoch beim erstn Rätsel scho
hat er sei Hand an Hois hido,
ois passat eahm 's Krawattl net
– der Henker scho am Hackstock steht.

Der Offizier werd scho nervös:
»Prinzessin, bitt schön, sei net bös!
I kimm net z'recht mit mein Studiern,
ois waar a Brettl vor mein Hirn.
I hab no nia a Schlacht verlorn,
bin zu was Höherem geborn!«
»Hast recht«, sagt drauf de Turandot,
»glei kimmst hoch aufe! Pfüa de Gott!
De Stanga is scho gsetzt für di!«
Sie macht an Wink zum Henker hi,
der packt den guatn Mo am Kragn
und duatn hi zum Hackstock tragn.
»Erbarmen!« schreit der Offizier.
»A wengerl wenn i no studier,
dann bring i's raus, verlaß di drauf!«
– da foit eahm scho as Hackbeil nauf.
No oamoi schreit er wia a Bär
– jetzt braucht er koa Krawattl mehr.

*

Aus Nanking, ein Professor gar
hat gmoant, daß er der besser waar.
Er hat sei ganzes Lebn studiert
und ständig weise Redn gführt.
Und des net bloß auf oan Gebiet.
»Naa«, sagt er, »i nimm alles mit:
Philosophie und Politik,
de Wißnschaft von der Musik,
Astronomie, Juristerei,
de Medizin aa nebnbei,
und in an chemischn Labor,
da macht koa Mensch mir ebbas vor.

Aa die Physik hab i studiert
und rechnen kann i grad wia gschmiert!«
Es duat nix gebn, was er net woaß,
drum is er auf de Prüfung hoaß.
Nur grad in oan – er gibt's net zua –
is er der Dümmste von Natur.
Und des betrifft de Fähigkeit,
normal zu redn mit andre Leut.
Besonders gegenüber Fraun
war er net oaner von de Schlaun.
Doch moant er in seim Größenwahn,
daß er de Fragen lösn kann.

»I schwör's euch beim Konfuzius:
für mi gibt's nia a harte Nuß,
i knack a jede, wia's grad kimmt!«
So is er oiso hochgestimmt
in aller Fruah in d' Sänfte gstiegn,
wenn andere im Bett no liegn,
denn in der Fruah, so hat er gsagt,
is der Verstand noch sehr intakt.
Er schreitet stolz in den Palast.
Eunuchen führn den weisen Gast
sofort hinein zur Turandot;
de werd vor Zorn glei puterrot.
»A soichas Zwetschgnmanndl möcht
de Lösung wissn! Mir is' recht!
Ganz wiast' as habn wuist, liaber Mo,
da sitz de hi, na fang ma o!«

Er war koa Viertlstund im Haus,
da tragns'n aa scho wieder naus
und setznan in sei Sänftn nei.
»Schaugts net so dumm, was werd denn sei!«

schimpfa d' Eunuchn auf de Leut,
de stehbleibn zwengs der Bsonderheit.

»Da schaugts'n o, den arma Tropf,
sitzt in der Sänftn ohne Kopf!
Man hat ihn ois Genie verehrt,
doch ohne Kopf is er nix wert!
Oa Diener vorn, oa Diener hint
– machts schnell, damit er weiterkimmt!«

*

Heut früah is oaner nei zu ihr
und gibt sich drin de größte Müah.
A Prinz aus Persien is gwen;
schaugt aus, ois wie des blüahad Lebn
und moant, ois waar er wunder wer,
ois wüßt er alles und no mehr,
a so a »Hoppla, jetzt kumm i!«
– nach zehn Minutn war er hi.
Nix hat er gwußt, der arme Mo!
Jetzt schaugt er von der Stanga ro.

*

So geht's jetzt scho ein halbes Jahr,
daß einfach koaner gscheit gnua war,
a Antwort z'wissen auf drei Fragn.
An Kaiser liegt des schwaar im Magn.
Eahm werd des zwider mehr und mehr,
boid bringt er d' Stanga nimmer her.
A sechzge stehna scho beinand.
Wer bloß den Wahn ihr austreibn kannt,

der wo sei Tochter hat verhext
– so schlimm is', daßd verzweifen möchst –:
A König vom Tatarenland
hat China gstürzt in große Schand,
und weil – vor ewig langer Zeit –
a Ahnin 's allergrößte Leid
erfahrn hat müaßn durch den Mo,
moant d' Turandot, sie waar jetzt dro,
daß' für de Ahnin Rache übt.
Ma möcht's nicht glaabn, daß' sowas gibt!
An Kaiser hat des gar net gfoin,
jedoch, was hätt er macha soin?
Des ganze Zuaredn is umsunst;
de höchste Überredungskunst
hat bloß no gschürt ihrn Rachewahn,
und wia hoit d' Menschn manchmoi san,
wenn sie sich habn recht dumm verrennt,
werdns eigensinnig und verblendt.

*

An Freiern aber hat's koa Not.
Der Perserprinz war acht Stund tot,
da möcht scho wieder oaner vor!
Er schlagt den Gong am Eingangstor
mit einer Wucht, daß' gscheppert hat
und z'hörn war in der ganzn Stadt.
»I hör drei Schläg, des hoaßt so vui,
daß wieder oaner köpft werdn wui!«
sagt glei d' Prinzessin Turandot.
Sie ißt no schnell a Butterbrot
und trinkt a Schaalerl Reiswein drauf,
da macht der Diener d' Tür scho auf.
»De nächste Stanga is scho gsetzt,

der Henker hat sei Beil scho gwetzt!
Hereinspaziert, wer wui's probiern,
sei Herz und dann an Kopf verliern?«
so ruaft sie laut und amüsiert;
doch dann stehts wia vom Schlag ogrührt.
No nia hat sie an Freier gsehng,
der wo so schneidig und verwegn,
so ungeniert und ohne Schiß
zu ihrer Tür reinkemma is.
Sie war a wengerl irritiert
und hat auf oamoi deutli gspürt,
daß ihr as Bluat rebellisch werd,
ganz machtig hats ihrn Herzschlag ghört.
Doch dann reißt se se zamm und moant,
ob net sei Mama um eahm woant,
wenn er jetzt dann sein Kopf verliert.
Doch er sagt drauf ganz ungeniert:
»Schiaß los, Prinzessin, red net lang!
So dumm kannst du mi gar net fragn,
daß i net drauf a Antwort woaß.
Mit Spottn machst du mi net hoaß!«

Wia er des sagt, in dem Moment
kimmt scho der Kaiser einagrennt
und hinter eahm der Hofmarschall,
der Kanzler und a General,
a sechs, siebn Damen no dazua.
Der ganze Hof is aus der Ruah.
De Schranzn möchtn oisam sehng,
was mit dem arma Kerl werd gschehng,
der eahna so sympathisch is.
46 Wenn der jetzt aa ois boanans Gfriß
muaß endn auf der Stanga drauß,
dann löscht de letzte Hoffnung aus.

Drei Weise kemma reistolziert,
ihr langer Bart an Bodn berührt.
Uroid san de und steckerldürr,
und jeder hat a Rolln Papier,
auf der de Lösung aufgschriebn is.
Wia's nausgeht, is für de scho gwiß.
Des merkt a jeder ganz genau
an ihram bluatig ernstn Gschau.

Drei Staatsbeamte kemma no,
denn de san überoi vorn dro.
Sie schreibn se Peng und Pong und Pang
und habn am Hof sehr vui zum sagn.
Der mittlere mit Namen Pong
geht hi zum Kaiser mit an Gong.
Der nimmt an Schlegl und haut drauf:
»Seids oisam staad, denn jetzt geht's auf!«

Da is aa scho de größte Ruah,
ois wendt se der Prinzessin zua.
De ziaght a seidans Tücherl raus
und putzt damit ihr Naserl aus.
Dann zupfts am Gwand und huast' a weng,
duat grad aso, ois waars verlegn.
Sie schaugt dem Fremdn nomoi o
und denkt se: ›Sauber is er scho!‹
Dann siehgt ma's förmlich, wias erstarrt,
zum Henker hischaugt, der scho wart,
an Zettl ausm Ausschnitt nimmt.
»De erste Antwort wenn net stimmt,
dann werst scho köpft, mei liaber Mo!
Jetzt paß guat auf, jetzt fang ma o:
Was treibt den Menschn früh am Tag,
so lautet meine erste Frag,

und, wenn der Abend dann verrinnt,
eahm immer wieder nunterschwimmt?«

Der Fremdling kratzt se kurz am Kinn:
»A soiche Frag hat wenig Sinn!
Des kann doch nur die Hoffnung sei!«
sagt er und schaugt gelangweilt drei.
»Mit sowas kannst mi net verderbn.
Frag weiter, daß ma fertig werdn!«

Der erste Weise AN TU FU,
der öffnet sei Papierl im Nu.
»Die Hoffnung!« sagt er. »Stimmt, hast recht!
I findt, der Mo is gar net schlecht!«

D' Prinzessin Turandot schreit auf:
»Na guat, des nimm i hoit in Kauf.
Doch jetzt bist dro, des sag i dir,
de zwoate Frag erratst du nia!«
Oisam habns gsehng, wias schnauft und schluckt,
ois hätts an Knödl owedruckt.
Ihr Busn bebt wie a Vulkan,
und sie fragt weiter wia im Wahn:
»Was brennt wia Feuer Tag um Tag?
so lautet meine zwoate Frag.
Was fließt dahi wia Lavagluat?«

»Hör auf! Was werd des sei? As Bluat!«
schreit da der Fremdling zwischnnei.
»Ja foit denn dir nix anders ei?
Allmählich duat's ma ehrlich leid,
daß i vertandl da mei Zeit.
Bei so a kinderleichtn Frag
is gar net wert, daß i mi plag!«

48

Der zwoate Weise LI TAI PO
schaugt überrascht sein Zettl o.
»Es stimmt!« schreit er. »Da steht's: as Bluat!
I findt, der Mo is wirkli guat!«

Da klatschn d' Leut und schrein »Bravo!«.
Der oane stößt den andern o:
»Werds sehng, der schafft des dritte aa!«

D' Prinzessin Turandot steht da
und kennt se nimmer voller Zorn
und schwitzn duats scho hint und vorn.
Sie stampft mitn Fuaß in Teppich nei
und schreit: »Des muaß a Schiebung sei!
Doch mir is wurst, ko sei wia's mag,
jetzt kimmt ja noch de dritte Frag,
na werd er köpft, des sag euch i!«
Dann schaugts auf ihran Zettl hi
und macht de Schlitzaugn winzig kloa
– glei kriagt der Henker ebbas z'doa . . .

»De dritte Frag erratst du nia,
da huift koa Glück und aa koa Müah:
Wer mitm Feuer spuit, verkennt,
daß ma dabei sich leicht verbrennt.
Doch sag ma, Fremdling, welchas Eis
den Mensch verbrennt auf gleiche Weis?«

Da hat der Fremdling d' Händ zammgschlagn.
»Wia kannst du mi aso dumm fragn!
Mit so was bringst mi net in Not.
Der Eisberg, der hoaßt Turandot!«

49

Der dritte Weise MI TSCHING DAG
hat gmoant, es trifftn fast der Schlag.

Sei ganze Würde er vergißt,
wia er sei Rolln aufmacht und liest.
»Is net zum glaabn, du großer Gott!
Da steht wahrhaftig: Turandot!
I muaß scho sagn: mi haut's vom Stui!
Da kann ma denka, was ma wui:
der Mensch is Klasse, sag euch i,
und gwiß der rechte Mo für sie!«

»Für mi?« ruaft de Prinzessin hart.
»Auf so oan hab i grad no gwart!
Zum Heiratn, da ghörn zwoa dazua!
I wuinan net, i möcht mei Ruah!«

Der Staatsbeamte namens Pang
schreit ganz erbost, daß' so net gaang.
Der neben eahm mit Namen Pong
haut zornig auf sein großn Gong.
Der dritte schließlich namens Peng
sagt: »Was versprocha is, muaß gschehng!«
De andern nehma aa Partei
und schrein: »Ganz recht, des derf net sei!
Z'erst sagt ma so, na sagt ma so,
wia wirkt denn des auf so an Mo!«
Wenn Chinas Ehr steht auf dem Spui,
dann duat de Goaß grad, was sie wui,
habn manche denkt und laut habns gfragt,
was denn der Kaiser dazua sagt?

Der Kaiser gibt zwar ganz privat
der Turandot so manchn Rat,
doch hat in jeder Sach zuletzt
noch immer sie ihrn Kopf durchgsetzt.
In dem Foi aber is er hart

und duat, was 's Volk von eahm erwart':
»Seids oisam staad und setzts euch hi,
was gschiacht, bestimm no oiwei i!
Und i bestimm, daß gheirat werd,
so wia se des in dem Foi ghört!«

In dem Moment duat's einen Krach,
und ois zuckt zamm. Erst nach und nach
begreifa d' Leut, was eigenlich gschehng,
wias lauter Scherbn am Teppich sehng.
De schönste Vasn vom Palast,
de wo bestaunt hat mancher Gast,
de schönst vielleicht vom ganzn Land,
de hat d' Prinzessin kurzerhand
in Bodn neigfeuert in ihrm Zorn
und dann is' plötzlich kaasig worn
und schreit: »I dua net, was ihr wollts,
denn i hab schließlich aa mein Stolz!«

Bevors de nächste Vasn nimmt,
hat ihr der Kaiser höchst ergrimmt
an leichtn Patsch an Hintern gebn
(de andern Leut habn's net so gsehng),
und des hats völlig narrisch gmacht.
No nia hat er des zammabracht,
daß er an Hintern ihr verhaut.
Jetzt war de Gschicht erst recht versaut.

Sie schmeißt se aufn Teppich hi
und schreit: »Seids alle gega mi!«
Sie trommet mit de Fäust an Bodn:
»Is des vielleicht dafür der Lohn,
daß i de Männer kloakriagt hab,
de kemma san boid jedn Tag?

Mei Rachedurst is no net aus.
Der Kerl, der kimmt mir net ins Haus!
I wui nix z'toan habn mit dem Narrn,
des mit de Rätsl is a Schmarrn.
Jeds Mannsbuid is für mi a Graus,
der Kerl werd köpft und damit aus!«

Dann woants auf oamoi fürchterlich
und haut mit Händ und Füaß um sich.
Da sagt der Leibarzt KU MU FENG:
»Da huift koa Spritzn was dagegn.
Der Deife steckt im Madl drin,
für sowas gibt's koa Medizin.
Ois Vater hätt i koane Boin,
und daat an Hintern ihr versoin.«

Was dann passiert, is sonderbar:
Der Fremde plötzlich bei ihr war.
Er kniat se hi und schaugts liab o.
»Sag ma, wer hat dir ebbas do?
Dei ganze Schönheit geht verlorn,
wennst' woanst und schreist im jaachn Zorn.
Du armes Patscherl, muaßt vui leidn,
a Schand is, wiases mit dir treibn!
Koa Mensch versteht dein harbn Schmerz,
net oaner hat für di a Herz,
und alle hackns auf dir rum.
Jetzt sei net traurig, Madl, kumm,
dei Papa moant's doch guat mit dir,
er kann ja schließlich nix dafür,
daß alle Rätsel glöst worn san.
Koa Mensch hat denkt, daß des so kaam.
Und mir is' selber gar net recht.
Denk ja net, daß i bin so schlecht

und drauf besteh, daß du mi nimmst.
Des waar für mich des allerschlimmst,
daß du zwengs mir an Zwang eigehst;
naa, naa, des dean'ma net, verstehst.
Denn d' Liab is so was Feins und Zarts,
do paßt nix Grobs drauf und nix Harts.
A Soafablasn kann ma sagn,
nur grad a leichter Wind derfs tragn.
O arme, kloane Turandot,
was soi i doa in meiner Not?
Drei Rätsl hab i rausbracht scho,
i findt, jetzt kaamast du moi dro.
I geh jetzt fort und bis morgn früah,
wenn d' Sonn aufgeht, da sagst du mir,
woher i bin und wia i hoaß;
es gibt hier neamand, der des woaß.
Und kannst' mir morgn mein Nama sagn,
dann laß i mir an Kopf abschlagn.
Erratst' mein Nama aber net
– na sehng'ma scho, wia's weitergeht.
Wia gsagt, i dräng mi dir net auf.
Wennst' mi net magst, i nimm's in Kauf.
A andre Muatter, wiari findt,
de hat gwiß aa a recht schöns Kind.
I denk, des is a Angebot!
Moanst' net, Prinzessin Turandot?
De Zeit is lang no bis morgn fruah!
Guat Nacht und angenehme Ruah!«

Kaam hat er gsagt des letzte Wort,
da war er aa scho auf und fort.
A hundert Schlitzaugn schaugn eahm nach.
Der Kaiser sagt: »Des is a Sach!«
D' Prinzessin aber is ganz staad,

fast moant ma, daß' eahm nachgeh daat.
Sie schaugt auf oamoi komisch drei
und schnauft tiaf auf und sagt »o mei!«.
Und 's Köpferl hängt ihr bis zur Brust,
und wias staad nausgeht, hat ma gwußt,
daß ebbas vor sich geht in ihr,
doch was, erfahrt ma erst morgn früah.

Der Henker stellt sei Hackbeil hi:
»I glaab, heut gibt's nix z'doan für mi.
Für morgn is d' Aussicht aa net groß,
i fürcht, i wer' no arbeitslos.«

※

Am andern Tag um fünfe scho
d' Prinzessin ziahgt ihr Gwand grad o;
sie steht alloa im Schlafgemach
und jammert schrecklich weh und ach.
De hoibad Nacht hat sie studiert,
was wohl der Kerl fürn Nama führt.
Doch in der Fruah um hoibe drei
hat sie sich denkt, jetzt laß i's sei.
Sie hat net gwußt, was' eignlich wui,
im Herz war so a seltsams Gfui.
Doch jetzt, wia 's Tagliacht langsam kimmt,
wars doch recht angstlich und verstimmt.

Was is, hats denkt, bloß los mit mir,
was juckt mi scho in aller Früah?
Und wias so vor sich histudiert,
hat se auf oamoi ebbas grührt.
Und wias des hört, gibt's ihr an Riß:
Am Fenster dort, des offa is,

steigt doch pfeigrad a Mannsbuid rei –
um Gottes Wuin, wer werd des sei?

Da steht der Fremdling scho vor ihr
und sagt: »I woaß scho, bei der Tür
geht ma normalerweise rei,
doch desmoi muaß a Ausnahm sei;
denn uma fünfe in der Fruah,
da is der Eingang unt no zua,
und i hoit's nimmer länger aus,
des lange Warten is a Graus.
Was is? Hast rausbracht, wiari hoaß?
I frag, trotzdem i d' Antwort woaß.
Mein Nama, den erratst du nia!
Des beste is, du sparst dir d' Müah.
I sag da'n jetzat gradaus zua,
na hat de arme Säi a Ruah.
Paß auf, Prinzessin, jetza kimmt's:
Ich, Kalaf, der Tatarenprinz,
bin kemma, daß ich dich gewinn.
De oide Feindschaft hat koan Sinn,
de kost' bloß Nervn, Kraft und Bluat.
Du werst mei Frau und ois is guat.
Sag ja, na geng'mas o de Gschicht,
i bin auf schnelle Heirat gricht!
Nur du schaugst no weng trumslad drei!
Was is? Magst net mei Weiberl sei?
Geh, sei net zwider und vergiß,
was früahra amoi gwesn is.
I wui di do net unterkriagn,
dei Selbstbewußtsein owebiagn.
Im Gegenteil, i find des guat,
daßd so vui Pfeffer hast im Bluat.
Nur grad a wengerl liab soist sei,

55

schaugst gar so wia a Gifthex drei!
Jetzt bist des schönste Wei im Land
und hast im Herz dein blädn Grant;
wennst' den net aufgibst, dann werst boid
a schiache Henna sei und oid!
Was is jetzt? Wuist mi oder net?
I wart net länger, Madl, red!«

Prinz Kalaf packt de Ungeduid,
»Wennst' jetzt net ja sagst, wer' i wuid!«
D' Prinzessin Turandot sagt nix.
Ma woaß, des san so Weibertricks,
damit der Mo recht zapplad werd
– oft is des gar net so verkehrt.
Wenn ein Tatar steht in der Brunst,
san soiche Tricks jedoch umsunst.
Wia sie hat immer noch nix gredt,
da ziahgt ers hi aufs Himmebett.

Sie hat am Anfang aufbegehrt,
hat eahm sei Schmuserei verwehrt.
Er hat scho Angst ghabt, 's waar nix z'macha
– doch dann war plötzlich sie de gaacha
und hatn bußlt, hatn bißn
und hatn einedruckt in d' Kißn
und hatn packt in wuider Gier,
daßd gmoant hast, jetzt derdrucktsn schier.
Erst wia er gsagt hat: »Jetzt is gnua!«
da gibt sie endlich aa a Ruah.

A letztes Busserl kriagt er no,
dann sagts zu eahm: »Mei lieber Mo,
i woaß net, wia i sagn soi glei,
i fui mi so erlöst und frei.

Hab immer gmoant, de größte Gfahr
de Übermacht der Männer waar,
daß sie mit Gier und Grausamkeit
sich austobn an uns Weiberleut.
Und wenn ma sowas einefrißt,
ma leicht das rechte Maß vergißt.
Mei Gmüat war eigfrorn bis ins Herz,
doch wia der Sonnaschein im März
hast du mi auftaut unterm Schnee,
liabs Schatzerle, i dank dir schee!
Der Haß is des, was d' Menschen trennt,
und d' Liab, de führt zum guatn End.
De Stund, de wer' i nia vergeßn
– hast recht, der Gschmack, der kimmt mitn Eßn!«

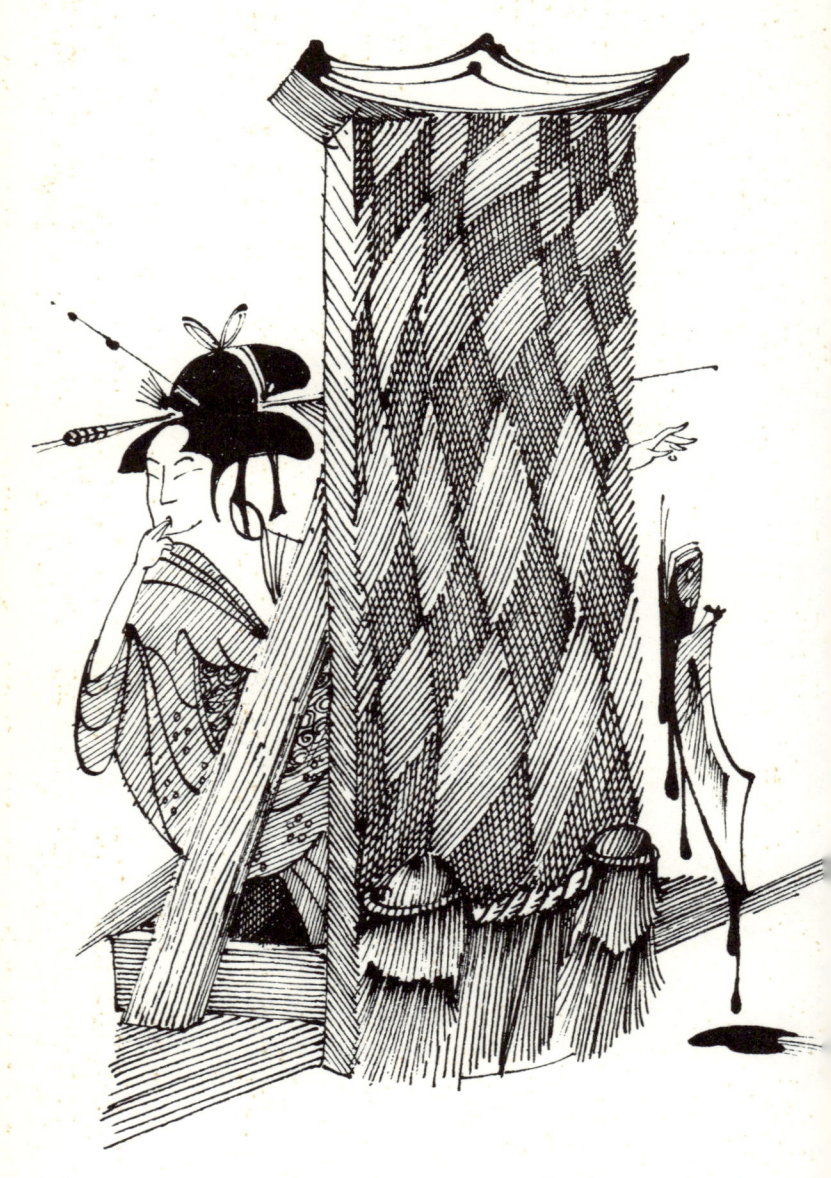

Madam Batterflei

oder

Wia a herzloser Ami a liebs kloans Japaner-Madl
sitzn hat laßn.

(Frei nach der Oper von Giacomo Puccini)

A Ami hat nix Guats im Sinn
und heirat' a Japanerin
und denkt se: ›Wenn i's nimmer mag,
na laß i's steh am selbn Tag.‹

Doch sie hat eahm zum Freßn gern
und möchat glei vor Sehnsucht sterbn,
wia er dann hat nach kurzm Glück
sich furtdruckt übern Pazifik.

Sie hofft, daß er boid wiederkimmt,
wo sie doch kriagt vo eahm a Kind.
Der Vater aber, der is weit
und hat für seine zwoa koa Zeit.

Er war a Kapitän zur See.
Eahm duat de Gschicht net weiter weh,
er schickt koan Briaf und aa koa Packl
– 's war ebn a seltn gscherter Lackl.

Sie bet' in ihrer staadn Kammer
zum Göttersitz am Fudschijama,
und d' Hoffnung leucht ois wia a Stern
– doch der Hallodri laßt nix hörn.

Der Bua wachst her, a süaßer Bengl,
pausbackad wia a Weihnachtsengl,
mit Schlitzaugn und mit Seemannsblick,
der Batterflei ihr oanzigs Glück.

Und dann nach Jahren is' so weit
60   – für d' Batterflei a Ewigkeit –,
a Schiff legt o in Nagasaki!
Sie nimmt ihrn Buam, den süaßn Zwacki,

sie schmückt ihr Stubn mit Blütnpracht
und kniat a lange, lange Nacht
am Fenster und duat auf eahm wartn . . .
Und in der Fruah steht er im Gartn

– und traut se net ins Haus neigeh,
denn nebn seiner hat er steh
a anders Wei, sei Frau, und möcht
nur 's Kind abhoin, der Lump, der schlecht.

Und d' Batterflei, de wehrt se net,
wia ma ihr sagt, wia alles steht,
verdruckt se hinter d' Spanisch Wand,
's Mikadomesser in der Hand.

Sie denkt no oamoi zruck an eahm
und dann wuis nix mehr ois wia sterbn.
Ma siehgt, wias ziahgt an Schleier füri,
aus is – gar is – Harakiri.

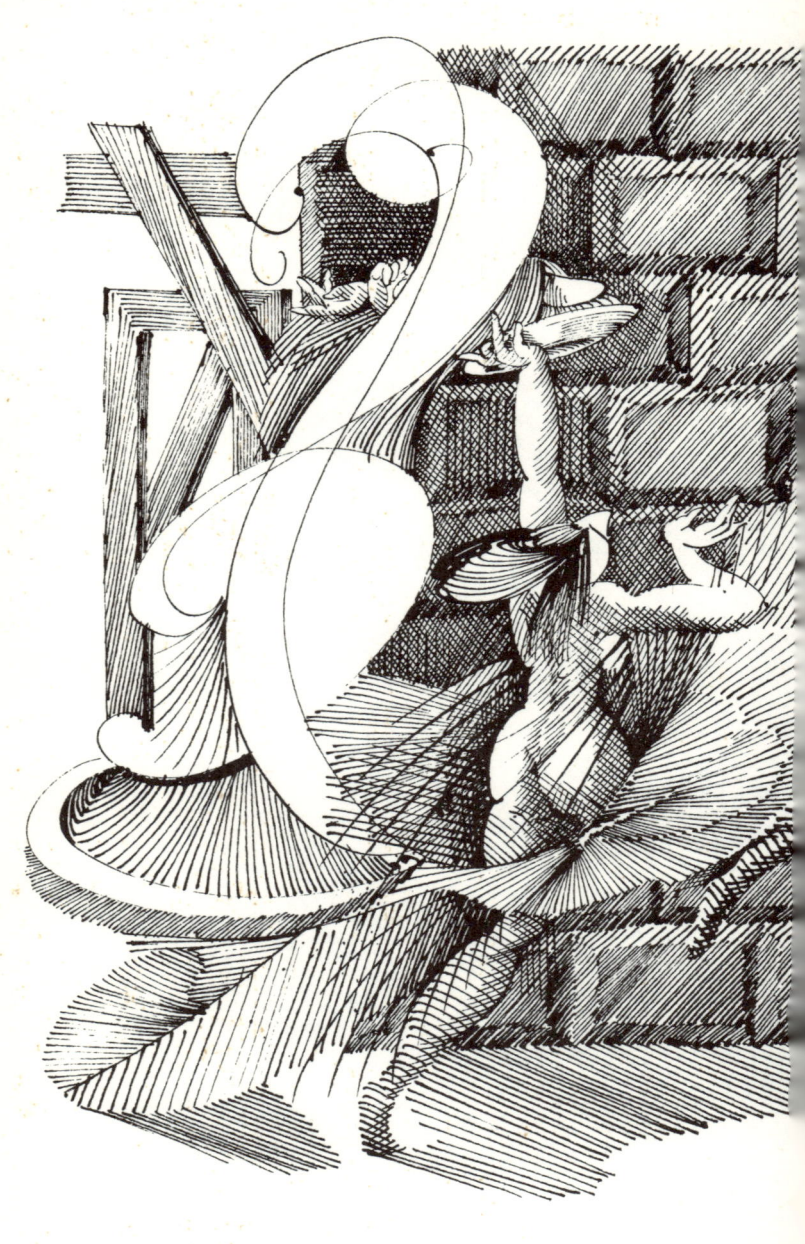

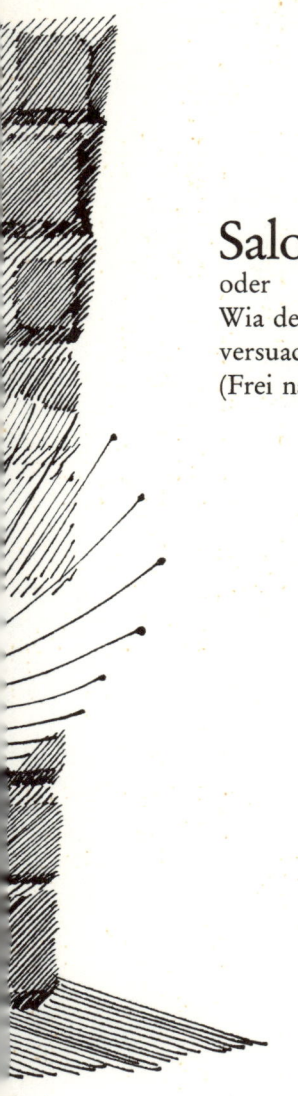

Salome
oder
Wia der Prophet Jochanaan verratn,
versuacht und köpft worn is.
(Frei nach der Oper von Richard Strauss)

1. Akt: Wias'n verratn habn

In der Wüste von Judäa
steht – vom Kopf bis zu de Zeha
ozogn mit Kamäihaargwand –
a Prophet im Wüstnsand.

Jochanaan hat er sich gschriebn,
is zehn Jahr in der Wüste bliebn,
hat morgns und aa zum Mittageßn
a Handvoi dörrte Heuschreck gfreßn,
an wuidn Honig zwischn nei,
denn ohne Zucker geht ma ei;
und von de Heuschreck hat er gwußt,
daß de vertreibn de Fleischeslust.

De Leut, de zum Jochanaan
in d' Wüste außekemma san,
warn einfach und zum Teil stinkfein
und in der Hauptsach zwoa Partein:

De Sadduzäer warn de oan,
habn gsagt, sie san aa für de Kloan.
Auf Judnstolz habns net vui gebn:
»Wir müaßn alle zammalebn!«
habns gmoant. »Es waar doch aa vui scheener,
wenn wir mit Griechn und mit Römer
a Internationale hättn,
des waar vui wichtiger wia 's Betn!
Der Judnglaubn und d' Politik,
de ziahng net oiwei an oan Strick;
drum is' am bestn, wenn de zwoa

net allzuvui mitnand habn z'doa!
Mir san d' modernere Partei
und im Gerecht- und Ehrlichsei
hat uns no neamand überbotn!«
– Heut daat ma sagn, des san de Rotn.

Dann hat's no d' Pharisäer gebn,
habn gsagt, daß' nach der Bibel lebn;
es gaab seit Vater Abraham
koa besseres Parteiprogramm!
»Ois, was de Politik betrifft,
steht drinna in der Heilgen Schrift!«
Doch habns vor Eifer übersehng,
daß' selber nach der Bibel lebn.
Und mancher, der recht fromm hat do,
hat andre bschißn, wo er ko.
– Ein schönes Gsicht, hätt's koane Warzn;
heut daat ma sagn, des san de Schwarzn.

De Rotn und de Schwarzn san
in d' Wüste zum Jochanaan,
damit sie draußn von eahm hörn,
daß andere sich soin bekehrn.
»Fang o«, habns gsagt, »und red net zvui!
Hast net was z'trinka und an Stui?«
Und des war foisch, denn a Prophet
steht über so an blädn Gred.

Dann redt er, der Jochanaan.
D' Leut rucka alle näher zamm.
»I woaß scho«, sagt er, »was ihr woits
in euerm hirnverbrenntn Stoiz!
Ihr moants, daß der Messias kimmt,
und 's große Judnreich begründt,

und daß vor neamd mehr buckln brauchts,
d' Besatzungsmacht zum Deife hauts!
Daß alle kemmts zu Glanz und Macht
und oisam reich werds über Nacht,
daß koane Steuern brauchts mehr zoin,
koan Zehntn mehr, des daat euch gfoin.
Daß koans mehr von euch hungern müaßt,
weil endlich Muich und Honig fliaßt,
und daß koa Trocknheit mehr is,
kurzum – a irdisch Paradies!
Euch hat doch woi der Deife bißn
oder wer ins Hirn neigschißn!
Nix werd's mit dem, auf was ihr warts!
Der nach mir kummt, von dem erfahrts,
was nötig is in dera Zeit,
denn 's letzte Gricht is nimmer weit.
Euch geht's doch nur um Macht und Geld
– sei Reich is net von dera Welt!
Im Tempe stellts euch ganz vorn hi
und opferts dort des größte Vieh,
bloß daß ma siehgt, wia fromm ihr seids
– wennts außekemmts, frißt euch der Geiz!
Und überhaupts, wia habn'mas denn?
Koa Mensch wui nachm Gsetz mehr lebn!
Ganz obn fangts o, de Schlamperei –
von wem i red? Wer werds'n sei? –«
Die Stimme des Propheten ruft:
»I moan Herodes, diesen Schuft!
Er siehgt de Frau von seinem Bruader,
der wüaste Hamme, und was duat er?
Er nimmts eahm weg, ois waar's a Spaß
und macht sie zur Herodias!
Zuvor schickt er sein eignes Wei
erbarmungslos in d' Wüste nei!

66

Wer so was duat, so steht's im Buch,
begeht gemeinen Ehebruch!
Drum sag i's nomoi ohne Schiß,
daß er a wüaster Hamme is.«

Da schreit a Mo aus Magdala:
»Habts des jetzt ghört? Was sagt er da?«
Und aus Gerasa ein Levit,
der sagt: »Do dua i nimmer mit!
An König hast beleidigt gar,
hast gsagt, daß des a Hamme waar!
Wia ko ma sowas offn sagn!
Werst sehng, des kost' di Kopf und Kragn!«

Wer mehr ois zehne vor sich hat,
muaß rechnen, daßn oans verrat –
und a Jurist aus Jericho
reit' auf seim Esel scho davo.
Er reit' bei Tag und aa bei Nacht
und hat nur oamoi Brotzeit gmacht.
Sei Hintern duat eahm weh und weher,
doch heil erreicht er Galiläa.
Dort is des Schloß vom König gwen,
von weitn hat ma des scho gsehng.
Der Wachter führtn glei durchs Tor
– an Judas laßt ma oiwei vor.

Der König, wia er alles hört,
hat glei sein Hauptmann zammaplärrt:
»Du reitst sofort in d' Wüste naus
und hoist den Gloiffe mir ins Haus!
Doch sei net allzu grob mit eahm,
sonst kunnt'mas leicht mitn Volk verderbn,
mit dem wui i koa Streiterei,
hab eh gnua Stunk scho mit mein Wei.«

2. Akt: Wias'n eigsperrt habn

Am übernächstn Tag is gwen,
Herodes is am Diwan glegn,
d' Herodias sitzt auf an Stui
und macht mit eahm a Mühlespui.
Und auf an Poister nebn ihr
liegt hingehaucht des Hauses Zier,
de Salome, des Kind, des wo
sie ghabt hat von ihrm erstn Mo.
A saubers Madl. Neunzehn Jahr.
Mit greane Augn und rote Haar.
A wengerl stechad war ihr Gschau,
doch sonst der ganze Körperbau –
ein Kunstwerk war's von einem Wei!
Wohi des führt, erfahrts na glei.
Beim Tanzn is – des werds derlebn –
pfeigrad ois wia der Deife gwen.

Da kummt der Hauptmann rei zur Tür
und macht sein Servus mit Geklirr.
Stoiz reißt er seine Hakn zamm:
»Do hab ihn, den Jochanaan!«

Do steht er aa scho, der Prophet,
und fangt glei o mit seiner Red:
»Was is denn los, was wuist von mir?«
sagt er und steht no an der Tür.
»Wennst moanst, daß i mi schrecka laß
von dir, Herodes Antipas! –
A neue Zeit fangt jetza o,
was z'unterst is, werd obn hido,

was krumm is, des muaß grad gmacht wern
und 's Gsetz, des guit für Knecht und Herrn!
Du hast Philippus, deinem Bruader,
sei Wei weggnomma, dieses Luader!
I woaß, daß sie in geiler Weis
di rumkriagn woit um jedn Preis.
Dei Frau, de hast in d' Wüste gschickt,
weil in deim Bett de ander liegt!
Du bist a König, stehst vorn dro,
und d' Leut, de schaugn auf soich an Mo.
Drum soist du a guats Beispui gebn
und nach Gesetz und Ordnung lebn!
I woaß, wer oschafft, des is sie,
und trotzdem sag i dir des hi
– und wenns mi mit de Augn aa frißt –,
daß du a wüaster Hamme bist!«

Da duat d' Herodias an Schroa,
sagt zu ihrm Mo: »Jetz muaßt was doa!
Stehst do und laßt dir alles gfoin!
Sofort laßt jetzt an Henker hoin!«

Herodes aber, der kriagt Schiß.
Oans is auf alle Fälle gwiß:
Wenn er den Kerl do köpfa laßt,
is er beim Volk no mehr verhaßt.
De Zeitn stehna eh auf Sturm!
»Auf, sperrts den Kerl in finstern Turm!
Und deats ma Tür ja guat verschliaßn!
Den ›wüastn Hamme‹ muaß er büaßn.«

Jochanaan woit no was sagn,   69
da habns'n aa scho niedergschlagn
und tragnan naus ins finstre Loch.

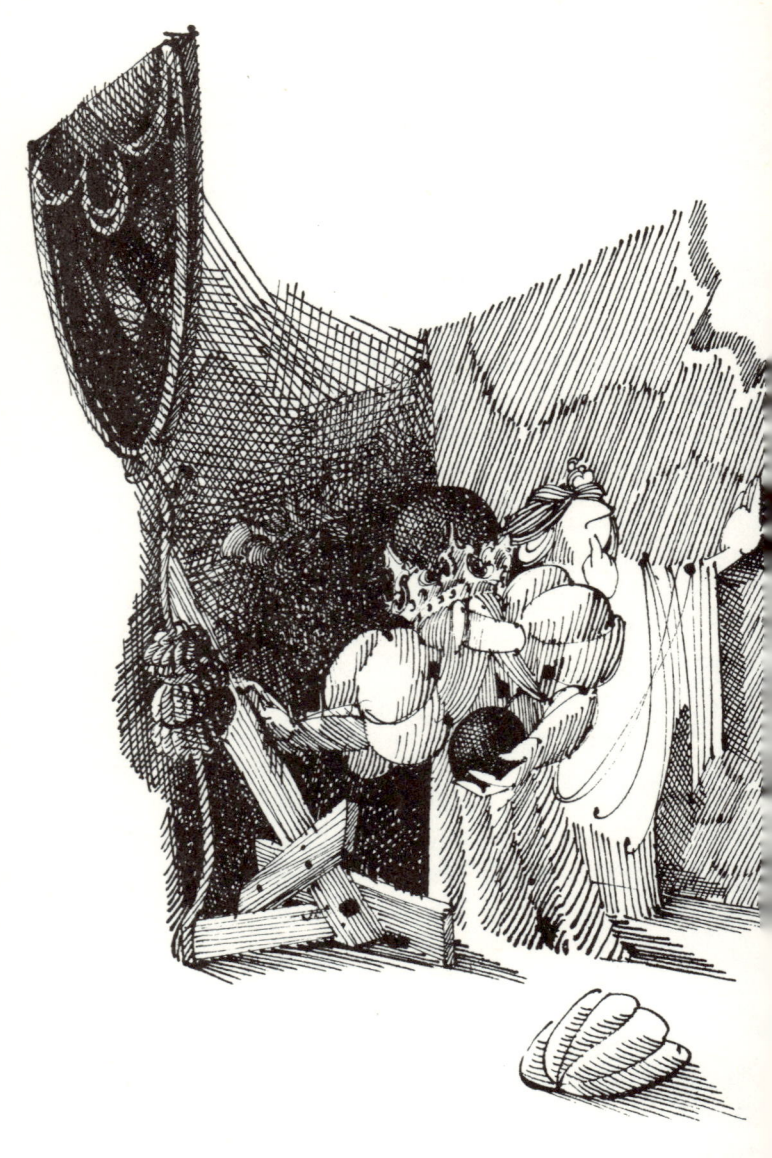

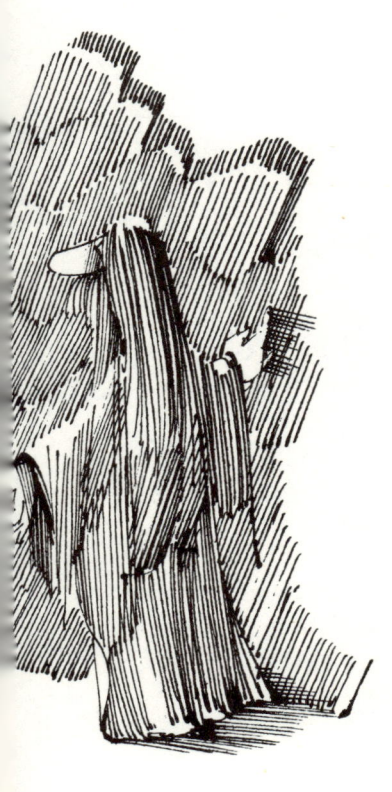

Zwoa Augn, de schaugn eahm seltsam nach . . .
Sie ghörn Prinzessin Salome,
sie daat am liabsten mit eahm geh.
›Wenn der frisiert und gwaschn waar‹,
denkt sie, ›dann waar er wunderbar!‹
A Mo, so ganz nach ihram Gust . . .
Und scho verspürts a hoaße Lust,
ganz hammedamisch war ihr Sinn –
doch im Moment war da nix drin.

(Kurzes Musik-Zwischenspiel)

3. Akt: Wiara versuacht worn is

Ganz unt im finstern Turmgeschoß
– der Raum war koid und aa net groß –
liegt der Prophet Jochanaan
und wünscht se, daß boid jemand kaam,
der eahm a weng was z'essen bringt
und Luft reilaßt, weil's gar so stinkt.
Drei Tag lang liegt er jetzt do unt
und wart' scho auf sei letzte Stund.
Am viertn Tag in aller Früah,
da rührt se ebbas an der Tür.
Und wer kimmt rei? Ma möcht's nicht glaabn!
Schier kummt's eahm vor, ois waar's a Traam . . .
Im Liacht stehts do ois wia a Fee:
die Königstochter Salome!
A Gwand hats oghabt, so dünn scho,
daß ma sein Teil sich denka ko.

»Ja mei, was habns denn dir odoa!
Liegst do verlaßn und alloa!«

sagt sie und geht glei auf eahm zua.
»Dei Schicksal laßt mi net in Ruah!
Schau her, i hab dir Brot mitbracht,
a Deckn und a Kiß für d' Nacht,
sonst werst ma gar am End no krank.
Nimm's unscheniert, i wui koan Dank.
Und Durst werst habn, des denk i mir,
do schau, des Krüagl Wein ghört dir!
Wennst no was brauchst, dann sag ma's nur,
i kumm jetzt öfters in der Fruah.«

Doch der Prophet rührt nixn o,
des ganze machtn net recht froh,
und schließlich fragt er gradaus zua:
»Sag moi, was soi denn des Gedua?«

Verwundert antwort' d' Salome:
»Ja findst du des von mir net schee,
daß i mir Sorgn mach um di?
Geh weiter, laß mi a weng hi!«
Sie sitzt se pfeigrad nebn eahm
und scho spürt er ihr Körperwärm . . .
»I dua's hoit, weilst mi intressierst . . .
I findt, du bist fei gar net wüast!
Wennst zünftig waarst und net so faad,
hätt 's Lebn no allerhand parat . . .
Wennst net Prophet waarst, daat i sagn,
mir kanntn uns recht guat vertragn!
Vielleicht kannt i aa dafür sorgn
daßd frei werst, wenn aa net glei morgn.
Was is des scho, so a Prophet!
Hast nix wia Ärger – oder net?
Liegst do im Turm, wartst aufn Tod . . .
Do schaug, jetz iß a Stückl Brot;

73

a Schlückerl Wein kannt aa net schadn –
morgn bringada an Antnbratn.
Und koid is do!« sagt d' Salome.
»Magst net a Tasserl hoaßn Tee?«

Do is passiert, der Dampf is raus:
»Du Schlanga, jetza druckst di naus!«
schreit der Prophet und zoagt zur Tür.
»Mit so an Schmarrn kummst du zu mir!
Moanst, daß i mi an di verkaaf?
Do nimm dei Glump – und jetza laaf!«

»Du Narr!« schreit do de Salome
und springt mit einem Satz in d' Höh.
»I hätt di do bloß rettn woin!
Doch freili hätt i wißn soin,
daß so ein deppader Prophet
von Lebn und Freiheit nix versteht!
I hab an andern Mo im Nu,
der net so dreckad is wia du!
I möcht nix habn – du meiner Säi! –
mit so an wüastn Boanagstäi!
Do moant ma wunder was ma duat
und is zu so an Ramme guat,
derwei moant der, i daat eahm schee.
Ausgrechnet i, die Salome!«

Sie schaugtn weiters nimmer o
und nimmt ihr Sach und rennt davo.
Verletzter Stoiz, der duat hoit weh,
a recht verzogna Fratz wars eh;
und wias na drauß war auf der Straß,
da war sie nur no blanker Haß.

74

(Musik-Zwischenspiel)

4. Akt: Wias'n köpft habn

Jubilierts und freuts euch, Leut,
der König hat Geburtstag heut!
Er gibt deswegn für hundert Gäst
im Säulenhof a großes Fest.

De Hitz vom Tag war grad vorbei,
vom Meer her kimmt a Winderl rei.
Der Mond hat längst sei Liacht okent,
und Fackln brenna an de Wänd.

De Dienerschaft schleppt Zeug daher,
des beste Sach von Land und Meer.
An Tintnfisch aus Askalon,
in winzig kloane Scheiberl 'bratn,
den hat's ois leichte Vorspeis gebn,
dazua an Wein aus Bethlehem;
der war ganz dünn, macht koane Räusch.
In Muich gesottnes Hammefleisch,
des war dann scho der nächste Gang,
und so habns geßn ziemlich lang.
Zu jedm Fleisch hat's gebn a Gmüas
und bachans Zeug aus Mais und Grias.
Mit insgesamt so fuchzehn Gäng,
do ziahgt se sowas scho in d' Läng.
Und wias dann so um Mitternacht
ois Nachtisch no an Kaas habn bracht,
da warn de meistn scho so voi,
daß' gfragt habn, wer den eßn soi.

»Leut!« hat do der Herodes gschrian,
»wir müaßn uns a wengerl rührn!
Los, reißts euch zamm, stehts oisam auf,
mir macha an kloan Dauerlauf!«

Da warn auf oamoi alle frisch,
san rumtanzt um de ganzn Tisch.
De Musi spuit a Polonäs . . .
»He Salome, was waar denn des?
Du tanzt ois oanzige net mit –
moanst, daß i di no extra bitt?«
sagt der Herodes und bleibt steh.
Tatsächlich hockt de Salome
verdruckt und koid ois wia a Fisch
ois oanzige an ihram Tisch.
»Geh weiter, gstell di net so bläd!«
– doch sie sagt: »Na, i mag heut net.«
Herodes draaht scho bäse Augn.
»Siehgst net, wia alle heraschaugn!
Jetzt mach do net a soichas Gfrett!«
– doch sie sagt: »Na, i mag heut net.«
Da war der König außer sich
und sagt: »Wenn i dir was versprich,
dann daatst du woi so gnädig sei
und mitdoa bei der Tanzerei?
Blamiern wuist du mi bis aufs Boa!
Nix do, jetzt tanzt du grad alloa!
Und daßd net moanst, daß mi was reut,
– wo i doch hab Geburtstag heut –
wennst tanzt hast, derfst was wünschen dir;
ganz wurst was is, kriagst ois von mir.
Is des a Wort, he, Madl, red!«
Doch sie sagt: »Na, i mag heut net.«

Do siehgt ma, wia d' Herodias
auf d' Seitn schiabt ihrn Antipas,
ganz nah zu ihrer Tochter geht
und ihr was sagt, was neamd versteht.

Da glüahn de Augn der Salome . . .
Sie rumpet mit oan Satz in d' Höh.
Herodes schaugts erschrockn o,
und sie sagt: »Jetza mag i do!
He, Musikantn, spuits oan auf!
A gaache Musi ghört do drauf!«

(Musik)

As Madl tanzt – ois wia der Wind,
der von der hoaßn – Höi rauskimmt;
as Madl tanzt – net zum beschreibn,
ois daat's der Deife – selber treibn.

(Musik)

He Madl, hoit – brauchst koan Verschnauf?
Doch sie tanzt zua – und hört net auf.
As Madl tanzt – Gott steh uns bei,
ois daat's der Deife – selber sei.

(Musik)

As Madl tanzt – grad wia verhext,
und jetzt hat's gar – ihr Gwand derfetzt,
und jetz foits hi – neamd ko was doa,
a nackads Mensch – liegt aufm Stoa.

(Musik)

Herodes war a weng verlegn,
duat ihr an Mantl umalegn
und sagt zu ihr: »Schee hastas gmacht,
jetzt gehst aufs Zimmer, guate Nacht!«

D' Herodias, de steht net weit
und zischt: »Du bist woi net ganz gscheit!
Woaßt nimmer, daßd versprocha hast,
– aa wenn's dir net ins Zeugl paßt –
daß, wenn sie tanzt, so wiastas wuist,
ihr auf der Stell an Wunsch erfuist?«

»Na guat«, sagt er, »was sois denn sei?
A Diadem mit Perlen drei? –
Vielleicht a Kettn mit Rubin? –
A Gwand mit Goid und Suiber drin? –
An Ring mit scheene Edlstoa? –
He, Madl, red, was soi i doa?«

Doch d' Salome, de sagt koa Wort
und schaugt in Bodn nei in oan fort.
Ihr Muatter, de nebn ihra steht
und plötzle oan Schritt fürageht,
de sagt: »He, Madl, reiß de zamm!
An Kopf möchts vom Jochanaan!«

»An Kopf möchts vom Jochanaan? . . .«
Herodes is glei zammagfahrn.
»Des is net wahr, des ko net sei!
Sie is doch gfragt – hoit du dei Mei!
– Sag, Salome, was mögstn dann?«

»An Kopf, ja, vom Jochanaan!
Auf suibern Teller möcht i'n habn!«
schreit d' Salome, »und zwar jetzt glei!
Kumm mach, und ruaf an Henker rei!«

78

Da tuschln d' Leut scho alle zamm:
»An Kopf möchts vom Jochanaan . . .!«

De oan schrein: »Bravo, des is recht!«
De andern moana: »Des is schlecht!
Denn 's Volk steht auf, wenn's des erfahrt,
Weil's vom Prophetn was erwart'!«

Der König aber stellt se hi,
sagt: »Salome, jetzt bitt i di,
sag, daßd was anders wünscht von mir,
ganz gleich, was is, des schenk i dir.
An Schatz aus Goid und Suiber schwer –
a Schiff, daßd fahrn kost übers Meer –
Ois, was i hab an Edlstoa –
a Schloß, so ganz für di alloa –
Aus reinem Goid a Himmebett –
A Land am See Genezareth –
A hoibads Königreich kost habn –«

»An Kopf möchts vom Jochanaan!
Von dir Herodes Antipas!«
schreit gellend laut d' Herodias.
»Mach Schluß do mit der Feilscherei,
du hast's versprocha – jetz muaß' sei!«

Do woaß der König: Jetzt is aus.
Er hebt sei Hand – und schickt wen naus.
Der Henker kimmt – der Henker geht,
was des bedeit', a jeds versteht.
An Kopf möchts vom Jochanaan –
er hat's versprocha – sois'n habn.

(Musik-Zwischenspiel)

(Eine Randbemerkung für den Bedarfsfall:

Und damit is mei Gschicht am End,
mitn weitern is ja nix derkennt.
Wia's in der Oper dargstellt werd,
des laag in dem Gedicht verkehrt:
zum Beispiel wia der Henker kimmt
und wiara dann des Teller gschwind
legt in die Hände Salomes,
ois waar's a warmer Leberkäs,
und sie dann hupft ois wiara Goaß,
daßd moanst, jetzt laffa d' Bandscheibn hoaß.
Na, des is was für d' Opernleut,
de habn an soichan Sach a Freud . . .)

Die Predigt des Jochanaan

A Heiliger verliert sei Lebn,
i moan, er hat's für d' Wahrheit gebn.
Hat gsagt zum Volk: »Duats euch bekehrn,
was krumm is, des muaß grad gmacht werdn!«
Hat mit seim Beispui hart verlangt,
daß jeder bei sich selbn ofangt.
Hat gschlaffa auf an hartn Bett
und sich mit Heuschreck durchegfrett.
Grad deswegn sans eahm nachegrennt,
mit so an Mo is was derkennt.

Damit is d' Gschicht für mi erledigt,
was für uns bleibt, des is sei Predigt.
I moan sei Predigt, net de mei;
i möcht net so vermessn sei.

Leut, raafts euch net um Macht und Geld,
as Glück is net von dera Welt.
Drängts euch net vor in d' erste Reih,
de erstn werdn de letztn sei,
und wer in Demut hintn wart',
dem is a guater Platz aufgspart.

Wenn oans sei Geld an Arme gibt,
soi net drauf lurn, daß jeder siehgt.
Und wer sich selbn net wichtig nimmt,
auf den a inners Liacht zuakimmt;
denn hinter allem, was ma macht,
leucht uns a Stern in d' finstre Nacht.
Des guit aa für de Politik,
de gmacht werdn soi zu unserm Glück.
Ob's Rote oder Schwarze san,
koans bringt auf d' Dauer ebbas zamm,
wenn's Liacht net hinter allem steht,
des aa no brennt, wenn ois vergeht;
denn Menschn schaffa, des is gwiß,
gar nia a irdisch Paradies.

Des weitre in der Bibel steht,
und guat waar's, wenn ma's lesn tät.
(An das Publikum gerichtet:)
I woaß scho, euch betriffts ja kaam,
de Predigt des Jochanaan.
Daat er euch sehng, hätt er sei Freud –
seids oisam ja so nette Leut!

Der Freischütz

oder

Wia a Jaager auf net ganz saubere Weis
zu seim Wei kemma is.
(Frei nach der Oper von Carl Maria von Weber)

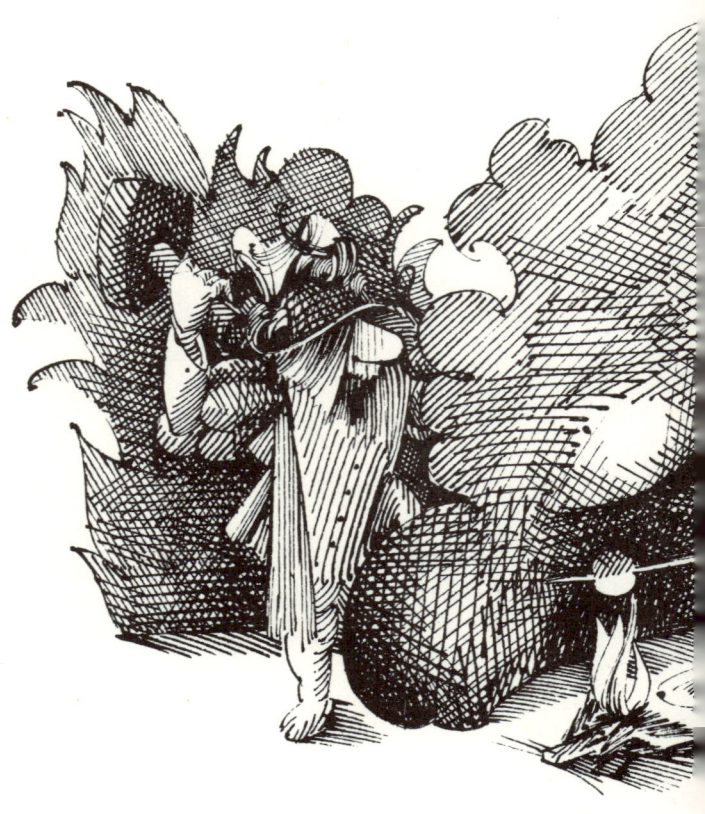

(Für die musikalische Umrahmung eignen sich
wohl am besten Motive aus dem »Freischütz«, mit
einer Harfe gespielt)

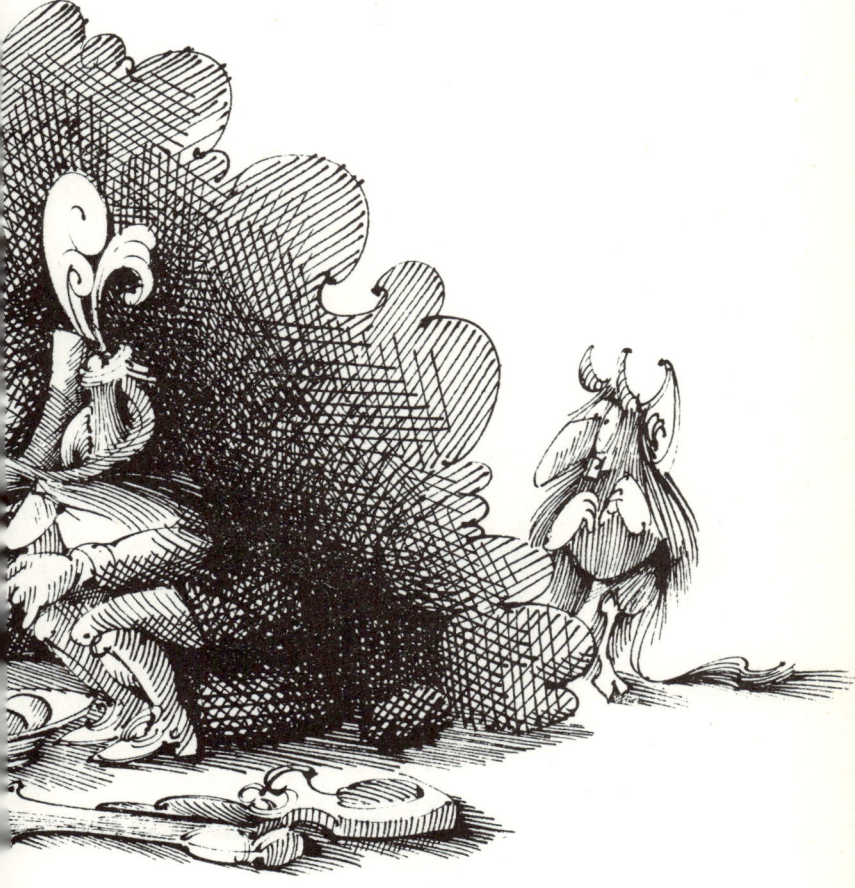

1. Akt

Der Max, des is a Jaager gwen,
a gschickter Bursch, fesch und verwegn,
a Mordskerl, wia ma hoit so sagt,
und bei de Madln war er gfragt.

Er aber woit a Wei hoamführn,
koa Dicke, koane von de Dürrn,
koa Schiache und scho gar koa Faade,
kurzum, sei Schwarm, des war d' Agaade.

»Do kunnt a jeder herakemma
und mir mei Tochter weganehma!
Bevor du kimmst in den Genuß,
machst du mir einen Probeschuß!«
hat eahm der Förster Kuno gsagt.
An Max hat des net weiter plagt.
›Agaade‹, denkt er, ›ghörst ma scho!
Im Schiaßn duat ma's koaner ro!‹

Doch wia der Tag is nähergruckt,
do hat's eahm in de Finger zuckt;
und grad, ois hätt er drei Tag gsoffa,
hat er auf oamoi nix mehr troffa.

(Zwischenspiel: »Durch die Wälder, durch die Auen . . .«)

»Durch die Wälder, durch die Auen,
was mein Auge konnt erschauen,
hab ich gschoßn mit mein Gwehr . . .«,
so sagt er no am Abnd vorher.

»Doch jetzt, wo 's Glück steht aufm Spui
und i d' Agaade hoamführn wui,
do triff i ums Verrecka nix,
ois saaß der Deife in der Büchs.«

✳

Der Deife ist schnell bei de Händ,
brauchst eahm bloß schrein, na kummt er grennt.
Natürli net so wiara is:
Sei Larva is a Menschngfrieß!
Ois so a Luader von an Wei,
ois schlechter Freund ko's diamoi sei.
Und wenn der Mensch fürs Lebn was wui
und net erreicha ko sei Zui,
na steht der Deife aa scho do
und sagt eahm: »Mach's doch so und so
und scheiß dir nix, was sagn de Leut,
de Hauptsach is, du hast dei Freud!«

Gar oft is hoit auf dera Welt
mitn Gottvertrauen net guat bstellt.
Statt daß er sagt: ›In Gottes Nam!‹
– duat sich der Mensch mitn Deife zamm.

✳

Der Deife war in unserm Foi
a ganz a finstrer Jaagersgsäi.
Vo in der Fruah bis nei in d' Nacht
hat er bloß gsuffa, gfluacht und glacht
und d' Leut verspott, de ebbas gebn
auf Gott und auf a rechtes Lebn.
Kaspar is sei Nama gwest;
und nachdem der letzte Rest

von a Kanna Wein war trunka,
hat an Max er heragwunka,
hat eahm zuagredt, wia ma's macht,
daß ma in der finstern Nacht
sich a Kugl giaßt, de wo
net am Zui vorbeigeh ko:

»Wenn de Sonn im Schützn steht,
wenn der Mond im Finstern geht,
drei Nächt lang klappt de Zauberei,
heut no und morgn, dann is' vorbei.
Und in der Wolfsschlucht werd des gmacht.
– Kimmst um zwölfe in der Nacht!
Sei schneidig und hab koane Boin,
der Deife werd uns net glei hoin.
Oiso, ausgmacht is, schlag ei!«

An Max ziahgt's 's Hemad hintn nei,
so koid is eahm gleich einigfahrn.
»Hör auf, des ganze is a Schmarrn!«

schreit er – und denkt an Augnblick
an sei Agaade, an sei Glück . . .
Schiaßt er beim Probeschuß danebn,
dann werds ihr Vater eahm net gebn.
Drum muaß er treffa, geht's wia's wui,
und wenn der Deife is im Spui!
Do hat's eahm aa scho 's Gstell verbogn,
der Satan hatn nüberzogn
und mit an Zittrer in der Stimm
sagt er zum Kaspar: »Guat, i kimm!«

Indem an Max der Deife packt
is jetza Schluß mitn erstn Akt.

(Zwischenspiel: »Leise, leise, fromme Weise . . .«)

86

2. Akt

»Leise, leise, fromme Weise
schwing dich auf zum Sternenkreise . . .«
D' Agaade dort am Fenster steht
und verricht' ihr Nachtgebet.

Am Woidrand duat der Mond aufleuchtn,
streut sein Honig über d' Feichtn.
A Nachtigall singt leis ihr Liad,
d' Agaade werd allmählich müad.

A Uhu drübn am Woidrand fliagt.
Ob woi a Wetter aufaziahgt?
Da hintn kummt's ganz schwarz daher –
auf oamoi werd ihr 's Herz so schwer.

›Wo werd der Max jetzt woi grad sei?
Wenn der danebnschiaßt morgn, o mei,
na woaß i wirkli mir koan Rat –
Du großer Gott – da kummt er grad!‹

Do steht er aa scho in der Tür.
»O Max, mei Liaber, kumm zu mir!«
Doch er bleibt steh ois wia a Baam,
de Augn verdraaht, und rührt se kaam.

»Is ebbas los – is was passiert?«
Do sagt er nur, daß' eahm pressiert.
Finster schaugt er und verschloßn.
An Sechzehnender hätt er gschoßn,
und drum müaßt er nachtlings naus,
daß er den einehoit ins Haus;
sonst hättn schnell a Wuidrer gfundn.
In der Wofsschlucht laag er druntn.

Da schrickt d' Agaade zamm und schreit:
»In d' Wolfsschlucht gehst um so a Zeit?
Gott steh uns bei, des geht net guat!«
– Da langt er aa scho nach seim Huat . . .

»A Bußl gib ma no!« schreit sie,
doch er rennt wia a Stier dahi.
A Donner kracht, a Blitz hat zuckt –
do hatn aa scho d' Nacht verschluckt.

(Unruhiges, disharmonisches Zwischenspiel)

Der Deife hat des Wetter gmacht,
des ganga is in dera Nacht.
Gschütt hat's und de Blitz san runter,
daß ma gmoant hat, d' Welt geht unter.

Der Kaspar war ois erster do,
damit er alles richtn ko,
was ma so braucht zur Zauberei:
Schwefe, Quecksuiber und Blei,
a rechtes Aug vom Wiedehopf,
des duat ma alles in an Topf.
Vom Kirchnfenster brochas Glas,
a wengerl Schwanzhaar von an Has.
Dazua a linkes Aug vom Luchs
und dann a Rücknmark vom Fuchs.
Ganz wichtig is a Schuß Benzin,
und vier, fünf Tröpferl Dachsurin,
an Löffe reines bayrisch Bier,
an griebna Eckzahn von an Stier
und von an Ratz, der Tollwuat hat,
a wengerl Bluat, zehn Tropfen grad.
A Handvoi Schrot muaß aa dazua,

a wengerl Ohrnschmoiz von der Kuah.
Na duast no Hundsfett einigebn
und möglichst oide Spinnawebn!
Und kochad hoaß muaß sei der Brei!
Dann schreit ma: »Samiel herbei!«

Inzwischn war der Max aa do.
Der Kaspar sagt: »Jetzt fang'ma o!
As Muaß, des zischt scho in der Pfann,
was wart'ma no! In Deifes Nam!«
Und scho schreit er ins Finstre nei:
»Los, auf geht's! Samiel herbei!«

Und wia der Kaspar des hat gmacht,
mei, do hat's gstunka und hat's kracht;
alles hat nach Schwefe grocha,
der Woid is auseinanderbrocha,
der Deife selbn war plötzlich do
und fangt a höllisch Glachter o.

An Max, den hat's an Bodn higschmißn,
der Kaspar hat se zammagrißn,
nimmt d' Schöpfkelln und fangt 's Giaßn o,
a Donner kracht, a Blitz fahrt ro –

»Oans!« schreit er, »zwoa!« und »Nummer drei!
Net oane geht am Zui vorbei!
Und vier und fünf und sechs und siebn!«
Koa Tröpferl is im Pfanndl bliebn.

Doch nach der siebtn Kugl war
der ganze Krach auf oamoi gar.   89
Im Woid war's plötzlich mäuserlstaad,
nur grad a leichter Wind hat gwaaht.

Der Max is jetzt a Freischütz gwest,
hat gmoant, des waar für eahm des best.

Doch daß man nicht sein Ziel erreicht,
wenn man vom Pfad der Tugend weicht,
und 's Glück nia übern Deife packt,
erfahrts jetzt glei im drittn Akt.

3. Akt

(Musik: »Wir winden dir den Jungfernkranz«)

D' Agaade steht in ihrer Stubn
so in der Fruah um neune rum,
und Madln draahn an Reigntanz
und singa 's Liad vom Jungfernkranz.

(Musik: »Schöner, grüner, schöner grüner Jungfernkranz . . .«)

»Wir winden dir den Jungfernkranz
mit veilchenblauer Seide.
Wir führen dich zu Spiel und Tanz,
zu Glück und Liebesfreude.«

(Musik: »Schöner, grüner Jungfernkranz . . .«)

's war damois noch a andre Zeit,
heut is oft nach drei Stund so weit,
wenn sich der Bua ans Madl macht,
daß fällig is die Jungfernpracht.

(Musik: »Schöner, grüner Jungfernkranz . . .«)

Ma sagt hoit, daß des heut so is,
ob's immer stimmt, woaß koa Mensch gwiß.
Doch wahr is, was vor hundert Jahr
schon ein bekanntes Sprichwort war:
›Der Märznschnee und d' Jungfernpracht,
de hoitn oft kaam über Nacht.‹
's war gestern so, is heut und morgn –
doch liabn hoaßt: füreinander sorgn!
's is net so leicht, was hoitn soi,
zur Liab ghört aa a warmer Stoi,
a Zammahoit in Lust und Leid,
solang der Herrgott 's Lebn verleiht.

(Musik-Zwischenspiel: Zuerst »Schöner, grüner . . .«,
leise ausklingend, dann Jägerchor-Motiv)

Am Nachmittag war großes Fest.
Der Landesfürst is aa dogwest.
A Treibjagd war und gschoßn habns
vui Hirschn, Eber, Reh und Gams.
Geßn habns und graatscht und trunka,
a Jaagerchor hat Liadln gsunga.

Der Kaspar war im Hintergrund,
hat glurt ois wia a gschreckter Hund.
Der Max hat ausgschaugt grad wia gspiebn;
eahm is nix anders übrigbliebn,
ois daß er mitmacht bei dem Gspui,
so, wia's der Deife von eahm wui.

Und nach an Liad vom Jaagerchor
tritt ernst der Förster Kuno vor
und hat verkündet den Beschluß,
daß jetza kummt der Probeschuß.

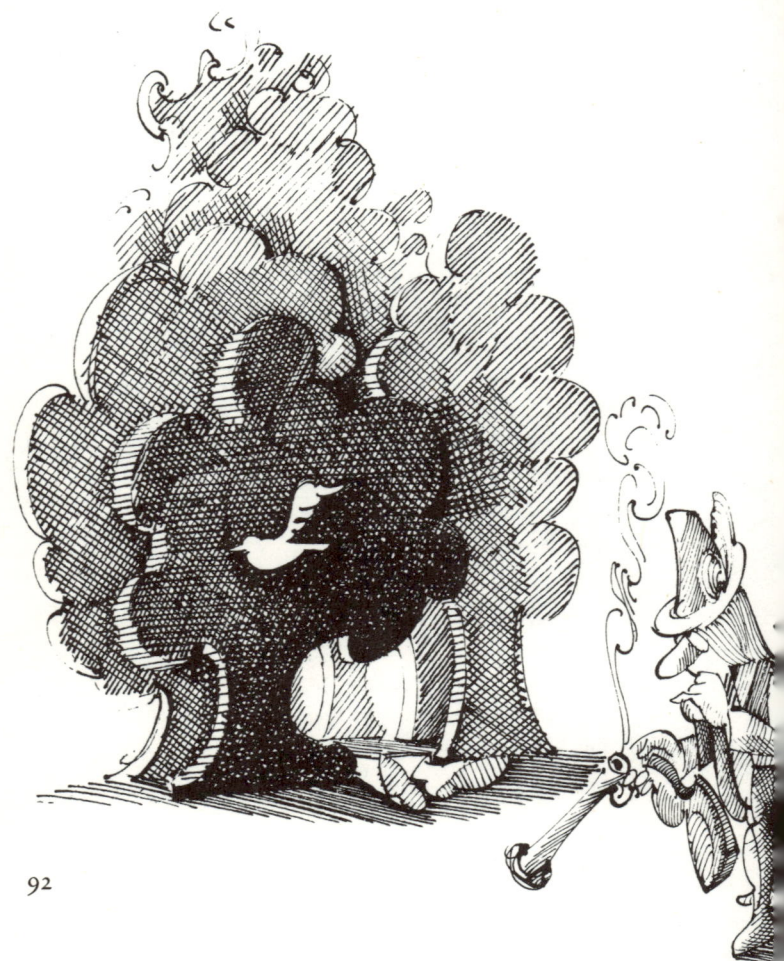

Der Fürst, mit Namen Ottokar,
moant aa, daß' so am bestn waar,
und sagt zum Max: »Siehgst du am Baum
dort drübn de schöne weiße Taubn? –
Triff sie, dann hast du unsre Gnade
für deine Hochzeit mit Agaade!
Die Entfernung ist sehr knapp . . .«

Der Max reißt 's Gwahr hoch und druckt ab –
a Krach – und 's ganze Volks schreit auf
– de siebte Kugl war im Lauf.
Sie trifft an Kaspar nei ins Herz
 – de Taubn jedoch fliagt himmewärts.

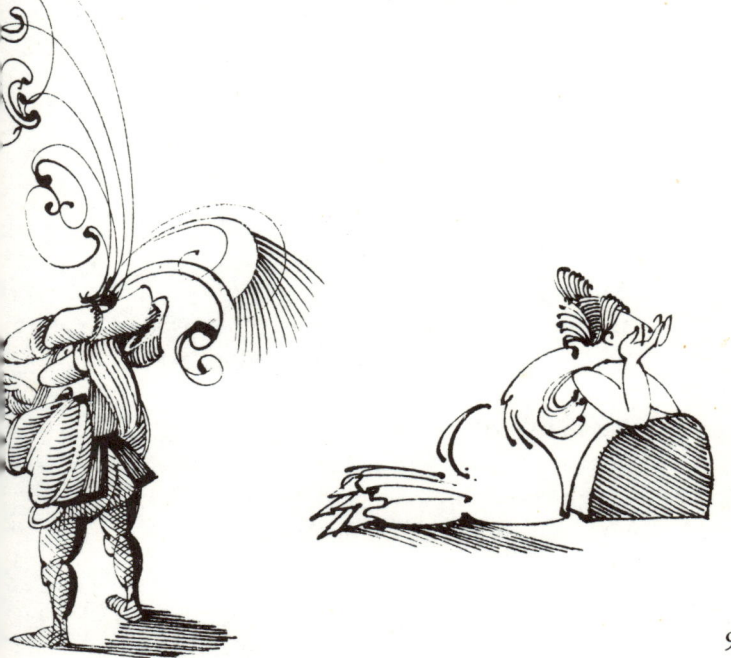

Der Kaspar fluacht no auf der Stell,
dann haucht er aus sei arme Seel.
Der Deife, sagt ma, hat scho gwart',
damit ers glei in d' Höll nofahrt.

*

Ob wirklich so a arme Seel
auf ewig kummt in d' finstre Höll,
des – moan i – woaß ma do net gwiß;
so, wia der Herrgott hoit moi is,
sag i, daß früher oder später
zu guater Letzt dann doch a jeder
– und war sei Lebn no so verkehrt –
von seim Erbarmen eighoit werd.

*

(Freies, musikalisches Motiv)

Der Fürst is glei stocknarrisch worn,
der Max schreit: »Jetzt is ois verlorn!«
Dann gibt er zua, daß er heut nacht
mitn Kaspar Freikugln hat gmacht.
Drunt in der Wolfsschlucht waar des gwen,
der hohe Herr möcht eahm vergebn.

Der Fürst jedoch is deifeswuid
und schreit, des waar a schwere Schuid.
»I bin empört im höchstn Grade
und niamois kriagst du de Agaade!«

Do kummt, wia ko des anders sei,
a Eremit vo hintn rei
und sagt, daß koa Sünd waar so schwaar,
daß gar nix mehr zum macha waar.

Da sagt der Förster Kuno schlicht:
»Herr Fürst, so schlimm is' oiso nicht.
I moanat hoit, des beste waar,
ma gebat eahm a Probejahr
auf Bewährung sozusagn,
dann kannt er wieder nachefragn.
D' Agaade werd'n, des is gwiß,
hernach scho nehma, wiara is.«

Der Fürst redt weiter nix dagegn,
denn schließlich is eahm aa dro glegn,
daß unser Gschicht am letzten End
sich schließlich no zum Guatn wendt.

De Leut warn alle ganz gerührt,
wia na der Max am Bodn kniat.
Er dankt dem Fürstn für de Gnade
und blinzlt nüber zur Agaade.

(Kurze Musik. Freies Motiv)

Natürlich san nach einem Jahr
de zwoa dann gwen ein glücklichs Paar.
Er is no Oberförster worn;
inzwischn is er längst scho gstorbn.
Und damit bin i scho am End.
A jeder woi d' Moral erkennt.

D' Moral aus dera Gschicht werd sei:
Leut, laßts Euch net mitn Deife ei!

(Das Publikum ansprechend:)   95
I moan's Euch guat, i sag's Euch grad –
denn grad um Euch waar's ehrlich schad!

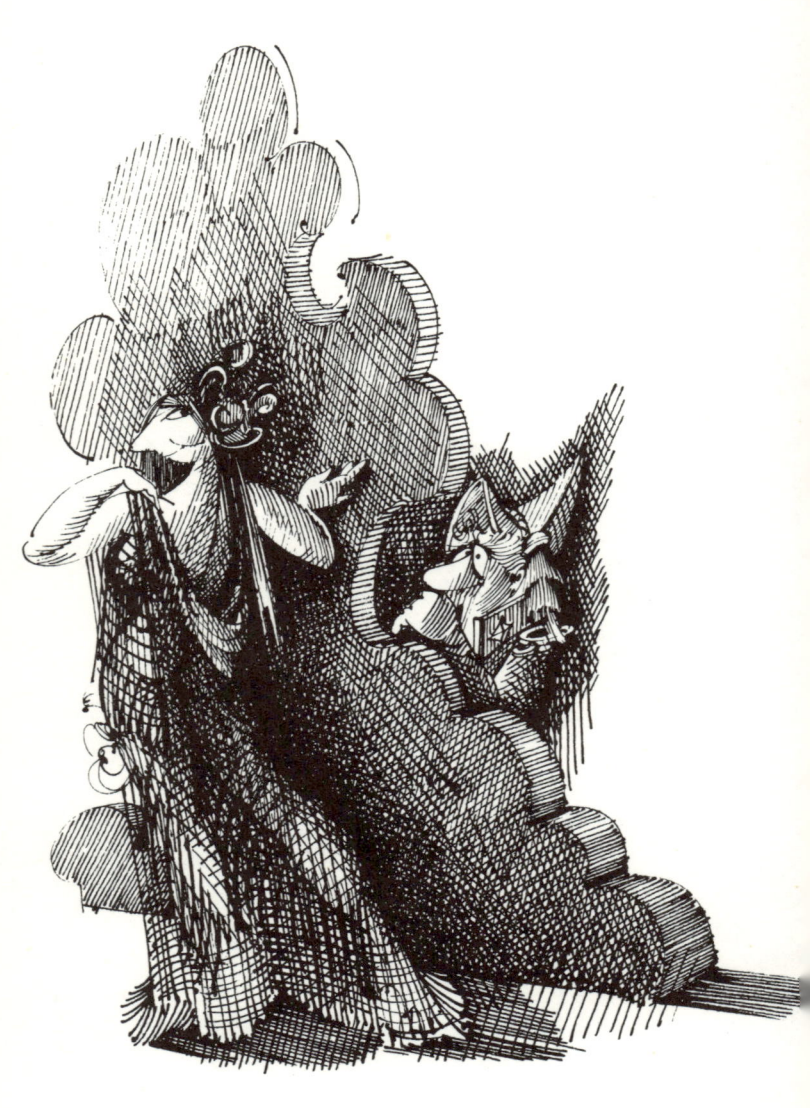

Carmen

oder

Wia d' Liab an Sepp zum Mörder gmacht hat.
(Frei nach der Oper von Georges Bizet)

De Carmen und der Sepp

Wia weit's a Mannsbuid bringt, des wo
sich einfach net beherrschn ko
und in a Madl sich verschaugt,
obwoi ma woaß, daß' nixn taugt,
weil's wechsln duat boid jedn Tag,
heut den und morgn an andern mag –
Leut, laßt's euch sagn, wohi des führt,
wenn oaner sein Verstand verliert,
bloß weil a so a dumme Goaß
zum Zeitvertreib nix anders woaß,
ois Manner scheene Augn hidrahn,
daß' boizn wia a Auerhahn.
Und wenn de Eifersucht erst brennt,
nimmt mancher Foi a unguats End.
Und wenn a Messer liegt bereit,
mit dem ma sonst an Kaas roschneidt,
werd damit völlig zweckentfremdt
de Gschicht mit einem Mord beendt.

Passiert is des weit weg von do
in Spanien do irgndwo.
Er war ein sauberer Soidat,
Serschant und dienstlich schwaar auf Draht,
und ghoaßn hat er Don José,
auf bayrisch konn'ma des versteh
ois Joseph, und drum haoß'man hoit
jetzt Sepp, weil des uns leichter foit.

Sie war die Todsünd in Person,
mit Lippn röter ois der Mohn.
Und Augn hats ghabt so feurig scho;
wenn de bloß ogschaut hat an Mo

und wenns bloß gwacklt hat a Weil
– ganz wurst mit welchm Körperteil –,
na is der Mo stocknarrisch worn
und hat ihr heiße Liebe gschworn.
Doch sie hat auf nix Ernstes zuit,
hat immer nur mitn Feuer gspuit,
hat jedn Tag an andern mögn,
wohi des führt, des werds jetzt sehng.

Wia der Sepp z'brenna ogfangt hat

Der Anfang von der Gschicht geht so,
daß unser Sepp – ois braver Mo –
wia er grad vo der Wach herkimmt
scho durchaus koa Notiz net nimmt
von der Carmen, de vorm Haus,
wos garbat hat, macht Mittagspaus.
Dort gibts de Leut ringsum bekannt,
daß d' Liab vo de Zigeuner stammt.
Sie selbn war aa Zigeunerin
mit Pfeffer in de Haxn drin.
Und alle Männer voi Begier
habn batzlaugad gschaugt nach ihr.
›Nur grad der Sepp‹, denkt sie, ›der Schuft,
duat so, ois waar i für eahm Luft!‹,
und scheene Frauen – i muaß' sagn –
de könna sowas net vertragn.
›Den kriag i!‹ denkt sie, ›waar do glacht!‹
und wirft an Seppei mit Bedacht
ins Gsicht eahm nei mit Grazie
de Blüte der Akazie.

Wia sich der Sepp des Bleame schnappt,
do hats'n scho derbröslt ghabt.
Oa Blick vo ihr und scho war's gschehng,
der Sepp hat nix mehr anders gsehng
ois wia des Wei, des vor eahm steht.
»De muaß i habn, ganz wurst, wia's geht!«
Und von der Stund o hat er brennt
vor Liab und nix mehr anders kennt:
koan Dienst, koa Pflicht und gar nix mehr,
koa Ordnung, koa Soidatn-Ehr.

Wohi de Eifersucht führt

Beim Weinwirt Lillas Pastia
do war de Carmen öfters da.
Hat tanzt und mit ihrn Hintern gwacklt
dazua mit Kastagnetten gschnacklt,
hat kichert und hat d' Männer tratzt,
daß eahna d' Augn hat außabaatzt.

's war übrigns a Schmugglernest
mit lauter so verwegne Gäst.

Und an an Abnd bei Mondnschei
kimmt aa der Sepp ins Wirtshaus nei.
De Schmuggler warn scho alle fort,
nur d' Carmen sitzt am Tisch no dort.
Sie hat scho denkt, daß er auf d' Nacht
zu ihr kimmt und sich Hoffnung macht.
Und daßn packt glei gaache Hitz,
is aufagrumpet vo ihrm Sitz
und hupft an wuidn Tanz eahm für.
Der Sepp, der schaugt scho wia a Stier

und denkt se scho im Himmereich
– do blasns laut zum Zapfnstreich!

Der Sepp sagt: »Madl, i muaß geh,
und duat ma 's Herz aa no so weh.
I muaß jetzt zruck in mei Kasern,
um zehne deans as Türl zuasperrn.«

De Carmen werd glei bitterbäs:
»Du bleibst jetzt da, was waar denn des!
I hab mi extra für di gricht!
Steh i net höher ois dei Pflicht?«

Der Sepp, der windt se wia a Wurm.
Scho wieder blasns hoch vom Turm,
und dann im nächstn Augnblick
passiert a furchtbars Mißgeschick.
Die Tür geht auf – und wer steht do?
Der Sepp, der schaugtn kaasweiß o:
der Leutnant von der Kompanie!
»Der fäit no, jetzt is alles hi!«

Der Leutnant plärrt an Sepp glei o:
»Schaug, daßd di schnellstns druckst von do!
Hast du net ghört, daß' blasn habn?
Verschwind sofort und reiß de zamm!«
Und dann verschlingt er mit de Augn
de Carmen. – »Hä, des daat dir taugn!«
schreit do der Sepp im gaachn Zorn.
»Bei dera hast du nix verlorn!
I siech scho, was di hertreibt do,
des Madl geht dir gar nix o! –
Do bleibt er sauber dir, dei Schnabe!«
– Und scho ziahngs alle zwoa an Sabe

und gehnga aufeinander los.
Und d' Carmen schreit: »Was dua i bloß?
Der oa sticht auf den andern ei,
so bläd ko bloß a Mannsbuid sei!«

Da kemma d' Schmuggler auf des Gschroa
und reißns ausanand de zwoa.
An Leutnant sperrns in Dunklhaft,
da liegt er drin im eigna Saft.
Der Sepp sagt: »Was soi aus mir wern?
I ko net zruck in mei Kasern
nach dem, was jetza is passiert,
mei Existenz is ruiniert!«

Da sagn de Schmuggler: »Sei net faad,
mir gebn dir einen guatn Rat:
Werst aa a Schmuggler, bleibst glei do,
werst sehng, bei uns, do gfoits dir scho.
In unsrer Gmoa geht's zünftig zua,
zum Saufa habn'ma aa grad gnua,
und der Verdienst is aa net schlecht!«
Der Sepp sagt: »Oiso, mir is' recht!«

Da ko man sehng, wia schnell a Mo
vom rechtn Weg abkemma ko,
wenn er verehrt mit vui zvui Gfui
ein Weibsbuid, des eahm gar nix wui.

Und scho hats wieder an andern narrisch gemacht

Drunt in Sevillja habn de Leut
am Stierkampf hoit de höchste Freud.

Und begeistert schaugns den Stil o
vom Torero Escamilljo.
Wia der do vor dem Stier rumhupft
und wiara 's rote Tüachl lupft
und wiara dann auf d' Seitn springt!
Und wiara aa sei Liadl singt!

Auf in den Kampf,   Siegesbewußt,
los geht's mit Dampf   stoiz in der Brust,
Was wui denn der Stier   i gib glei dem Viech
vo mir!   an Stich.

Wenn er nur kaam,   Schaugts oisam her!
steh wia a Baam,   's muckt nimmermehr,
jetzt rennt er dahi   liegt do steif und stumm
auf mi!   des Trumm.

A Kerl mit ara soichan Brust,
der hat natürlich laufnd Glust
nach scheene Fraun, des werds versteh,
do könna net gnua herageh.
Was Wunder, daß nach kurzer Zeit
er aa de Carmen hat derbleit.
Er steht auf sie und wiara hört,
daß' bei de Schmuggler oft verkehrt,
da macht er se ganz unerschrocka
mit einem Brunftschroa auf de Socka.

Doch wiara zu de Schmuggler kimmt,
do steht der Sepp scho da und nimmt
sei Messer raus und schreitn o:
»De Carmen geht di gar nix o!
Wennst di verdruckst, is für di besser!«
Da ziahgt der ander aa sei Messer

und wui an Sepp pfeigrad derstecha
– do bricht's eahm ob, des Glump des blecha.

Und d' Schmuggler kemman aa glei grennt,
de warn des Messerstecha gewöhnt.
Der Escamilljo schaugt se um,
do stehna zwanzge um eahm rum.
Für eahm war do a dicke Luft,
drum hat er se ganz schnell verduft',
nachdem er d' Leut noch eingladn hat
zum Stierkampf morgn, drin in der Stadt.
Und wiara weit gnua wega war,
– de Stern habn gleucht, de Nacht war klar –
do pumpt er frische Luft in d' Lunga
und hat er fesch sei Liadl gsunga:

Auf in den Kampf,
los geht's mit Dampf
Was wui denn der Stier
von mir!

De Carmen hat in d' Nacht neiglauscht
und sich an seiner Stimm berauscht!
Der Escamilljo hat ihr gfoin
– von unserm Sepp hats nix mehr woin.

So geht des Gspui auf dera Wäit,
wenn oaner so an Weib verfoit,
wo zwar a scheene Larvn hat
und gwachsn is so kerzngrad
ois wia a Tannabaam im Woid,
doch mit an Herz, heut hoaß, morgn koid,
und d' Männer hoit für lauter Narrn!
Wohi des führt, werds glei erfahrn.

Und jetzt kimmt des grauslige End

Vor dem Tore der Arena
stehn a Haufa Fraun und Männer
in der besten Sonntagskluft,
schrein und fuchtln in der Luft.

Escamilljo, der Torero
kimmt mit seine Leut dahero,
schmeißt se stoiz in seine Brust,
kampfesmutig, siegbewußt.

Alles gackert, plärrt und singt,
und der Escamilljo winkt.
D' Leut san narrisch, gebn koa Ruah,
und de Muse spuit dazua:

»Es lebe Escamilljo, der
Pratzn hat ois wia a Bär!
Heut werd er den Sieg erringa
und den foastn Stier bezwinga,
weil a Auge eahm bewacht
und de süaße Lieb eahm lacht!«

Do schwanzlts scho pfeigrad daher
glei hinterm Escamilljo, der
soeben stoiz ois wia a Pfau
scho eineganga is in Bau.

Bevor sie ko eahm nachegeh,
bleibt do a Mannsbuid vor ihr steh
und pflanzt se auf ois wia a Baam
und schreit: »Duast grad, ois kennst mi kaam!«   105
Der Sepp is', der mit letzter Kraft
und einer wuidn Leidnschaft

verlangt von ihr, daß bei eahm bleibt
und sich net umanandertreibt
mit so an Gloiffe, so an blädn,
und überhaupt scho boid mit jedn,
der ihr an Hof macht: »Carmen, schau,
kimm zruck zu mir und wer' mei Frau!
Wennst du mi liabn daatst ohne Flausn,
dann kannt'ma guat mitnander hausn.
De Existenz, des waar des minder,
i gaang in d' Arwad, du kriagst Kinder;
gar niamois daat i di verlaßn
und in der Liab net außegrasn.
Carmen, schau, du bist mei ois,
geh, reiß de zamm, kimm an mein Hois!«

Do lacht sie auf und duat an Schroa.
An Sepp geht des durch Mark und Boa.
»Mach Schluß mit deiner scheena Predigt!
Du bist für mi scho längst erledigt!
I hab an andern, daß das woaßt,
do hast dein Ring – woaßt', was des hoaßt?
Daß jetzad aus is mit uns zwoa!
Verschwind und laß mi jetzt alloa!
I muaß zum Stierkampf – höchste Zeit!«

– Do woaß der Sepp, jetzt is' so weit.
Er kennt se kaam mehr voller Wuat,
woaß plötzlich nimmer, was er duat,
sei Hand fahrt hoch, a lauter Schroa
und scho passiert's, neamd ko was doa:
Sei Messer fahrt ihr nei ins Herz.
Sie sagt koa Wort mehr, spürt koan Schmerz,
foit gstreckterlängs aufs Pflaster hi
– es gibt koan Stierkampf mehr für sie.

Statt daß sie zu ihrm Sperrsitz geht,
sie plötzlich vor ihrm Herrgott steht,
und des, was irdisch war so sehr,
liegt do und duat koan Zuckrer mehr.
Ihr gelbe Blusn faarbt se rot
genau so wia des Bleame grad,
des gsteckt hat in de schwarzn Haar.
– doch jetzt is alles nimmer wahr.
De Schönheit is dahi mitn Tod.
Der Sepp steht da in seiner Not.
Und damit is de Gschicht scho gar,
is schad, daß' gar so traurig war.

✻

Wia weit's a Mannsbuid bringt, des wo
sich einfach net beherrschn ko
und in a Madl sich verschaugt,
obwoi ma woaß, daß nixn taugt,
weil's wechsln duat boid jedn Tag,
heut den und morgn an andern mag –
wohi des führt, des habts jetzt gsehng
und aa, wia schnell ko so was gschehng.

Wenn ma a Taferl setzn würd
an dera Stell, wo's is passiert,
dann kannt'ma schreibn in scheener Schrift,
daß oft der Tod oan jachlings trifft.

»Sie war ein sündhaft schönes Weib,
hat d' Männer gliabt zum Zeitvertreib.
Sie hat net ghoitn, was' versprocha,
drum hat ers an der Stell derstocha.
Leut, gehts net weiter ohne Betn,
denn jede Säi is zum derrettn.«

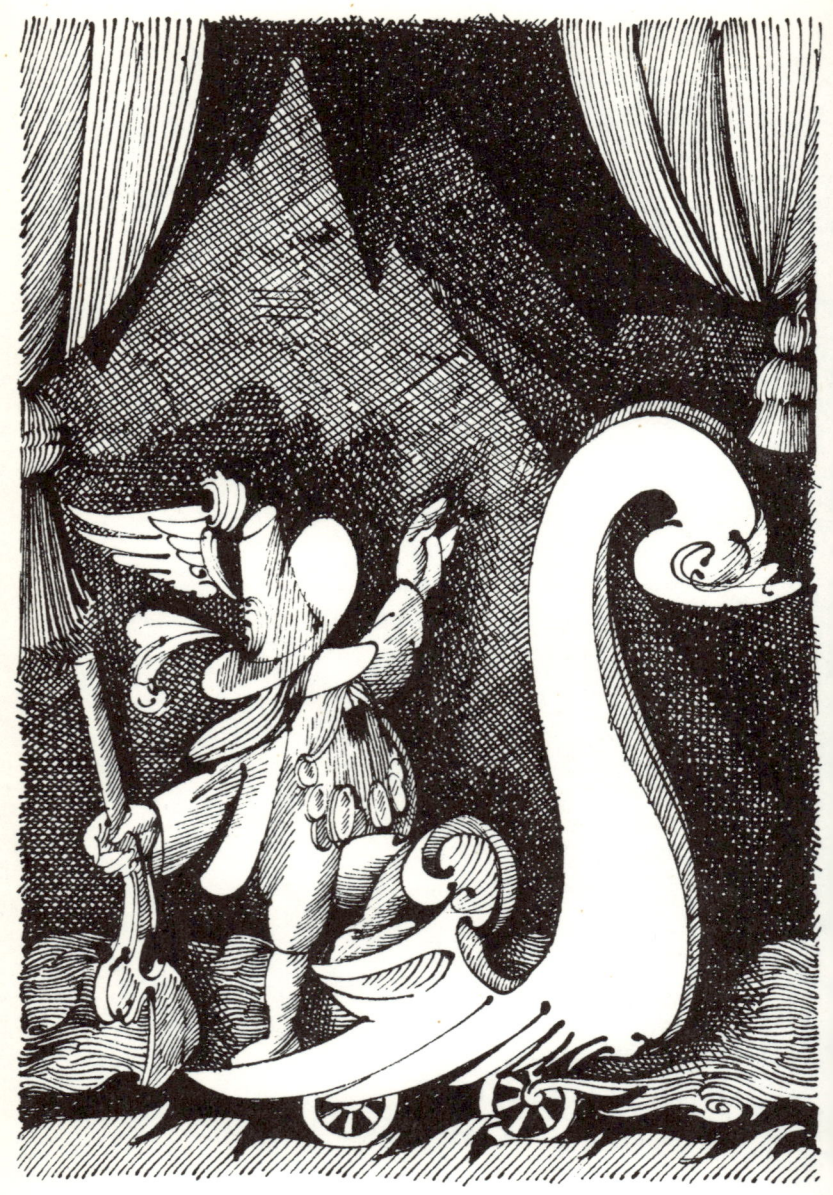

Der Lohengrin
von Wolfratshausen

oder
Weil d' Weiber oiwei ois wißn müaßn.
(Frei nach der Oper von Richard Wagner
– mit bayrischer Musik garniert)

1. Bild

Was i verzäi, is alles wahr
und gwen is' vor zwoahundert Jahr.
In Wolfratshausen is' passiert;
do hat a oider Bauer gspürt,
daß sich der Boanlkramer naht.
»Es ist ja wurst, wer d' Wiesna maaht!«
hat er sich gsagt. »Der Sohn is da,
a brave Tochter hab i aa.
Mei Elsa, de kriagt gwiß an Mo,
der ihr fürs Lebn was biatn ko.
Wenn i jetzt geh, is nix verlorn –«
und hat se higlegt und is gstorbn.

Der Bauer kriagt a scheene Leich,
der Hof war nämle ziemlich reich:
vui Grund, a Stuckra hundert Küah,
zehn Kaiben und an Mordstrumm Stier.

Der Bauer war na in der Erd
und alle Leut habn gsagt, jetzt werd
sei Sohn, der Gottfried, alles erbn,
und d' Elsa, de muaß auszoit werdn.

Doch nach drei Tag beim Brucknwirt
is abnds was Fürchterlichs passiert.
Der Gottfried sitzt beim Schafkopf dort
und sagt, er müaßt jetzt am Abort.
Er rennt an d' Loisach in seim Drang,
denn do geht's gmüatlich, ohne Zwang,
und hat vom Felsn – is koa Kunst –
pfeigrad ins Wasser einebrunzt.

Doch woaß ma net, was dann is gwen,
im Finstern hat ma's nimmer gsehng.
Daß er an d' Loisach ganga is,
war hinterher für alle gwiß.
An Wirt sei Frau Elisabeth
hat's gsehng, wia er am Felsn steht,
doch hats'n weiter net beacht,
sie hat scho gwußt, was er da macht.

De andern sitzn in der Stubn,
fast zehn Minutn gehnga um.
Der Gottfried kummt net zruck an Tisch,
do sagt der oa: »Geh weiter, misch!
Des lange Wartn werd ma z'bläd.
Wenn der nach Tölz zum Bisln geht,
na ziahgt se des no länger naus.
Dann spui'ma hoit zu dritt oan aus!«

Scho nehmas d' Kartn in de Händ,
do kummt de Elsa einagrennt
und sagt: »Hat neamd mein Bruadern gsehng?
Es hättn jemand sprecha mögn.«

Da sagt der Wirt: »Gsehng habn'man scho,
bis daß er auße is aufs Klo.
Der is ganz sicher net im Haus,
des beste is, mir schaugn moi naus!
Des is scho komisch, muaß i sagn,
– es werdn doch neamd umbracht habn?«

Da duat de Elsa glei an Schroa:
»Wer soi an Gottfried ebbas doa?   111
Mein Gott, mir bleibt as Herz glei steh!
Jetzt foit's ma ei, wia i z'erst geh

aufs Haus zua von der vordern Seit,
do hör i, wia hint oaner schreit,
ganz kurz, dann hat's an Platschrer do . . .
Des hat se oghört grad aso,
ois foiat oans in d' Loisach nei –
leicht kannt er scho dersuffa sei!«

Da rennas aa scho alle naus.
A fuchzehn Meter hinterm Haus
is d' Loisach gfloßn, tiaf und broat.
»Wer do neifoit, der duat oan load!«
sagt oaner und schaugt nei in d' Welln,
wias Wirben drahn an manche Stelln.
Wuid hat se 's Wasser owezwengt,
koa Wunder, wenn's vier Wocha regnt.

Jetzt stehnas alle in der Reih
und schaugn recht bläd ins Wasser nei.
»He, Gottfried!« schreit ganz laut der Wirt,
– koa Antwort, gar nix hat se grührt.
Nur d' Loisach hat ma gurgln hörn
und auf der Bruck an Fuhrmo plärrn.
Dann habns no abwärts gschaugt a Stück,
habn gschrian – und san dann wieder zrück.

»I sag, des ganze is a Schmarrn!
De Elsa hoit uns grad für Narrn!«
moant do der Wirt und draht se um.
»Mir gehnga wieder nei in d' Stubn!«
Zur Elsa sagt er: »Horch moi zua:
Jetzt gehst brav hoam und gibst a Ruah!
De Gschicht mitn Gottfried geht guat naus.
Möcht wettn, daß er do vorm Haus

a Madl gsehng hat, des eahm gfoit,
mit dera is er dann in Woid.
Wenn der a Wei siecht, des er wui,
dann pfeift er doch aufs Kartnspui!
Geh hoam und mach da koane Sorgn,
es werd scho alles guat bis morgn.«

(Musik-Zwischenspiel; vielleicht ein Zwiefacher)

2. Bild

De Nacht war hell, der Mond hat gleucht,
a warmer Wind vom Berg her streicht.
Vui Leut san aufgwacht in der Nacht
und habn se gwälzt, daß Bettstatt kracht.
Und soiche mit an dickn Bluat
war's nachtlings gar net bsonders guat.
So nah war d' Benediktnwand,
daßd moanst, du glangstas mit der Hand.
Und in der Fruah is' so weit gwen,
daß d' Leut habn gwußt: Heut hat's an Föhn.
Für d' Elsa war d' Nacht bsonders schwaar,
denn 's Bett vom Gottfried, des war laar.

Flußabwärts hinterm letztn Haus,
wo's geht auf d' Loisachauen naus,
da warn a Haufa Leut beinand,
de meistn in ihrn Arwadsgwand:
Der Burgermoaster Kraglried,
der Rankl Schorsch, was is der Schmied,
der Brucknwirt und aa sei Wei,
der Pfarrer Strix war aa dabei.
Der Postwirt und der Schreiner Zackl,

der Apotheker mit seim Dackl . . .
und Schuibuam so a sechs a siebn
hat einfach d' Neugier heratriebn.
Und no a fuchzehn Weiberleut
habn gredt und fuchtlt wia net gscheit.
Der Oberlehrer Mittlstraß
is einfach weg von seiner Klaß.
A Bauer, der am Pflug is gwen,
hat gsagt: »Des muaß i doch scho sehng!«
Der Mesner – mit seim weha Fuaß! –
hat gmoant, daß er dabei sei muaß.
Der Metzger – Bluat no an de Händ –
der is ois erster zuawegrennt.
Der Oberförster mit seim Hund,
a Bauer namens Telramund,
de Ortrud neben eahm, sei Frau,
is aufgfoin durch ihr giftigs Gschau.
Und no a sechs, siebn Männer, de
was z'doan ghabt habn grad in der Näh.
Und so warn's an de dreißg, vierzg Leut,
de gschaugt habn nach der Neuigkeit.

Und in der Mittn, ganz weit vorn,
warn drei Schandarm in Uniform.
Danebn und ganz kaasweiß im Gsicht,
daßd gmoant hast, jetzt derpackt se's nicht,
is d' Elsa gstandn, traurig, stumm,
und schaugt zum Burgermoaster num.
Der hat an Huat in seine Händ,
den wo sie ganz genau hat kennt
am Bandl und am greana Fuatter:
Es war der Huat von ihram Bruader.
Den hat a Fischer in der Fruah,
wia er so geht auf d' Bruckn zua,

patschnaß, voi Dreck und arg verbogn,
am Ufer ausm Wasser zogn.

Der öberst von de drei Schandarm,
der nimmt de Elsa sanft beim Arm
und sagt: »Jetzt gibt's koan Zweife mehr,
wia kaam der Huat akkrat do her,
dei Bruader, des is jetza gwiß –
daß der elend dersuffa is.
Oans müaßat ma no wißn grad,
wer eahm ins Wasser gschmißn hat
von hinterrucks auf gscherte Weis;
den bring'ma raus um jedn Preis!
Wer hat mit eahm a Feinschaft ghabt?
Damit ma net im Dunkln tappt,
waar des für uns ganz intressant.
Is neamd vo euch so ebbs bekannt?«

»Naa«, sagn de Leut, »auf gar koan Foi!
Der Gottfried, der war überoi
gern gsehng und jeder hatn mögn!
So kemmts net weiter, werdses sehng!«

Do schiabt sich in den Vordergrund
mit Ellabogn der Telramund
und sagt: »Mei liaber Herr Schandarm,
jetzt sag i's eahna ganz brüahwarm:
Wer kannt a Interesse habn
am Tod vom Gottfried? – I muaß sagn
– do gibt's koan Zweife –, des is gwiß,
daß des sei Schwester Elsa is.
Nur sie war auf sein Tod verseßn,
drum hats'n aa ins Wasser gsteßn,
weil ihr jetzt ghört der Hof alloa!

Des is der Grund! Drum hatses doa!
Sie is am Abnd in d' Wirtschaft nei
und sagt: ›Wo werd mei Bruader sei?‹
Derwei war's sie, die eahm von hint
– damit er niamois wiederkimmt –
in d' Loisach einegsteßn hat!
Beweis gibt's koan – i sags nur grad.«

Beim Telramund, des muaß ma wißn,
hat d' Elsa ja scho lang verschißn.
Er hat ihr moi an Antrag gmacht
und sie hat »naa« gsagt und hat glacht.
Sie hatn erstns net gern mögn
und zwoatns war aa sehr dagegn
der Gottfried, der hat gsagt zu ihr:
»Wennst den nimmst, prophezei i dir,
daßd niamois glücklich werst im Lebn,
der ko bloß nehma und net gebn.«
Der Telramund, der hat se bsonna
und boid drauf dann de Ortrud gnomma.
Mit dera war er dann bedient.
Er hat net gwußt, daß de so spinnt.

Doch woi'ma jetza weiter sehng,
was is am Loisachufer gschehng.

Zuerst hat neamd a Wörtl gredt.
Dann habn oa gmoant, des gaab's doch net,
daß d' Elsa waar a soichas Luader
und umbringt ihran eignan Bruader.

Der Rankl Schorsch, a gstandner Mo,
der hat ois erster 's Maul aufdo
und sagt: »I steh für d' Elsa ei

und wers verleumdt, den schlag i nei!«
Des gleiche moant der Pfarrer Strix,
nur grad vom Zuahaun hoit er nix.

»No ja«, sagt do der Metzger Schlecht,
»der Telramund, der hat scho recht!
I wui des Streitn net verschärfa,
aber redn werd ma do no derfa!
Und a Verdacht – des sag euch i –
is a Verdacht! Kreuzsakradi!«

»Do hat er recht!« habn vui Leut gschrian;
»der Sach, der muaß ma nachespürn!«
Ganz aufgregt sans und zornig gwen,
wia's hoit so is bei starkm Föhn.

Und d' Ortrud sagt: »Der Telramund,
der woaß: nur d' Elsa hat an Grund,
daß sie an Gottfried gestern abnd
auf soiche Weis auf d' Seitn raamt!
Warum is' denn so blaß und staad?
Warum? – Weils a schlechts Gwißn hat!«

»Mei Gwißn, des is rein und klar!
I schwör's euch Leut, daß i's net war!
A andrer war's, der des hat gmacht«,
sagt d' Elsa drauf. »I hab heut nacht
an Traam ghabt, daß i kimm in Not
und dann erscheint a Himmesbot,
der mi aus aller Not befreit.
O Herrgott huif – jetzt waar's so weit!«

117

Doch d' Leut, de könnas net begreifa.
»Der Herrgott«, sagns, »werd dir was pfeifa;

moanst, daß a Engl owakimmt,
und di dann unter d' Flügl nimmt?«

In dem Moment schreit oaner laut,
und alles hat auf d' Loisach gschaut.
»Do kimmt er scho, der Himmesbot,
bloß daß er koane Flügln hat!«

»Was is'n des? Was möcht'n der?
Verreck, wia kummt'n der daher!«
schreit alles aufgregt durcheinand,
do hebt der Pfarrer Strix sei Hand:
»I bitt euch Leut, seids net so bläd,
hat der jetzt Flügln oder net,
i hab auf jedn Foi das Gfui,
daß der a Botschaft bringa wui!«

3. Bild

(Musik; feierliche Intrada)

Bei Wagner kimmt der Rittersmann
dahergefahrn auf einem Schwan.
Sonst siehgt ma Ritter hoch zu Roß,
doch der is kemma auf an Floß.
Doch hat eahm des koan Abbruch do –
es war a wunderscheener Mo!

Ma ko des net so recht verzäin,
weil oan dazua de Worte fäin.
Alloa scho, wiara mit der Hand
sei Floß hat hibugsiert ans Land

und wiara dann mit einem Sprung,
der ausglöst hat Bewunderung,
hat rübergsetzt auf d' Loisachau
– des war ganz einfach eine Schau!

Sei Gwand, des war a Jaagerstracht,
mit Schnürl und Bortn eine Pracht,
mit goldne Knöpf bis ganz obn nauf,
an Steyrerhuat mit Federn drauf.

Er selber – strahlend wia a Held –
a Mensch aus einer andern Welt!
So schee, wia König Ludwig war,
zumindestens in junge Jahr.

Er stellt se grad vor d' Elsa hi
und sagt zu ihr: »I steh auf di!
Du gfoist ma, Madl! Schau mi o!
Sag mir, wer hat dir ebbas do?
I gib an jedn, wiara kimmt,
mit meiner Faust oans aufn Grind.«

De Leut ringsum warn voller Angst.
»Der raucht koan guatn, Mensch, mir gaangst!«
habns gschrian und san auf d' Seitn tretn,
und koana hat was gsagt dagegn.
Nur grad der Bauer Telramund,
für den war des a guater Grund,
daß er sei Föhnhitz außelaßt,
eahm hat de Streiterei grad paßt.
De Ortrud hinter eahm, sei Wei,
de hatn boxt in Buckl nei:
»Du werst den Deppn doch net fürchtn!
Gib eahm an Schlag auf d' Oberliachtn!«

Der Telramund, der gehtn o,
der Föhn, der hat sei Wirkung do;
er stellt si vor den Fremdn hi
und schreit: »An so an Kerl wia di,
den schmeiß i mit der linkn Hand!
Geh her, na raff'ma mitanand!
Wennst moanst, du kannst di aufspuin do!
Was geht'n di des Madl o?
I sag, was jeder von uns denkt,
daß sie ihrn Bruadern hat dertränkt.
Was du denkst, is uns ziemlich gleich
und jetza gehst, sonst bist a Leich!«

Des letzte Wort war no net gsagt,
da hatn der ander aa scho packt
und hatn hochghobn wia an Sack
– asowas siehgst net alle Tag –
und hatn dann im hoha Bogn
– a drei, vier Meter is er gflogn –
in Sauerampfer einegschmißn,
wo kurz vorher a Kuah higschißn.

Dann draht der fremde Jaager si,
ois waar nix gwen, zur Elsa hi
und sagt mit weicher Stimm zu ihr:
»Wennst magst, na geh i jetzt mit dir.«

Er schaugts liab o und nimmts am Arm,
neamd hat was gsagt, aa net d' Schandarm,
und geht mit ihr – oisam habns gsehng –
zum Hof, wo sie dahoam is gwen.

Kurz vor der Haustür hat er bremst
und sagt: »I woaß, daßd mi net kennst.
Doch wennst Vertrauen hast zu mir,

dann bleib i alleweil bei dir.
Bloß oans, des muaßt ma jetza schwörn:
Solang mir zwoa mitnand verkehrn,
derfst niamois nach mein Nama fragn!
Moanst, daßd des hoitn kost so lang?
Soboidst mi fragst, woher i bi
und wia i hoaß, is alles hi.
Dann muaß i furt, kost nix gegn doa
und du bleibst muatterseelnalloa.«

Sie hat des weiter net bedacht
und hat eahm einfach Tür aufgmacht.
»Jetzt geh moi nei, geh weiter, kumm,
was red'ma vor der Haustür rum!
I schwör dir's, daß i di net frag!
I bin ja froh, daß i di hab.«

Tür auf, Tür zua, de Liab, de brennt,
des is der Anfang scho vom End.

(Musik; ein bayrisches Liabslied oder ein zünftiger Landler)

4. Bild

Am erstn Tag war's wunderschee,
de Elsa kannt vor Glück vergeh.
Fast ständig sans beinandergwen
und sie hat gar net wißn mögn,
woher er kimmt, wia er sich schreibt
und was er sonst für Gschäfte treibt.

Denn wer verbrennt in Liebesdurst,
dem is doch alles ander wurst.

Am zwoatn Tag waar's grad so gwen,
wenn sie net dauernd hättn gsehng,
daß d' Leut mit seltn bläde Augn
zum Kuchlfenster eineschaugn.
Und wias dann san in d' Wohnstubn nei,
schaugn wieder oa zum Fenster rei!

Am drittn Tag war's wieder so.
An Jaager hat des nixn do,
doch sie is glei ganz wuatig worn
und is vors Haus in ihram Zorn
und sagt am Fenster zu an Kerl:
»Schaug, daßd di druckst mitn ganzn Gschwerl!
Wer ebbas wißn wui von mir,
soi einekemma zu der Tür!«

Da lachts der ander spöttisch o:
»Sag moi, was is'n des für a Mo?
D' Leut sagn, daß des do koa Verkehr is,
koa Mensch woaß, wo der Kerl bloß her is!
Sags uns, wer's is, dann gehng'ma furt
und nix mehr werd am Fenster glurt.«

Da werd's der Elsa siadad hoaß.
»Wia soi i sagn, was i net woaß!
Er duat sein Nama net verratn.
Geh nei, na kannstn selber fragn!«

Do lachas aa scho oisam aus
und d' Elsa rennt schnell nei ins Haus.
An dem Tag sans ganz fruah ins Bett,
habn kaam a Wort mitnander gredt.

Am viertn Tag beim Mittageßn,
da hätt sie fast ihrn Schwur vergeßn

und hat eahm 's Teller mitn Bratn
grad wia an Eisstock nübergschobn
und sagt, sie waar no nia im Lebn
mit oan am Tisch beinandergwen,
von dem s' net gwußt hat, wiara hoaßt.
»Des is fei hart, mei Liaber, woaßt!«

Am fünftn Tag is was passiert,
des na zum bittern End hat gführt.
Am Abnd, so uma siebne rum,
sagt er zu ihr: »Geh weiter, kumm,
oiwei dahoam, des is net schee,
aa dir daat's guat: a wengerl Geh!
Spaziern'ma no auf d' Felder naus,
um achte san'ma wieder z' Haus.«

Doch sie sagt: »Naa, i mag net fort,
i hab dahoam genügend Sport.
I wui net habn, daß d' Leut uns sehng,
du woaßt ja net, wia bläd daß' redn.«

Drauf is er dann alloanig weg.
Sie hat eahm nachgschaugt bis zum Eck.
Und nach a knappn Viertlstund –
wer kummt daher? – der Telramund!
Am Gangwerk, schiaf und oamoi grad,
hats gsehng, daß er oan sitzn hat.

»Mei, Elsa«, sagt er, »schau mi o,
dei Kavalier is grad net do,
drum muaß i dir schnell ebbas sagn,
i kos net länger mit mir tragn.
I woaß, i bin a schlechter Mo,
i hab dir bitter unrecht do.
De Ortrud war's, muaßt wißn grad,

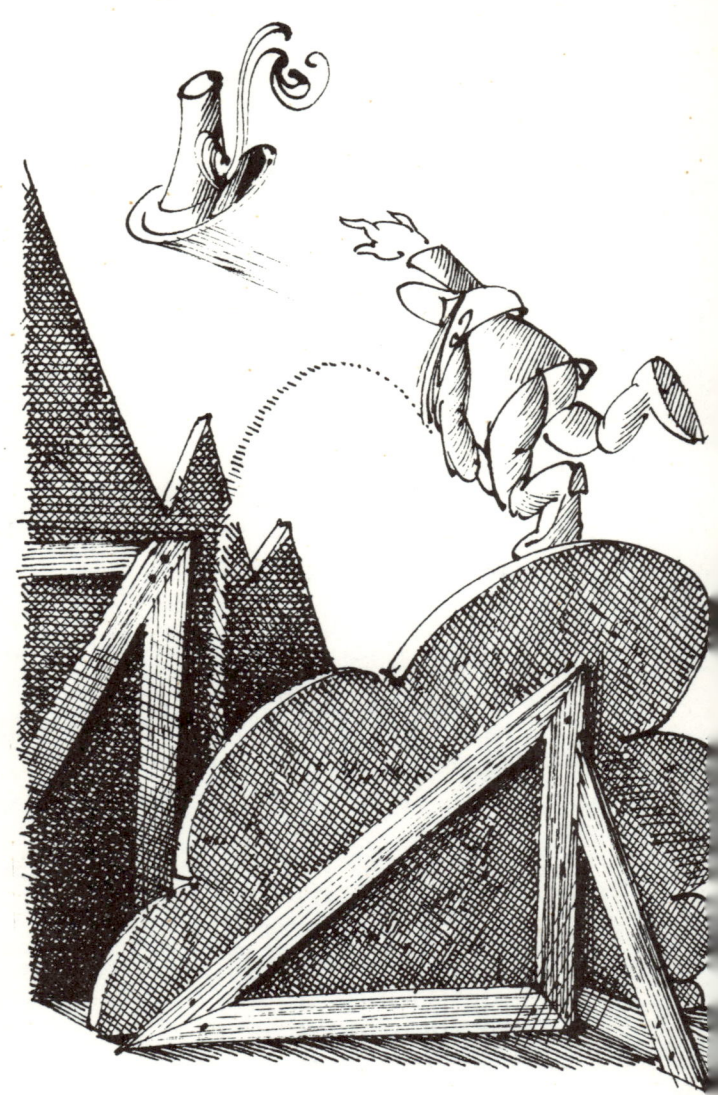

de so lang in mi neibenzt hat,
bis i behaupt, du waarst es gwen,
de 'n Gottfried hat den Stesser gebn.
In Wirklichkeit war's nämlich sie
und neamand sonst, des sag da i!
Sie woit, daß du kaamst in Verdacht.
Auf de Weis hätts di fertig gmacht.
Der tiafre Grund war ohne Frag,
daß' gmerkt hat, daß i di no mag
und daß i nach wia vor vergeh
in Liab zu dir – kost des versteh?
I hab an Rausch, des gib i zua;
i laß di trotzdem net in Ruah!«

Und scho gibt ihr der Telramund
mit Gwoit a Bußl aufn Mund
und schreit no: »Madl, jetzt ghörst mir!«
– da kummt der Jaager rei zur Tür.

Was weiter war, des is schnell gsagt.
Der Fremde hat den andern packt
und schmeißtn hi auf d' Ofabank;
er hat nix gspürt mehr, Gott sei Dank!

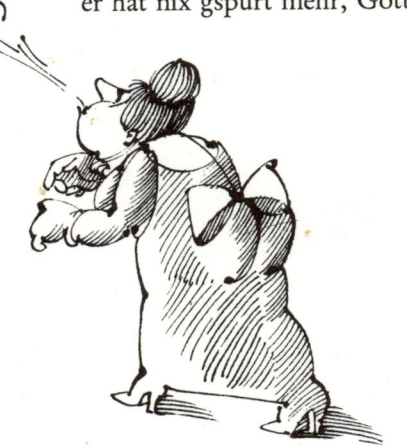

Waar da a Sauerampfer gwen,
dann hätt er's könna überlebn.
Doch so bricht hoit am oachan Hoiz
sei Gnack, sei Lebn und aa sei Stoiz.

De Elsa is ganz ausanand.
»Du bringst mi noch um mein Verstand!«
schreit sie an Jaager aufgregt o.
»Schaug hi, was hast'n jetza do!
Jetzt hast an Totschlag aufm Gwißn!
I hoits net aus, i muaß jetzt wißn,
woher du bist und wia du hoaßt –
am End bist gar a bäser Goast!«

Da schaugt der Jaager traurig drei.
»Jetzt bist net länger mehr de mei.
Jetzt is' passiert, jetzt hast mi gfragt,
i hab's scho gwußt, de Stund, de schlagt.«

Er draht se um und geht vors Haus
und sie eahm nach, und wias na drauß
am Brunna stehna mitanand,
da duat de Benediktnwand,
de grad no in der Finstern war,
auf oamoi leuchtn wunderbar.
Der Zwiesl hat desselbe doa,
aa d' Zugspitz und de Waxnstoa.
Der Herzogstand, hast gmoant, der brennt
und aa der Wendlstoa weit ent,
und zwischendurch de Brecherspitz,
bei Ettal drin der Ochsnsitz,
des ganz Karwendl, des hat glüaht,
im Allgäu hat se aa was grührt.
Und ganz weit drin, de Dolomitn,

126

de habn se aa net laßn bittn.
Der Himme, der war feuerrot
und hoch drobn überm Zugspitzgrat,
do brecha d' Woikn ausanand,
zehn Engl ziahng im weißn Gwand
a goidans Floß vom Himme raus
und kemma pfeigrad zua aufs Haus.
Der Jaager schwebt von selbn in d' Höh
und steigt aufs Floß und bleibt dort steh
und sagt zur Elsa unt vorm Haus:
»'s war schee bei dir – doch jetzt is aus.
Wennst mir vertraut hättst, waar i bliebn.
Mei Nama, der is Lohengrin.
Und wo i her bin, des siehgst eh . . .«

Wiara des sagt, steigt 's Floß in d' Höh
durch 's Woiknloch beim Zugspitzgrat,
des dann a Engl zuagmacht hat.

Von Feuersgluat hast nix mehr gsehng,
ois war aso, ois waar nix gschehng.
De Elsa steht vorm Haus – alloa –
und duat no grad an schwachn Schroa,
dann gehts ganz langsam in de Knia,
sagt: »Lohengrin« mit letzter Müah,
»i bitt di, dua ma hoit vergebn!«,
und dann lischt aus ihr junges Lebn.

A Schäfer, der sein Pferch hat gricht,
hat's grad no gsehng, wias zammabricht.
Er kummt grad eina von der Woad
und sagt: »Des Madl duat ma load.
Grad hat's no glebt – und jetzt is hi.
Es war hoit oafach zvui für sie.«

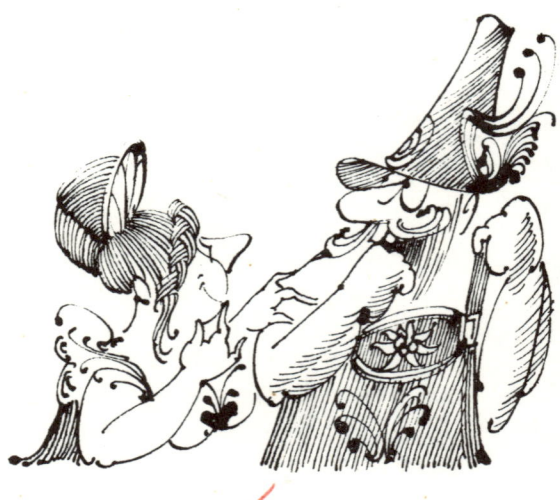

Vierte Auflage 1986
© 1977 ISBN 3-475-52206-3
Das Buch erscheint in der Reihe »Rosenheimer Raritäten«
im Rosenheimer Verlagshaus Alfred Förg GmbH & Co.
KG, Rosenheim. Gedruckt wurde es in der Druckerei
Wagner GmbH, Nördlingen, und gebunden bei Conzella in
München. Schutzumschlag und Zeichnungen stammen von
Dieter Olaf Klama, München.

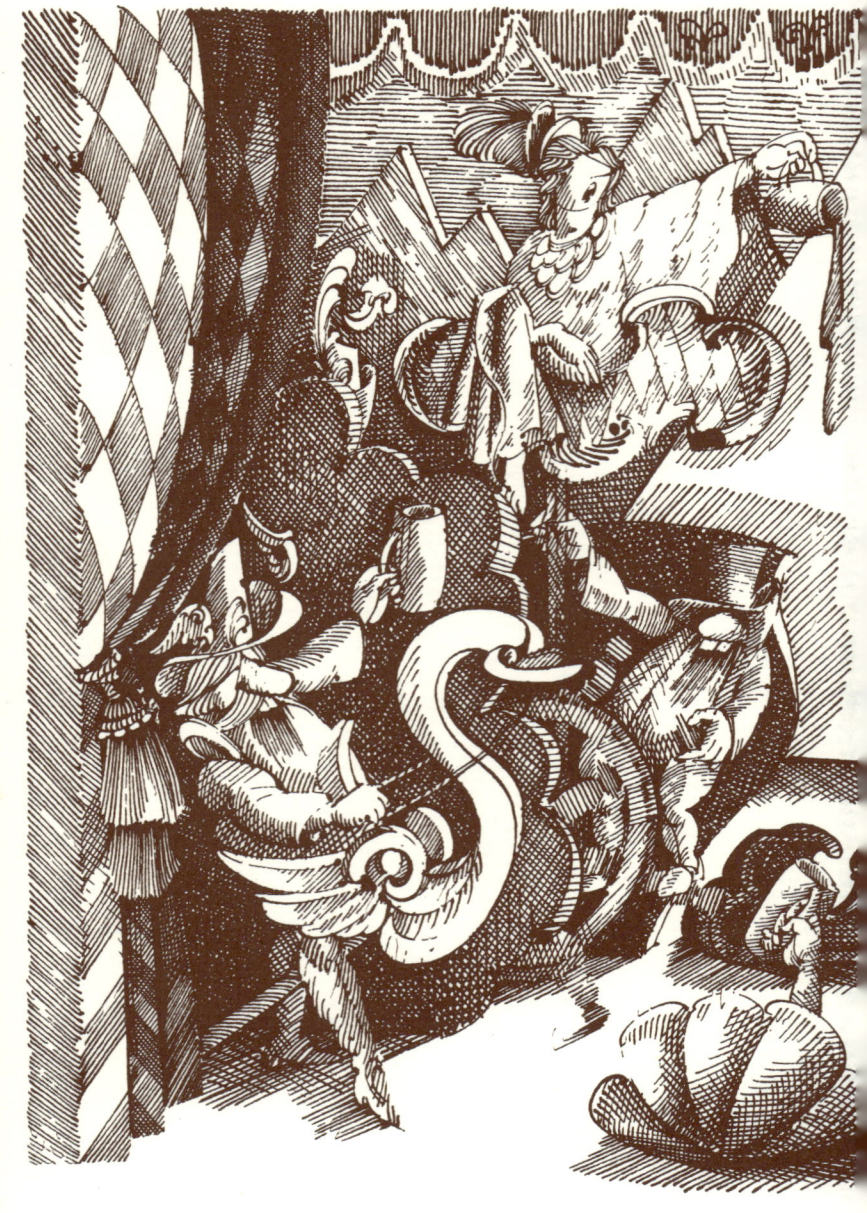